浙派中医

浙派中医丛书·原著系列第一辑

# 医级

清·董西园 撰

朱杭溢 冯丹丹 校注

全国百佳图书出版单位
中国中医药出版社
·北京·

**图书在版编目（CIP）数据**

医级 /（清）董西园撰；朱杭溢，冯丹丹校注 . —北京：中国中医药出版社，
2021.11

（浙派中医丛书）

ISBN 978 - 7 - 5132 - 7136 - 3

Ⅰ . ①医…　Ⅱ . ①董…②朱…③冯…　Ⅲ . ①中国医药学—中国—清代
Ⅳ . ① R2-52

中国版本图书馆 CIP 数据核字（2021）第 160881 号

---

**中国中医药出版社出版**

北京经济技术开发区科创十三街 31 号院二区 8 号楼
邮政编码　100176
传真　010-64405721
山东润声印务有限公司印刷
各地新华书店经销

开本 710×1000　1/16　印张 30.25　字数 446 千字
2021 年 11 月第 1 版　2021 年 11 月第 1 次印刷
书号　ISBN 978 - 7 - 5132 - 7136 - 3

定价　98.00 元
网址　www.cptcm.com

服 务 热 线　010-64405510
购 书 热 线　010-89535836
维 权 打 假　010-64405753

微信服务号　zgzyycbs
微商城网址　https://kdt.im/LIdUGr
官 方 微 博　http://e.weibo.com/cptcm
天猫旗舰店网址　https://zgzyycbs.tmall.com

如有印装质量问题请与本社出版部联系（010-64405510）

# 《浙派中医丛书》组织机构

## 指导委员会

**主任委员** 张 平 曹启峰 谢国建 肖鲁伟 范永升 柴可群

**副主任委员** 蔡利辉 胡智明 黄飞华 王晓鸣

**委 员** 郑名友 陈良敏 程 林 赵桂芝 姜 洋

## 专 家 组

**组 长** 盛增秀 朱建平

**副组长** 肖鲁伟 范永升 连建伟 王晓鸣 刘时觉

**成 员**（以姓氏笔画为序）

王 英 朱德明 竹剑平 江凌圳 沈钦荣

陈永灿 郑 洪 胡 滨

## 项目办公室

**办公室** 浙江省中医药研究院中医文献信息研究所

**主 任** 江凌圳

**副主任** 庄爱文 李晓寅

# 《浙派中医丛书》编委会

# 总　序

　　浙江位居我国东南沿海，地灵人杰，人文荟萃，文化底蕴十分深厚，素有"文化之邦"的美誉。就拿中医中药来说，在其发展的历史长河中，历代名家辈出，著述琳琅满目，取得了极其辉煌的成就。

　　由于浙江省地域不同，中医传承脉络有异，从而形成了一批各具特色的医学流派，使中医学术呈现出百花齐放、百家争鸣的繁荣景象。其中丹溪学派、温补学派、钱塘医派、永嘉医派、绍派伤寒等最负盛名，影响遍及海内外。临床各科更是异彩纷呈，涌现出诸多颇具名望的专科流派，如宁波宋氏妇科和董氏儿科、湖州凌氏针灸、武康姚氏世医、桐乡陈木扇女科、萧山竹林寺女科、绍兴三六九伤科，等等，至今仍为当地百姓的健康保驾护航，厥功甚伟。

　　值得一提的是，古往今来，浙江省中医药界还出现了为数众多的知名品牌，如著名道地药材"浙八味"，名老药店"胡庆余堂"等，更是名驰遐迩，誉享全国。由是观之，这些宝贵的学术流派和中医药财富，很值得传承与弘扬。

　　有鉴于此，浙江省中医药学会为发扬光大浙江省中医药学术流派精华，凝练浙江中医药学术流派的区域特点和学术内涵，由对浙江中医药学术流派有深入研究的浙江中医药大学原校长范永升教授亲自领衔，凝心聚力，集思广益，最终打出了"浙派中医"这面能代表浙江省中医药特色、优势和成就的大旗。此举，得到了浙江省委省政府、省卫生健康委员会和省中医药管理局的热情鼓励和大力支持。《中共

浙江省委 浙江省人民政府 关于促进中医药传承创新发展的实施意见》中提出要"打造'浙派中医'文化品牌，实施'浙派中医'传承创新工程，深入开展中医药文化推进行动计划。加强中医药传统文献研究，编撰'浙派中医'系列丛书"。浙江省中医药学会先后在省内各地多次举办有关"浙派中医"的巡讲和培训等学术活动，气氛热烈，形势喜人。

浙江省中医药研究院中医文献信息研究所为贯彻习近平总书记关于中医药工作的重要论述精神和《中共浙江省委 浙江省人民政府 关于促进中医药传承创新发展的实施意见》，结合该所的专业特长，组织省内有关单位和人员，主动申报并承担了浙江省中医药科技计划"《浙派中医》系列研究丛书编撰工程"，省中医药管理局将其列入中医药现代化专项。在课题实施过程中，项目组人员不辞辛劳，在广搜文献、深入调研的基础上，按《浙派中医丛书》编写计划，分原著系列、专题系列、品牌系列三大板块，殚心竭力地进行编撰。目前首批专著即将付梓，我感到非常欣慰。

我生在浙江，长在浙江，在浙江从事中医药事业已经五十余年，虽然年近九秩，但是继承发扬中医药的初心不改。我十分感谢为首批专著出版付出辛勤劳作的同志们。专著的陆续出版，必将为我省医学史的研究增添浓重一笔；必将会对我省乃至全国中医药学术流派的传承和创新起到促进作用。我更期望我省中医人努力奋斗，砥砺前行，将"浙派中医"的整理研究工作做得更好，把这张"金名片"擦得更亮，为建设浙江中医药强省做出更大的贡献。

葛琳仪

写于辛丑年孟春

注：葛琳仪，国医大师、浙江中医学院原院长

# 前　言

　　"浙派中医"是浙江省中医学术流派的概称，是浙江省中医药学术的一张熠熠生辉的"金名片"。近年来，在上级主管部门的支持下，浙江省中医界正在开展规模宏大的浙派中医的传承和弘扬工作，根据浙江省卫生健康委员会、浙江省文化和旅游厅、浙江省中医药管理局印发的《浙江省中医药文化推进行动计划》（2019—2025 年）的通知精神，特别是主要任务中打造"浙派中医"文化品牌——编撰中医药文化丛书，梳理浙江中医药发展源流与脉络，整理医学文献古籍，出版浙江中医药文化、"浙派中医"历代文献精华、名医学术精华、流派世家研究精华、"浙产名药"博览等丛书，全面展现浙江中医药学术与文化成就。根据这一任务，2019 年浙江省中医药研究院中医文献信息研究所策划了《浙派中医丛书》（原著、专题、品牌系列）编撰工程，总体计划出书 60 种，得到浙江省中医药现代化专项的支持，立项（项目编号 2020ZX002）启动。

　　《浙派中医丛书》原著系列指对"浙派中医"历代文献精华，特别是重要的代表性古籍，按照中华中医药学会 2012 年版《中医古籍整理规范》进行整理研究，包括作者和成书考证、版本调研、原文标点、注释、校勘、学术思想研究等，形成传世、通行点校本，陆续出版，尤其是对从未整理过的善本、孤本进行影印出版，以期进一步整理研究；专题系列指对"浙派中医"的学派、医派、中医专科流派等进行

系统地介绍，深入挖掘其临床经验和学术思想，切实地做好文献为临床服务；品牌系列指将名医杨继洲、朱丹溪，名店胡庆余堂，名药浙八味等在浙江地域甚至国内外享有较高知名度的人、物进行整理研究编纂成书，突出文化内涵和打造文化品牌。

《浙派中医丛书》从 2020 年启动以来，得到了浙江省人民政府、浙江省卫生健康委员会、浙江省中医药管理局的大力支持，得到了浙江省内和国内对浙派中医有长期研究的文献整理研究人员的积极参与，涉及单位逾十家，作者上百位，大家有一个共同的心愿，就是要把"浙派中医"这张"金名片"擦得更亮，进一步提高浙江中医药大省在海内外的知名度和影响力。

2020 年，我们经历了新冠肺炎疫情，版本调研多次受阻，线下会议多次受到影响，专家意见反复碰撞，尽管任务艰巨，但我们始终满怀信心，在反复沟通中摸索，在不断摸索中积累，原著系列第一辑陆续出版，为今后专题系列、品牌系列书籍的陆续问世开了一个好头。

科学有险阻，苦战能过关。只要我们艰苦奋斗，协作攻关，《浙派中医丛书》的编撰工程，一定能胜利完成，殷切期望读者多提宝贵意见和建议，使我们将这项功在当代，利在千秋的大事做得更强更好。

《浙派中医丛书》编委会

2021 年 4 月

# 校注说明

董西园，字魏如，钱塘（今杭州）人。生卒年月不详，清乾隆年间人。董氏秉性聪颖，好学精勤，用心严密，言必察理，事必求原。幼年习举子业，旁通琴棋诗画，后因早年丧父，母亲年迈，遂弃举业，弃儒经商事母。由于忧思操劳，身患羸疾，摄养日久，乃究心《内经》《难经》之文，考订诸家，潜沉玩索有年，遂通岐黄之术，远近造请，靡不随手立苏。此后董氏励志医道，每论一证，必援笔自记，采辑古今医家之论，参以临诊心得，汇集详辨，集以成篇。凡诊视临证之顷，旁搜直取，反复参订，积有三十余年，撰成《医级》。全书共十二卷：卷首为"必自集"，总论医理，以示必须之要；卷一、卷二论伤寒，以明传变之机；卷三至卷五论杂病，以备治疗大法；卷六论妇科；卷七至卷九为各科类方；卷十为脉诀；卷末附"无问录"，辑医论若干篇，讨论阴阳、脏腑、四诊、八纲、治则等。董氏对书中各论参辨考证，对前人深晦难明之处加以解析，意在为后学启蒙阶级之用。

《医级》成书于清乾隆四十年（1775），初刊于清乾隆四十二年（1777）。据《中国中医古籍总目》记载，有七个版本。经过实地调查发现有三个刻本，即清乾隆四十二年（1777）文苑堂刻本（简称文苑堂本）、清乾隆四十二年（1777）六顺堂刻本（简称六顺堂本）、清嘉庆二十五年（1820）道古堂刻本（简称道古堂本）。通过对三个版本的仔细比对，我们发现三个版本的字体，包括错别字基本一致，为同一版本体系，甚至可能为同一版刻。其流传次序为：文苑堂本→六顺堂本→道古堂本。文苑堂本印刷精良，用纸考究，字迹清晰，传世较少，为首批小批量印刷；六顺堂本印刷考究，字迹清晰，流传较文苑堂本广泛，可能为第二次较大批量的印刷；道古堂本印刷质量尚可，据牌记为清嘉庆二十五年（1820）重新刊刻，有部分版面欠清晰，字迹模糊，为第三次较大规模的印刷。

本次校注以最完整清晰的文苑堂本为底本，以六顺堂本为主校本，以道古堂本为参校本。并根据书中董氏所引书籍如《黄帝内经》《难经》《伤寒论》《金匮要略》《景岳全书》《医宗金鉴》《简易方》等原引典籍进行他校，必要时予以理校。但由于几个刻本十分相近，所以实际工作中更多地体现为他校和理校。校注原则说明如下：

1. 原书为繁体字竖排版，现改为简体字横排版，加以现代标点。凡指文字方位的"右""左"，均相应地径改为"上""下"。作者按语则用另体同号字体编排，以示区别。

2. 异体字、俗写字、古字径改为通用规范字。通假字不改，出注，予以书证。原书中"症"与"证"混用，本次整理保持原貌，未予改动。原文中"己""已""巳"不分，"曰""日"不分，"丸""九"不分，或系一般形近之误者，据文义径改。同时对部分药名进行统一规范。

3. 对生僻字，注明读音，一般采取拼音和直音相结合的方法标明之，即拼音加同音汉字；有些字无浅显的同音汉字，则只标拼音。

4. 对费解的字和词、成语、典故等，予以训释，用浅显的文句，解释其含义，力求简洁明了，避免烦琐考据。一般只注首见者，凡重出的，则不重复出注。

5. 原书王廷模"序"和李璿"序"，本次整理分别以王序、李序为题别之。

6. 原书目录体例不一，且散于各篇，本次校注予以重新整理，置于正文之前。原书卷七、卷八、卷九所载方剂，特整理索引附于书后，以备查阅。

7. 原书每卷前有"钱塘董西园魏如纂述，男在中济川手抄，同郡陆森明溪、周锴皆山、李璿衡五审定，受业王应芳上春、徐秉辰星枢、朱政德敷校字"字样，首卷后有"医级必自集首卷终"字样，今一并删去。

8. 底本与校本文字不一，若显系底本错讹而校本正确者，则据校本改正或增删底本原文，并出校记；如属校本有误而底本不误者，则不出校；若难以肯定何者为是，但以校本文义较胜而有一定参考价值，或两者文字均有可取之处需要并存者，则出校记，说明互异之处，但不改动底本原文。

9. 原书引用他人论述，特别是引用古代文献，每有剪裁省略，凡不失原意者，一般不据他书改动原文；若引文与原意有悖者，则予以校勘。

10. 文中涉及书名加书名号；凡引用《灵枢》《素问》等篇名时，亦加书名号；书名与篇名同时引用时，用书名号，且书名与篇名间用间隔号隔开，如《素问·上古天真论》《灵枢·小针解》等。若泛言"经云""经谓"时，则不加书名号。原书引用古代文献，因其往往不是古籍原文，故引文后只用冒号而不用引号。

# 王 序

《汉书》云：医者，意也。而世不之解，辄以医为方伎①家术目之。不知古圣王虑灾疾病民为刑政所不及，爰立医教。上穷七政，下察方宜，明人身形质之壮怯，合五行运气之胜复，以此斡旋造化，调剂群生，则医学之道要，必由是而神明于意，而后可起沉疴以济世。是非深明造化，洞达阴阳者，未克能识其义也。同闬②董君魏如，余髫年③交也，周北张南④，室庐相望，知君独悉。君秉性聪颖，沉静寡言，童时读书目数行，方弱冠即绣词惊布。及长，好学精勤，用心严密，言必察理，事必求原，故辨读之余，更游艺余学，其琴学、弈学、诗学、绘画学所造皆精妙，名噪一时。厥后母老，为牵车服贾⑤计，遂弃举业，专家政。心神过瘁，体又清癯⑥，忽瘿羸疾。于是摄养之余，究心《内经》，考订诸家，潜沉玩索者有年。先后远近造请者，靡不随手立苏。殆深得古圣之遗，洞达精微而神明于意者与！庐山种杏⑦之传，君真其苗裔矣。且君又念以医济人者有限，以言济世者无限。爰

①方伎：旧指医卜历算之类方术。伎，通"技"，技艺，本领。《淮南子·道应》："故圣人之处世，不逆有伎能之士。"

②闬（hàn 汗）：乡里。

③髫（tiáo 条）年：幼童时期。髫，儿童尚未束发时自然下垂的短发，故称之，也称作"垂发"。

④周北张南：魏塘（嘉善魏塘）名士北有周梅庵，南有张天方。

⑤牵车服贾：从事商业贸易，孝养父母。《尚书·酒诰》："殷人肇牵车牛，远服贾用，孝养厥父母。"

⑥癯（qú 瞿）：瘦。

⑦庐山种杏：指三国名医董奉治病不取钱物，只要重病愈者在山中栽杏五株，轻病愈者栽杏一株的典故。

采辑古今名家言，参以古来未详之心得，几历寒暑，订为一集如干卷，蕲仁世寿世焉。余愧薄宦闽峤①万山中，因疴解组②，拟归里就教于君。而吾弟东来，适怀是编至，展玩欣览，乐其语有本原，辨有真的。推因论治，症症逢源；就病辨方，条条见道。而且汇圣经散见之未集，揭前古模糊之疑窦，虽《活人书》《肘后方》未可同日语也。余与君旷距数千里，浙水闽山几更裘葛③，不意君之技进乎神若此耶。后之学者穷经考论，潜思之而未得指归④者，得是编而玩索之，自神明于用矣。是集也，诚寿民之津梁，医学之金针⑤也，其获益于后人者，曷⑥有既⑦哉！是为序。

时乾隆四十二年岁次丁酉春王月同里年家眷弟王廷模顿首拜撰

---

① 闽峤（qiáo 乔）：福建境内的山地。

② 解组：谓辞去官职。

③ 裘葛：裘，冬衣；葛，夏衣。借指寒暑时序变迁。此处喻路途遥远。

④ 指归：主旨，意向。

⑤ 金针：比喻秘法、诀窍。

⑥ 曷：何。

⑦ 既：尽。

# 李 序

医学之道，始于伏羲，著于岐黄，立法于仲景，以垂教后世。上可安君亲而保身，下可疗民病而济世；大而阴阳五行，小而昆虫草木；近切脏腑经脉之原，远推声色气运之理。旨意渊深，议论宏博，医之义大矣哉！历来诸家著述，皆阐发《灵》《素》经文，承接仲景方法，且为补其未备者，良由师友相承，未尝矜奇①炫异也。但立说多歧，各有纯疵，间有与经文欠合之处，而前后辨驳②，代不乏人。苟非汇通其义，辨晰其辞，则几微疑似之间，顾此遗彼，一有差讹，危败瞬息。但长于攻泻者补法无多，善于温补者清消罔用，此岂故为偏执？缘阅历讲论，各是其习，故利于水者不利于火也，斯董君《医级》之所由作耶。董子西园先生者，字魏如，世居武林③。予自髫年往复，谊切通家，知先生为尤悉。其考④汉斌公欲令先生习医，以为可以保身济世，而先生未冠失怙⑤，禀性敦敏，事母至孝，后因举业发病，母令遵遗命学医，以成父之志。由是先生弃置时业，励志医道，虚怀访切，手不释卷。每论一症，必援笔自记，其有似是者，汇集详辨，集以成篇，逐篇之内，各分其症，各明其治，各引其方。凡诊视临症之顷，旁搜直取，无不洞然。积今三十余年，反复参订，汇成一十二卷，命名《医级》，此先生又所以成父志而嘉来学之意者也。是集言虽无多，简

---

① 矜（jīn 金）奇：炫耀新奇。
② 辨驳：反驳。辨，通"辩"。《礼记·曲礼上》："分争辨讼，非礼不决。"
③ 武林：地名，旧时杭州的别称。
④ 考：指已经死去的父亲。
⑤ 失怙（hù 户）：指死了父亲。

括详备，治无遗憾。至于前人之辨驳，虽举一二，其详核不复多赘，惟于含糊影响之条，及行回沉晦之论，前后传习相绍[1]未经道破者，必剖析而言之。意在质之高明特达之士，得参详理解而定断之，庶不致终千载而不明也。外此唯采集诸家各法，汇通详辨，约句成编，以便后学诵习。是集编次一十二卷：《集古》一卷，乃求道必自章程；《伤寒》多卷，实酌古合时围范[2]；《杂病》三卷、《女科》一卷，皆挈领要略，明备鼓桴[3]；《方治》三卷，诚治疗准绳，出入大法；《脉诀》一卷，详尽正变之衡；《无问》一篇，磨出洞垣之鉴[4]。首尾卷帙无多，实学者之津梁，诊治之阶梯也。予与先生论道有年，相契[5]日久，每展论间，如莹光一彻，心目倍灵，因劝剞劂[6]，以公诸世。其门人徐子星枢踊跃乐襄，而先生相契友戚亦喜赞成，于是授之梓人，予因序其概焉。

时乾隆丁酉岁南吕既望眷世侄李璿顿首拜撰

①绍：继承。《说文》："绍，继也。"

②围范：模仿，仿效。《后汉书·张衡传》："推其围范两仪，天地无所蕴其灵；运情机物，有生不能参其智。"

③鼓桴（fú浮）：鼓槌。《晋书·天文志上》："旗端四星南北列，曰天桴，鼓桴也。"此处喻疗效显著的方法，如敲鼓立刻会得到响声一般。

④洞垣之鉴：明察，透彻了解。洞垣，原指扁鹊具有隔墙看物、透视人体的能力。

⑤相契：相交深厚，相互默契。

⑥剞劂（jī jué积觉）：雕板，刻印。

# 自 序

尝闻宣圣[①]云：不登东山，不知鲁国之仅一片壤；不登泰山，不知天下之同一寰[②]辙[③]。此固圣门喻道之高远，医理亦无不然。轩岐之道尚矣，《灵》《素》遗文，由阴阳消长之理，以明四时六气之有余不及；推五行之运，以合声色臭味之生克制化。其于象藏之刚柔，情气之从乘，发病之因由，病机之顺逆，莫不灿然具备。其理一而其象纷繁，其辙同而其变不测，苟得一以自足，浅尝而妄试，其不误人者鲜矣。夫学问之道，不外行远登高之义。进一步，有一步之优游；历一级，有一级之凭眺。登峰造极之见，不能躐等[④]而几也。张、李、刘、朱[⑤]，其卓卓表著者也，四家虽各自成家，亦各由级而诣其极，而后始得羽翼轩岐，指南后学。他如越人、淳于及张氏、葛氏、喻氏、王氏、薛氏辈，奚啻[⑥]数十家，莫不各有发明，昭兹来学，是亦皆步趋之级也。第[⑦]编缃[⑧]充栋，立言未尝不备，每苦泛滥汪洋，童年习之者，皓首[⑨]而不得其传，此由不能循级以登，致多歧亡羊而无可把握。以故求

---

① 宣圣：汉平帝元始元年谥孔子为褒成宣公。此后历代王朝皆尊孔子为圣人，诗文中多称为"宣圣"。

② 寰（huán 环）：古代帝王京城周围千里以内的地方，后引申指天下。

③ 辙（zhé 折）：车轮碾过的痕迹，后引申指道路。

④ 躐（liè 列）等：逾越等级，不按次序。《礼记·学记》："幼者听而弗问，学不躐等也。"孔颖达疏："逾越等差。"

⑤ 张、李、刘、朱：指张子和、李东垣、刘河间、朱丹溪四位医家，后世并称为金元四大家。

⑥ 奚啻（xīchì 希赤）：亦作"奚翅"。何止，岂但。

⑦ 第：但。

⑧ 缃（xiāng 香）：浅黄色的帛，可包在书卷外作封套。后也作书卷的代称。

⑨ 皓（hào 号）首：指老年，又称"白首"。

道之士，畏其艰于诵读，恒欲得一家宗之。夫精微广大之蕴，岂一家之学所可竟耶？余因荟萃群书，摘其要领，编章约句，推原辨症，即就症约方。首集经典明论，以示必需之要；次及伤寒，以明传变之机；再详杂病、女科，以备治法。凡各症之后，申明治疗大法，诸义备详。《方药》三卷，《脉诀》一章，并附《无问录》臆见一篇。冀为后学启蒙之阶级，聊取简要易明之意，非敢以尺寸之守，漫附于著作之林也。第由是而几之，其于高远，或庶几矣。

西园魏如氏识

# 凡 例

—— 医家著述，代不乏人，其流传坊刻者，汗牛充栋，予亦何庸多赘？但连篇累牍①者，详于言而多汗漫②之嫌；短歌叶读③者，寡于论而有缺略之愆。夫凭经论症，各症散见各门，其症同因异者，曾未有汇一篇而兼参辨考。即有并举汇论之条，恒苦其繁而难记。是集分章酌句，简而约，且易于诵记。临症之顷，辨症施治，了如指掌，诚初学之阶梯，亦壮行之围范。

—— 古来圣经贤传，其所载议论脉症，治疗方药，要皆经验良规，昭诸来学。至于同是一症，其有言寒言热之不同者，各由经历立说，其中自有理解。如《伤寒论》传论并杂病之中风胀酸等症，各有偏温偏清之异，有专散专补，及用寒用热之不同。苟仅守一家，未免得此遗彼。若诸家备读，则卷帙又苦浩繁，而观海望洋，莫知其竟。予故集兹编，汇举而约之，仍从分门别类。但以篇类其门者，则各分其症；以句括其症者，则必指其因；以因论其治者，则各列其方。俾临症辨治，瞩目洞垣，不致舛④错误认，诚可为问道者步趋⑤之级。

---

①连篇累牍：指用过多的篇幅叙述。语出《隋书·李谔传》："连篇累牍，不出月露之形。"

②汗漫：渺茫不可知。《淮南子·道应训》："吾与汗漫期于九垓之外。"高诱注："汗漫，不可知之也。"

③叶读：亦作"叶韵""押韵""叶音"，古代诗词和韵文的句末都为相同韵母的字，朗诵时使音更和谐。

④舛（chuǎn 喘）：错误，错乱。

⑤步趋：追随，效法。语出《庄子·田子方》："夫子步亦步，夫子趋亦趋，夫子驰亦驰，夫子奔逸绝尘，而回瞠若乎后矣！"

——《灵》《素》经文，《伤寒》《金匮》，如儒家之四子五经①也。故业医者，必先读此，始得测病之原由。若不从此而出，是逐末之务。题旨未明，而辄欲行文，未见其有当也。前贤撰述，于逐症篇中，必集经文一二条以冠其首，虽尊经之意，亦偏而不备。兹集论症章句，皆本经文，故不复为集载。但从章句逐解，则古圣心传，后贤之议论，无不悉载其中。顾②先考经文而后读此，如他乡遇故，分外眼明；先从此而后考经，如觉路③逢源，旋登道岸④。

——古今著述，或垂心法，或立新方，即遭后人驳砭，则愈驳愈明，皆有功于来学。但历来议论，业已周详，即有搜索，亦属陈言余绪。予兹采辑，亦不过就前人议论，核其雷同似是耳。惟《无问录》一篇，古人遗而不论，纵有论者，亦乏详言，至今怀疑莫问。迄今三十余年，或事有见闻，或心生臆解，玩索深思，援笔日记，敢以质之当世高明，后起贤达。

——凡所集汤剂，皆前贤传载成方，及各家简便利用之法。但取得理解而当病者，就症详载，不外十剂七方之义。其有怪奇猛厉之方，理解幽深而难于时用者，概不选入。

——诸篇各症病状病因，先酌句逐为详解。其后所载诸方，列于各症辨治条下者，有一症载二三方、三四方不等，非取多方而试用也。缘所辨症因，有内外深浅，各经各因之异，故同是一症，而方药复叠。如《伤寒条辨·诸热篇》云：热烦渴饮，癃闭如狂，乃太阳热归本腑之候。其辨治订方，则云太阳腑邪。五苓、红桃、导赤，此三方皆治太阳热归本腑，而五苓散治太阳热归本腑而表未罢，导赤散治热归表

---

① 四子五经：即四书五经，指儒家经典。四书，亦称四子书。
② 顾：文言连词，但，但看。汉·司马迁《报任安书》："顾自以为身残处秽。"
③ 觉路：佛教语。谓成佛的道路。
④ 道岸：佛教语。菩提岸，彻悟的境界。

罢而血未结，红桃四物治热结留瘀而如狂癃痛。虽同一腑邪，而浅深之法不同，以一症而括三方，三方解而巨腑之变澈<sup>①</sup>矣。又云：治需双解者，五苓、栀豉、冲和。五苓散，解太阳腑邪；栀豉汤，解表热内烦；冲和汤，解伏热感时。虽法同双解，而方因症异，所以有三四方汇于一症之下者。至如柴胡芒硝、桂枝大黄、防风通圣等剂，亦系双解，其因别而其法更异矣。总之论症以处方，即可因方而辨症，此简约之义也。其有兼载药味者，可就症而加使也。例是而推，自得其梗概矣。

——辨症所载汤方，有汤、饮、煎、散、丸、膏、丹等类之分别，今取其便读，故有大小字之不同。其方之已见于前而复再见者，每不复注汤丸等字，自可意解而得。

——所载古方，载药不载分两者，但取因病订方之义，而古方之分两，难施于今人也。有时方之无分两者，可因人变通，增减为用也。其有详载炮制分两者，皆丸散膏丹之属也。更有古方中，先后增减，分两不同者，必审别其宜否而详载焉。

——类方分伤寒、杂病、女科三卷，以汤名字数多寡分次序，自三字至七字止。又以汤、饮、散、煎、丸、膏、丹、锭、酒、法，类其前后，载于方目，载明某方某页，以便查考。其方见于伤寒者，杂病不复载录；见于杂病者，伤寒、女科亦不载；见于女科者，伤寒、杂病皆不复载。其有失载之方，补遗于后。

——脉学为四诊之大要，始于轩岐，衍于越人，昭于叔和。诸家括以口诀，藉以察神形而参气运。顾气之盛衰，于此而辨；病之宜否，于此而见也。予读诀七篇，皆有至当理解，有见于此而遗于彼者，故统汇而一之，言其常者，复明其变，以尽其施诊之义。

----

① 澈（chè 撤）：水清。此处谓清晰通透。

# 目 录

# ︱必自集卷之首︱

## 五行 西园

阴阳之道，昭乎四时；脏腑所属，符乎五行。互为生克，旋为消长。无太过不及，而成中和之化。故金生水，水生木，木生火，火生土，土生金，彼此相生，有君臣母子之亲；而有生必克，则金能克木，木能克土，土能克水，水能克火，火能克金，又彼此相克，有窃气鬼伤之义。盖君为臣主，臣受制而奉命，则下顺上安；母为子原，子继述而相传，如承先启后。然爱子者母，若子复生子，窃气他养而无以报母，母亦仇其所生。其刑母者鬼，若母受鬼伤，子失其荫而无可攸赖，子必制其害母。生者遇克，克者逢生，终始推迁，循环无间，而后得和平之化焉。所以岁时更代，五气相生；寒暑杀生，五行环制。而人禀气成形，阴阳各足，具此脏腑，即具此五行。是知运气胜复，即五化之变常；民病天时，即五气之偏胜。故凡天之四时六气，人之七情六欲，无不有五行之理寓其中。岐黄之道，不外补偏救弊，其前圣后贤，攻补诸法，即所以平有余不足之气耳。明彻此理，则天下万病，皆不外五行生克之义也。

## 五脏六腑十二经经义 西园集

五脏者，心、肝、脾、肺、肾也；六腑者，胆、胃、大小肠、三焦、膀胱经也。缘心有包络，名膻中，合十二经，即十二官也。

心者，君主之官，神明出焉。在方为南，在天为热，在地为火，在人为脉，在音为徵，在色为赤，在臭为焦，在味为苦，在脏为心，在志为喜，在液为汗，在声为笑，在窍为舌，在变动为忧。喜伤心，恐胜喜；热伤气，寒胜热；苦伤气，咸胜苦。此生之本，神之变也。属手少阴，为手太阳小肠之里。

肝者，将军之官，谋虑出焉。在方为东，在天为风，在地为木，在人为筋，在音为角，在色为青，在臭为臊，在味为酸，在脏为肝，在志为怒，在窍为目，在液为泪，在声为呼，在变动为握。怒伤肝，悲胜怒；风伤筋，燥胜风；酸伤筋，辛胜酸。此罢极之本，魂之居也。属足厥阴，而为足少阳胆之里。

脾者，仓廪之官，五味出焉。在方为中央，在天为湿，在地为土，在人为肉，在音为宫，在色为黄，在臭为香，在味为甘，在脏为脾，在志为思，在窍为口，在液为涎，在声为歌，在变动为哕。思伤脾，怒胜思；湿伤肉，风胜湿；甘伤肉，酸胜甘。此仓廪之本，营之居也。属足太阴，而为足阳明胃之里。

肺者，相傅之官，治节出焉。在方为西，在天为燥，在地为金，在人为皮毛，在音为商，在色为白，在臭为腥，在味为辛，在脏为肺，在志为悲，在窍为鼻，在液为涕，在声为泣，在变动为咳。悲伤肺，喜胜悲；热伤皮毛，寒胜热；辛伤皮毛，苦胜辛。此气之本，魄之居也。属手太阴，而为手阳明大肠之里。

肾者，作强之官，技巧出焉。在方为北，在天为寒，在地为水，在人为骨，在音为羽，在色为黑，在臭为腐，在味为咸，在脏为肾，在志为恐，在窍为耳，在液为唾，在声为呻，在变动为栗。恐伤肾，思胜恐；寒伤血，燥胜寒；咸伤血，甘胜咸。此主蛰封脏之本，精之处也。属足少阴，而为足太阳膀胱之里。

膻中者，臣使之官，喜乐出焉。其色其音，符心所属，属手厥阴，而为手少阳三焦之里。

此五脏之六官，六阴之六经也。

胆者，中正之官，决断出焉。属足少阳，其色其音，符肝所属，而为足厥阴肝经之表。

胃者，亦仓廪之官，主纳五味。属足阳明，其色其音，符脾所属，而为足太阴脾之表。

小肠者，受盛之官，化物出焉。属手太阳，其色其音，符心所属，而为手少阴心之表。

大肠者，传道①之官，变化出焉。属手阳明，其色其音，符肺所属，

---

① 道：引导，疏导。

而为手太阴肺之表。

膀胱者，州都之官，津液藏焉，气化则能出矣。属足太阳，其色其音，符肾所属，而为足少阴肾之表。

三焦者，决渎之官，水道出焉。属手少阳，其色其音，亦即符心所属，而为手厥阴膻中之表。

此六腑之六官，六阳之六经也。

凡人内外之疾，不外六气七情、饮食劳役，未有不干于脏腑者，故首列之。

## 十二脉歌 汪讱庵

手太阴肺中焦起，下络大肠胃口行。上膈属肺从肺系喉管也，横从腋下臑① 音恼，平声内紫。前行心与心包脉，下肘循臂骨上廉。遂入寸口上鱼际，大指内侧爪甲根。支络还从腕后出，接次指交阳明经。此经多气而少血，是动则为喘满咳。膨膨肺胀缺盆穴在肩下横骨陷中痛，两手交瞀② 音茂为臂厥。肺所生病咳上气，喘渴烦心胸满结。臑臂之内前廉疼，或厥或为掌中热。肩背痛为气有余，小便数欠或汗出。气虚亦痛溺色变，少气不足以报息。

手阳明经大肠脉，次指内侧起商阳。循指上廉出合谷俗名虎口，两骨两筋中间行。循臂入肘行臑外，肩髃音愚，肩端两骨前廉柱骨旁。会此下入缺盆内，络肺下膈属大肠。支从缺盆上入颈，斜贯两颊下齿当。挟口人中交左右，上挟鼻孔尽迎香。此经血盛气亦盛，是动齿痛颈亦肿。是主津液病所生，目黄口干鼽音求，鼻水鼽动。喉痹痛在肩前臑，大指次指痛不用。

足阳明胃鼻頞音遏，鼻梁起，下循鼻外入上齿。环唇挟口交承浆，颐后大迎颊车里。耳前发际至额颅，支循喉咙缺盆入。下膈属胃络脾宫，直者下乳侠③ 脐中。支起胃口循腹里，下行直合气街逢。遂由髀音彼，股骨关下膝膑膝盖也，循胫足跗中指通。支从中指入大指，厉兑之穴经尽矣。此

---

① 臑（nào 闹）：肩至肘前侧靠近腋部的隆起的肌肉。

② 交瞀（mào 冒）：混淆，纷乱。《南齐书·良政传赞》："枉直交瞀，宽猛代陈。"

③ 侠：通"夹"，旁也。《公羊传·哀公四年》注："滕薛侠毂。"

经多气复多血，振寒呻欠而颜黑。病至恶见火与人，忌闻木声心惕惕。闭户塞牖欲独处，甚则登高弃衣走。贲<sup>①</sup>音奔响腹胀为骭音干，即足胫骨厥，狂疟温淫及汗出。鼽衄口喝并唇胗<sup>②</sup>，颈肿喉痹腹水肿。膺乳膝膑股伏兔，骭外足跗上皆痛。气盛热在身以前，有余消谷溺黄甚。不足身以前皆寒，胃中寒而腹胀壅。太阴脾起足大指，循指内侧白肉际。过核骨<sup>③</sup>后内踝音华上声，手足核骨上曰踝前，上腨<sup>④</sup>音善，足肚循胫侧股里。股内前廉入腹中，属脾络胃上膈通。侠咽连舌散舌下，支者从胃注心宫。此经血少而气旺，是动则病舌本强。食则呕出胃脘痛，心中善噫而腹胀。得后与气快然衰，脾病身重不能摇。瘕泄水闭及黄疸，烦心心痛食难消。强立股膝内多肿，不能卧因胃不和。

手少阴心起心经，下膈直络小肠承。支者挟咽系目系，直从心系上肺腾。下腋循臑后廉出，太阴心主之后行。下肘循臂抵掌后，锐骨掌后高骨之端小指停。此经少血而多气，是动咽干心痛应。目黄胁痛渴欲饮，臂臑内痛掌热蒸。

手太阳经小肠脉，小指之端起少泽。循手上腕出踝中，上臂骨出肘内侧。两筋之间臑后廉，出肩解脊上两角为肩解而绕肩胛音夹，肩下成片骨也。《汉书》注云：背上两膊间也。交肩之上入缺盆，直络心中循嗌咽。下膈抵胃属小肠，支从缺盆上颈颊。至目锐眦入耳中，支者别颊复上䪼音拙，目下面骨。抵鼻上至目内眦，络颧交足太阳接。此经少气而多血，是所生病主液说。嗌痛颌肿头难回，肩似拔兮臑似折。耳聋目黄肿颊间，颈颔肩臑臂痛极。

足太阳经膀胱脉，目内眦上额交巅。支者从巅入耳角，直者从巅络脑间。还出下项循肩膊，挟脊抵腰循膂旋。络肾正属膀胱腑，一支贯臀音豚，腿腨入腘传，一支从膊别贯胛，挟脊循髀合腘旋。贯腨出踝循京骨足外侧赤白肉际，小指外侧至阴全。此经少气而多血，头痛脊痛腰如折。目似脱兮项似拔，腘如结兮腨如裂，痔疟狂癫疾并生，鼽衄目黄且泪出。囟

---

① 贲：通"奔"，急走。《汉书·百官公卿表》："卫士旅贲。"

② 胗（zhēn 真）：嘴唇溃疡。《说文》："胗，唇疡也。"

③ 核骨：指第一跖趾关节内侧圆形突起。

④ 腨（shuàn 涮）：又称"腓"，小腿肚。《灵枢·寒热》："腓者，腨也。"

音信，顶门项背腰尻音考，平声，脊梁尽处腘腨，病若动时皆痛彻。

足少阴脉属肾经，斜从小指趋足心。出于然骨骨，一作谷循内踝，入跟上腨腘内寻。上股后廉直贯脊，属肾下络膀胱深。直者从肾贯肝膈，入肺挟舌喉咙循。支者从肺络心上，注于胸交手厥阴。此经多气而少血，是动病饥不欲食。咳唾有血喝喝喘，目䀮心悬坐起辙。善恐如人将捕之，咽肿舌干兼口热。上气心痛或心烦，黄疸肠澼及痿厥。脊股后廉时内痛，嗜卧足下热痛切。

手厥阴经心主标，心包下膈络三焦。起自胸中支出胁，下腋三寸循臑迢。太阴少阴中间走，入肘下臂两筋超。行掌心从中指出，支从小指次指交。是经少气原多血，是动则病手心热。是主肝所生病者，掌热心烦心痛掣。

手少阳经三焦脉，起手小指次指间。循腕出臂之两骨，贯肘循臑外上肩。交出足少阳之后，入缺盆布膻中传。散络心包复下膈，循属三焦表里联。支从膻中缺盆出，上项出耳上角巅。以屈下颊而至䪼，支从耳后耳中传。出走耳前交两颊，上目锐眦胆经连。此经少血还多气，耳聋嗌肿及喉痹。气所生病汗出多，颊肿痛及目锐眦。耳后肩臑肘臂外，引痛废及小次指。

足少阳脉胆之经，起于两目锐眦边。上抵头角下耳后，循颈行手少阳前。至肩却出少阳后，入缺盆中支者分。耳后入耳耳前走，支别锐眦下大迎。合手少阳抵于䪼，下加颊车下颈连。复合缺盆下胸膈，络肝属胆表里萦。循胁里向气街出，绕毛际入髀厌即髀枢也横。直者缺盆复下腋，循胸季胁过章门。下合髀厌髀阳外，出膝外廉外辅缘音沿。下抵绝骨出外踝，循跗入小次指间。支者别跗入大指，循指歧骨出其端。此经多气而少血，是动口苦善太息。心胁疼痛转侧难，足热面尘体无泽。头颔锐眦皆痛楚，缺盆肿痛亦肿胁。马刀[①]侠瘿颈腋生，汗出振寒多疟疾。胸胁髀膝胫绝骨，外踝皆痛及诸节。

足厥阴肝脉所终，大指之端毛际丛。循足跗上上内踝中封穴也，出太阴后入腘中。循股入毛绕阴器，上抵小腹侠胃通。属肝络胆上贯膈，布于

① 马刀：病证名，即马刀疮，出《灵枢·经脉》。系指耳之前后，忽有疮状似马刀，如杏核，大小不一。

胁肋循喉咙。上入颃颡<sup>①</sup>一云络舌本连目系，出额会督顶巅逢。支者复从目系出，下行颊里交环唇。支者从肝别贯膈，上至于肺乃交宫。是经血多而气少，腰痛俯仰难为工。妇少腹肿男癫疝，嗌干脱色面尘蒙。胸满呕逆及飧泄，狐疝遗尿或闭癃。

## 古今元气不同论《医宗》

古人有言曰：用古方疗今病，譬之折旧料改新房，不经匠氏之手，其可用乎？是有察乎古今元气之不同也。尝考五帝之寿，咸逾百岁，三王之后，及百岁者鲜矣。夫人在气交之中，宛尔一小天地。当天地初开，气化浓密，则受气常强；及其久也，气化渐薄，则受气常弱。故东汉之世，仲景处方辄以两计；宋元而后，东垣、丹溪不过钱计而已。岂非深明造化，与时偕行者与？今去朱、李之世又五百年，元气转薄，乃必然之理。所以抵当承气，日就减削；补中归脾，日就增多。临症施治，多事调养，专防克伐；多事温补，痛戒寒凉，此古今治法之通变也。假令病宜用热，亦当先之以温；病宜用寒，亦当先之以清。纵有积宜消，必须先养胃气；纵有邪宜逐，必须随时祛散，不得过剂以伤气血。气血人赖以生，气血充盈，则百邪外御，病安从来？气血不足，则诸邪辐辏<sup>②</sup>，百病丛集。嗟乎！世之患病者，十有九虚；医之用药者，百无一补。宁知投药少差，实者即虚，虚者即死，是死于医药，非死于疾病也，罪将谁归耶！故凡惟知古法，不审时宜，皆读书不化，未窥元会世运之微者也。

## 富贵贫贱治别论《医宗》

尝读张子和《儒门事亲》，其所用药，惟大攻大伐，其于病也，所在神奇。又读薛立斋十六种，其所用药，惟大温大补，其于病也，亦所在神奇。何二公之用药相庋，而收效若一耶？此其说，在《内经·征四失论》曰：不适贫富贵贱之居，坐之厚薄，形之寒温，不识饮食之宜，不别人之勇怯，不知比类，足以自乱，不足以自明。大抵富贵之人多劳心，劳心则

---

① 颃颡（háng sǎng 航嗓）：为咽上上腭与鼻相通的部位，亦即软口盖的后部。
② 辐辏：形容人或物聚像车辐集中于车毂一样。

中虚而筋柔骨脆；贫贱之人多劳力，劳力则中实而骨劲筋强。富贵者，膏粱自奉，脏腑恒娇；贫贱者，藜藿①苟充，脏腑常固。

曲房②广厦者，玄府疏而六淫易客；茅茨③陋巷者，腠理密而外邪难干。故富贵之人，宜于辅正；贫贱之人，利于攻邪。易而为治，比之操刃。子和所疗多贫贱，故任受攻；立斋所疗多富贵，故任受补。子和一生，岂无补剂成功；立斋一生，岂无攻剂获效？但立言则不及之耳。有谓子和北方宜然，立斋南方宜尔，尚偏见也。虽然，贫贱之家，亦宜有补者，但攻多而补少；富贵之家，亦宜有攻者，但攻少补多。是又当以方宜为辨，禀受为别，强弱为衡，虚实壮衰为度，不得泥于居养一途，而概为施治也。

## 先天后天论<sub>西园</sub>

先天者，有生之初，父精母血，合而成形，水火内寓，宛然太极，而肾即生焉。由是二火、三木、四金、五土而成五脏六腑，四肢具而骸体全，然后出世。是知未有此身，先成两肾，故曰先天。肾为脏腑之本，十二经脉之根，呼吸之原，三焦化气之橐籥④，人之资以为始者也，故曰先天之本在肾。后天者，出世以后既有此身，必藉水谷之气为养，然后脏腑充盈，气血生化，肢体日盛，神志日开。此惟水谷入胃，脾气散精，洒陈灌溉，而后能齿更发长，则脾胃固为人之资生者也，故曰后天之本在脾。其著于脉，则曰人之有尺，犹树之有根。又曰有胃气者生，无胃气者死。是见人之有生，全赖二本，以为卫生之用。故伤寒脉伏，必诊太溪冲阳，以察脾肾之本。本无伤，可无虑也。顾前贤有补脾莫若补肾，补肾莫若补脾等语，似乎脾肾各有臆见专重之处，不知脾肾虽分先后，而实则互相为用。盖脾主化气属土，肾主脏气属水，土水相制，似乎肾失其和。然相火

---

① 藜藿（lí huò 离惑）：指粗劣的饭菜。

② 曲房：内室，密室。汉·枚乘《七发》："往来游宴，纵恣于曲房隐间之中。"

③ 茅茨：茅草盖的屋顶，引申为简陋的居室。

④ 橐籥（tuó yuè 驮月）：古代鼓风用之袋囊。语出《道德经·虚用第五》："天地中间，其犹橐籥乎？虚而不屈，动而愈出。"比喻气机运转的动力和关键。橐，口袋；籥，古代通风鼓火器上的管子。

寓于肾中，则肾虽受制，而火实生脾，脾无火生，又焉能防水？则脾之制肾，实肾之自制也。使土能制水而不藉火生，则土必污瘀而寂灭；土受火生而无水可制，则土亦烁裂而焦枯。可见先天后天，相制相生，而实互相为用，以生化万类者也。惟肾火衰而脾土病，则补肾即以生脾；肾水泛而脾土亏，则补脾可以安肾；肾水虚而脾土实，则补脾莫如补肾；脾已亏而肾又损，则补肾不若补脾。盖肾安水火二气，土气赖以冲和；脾为灌溉之原，肾脏藉其滋养。故先后二本，实相需为用者也。

## 水火阴阳论《医宗》

天地造化之机，水火而已，宜平不宜偏，宜交不宜分。火性炎上，宜使之降；水性就下，宜使之升。水升火降曰交，交则为既济[①]，不交则为未济[②]。交者，生之象；不交，死之象也。故太旱不生物，火偏盛也；太涝亦不生物，水偏盛也。煦之以阳光，濡之以雨露，水火和平，物将蕃滋，自然之理也。人身之水火，即阴阳也，即气血也。无阳则阴无以生，无阴则阳无以化，阴阳相需，惟平和为贵也。然气血俱要，而补气在补血之先；阴阳并需，而养阳在滋阴之上。非昂火而抑水，不如是不得其平也。此即天尊地卑、夫唱妇随之义也。若同天于地，夷[③]夫于妇，反不得其平矣。譬之雨旸[④]均生物，晴明之日常多，阴晦之日常少也。其有重于滋阴而怯于温补者，殆亦未通天地阴阳之道耳。

## 乙癸同源论《医宗》

古称乙癸同源，肾肝同治之说。盖谓乙为肝木，癸为肾水，内寓相火，位乎东北。肾应北方，于卦为坎，火居水下，象若潜龙；肝位东方，于卦为震，火藏泽中，象同雷电。雷发泽中，雷起而火随之；龙腾海底，龙起而火亦随之。故春升蛰起，雷乃发声，秋降雷收，龙藏不现。顾火虽

---

① 既济：《易经》第六十三卦。
② 未济：《易经》第六十四卦。
③ 夷：弄平，此处指将丈夫与妻子的地位等同。
④ 旸（yáng 阳）：晴天。

两寓，气出一源，故曰乙癸同源。肝为风木，必藉肾水为养。肝火实而风雷兴，则海浪翻而龙亦起；肾水虚而亢龙现，则阴雷作而电光生。故肝气有余者，水必不足而火亦浮，惟伐木之干，则火自熄而水始安；肾水不足者，肝必上僭[1]而火并逆，惟壮水之源，则木得濡而火自静，故曰肾肝同治。是以肝无补法，补肾即所以补肝；肾无泻法，泻肝即所以泻肾。丹溪云：气有余便是火。则火即气也，气即火也。泻木所以降气，补水所以制火，是即乙癸同源之义也。

## 疑似之症宜辨 《医宗》

天下皆轻于谈医，医者辄以长自许，一旦临疑似之症，若处云雾，不辨东西，几微之间，反掌生杀矣。夫虚者补之，实者泻之，寒者温之，热者清之，虽在庸浅，亦不大谬。至如至实有羸状，误补益疾；真虚有盛候，反泻含冤。阴症似阳清之必毙；阳症似阴，温之转伤。当斯时也，非能察天地阴阳之故，运气经脉之微者，鲜不致误。如食而过饱，实也，乃反倦怠而嗜卧；饥而过时，虚也，乃反胀闷而不食。积聚在中，实也，乃默默不欲言，肢体懒动，眩运[2]昏花，泄泻不食，皆实症现羸状也；又如脾胃损伤，虚也，乃胸胀腹满，食不得入，气不得舒，便不得利，皆虚症有盛候也。脾肾虚寒，真阴症也，阴盛格阳，恒见面赤咽疮，渴谵扬掷，状如热极；邪热不解，真阳症也，热盛发厥，反见口鼻促微，手足厥冷，状肖阴寒。凡诸疑似，不可胜数。如是者，非得识脉之越伏，禀之厚薄，症之久暂，药之误否，又安可冀十全而无误哉？

## 不失人情论 《医宗》

尝读《内经·方盛衰论》曰不失人情，未尝不喟然叹轩岐之入人深也。夫不失人情，医家所甚亟，而实医家所甚难。大约人情之论有三：一曰病人之情，一曰旁人之情，一曰医人之情。所论病人之情者，五脏各有所偏，七情各有所胜。阳脏者宜凉，阴脏者宜热。耐毒者，缓剂无功；不

---

① 僭（jiàn 见）：超越本分。
② 运：通"晕"，眩晕。《灵枢·经脉》："五阴气俱绝，则目系转，转则目运。"

耐毒者，峻剂有害，此脏气之不同也。动静各有欣厌，饮食各有爱憎。性好急者，危言见忌；意多虑者，慰安云伪；未信者，忠告难行；善疑者，深言则忌，此好恶之不同也。富者，多任性而禁戒弗遵；贵者，多自尊而骄恣悖理，此交际之不同也。贫者，衣食不周，况乎药饵；贱者，焦劳不适，怀抱可知，此调治之不同也。有良言甫①信，谬说更新，多歧亡羊②，终成画饼，此无主之为害也；不识病源，惟求稳当，车薪杯水③，难免败亡，此畏惮之为害也；有境缘不偶，营求未遂，深情牵挂，良药难医，此得失之为害也。性急者，逢缓病，更医而致杂投；性缓者，逢急病，迟滞而成难挽，此缓急之为害也。有惧补者，参术沾唇，心先痞塞；畏攻者，硝黄入口，神即飘扬，此成心④之为害也。有讳疾不言，隐情难告，甚且故隐病状，以脉试医，不知神圣工巧，未有舍望闻问而独凭一脉者。嗟嗟！一脉兼诸病，一病见诸脉，病脉自有宜否，原非一脉一病，而可执断者。况乎伤食之脉，不过以气口脉盛为伤食，至于何日受伤，所伤何物，又岂能以脉知哉？此皆病人之情，不可不察者也。

　　所谓旁人之情者，或执有据之论，而病情未必相符；或兴无本之言，而医理何曾梦见？或操是非之柄，是同我而非异己，而真是真非莫辨；或执肤浅之见，头救头而脚救脚，而孰标孰本莫知。或尊贵执言难抗，或密戚偏见难回。至于荐医者，不知事关生死，并多鄙陋之偏，有意气之私厚而荐者，有庸浅之偶效而荐者，有信其利口而荐者，又贪其酬报而荐者。甚至薰莸不辨⑤，妄肆品评，誉之则跖⑥可为舜，谤之则凤可成鸡，致怀宝之儒，拂衣而起，深危之症，反覆败亡。此皆旁人之情，不可不察者也。

────────────────

①甫：刚刚，才。

②多歧亡羊：又作"歧路亡羊"，语本《列子·说符》，原谓大道分为众多流派之后，就会失去精神实质。后比喻众说纷纭之下，无所适从。

③车薪杯水：又作"杯水车薪"。语本《孟子·告子上》："今之为仁者，犹以一杯水，救一车薪之火也。"比喻无济于事。薪，柴。

④成心：意喻偏见、固执。

⑤薰莸（yóu 由）不辨：比喻不能辨识善恶。薰，香草，比喻善类；莸，臭草，比喻恶物。莸，原作"犹"，据文义改。

⑥跖（zhí 直）：柳下跖，春秋战国时期奴隶起义的领袖，封建社会称之为盗跖，代指强盗。

医一级

10

所谓医人之情者，或巧语诳人，或甘言悦听，或强辩欺人，或危言相恐，此便佞①之流也。或结纳亲知，或修好童仆，或营求上荐，或不请自来，此阿谄之流也。或腹无藏墨，诡言神授，或目不识丁，假托秘传，此诈谝②之流也。有望闻问切，漫不关心，表里实虚，全无定见，妄投药者，不顾生死，此孟浪之流也。有嫉妒性成，排挤为事，阳作同心，阴为浸润，是非颠倒，朱紫③混淆，此谗妒之流也。有联朋设会，结党为援，挈荐推看，文饰错误，重名轻命，委数欺天，此灭良之流也。有贪得无知，轻忽人命，病逢疑似，汤药幸投，败坏已成，嫁谤自饰，此贪幸之流也。有意见各持，异同不决，曲高和寡，齐傅楚咻④，此庸浅之流也。有素所相知，图功苟且；有素不相识，辨症偶延。病家既不识医，则倏张倏李；医家莫肯受任，则惟梗惟苓。或延医众多，互为观望，或利害攸系，彼此避嫌，惟求免怨，诚为得矣。坐失机宜，谁之咎乎？此由知医不真，而任医不专也。凡若此者，孰非人情。圣人以不失人情为戒，欲学者之弗中陋习耳。虽然，必期不失，未免迁就，但迁就既碍于病情，不迁就又碍于人情，有必不可迁就之病情，而复有不得不迁就之人情，奈之何哉？故曰不失人情，实为医家之所甚难也。

## 明理篇 景岳

万事不能外乎理，而医之理为尤切。散之则理为万象，会之则理归一心。夫医者，一心也；病者，万象也。举万病之多，则医道诚难，然万病之病，不过各得一病耳。譬之北极者，医之一心也；万星者，病之万象也。欲以北极而对万星，则不胜其对；以北极而对一星，则自有一线之直。彼此相照，焉得有差？故医之临症，必期以我之一心，洞病者之一本。以我之一，对彼之一，得一既真，万疑俱释，岂不甚易？一也者，理

① 便佞（piánnìng 骈宁）：花言巧语。
② 谝（piǎn）：欺骗，诈骗。
③ 朱紫：在上古分属正色与杂色，后来用以比喻真假、优劣、高低等。
④ 齐傅楚咻（xiū 休）：齐人辅导，楚人干扰。语出《孟子·滕文公下》："一齐人傅之，众楚人咻之，虽日挞而求其齐也，不可得矣。"比喻势孤力单，观点或意见支持的人很少。傅，辅助，教导；咻，吵闹。

而已矣。苟吾心之理明，则阴者自阴，阳者自阳，焉能相混？阴阳既明，则表与里对，虚与实对，寒与热对，明此六变，明此阴阳，天下之病，固不能出此八者也。

## 阴阳篇景岳

凡诊病施治，必须先审阴阳，乃为医道之纲领。阴阳无谬，治焉有差，医道虽繁，而可以一言蔽之者，曰阴阳而已。故症有阴阳，脉有阴阳，药有阴阳。以症而言，则表为阳，里为阴；热为阳，寒为阴；上为阳，下为阴；气为阳，血为阴；动为阳，静为阴；多言者为阳，无声者为阴；喜明者为阳，欲暗者为阴。阳微者不能呼，阴微者不能吸；阳病者不能俯，阴病者不能仰。以脉而言，则浮大滑数之类，皆阳也；沉细微涩之类，皆阴也。以药而言，则升散者为阳，敛降者为阴；辛热者为阳，苦寒者为阴；性动而走者为阳，性静而守者为阴，此皆医中之大法。至于阴中复有阳，阳中复有阴，疑似之间，极易差讹。然辨之细确，即两气相兼，则此少彼多，其中自有变化，一皆以理测之，自有显然可见者，亦总不离乎前之数者。若阳有余，而更施阳治，则阳愈炽而阴愈消；阳不足而更用阴方，则阴愈盛而阳斯灭矣。设能明晰阴阳，则医理虽玄，思过半矣。

## 论阴阳景岳

道产阴阳，原同一气。火为水之主，水为火之源，水火原不相离也。何以见之？如水为阴，火为阳，象分冰炭。何谓同原？盖火性本热，使火中无水，其热必极，热极必亡阴，而万物焦枯矣。水性本寒，使水中无火，其寒必极，寒极则亡阳，而万物寂灭矣。此水火之气，果可呼吸相离乎？其在人身，是即元阴元阳，所谓先天之元气也。欲识先天，当思根底，命门为受生之窍，又为水火之家，此即先天之北阙[①]也。舍此他求，如涉海问津[②]矣，学者宜识之。

---

①北阙：古代宫殿北面的门楼，是臣子等候朝见或上书奏事之处。后用为宫禁或朝廷的别称。此处引申为居所。

②问津：打听渡口，引申为探求途径或尝试。《论语·微子》："使子路问津焉。"

凡人之阴阳，但知以气血脏腑寒热为言，此特后天有形之阴阳耳。至若先天无形之阴阳，则阳曰元阳，阴曰元阴。元阳者即无形之火，以生以化，神机是也，性命系之，故亦曰元气。元阴者，即无形之水，以长以立，天癸是也，强弱系之，故亦曰元精。元精、元气者，即生化精气之元神也，生气通天，惟赖乎此。经曰得神者昌，失神者亡，即此之谓。今之人，多以后天劳欲，戕及先天。今之医，只知有形邪气，不知无形元气。夫有形者迹也，盛衰昭著，体认无难；无形者神也，变幻倏忽，挽回非易。故经曰：粗守形，上守神。嗟乎！又安得有通神明而见无形者，与之共谈斯道哉？

天地阴阳之道，本贵和平，则气令调而万物生，此造化生成之理也。然阳为生之本，阴实死之基。故道家曰：分阴未尽则不仙，分阳未尽则不死。华元化曰：得其阳者生，得其阴者死。故凡欲保生重命者，尤当爱惜阳气，此即以生以化之元神，不可忽也。曩①自刘河间出，以暑火立论，专用寒凉，伐此阳气，其害已甚。赖东垣先生论脾胃之火，必须温养，然尚未能尽斥一偏之谬。而丹溪复出，又立阴虚火动之论，制补阴大补等丸，俱以黄柏、知母为君，寒凉之弊，又复盛行。夫先受其害者，既去而不返，后习而用者，犹迷而不悟。嗟乎！法高一尺，魔高一丈。若二子者，谓非轩岐之魔乎？余深悼之，故直削于此。实冀尽洗夫积陋，以苏生民之厄，诚不得不然也。观者其谅之察之，勿以诽谤先辈为责也。幸甚！

虽然刘、朱②之法亦确有不磨者。

阴阳虚实，经曰：阳虚则外寒，阴虚则内热；阳盛则外热，阴盛则内寒。

经曰：阳气有余，为身热无汗。此言表邪之实也。又曰：阴气有余，为多汗身寒。此言阳气之虚也。仲景曰：发热恶寒发于阳，无热恶寒发于阴。又曰：极寒反汗出，身必冷如冰。此与经旨义相上下。

经曰：阴胜则阳病，阳胜则阴病；阳胜则热，阴胜则寒。

阴根于阳，阳根于阴。凡病有不可正治者，当从阳以引阴，从阴以引阳，各从其属而衰之。如求汗于血，生气于精，从阳引阴也。如有引火

---

① 曩（nǎng）：以往，从前。《尔雅》："曩，久也。"

② 朱：原作"李"，据文义改。

归源，纳气归肾，从阴引阳也。此即水中取火，火中取水之义。

阴之病也，来亦缓而去亦缓；阳之病也，来亦速而去亦速。阳生于热，热则舒缓。阴生于寒，寒则拳急。寒邪中于下，热邪中于上，饮食之邪中于中。

考之《中藏经》曰：阳病则旦静，阴病则夜宁。阳虚则暮乱，阴虚则朝争。盖阳虚喜阳助，所以朝轻而暮重，阴虚喜阴助，所以朝重而暮轻。此言阴阳之虚也。若实邪之候，则与此相反。凡阳邪盛者，必朝重暮轻；阴邪盛者，必朝轻暮重。此阳逢阳旺，阴得阴强也。其有或昼或夜，时作时止，不时而动者，以正气不能主持，则阴阳胜负，交相错乱，当以培养正气为主，则阴阳将自和矣。但或水或火，宜因虚实以求之。

## 六变辨<sub>景岳</sub>

六变者，表里、寒热、虚实也，是即医中之关键，明此六者，万病皆指诸掌矣。以表言之，则风、寒、暑、湿、燥、火，感于外者是也；以里言之，则七情、劳欲、饮食，伤于内者是也。寒者，阴之类也，或为内寒，或为外寒，寒者多虚；热者，阳之类也，或为内热，或为外热，热者多实。虚者，正气不足也，内出之病多不足；实者，邪气有余也，外入之病多有余。六者之详条列如下。

## 表证篇<sub>景岳</sub>

表症者，邪气之自外而入者也。凡风、寒、暑、湿、火、燥，气有不正皆是也。经曰：清风大来，燥之胜也，风木受邪，肝病生焉；热气大来，火之胜也，金燥受邪，肺病生焉；寒气大来，水之胜也，火热受邪，心病生焉；湿气大来，土之胜也，寒水受邪，肾病生焉；风气大来，木之胜也，土湿受邪，脾病生焉。又曰：冬伤于寒，春必病温；春伤于风，夏生飧泄；夏伤于暑，秋必痎疟；秋伤于湿，冬生咳嗽。又曰：风从其冲，后来者为虚风，伤人者也，主杀主害。凡此之类，皆言外来之邪。但邪有阴阳之辨，而所伤亦自不同。盖邪虽有六，化止阴阳。阳邪化热，热则伤气；阴邪化寒，寒则伤形。伤气者，气通于鼻，鼻通于脏，故凡外受暑热，而病有发于中者，以热邪伤气也。伤形者，浅则皮毛，深则经络，故凡外受风寒，而病为身热体动者，以寒邪伤形也。经曰：寒则腠理闭，气不行，故气收矣；炅音局上声，烟气也则腠理开，营卫通，汗大泄，故气泄矣。此六气阴阳之辨也。然而六邪之感于外者，又惟风寒为最。盖风为百病之长，寒为杀厉之气。人身内有脏腑，外有经络，凡邪气之客于形也，必先舍于皮毛；留而不去，乃入于经络；留而不去，乃入于络脉；留而不去，乃入于经脉。然后内连五脏，散于肠胃，阴阳俱感，五脏乃伤，此邪自外而内之次也。然邪气在表，必有表症，既有表症，但宜治表，则不可攻里。若误攻之，多见结胸痞气之变。此非惟无涉，且恐里虚，则邪气乘虚愈陷也。表症既明，则里症可因而解矣，故表症之辨，不可不为之先察。

人身脏腑在内，经络在外，故脏腑为里，经络为表。在表者，手足各有六经，是为十二经脉。以十二经脉分阴阳，则六阳属腑为表，六阴属脏为里。以十二经脉分手足，则足经之脉，长而且远，自上及下，遍络四体，故可按之以察周身之病；手经之脉，短而且近，皆出入于足经之间，故诊伤寒外感者，则但言足经，不言手经也。然而足之六经，又以三阳为表，三阴为里。而三阳之经，则又以太阳为阳中之表，以其脉行于背，背为阳也。阳明为阳中之里，以其脉行于腹，腹为阴也。少阳为半表半里，以其脉行于侧，三阳传遍而渐入三阴也。故凡欲察表症者，则但当分前后左右，而以足三阳为主。然三阳之中，则又惟太阳一经，包覆肩背，外为周身之纲维，内连五脏六腑之肓腧，此诸阳之主气，犹四通八达之衢也，故凡风寒之伤人，必多自太阳经始。

足三阴之经，皆自足上腹，虽亦出肌表之间，然三阴主里，而凡风寒自表而入者，未有不由阳经而入阴分也。若不由阳经，径入三阴者，即为直中阴经，必连脏矣。故阴经无可据之表症若有热而见三阴之候者，亦阴经表邪，故《大论》有桂枝麻附细辛法。

寒邪在表者，必身热无汗，以邪闭皮毛也。

寒邪客于经络，必身体疼痛，或拘急而酸者，以邪气乱营气，血脉不利也。

寒邪在表而头痛者，有四经焉。足太阳脉，挟于头项；足阳明脉，上至头维；足少阳脉，上行两角；足厥阴脉，上会于巅，皆能为头痛也。故惟太阴少阴，皆无头痛之症。

寒邪在表，多恶寒者。盖伤于此者，必恶于此，所以伤食恶食，伤寒恶寒也。

邪气在表，脉必紧数者，营气为邪所乱也。

太阳经脉，起目内眦，上巅顶，下项，挟脊，行腰腘。故邪在太阳者，必恶寒发热，而兼头项痛，腰脊强，或膝腨酸疼也。

阳明经脉，起目下，循面鼻，行胸腹。故邪在阳明者，必发热微恶寒，而兼目痛鼻干不眠也。

少阳为半表半里之经，其脉绕耳前后，由肩井下胁肋。故邪在少阳者，必发热而兼耳聋胁痛，口苦而呕，或往来寒热也。

以上皆三阳之表症，但见表症，则不可攻里，或发表，或温散，或凉散，或微解，或温中托里，而为不散之散，或补阴助阳，而为云蒸雨化之散。呜呼！意有在而言难尽也，惟慧心者能悟之。

表症之脉，仲景曰：寸口脉浮而紧。浮则为风，紧则为寒，风则伤卫，寒则伤营，营卫俱病，骨节烦疼，当发其汗也。《脉经》注曰：风为阳，寒为阴；卫为阳，营为阴。风则伤阳，寒则伤阴，各从其类而伤也。故卫得风则热，营得寒则痛，营卫俱病，故致骨节烦疼，当发汗解表而愈。

浮脉本为属表，此固然也。然有寒邪初感之甚者，拘束卫气，脉不能达，则必沉而兼紧。此但当以发热身痛等表症，参合而察之，自可辨也。又若血虚动血者，脉必浮大；阴亏水亏者，脉必浮大；内火炽盛者，脉必浮大；关阴格阳者，脉必浮大。凡若此者，俱不可一概以浮脉为表论，必当以形气病气，有无外症参酌之。若本非表症，而误认为表，则杀人于反掌之间矣。

外感寒邪，脉大者必病进，以邪气日盛也。然必大而兼紧，方为病进。若先小后大，及渐大渐缓者，此以阴转阳，为胃气渐至，将解之兆也。

寒邪未解，脉息紧而无力者，无愈期也。何也？盖紧者，邪气也；力者，元气也。紧而无力，则邪气有余而元气不足也。元气不足，何以逐邪？临此症者，必能使元阳渐充，则脉渐有力，自小而大，自虚而实，渐至洪滑，则阳气渐达，表将解矣。若日见无力，而紧数日进，则危亡之兆也。

病必自表而入者，方得谓之表症；若由内以及外，便非表症矣。经曰：从内之外者，调其内；从外之内者，治其外。从内之外而盛于外者，先治其内而后治其外；从外之内而盛于内者，先治其外而后调其内。此内外先后之不可不知也。

伤风中风，虽皆有风之名，不可均作表症。盖伤风之病，风自外入者也，可散之温之而已，此表症也。中风之病，虽形症似风，由内伤所致，虽有外邪，不可徒从表症论治。

发热之类，本为火症，但当分表里。凡邪气在表发热者，表热而里无热也，此因寒邪，治宜解散；邪气在里发热者，必里热先甚，而后及于表也，此是火症，治宜清凉。凡此内外，皆可以邪热论也。若阴虚水亏，而为骨蒸夜热者，又不可以邪热为例，惟壮水滋阴可以治之。

湿燥二气，虽亦外邪之类，但湿有阴阳，燥亦有阴阳。湿从阴者为寒湿，湿从阳者为湿热；燥从阳者因于火，燥从阴者发于寒。热则伤阴，必连于脏；寒则伤阳，必连于经。此所以湿燥，皆有表里，必须辨明而治之。

湿症之辨，当辨表里。经曰：因于湿，首如裹。又曰：伤于湿者，下先受之。若道路冲风冒雨，动作辛苦之人，汗湿沾衣，此皆湿从外入者也。若嗜好酒浆生冷，以致泄泻、黄疸、肿胀之类，此湿从内出者也。在上在外者，宜微从汗解；在下在里者，宜分利之。湿热者，宜清宜利；寒湿者，宜补脾温肾。

燥症之辨，亦有表里。经曰：清风大来，燥之胜也，风木受邪，肝病生焉。此中风之属也。盖燥胜则阴虚，阴虚则血少，所以或为牵引，或为拘急，或为皮腠风消，或为脏腑干结，此燥从阳化，营气不足而伤乎内者也。若秋令不及，金气郁而风客之，则肺先受病，此伤风之属也。盖风寒外束，气应皮毛，故或为身疼无汗，或为咳嗽喘满，或鼻塞声哑，或咽喉干燥，此燥以阴生，卫气受邪，而伤乎表者也，治当轻扬温散之剂，暖肺祛寒为主。若营气内伤燥从阳化，惟当培补真阴为主。

## 里证篇<sub>景岳</sub>

里症者，病之在内在脏也。凡病自内生，则或因于情志，或因于劳倦，或因饮食所伤，或为酒色所困，皆为里症。以此言之，似属易见。第于内伤外感，疑似之际，或内外兼见，此多彼少之恙，若辨有不明，未免治不合法，便致贻害，故当详辨也。

身虽微热，而濈濈<sup>①</sup>汗出不止者，及无肢体酸疼拘急，而脉不紧数者，此热非在表也。

证似外感，不恶寒，反恶热者，且绝无表症者，此热盛于内也。

凡表症而小便清利者，知邪不入里也。

表症已具，而饮食如故，胸腹无碍者，病不及里也。若见呕恶口苦，或心腹满闷不食，乃表邪传至胸中，渐入于里也。若烦躁不眠，干渴谵语，腹痛自利等症，皆邪入于里也。若腹胀喘满，大便结硬，潮热斑黄，脉滑而实者，此正阳明胃腑里实之症，可下之也。

七情内伤：过于喜者，伤心而气散，心气散者，收之养之；过于怒者，伤肝而气逆，肝气逆者，平之抑之；过于思者，伤脾而气结，脾气结者，温之豁之；过于忧者，伤肺而气沉，肺气沉者，舒之举之；过于恐者，伤肾而气怯，肾气怯者，安之壮之。

饮食内伤：气滞而积者，脾之实也，宜消之逐之；不能运化者，脾之虚也，宜暖之助之。

酒湿伤阴，热而烦满者，湿热为病也，清之泄之；酒湿伤阳，腹痛泻利呕恶者，寒湿之病也，宜温之补之。

劳倦伤脾者，脾主四肢也，须补其中气。

色欲伤肾，而阳虚无火者，兼培其气血；阴虚有火者，纯补其真阴。

痰饮为患者，必有所本，求其从来，方为至治。若但治标，非良法

---

① 濈（jí及）濈：汗出貌，指汗水迅疾外流。

也。其有坚顽窒碍，气道阻滞不通者，自宜豁导。

五脏受伤，本不易辨，但有诸中，必形诸外。故肝病则目不能视而色青，心病则舌不能言而色赤，脾病则口不知味而色黄，肺病则鼻不闻香臭而色白，肾病则耳不能听而色黑。

## 虚实篇景岳

虚实者，有余不足也。有表里之虚实，有气血之虚实，有脏腑之虚实，有阴阳之虚实。凡外入之病多有余，内出之病多不足。实言邪气实，则当泻；虚言正气虚，则当补。凡欲察虚实者，欲知根本之何如，攻补之宜否耳。夫疾病之实，固为可虑，而元气之虚，尤为可虑。故凡诊病者，必当先察元气为之主，而后考病患之浅深。若实而误补，犹可解救；虚而误攻，不可生矣。然总之虚实之要，莫逃乎脉，如脉之真有神，真有力者，方为真实症；脉之似有力，似有神者，便是假实；矧①症脉之全无神，全无力者哉？临症者万无忽此。此言所叙，脉之大概如此。若逢时感入阴之候，沉候脉犹有力，烦渴闭结者，此热邪内归，法从清下。若脉沉无力，欲饮但潄，或脉大空豁，谵躁自利，此真阳浮越，症如热极，内转虚寒，惟温之，脉转犹可生。

表实者，或为发热，或为身痛，或为恶热掀衣，或为恶寒鼓栗。寒束于表者无汗；火盛于表者有疡。走注而红痛者，如营卫之有热；拘急而酸疼者，知经络之有寒。

里实者，或为胀为痛；或为痞为坚；或为闭为结；或懊恼不宁；或躁烦不眠；或气血积聚，凝结腹中不散；或寒邪热毒，深留脏腑之间。

阳实者，多热恶热；阴实者，结痛而寒。气实者，气必喘粗而声色壮厉②；血实者，血必凝聚而且痛且坚。

心实者，多火而多笑；肝实者，两胁少腹多有痛疼，且复多怒；脾实者，为胀满气闭，或为身重；肺实者，多上焦气逆，或为咳喘；肾实者，多下焦壅闭，或胀或痛，或热见于二便。

---

① 矧（shěn 沈）：况且。
② 厉：原作"丽"，据《景岳全书·传忠录》改。

表虚者，或为汗多，或为肉战，或为怯寒，或为目暗①羞明，或为耳聋眩晕，或肢体多见麻木，或举动不胜烦劳，或毛槁而肌肉日削，或色悴而神气索然。

里虚者，为心怯心跳惊惶，为神魂之不宁，为津液之不足，或为饥不能食，或为渴不喜冷，或畏张目而视，或闻人声而惊。上虚则饮食不能运化，或多呕恶而气虚中满；下虚则二便不能流利，或遗尿、肛脱，而泄泻、遗精，在妇人则为血枯经闭、堕胎、带浊、崩淋。

阳虚者，火虚也，为神气不足，为眼黑头眩，或多寒而畏寒；阴虚者，水亏也，为亡血失血，为戴阳骨蒸而夜热。气虚者，声音微而气短似喘；血虚者，肌肤干涩而经脉拘挛。

心虚者，阳虚而多悲；肝虚者，目肮肮②无所见，或阴缩筋挛而善恐；脾虚者为四肢不用，为饮食不化，腹多痞满而善忧；肺虚者，少气息微而皮毛燥涩；肾虚者，或为二阴不通，或为两便失禁，或多遗多泄，腰脊不可俯仰，而痿厥骨酸。

诸痛之喜按者为虚，拒按者为实。

胀满之虚实　仲景曰：腹满不减，减不足言，当下之。腹满时减，复如故，此为寒，当与温药。

《内经》诸篇，皆惓惓③以神气为言。夫神气者，元气也。元气完固，则精神昌盛，无待言也。若元气微虚，则神气微去；元气大虚，则神气全去。神气去，则机息矣，可不畏哉！《脉要精微论》曰：夫精明者，所以视万物，别黑白，审长短。以长为短，以白为黑，如是则精衰矣。言而微，则终日乃复言，此气夺也。衣被不敛，言语善恶，不避亲疏，此神明之乱也。仓廪不藏者，是门户不要④也。水泉不止者，膀胱不藏也。得守者生，失守者死。故凡见头倾视深，背曲肩垂，转摇不能，屈伸不便，不能久立，此皆经脉骨属脏腑，虚惫之候，故得强者生，失强者死。

虚者宜补，实者宜泻，此易知也，而不知实中复有虚，虚中复有实。

---

① 暗：原作"痛"，据《景岳全书·传忠录》改。

② 肮（huāng 荒）肮：目不明也。原作"慌慌"，据《景岳全书·传忠录》改。

③ 惓（quán 全）惓：恳切貌。

④ 要（yāo 腰）：中途拦截，阻留。《孟子·公孙丑下》："使数人要于路。"

故每有至虚之候，反见盛势；大实之病，反有羸状，此不可不辨也。如病起七情，或饥饱劳倦，或酒色所困，或先天不足之辈，及其既病，则每多身热便闭、戴阳胀满、虚狂假斑等症，似属有余之象，而其因实由不足，医不审因而泻之，必枉死矣。又如外感之邪未除，而留伏于经络；饮食之滞不消，而结聚于脏腑。或郁结逆气，有不可散；或顽痰瘀血，有所停留。病久致羸，似乎不足，不知病本未除，还当治本，若误用补，是益其病矣。所谓毋实实，毋虚虚，损不足而益有余，如此之候，如斯之治，直医杀之耳。

## 寒热篇<sub>景岳</sub>

寒热者，阴阳之化也。阴不足，则阳乘之，其变为热；阳不足，则阴乘之，其变为寒。故阴胜则阳病，阴胜为寒也；阳胜则阴病，阳胜为热也。热极则生寒，因热之甚也；寒极则生热，因寒之甚也。亦有阳虚生外寒，寒本伤阳也；阴虚生内热，热本伤阴也。阳盛则外热，阳归阳分也；阴盛则内寒，阴归阴分也。寒则伤形，形言表也；热则伤气，气言里也。故火盛之时，阳有余而热病生；水盛之时，阳不足而寒病起。人事之病由于内，气交之病由于外。寒热之表里当知，寒热之虚实尤当辨。

热在表者，为发热头痛，为丹肿斑黄，为揭衣去被，为诸痛痒疮<sup>①</sup>。

热在里者，为瞀闷胀满，或烦渴喘急，或为气急叫吼，或为躁扰狂越。

热在上者，为头痛目赤，为喉疮牙痛，或为诸逆冲上，或为喜冷舌黑。

热在下者，为腰足肿痛，为二便闭涩，或为热痛遗精，或为溲混便赤。

寒在表者，为憎寒，为身冷，为浮肿，为容颜青惨，为四肢寒厥。

寒在里者，为冷咽肠鸣，为恶心呕吐，为心腹疼痛，为恶寒喜热。

寒在上者，为吞酸，为噎膈，为饮食不化，为嗳腐胀噫。

寒在下者，为清浊不分，为鹜溏涌泄，为阳痿遗尿，为膝寒足冷。

---

① 痒疮：《景岳全书·传忠录》作"疮疡"。

寒热过极，必见反化。凡病内寒之盛，外反见浮热戴格等症；或内热之盛，外见畏寒，故必当以脉症参合之。真寒之脉，必迟弱空软无神；真热之脉，必滑实有力。

阳脏之人多热，阴脏之人多寒。阳脏者，必生平喜冷畏热，即朝夕食冷，亦无所病，此其阳之有余也；阴脏者，一犯寒凉，脾肾必伤，此其阳之不足也。第阳强者少，十惟二三；阳弱者多，十常五六。然恃强者多反病，畏弱者多安宁。若或见彼之强，而忌我之弱，则与侏儒观场，丑妇效颦[①]者无异矣。

## 寒热真假篇景岳

寒热真假者，阴症似阳，阳症似阴也。盖阴极反能躁热，乃内寒而外热，即真寒假热也；阳极反能寒厥，乃内热而外寒，即真热假寒也。假热者，最忌寒凉；假寒者，最忌温热。是专当以脉之虚实强弱为主。

假热者，水极似火也。凡伤寒杂症，其有素禀虚寒，而偶感邪气为病，则外气郁而热作，内气应而御之，则阳张于外，而里气即虚，虚则寒从内生。其症虽见躁烦热闭，溺赤咽疼，脉紧数而浮越，然渴不喜冷，即索饮冷水，入口即生呕恶，即见虚狂，禁之即止，即假斑假疹，浅红细碎，自与赤紫热极者不同，其脉必重按全空，无神无力，此乃热在皮肤，寒在骨髓，实阴症也。若施汗下，无不随毙，惟宜急进八味理阴，回阳四逆等汤为疗，则火自归源，而元可望复，复则正气足而邪亦退，热自退藏，此即所谓火就燥之义也。此类即戴阳格阳之症。

假寒者，火极似水也。凡伤寒热甚，失于汗下，以致阳邪亢极，内传阴腑，热结既深，热反生厥，表阳之气，悉并于中，故热甚于内，而厥更生也。大抵此等症候，必声壮气盛，形强轻捷，或唇热焦黑，口干喜冷，小便赤涩，大便闭结，或因多饮药水，以致下利清水，而其中仍有燥粪，矢[②]气极臭，其脉必沉滑有力，此阳症也。凡内实者，宜承气三方择

---

① 效颦（pín 贫）：语出《庄子·天运》。古代美女西施病心而捧心颦眉，其里丑女以为美而效之。形容丑拙之人强学美女之法，弄巧反成拙。

② 矢：通"屎"，粪便。《左传·文公十八年》："杀而埋之马矢之中。"

治；潮热者，大柴胡汤解之；内不实者，白虎之类清之。若杂症之假寒者，亦外为畏寒，此热甚于内，而寒侵于外，则寒热之气，两不相投，故生寒栗。此寒在皮肤，热在脏腑，其内症必见小水热涩，大便闭结，喜冷口臭，躁扰无眠，或昏睡目眈，其脉亦必滑数有力。凡见此症，即当以芩连知柏之属，清其火而热自除，所谓水流湿者，亦此义也。

凡假热误服寒药，假寒误服热药等证，但以冷水试之。假热者，必不喜水，即有喜者，下咽随呕，便当以温热药处之；假寒者，必多喜水，服后快而裕如[①]，此便可以寒药处之。

## 十问歌<sub>景岳</sub>

一问寒热二问汗，三问头身四问便。五问饮食六问胸，七聋八渴须当辨。九从脉色察阴阳，十从气味彰神见。见定虽然事不难，也须明哲毋招怨。

问寒热者，辨阴阳也；问汗者，辨玄府之通闭也；问头之眩痛，以察虚实；问身之有无酸痛，可以测表邪之有无也；问二便，所以辨里之热否也；问饮食以察胃气，问胸次以察邪气之侵内否也；问聋者，所以辨肝肾邪正虚实也；问渴者，辨内火之有无深浅也；辨脉辨色，所以参真假虚实也。从气味推治，固无难事，然则必得人情，受任托，庶不反招怨。此十问之梗概也，兹不各载者，晰于后之条辨各症也。

---

① 裕如：从容自如。

# 伤寒篇卷之一

## 自序①

《伤寒》一书，乃仲景先师立法处方、因病制宜之要，后世赖其垂教，奉为准则。但历年久远，已千百载，简帙遗漏，在所不免，其中编次舛错，语意不贯者，殆非昔日原文。后自叔和补论，意在阐扬先圣大旨，亦有所当，而其中不能无疵。迨后林氏、成氏辈，注疏百余家，或引本文立论，或就本文注释，言非无益，亦未全合仲师之旨。乃后人驳论日繁，几同矜奇炫异②，甚至嘻笑怒骂而不觉其妄。然引征者，不得断章取意之理；注疏者，反多以辞害义之文。诸症之源流类似，及所以然之故，偏置而不论，言虽深邃，恐循名而反失实矣。夫伤寒、杂症，虽一因于外，一现于内，未有论其外而不必求其内者。在先师著伤寒、杂症，不过明孰者伤寒，孰者杂症，未必分为两书，如痉湿暍及霍乱等章，亦在参论中，则伤寒中本兼论杂症也。昔人有云：能治伤寒，即能治杂病。正谓伤寒中最多杂病也。伤寒类似之症，无非杂病，苟辨治不精，将必混同施治，则贻误匪浅。人谓伤寒、杂症本是殊途，不可混同立说，余谓伤、杂虽属殊途，正当会通讨论，特不可混同施治耳。盖伤、杂并举，互参分别，则类似者判然，自不致混淆妄治矣。余质本愚鲁，率多病，因病学医，问道迟暮，苦无指授，惟简编是求。理解明切者，心师之；错节深晦者，姑舍之，意在择善而从。即有管窥之见，亦必遵经求理，岂敢故为歧说？惟前贤遗论，立说未明，及理所不解者，援笔日记，存质有道。若伤寒大论，前辈注论已繁，无庸再赘。是书所集，编条论症，言简意该。先明其所以然，次辨其类相似，复详其治疗方，惟求有当于理解，不致贻误于后人。若前哲之瑕疵，又胡敢逐为评品哉！

乾隆四十年长至日③钱塘董西园魏如谨书

---

① 自序：此序原被错置于凡例之前，根据篇章内容将其移回。
② 矜奇炫异：炫耀新奇和与众不同之处。"
③ 长至日：即冬至日。

# 经义

黄帝曰：热病者，皆伤寒之类也。其死皆以六七日之间，其愈皆十日以上者，何也？岐伯对曰：巨阳者，诸阳之属也巨阳即太阳经也。其脉连于风府，故为诸阳主气也。人之伤于寒也，则为病热，热虽甚，不死。其两感于寒而病者，必不免于死。伤寒一日，巨阳受之，故头项痛，腰脊强；二日阳明受之，阳明主肉，其脉挟鼻络于目，故身热目疼而鼻干，不得卧也；三日少阳受之，少阳主胆，其脉循胁络于耳，故胸胁痛而耳聋。三阳经络皆受病，而未入于脏者，可汗而已。四日太阴受之，太阴脉布胃中，络于嗌，故腹满而咽干；五日少阴受之，少阴脉贯肾，络于肺，系舌本，故口燥舌干而渴；六日厥阴受之，厥阴脉循阴器而络于肝，故烦满而囊缩。三阳三阴，五脏六腑皆受病，营卫不行，五脏不通，则死矣。其不两感于寒者，七日巨阳病衰，头痛少愈；八日阳明病衰，身热少愈；九日少阳病衰，耳聋微闻；十日太阴病衰，腹减如故，则思饮食；十一日少阴病衰，渴止不满，舌干已而嚏；十二日厥阴病衰，囊纵，少腹微下，大气皆去，病日已矣。帝曰：治之奈何？岐伯曰：治之各通其脏脉，病日衰已矣。其未满三日者，可汗而已；其满三日者，可泄而已。

按：此《伤寒》经义，谓始于太阳，终于厥阴，一日一传，六日乃尽，邪衰则已之说，不过论其大概。至言治法，则曰未满三日可汗而已，已满三日可泄而已，此亦言其略，不可拘执。盖人之感邪，有表里之分。表者，邪自外来，在阳经者也；里者，邪由内犯，或自外及内之邪，在阴腑者也。由外及内，由此及彼，即谓之传经。表症宜汗，里症宜温，或宜清宜泄。此传阴传腑者，宜清宜泄；而宜温者，乃阴经自病也。至于杂病之内出者，又非据此为的。惟伤寒为病，传变不一，其经气虚者，传邪易入。有如经言循经传者，间有越经传手者，有间经传者，有首尾传者，有表里传者，有传一二经而罢者，有始终祇①在一经者，更有直中于阴分者，有并病合病、两经三经同病者，变迁不一，毫无定体。其所以传，所以不传者，皆由邪气之微盛、经气之虚实而为进退者也。至于未满三日可汗

① 祇（zhǐ只）：正，恰，只。

已、满三日可泄者，盖为未满三日，邪在三阳，三阳在表，故可汗已；已满三日，邪在三阴，三阴在里，故可泄也。要知以三日之期，而分汗泄之治者，不过明在阴在阳之治宜然，非以之限病期统治法也。若执可汗可泄之文，而按期施治，则首尾表里急传，及三阳入腑等症岂敢再汗？三阴中脏又宁敢泄乎？大抵伤寒之病，在阳者浅，入阴者深，其法以在阳宜汗，中阴宜温，传阴用清，入腑攻下为则。故阳经可汗，而巨明①入腑者，亦可泄；传阴清泄，而中阴者，惟急温。则由表入经，由经入腑入脏，悉由邪甚不解，而后传之脏腑。故经义虽不遂申经腑脏之文，而言五脏六腑皆受病则死，则其义亦无所不括也。是要在学者，会其始终之意，而不泥其文，乃可为善读经者。

## 愈期

伤寒之候，其愈期原有六日、七日之文，不过就阴阳进退之数为言，未可按期为的也。盖一经受病，有传，有不传。但阴阳之气，既感邪而受伤，虽一日邪气已解，在诸经固未尝传及，然经气既伤，则此经之气，必俟其主气之期始复。人身阴阳之气，皆上奉承天。天地之道，以五为候，以六为节。阴阳错合，而六十甲子以周；司天在泉，而上下之主气以现；十二经脉，而阴阳之应变以昭。故阳复七朝，阴消六日，非阴病浅而阳病深，乃阳主进而阴主退也。此不过就阴阳奇偶之数为言也，而六经主气之期，自有不易之理。即一药而邪已去，则经气已安，何待六七日？然欲经气之复，必俟其期乃复也。故经气不足，或邪盛不解，必俟各经主气之期，则经气旺而乃复，经气既旺，则邪自衰也。其有邪盛再逆者，又必俟再经之期，故未可以一言凿论也。《伤寒论》中有传者、有不传者，如《内经》所论循经传，谓七日太阳病衰，八日阳明病衰也。然非谓衰于七八之期，正衰于主气之来复也。故三阳病解之时，亦以天时之旺气，助经气之复。少阳病解于寅卯，太阳解于巳午，阳明解于申酉，皆逢其旺气也。所言十二日愈者，言传邪逐日而复，当主气之期也。若七日不已而再传，则当十三日上，太阳气复，十八日厥阴始复也。若更逆而作再经，须

---

① 巨明：据文义，可解为阳明病证。

二十一日上，三阳之气始复。论曰：一逆尚引日，再逆促命期。诚可畏也。观伤寒中风条服药法，可见随药可愈，未愈亦难定论。若此者，惟见症治症，按期俟之耳。其有一经受病，不见传经，病亦不解，必俟七日，而始见邪衰，此由他经之气不虚，故不得传。至七日而本经气旺，则经气来复，而邪始衰，病始愈也。可见按期言愈，不过俟经气之来复耳。

# 伤寒脉法

伤寒脉法，尤必究心。寸口以决死生，阴阳总会；趺阳以候脾胃，平缓如经如经者，谓如常也。四时则浮沉不同，二政①则尺寸不应。脉有顺逆，审症别其宜否；症有真伪，合脉识其重轻。浮大数动滑，五脉为阳；沉弱涩弦微，五脉为阴。阳病见阴，断生为死；阴病见阳，虽重犹轻。寸候上而尺候下，外必浮而内必沉。症候多端，不外阴阳寒热；伤寒脉诊，莫逃迟数浮沉。迟缓数，察寒热之变化；浮中沉，测表里之浅深。病在表而脉浮，轻手可得；邪居里而脉沉，重按方明。数者至多，数为热论；迟者至少，迟作寒评。不浮不沉为中候，病在半表半里；不数不迟为缓脉，风虚病复常形。大则指下充盈，主气盛血虚而邪气日盛；微则如无似有，主营衰卫弱而邪气初平。大小参消长之机，虚实扼攻补之要。缓时一止为结，因邪闭拒之故；数时一止为促，邪热恣极之形。代中止而不还，正气衰微可见；弦端直而梗指，寒热拘痛可凭。中空为芤，营虚失血；举按皆实，邪盛任攻。涩脉滞而不利，必血少冷逆而无汗；滑则顶指而疾，多痰食吐逆与邪淫。动脉滑疾，阳动热作而阴动汗淋；弱不任按，卫弱为栗而营弱为战。太阳阳明少阳，有紧长弦之别；太阴少阴厥阴，有细微沉之分。伏匿难寻，须辨症之阴阳久暂；动劲为紧，慎防邪之传里伤阴。见微思著②，察脉详因。浮为表而沉为里，大法不爽；迟必寒而数则热，名论宜遵。阴阳反见者，病必极；寒热反化者，症弗轻。脉实症实，不难排解；症虚脉虚，患将变生。脉实症虚，先从症治；脉虚症实，还就脉凭。六经有不移之主脉，阴阳有一定之症形。风性懈缓，中风则脉浮而缓；寒性劲

---

① 二政：指运气中的南北政，详见《医级·脉诀卷之十·岁运》。
② 见微思著：同"见微知著"，比喻小中见大。

急，伤寒则脉紧而浮。中风而浮紧，风病间寒之尤；伤寒而浮缓，寒病间风之症。伤暑身热而脉虚，伤寒身寒而脉盛。浮紧乃太阳之表，洪长是阳明之经。中弦且数，少阳之病可度；沉滑有力，腑实之症莫疑。浮而洪长，浮而弦长，是太阳兼阳明少阳之疾；长而兼弦，长而兼紧，是阳明兼太阳少阳之邪。浮长弦紧同见，合病须测；浮长弦紧序见，并病须知。细微沉三脉有力，实则为太少厥三阴之传症；细微沉三脉无力，虚则为太少厥三脏之中阴。脉浮身热症在阴，有力有根，阴经有表之候；脉沉身热症有表，无根无力，阴盛格阳之邪。病热脉数，必察浮沉以决其内外；病寒脉迟，须求根柢以别其死生。脉数而症在阴，总从热论，惟无燥渴者防伪；脉迟而症有表，亦作寒评，如有伏阳者渴生。脉迟伏而迟慢分明，阴症急温莫待；脉沉伏而模糊数急，伏阳启发先行。故脉见迟伏而渴，恐伏阳之陡厥；若脉见紧大而厥，乃阳中之伏阴。阳涩阴弦，腹中急痛者宜温；寸浮关沉，邪结胸中者宜陷。阴阳俱盛为温疟，尺寸俱浮号风温。浮濡而涩，风湿之候；沉细而实，痞积之根。沉细沉潜者，湿留饮积；洪滑洪数者，火病痰惊。阳弱而阴小急，湿温可骇；阳数而阴洪大，阳毒堪惊。少阳脉紧，不宜发表；阳明脉迟，下法莫行。寸口无力，吐之则亡；尺脉无根，汗下殒命。大小同等，病愈之日可期；阴阳相停[①]，传变之邪亦顺。汗后脉静者为吉，躁疾则为脏厥；温后脉出者可喜，歇至亦属凶危。阴病洪大无根，症多险变；阳病沉细无力，病愈难期。脉欲应病，病欲应脉，如牴牾[②]者危险；弃脉从症，弃症从脉，能变通者神明。

## 伤寒辨邪机要

六气袭人，风寒独盛；四时正病，寒热定名。本脏虚而感之即病，月廓[③]空而邪入则深。风伤卫，寒伤营。中新邪而即病，作热作寒；并伏气而成毒，变温变湿。发热恶寒，病起于阳；无热恶寒，病起于阴。恶寒不欲去衣，虽近火而不解；恶风时欲处室，见微风而生惊。阳盛热炽，阴

---

① 阴阳相停：阴阳不偏。
② 牴牾（dǐwǔ 抵五）：亦作"抵牾"。牛角相抵触，引申为相互冲突。
③ 月廓：月亮的轮廓，反映月亮盈亏的变化。

盛寒侵。前厥后热，寒极变热；前热后厥，阳极变阴。多热易愈，多寒难瘥。浮中沉，必诊而视；汗吐下，必慎而行。伐其邪，母翼其胜；制其过，必致其平。阴阳表里交差，岂能引日；邪正虚实颠倒，安可延龄。

人肖天地，气禀阴阳。腰以上象天，阳分之位；腰以下象地，阴分之乡。阳实四肢，阴归五脏。背为阳，邪在表者，由背项至头而强痛；腹为阴，邪在里者，由胸胁至腹而胀疼。头痛三阳皆然，惟太阳为专主；腹痛三阴皆有，独太阴为责承。厥阴有头疼，因其脉之合督；三阳有腹痛，因传邪之内淫。邪从外受，斯为阳症；邪非传变，内着阴经。热本在阳，阴盛格阳宜辨别；厥生阴盛，传邪入里亦同形。或行于阴，或行于阳，昼夜表里可见；或在于上，或在于下，男女早晚攸①分。伤风有汗而伤寒无汗，伤表能食而传里不能。风伤阳，寒伤阴，各从其类；汗亡阳，下亡阴，弗乖其方。苟汗后复下，下后复汗，则气血并竭；或伤寒间风，伤风间寒，则营卫俱伤。岁气之至无常，脏腑所伤难定。非其时而至也，遇者为灾；乘其虚而入也，受者先病。由背得之者，太阳最先；由面感之者，阳明为甚。受于侧，则下少阳；传于中，即为腑病。肾主寒而属足，肝主风而在筋。风袭皮毛，合在肺而鼻为之户；湿留关节，病在脾而口为之门。寒伤营血，燥烁肤筋。暑热于心而火形头面，谷食滞胃而痰碍膈胸。饮食而起者，散于营卫；作用而起者，伏于至阴。外病有余，而内病不足；邪实可虑，而正虚可惊。阳不足而阴往从之，其寒如冽；阴不足而阳往乘之，其热如蒸。阴不得升，独治于下者，遗利厥逆纷然见；阳不得降，独治于上者，呕衄烂疮逐一形。阴邪上入阳经，解于温汗；阳邪陷入阴分，剂别攻升。表未罢而里不和，表剂为要；表未除而里更急，攻里先行。太阳虽表候，若传腑，便作里看；阳明虽主里，犹在经，还从表凭。要知阳经可汗，亦有必下之方；阴经宜清，亦有必温之治。病无一致，药不执方。正不必始太阳，终厥阴，各三日以为准；凡其发于阳，发于阴，越六朝而气平。越经相间，次第难拘；一经主专，变传不一。邪在经者，或流而不息；病入胃者，则止而不行。惟临症察脉，权宜变通；则祛邪安正，入手称神。

---

① 攸：所。《尔雅》："攸，所也。"

## 伤寒经解赋

伤寒大法，论有提纲；经解约言，诊惟扼要。以便业医者，临症考经，辨因利用。明表里以定阴阳，晰六经以为绳墨。原夫伤寒为病，为害最烈；变幻倏忽，医治诚难。凡邪在外为寒，郁蒸化热。症先见于皮毛，恶寒身热；或形肤疼呕恶，项强头疼。其或毛竖拘痛，邪从肺合而气应膀胱；其或鼻槁①气粗，邪已入经而袭伤营卫。头项痛强，客气之搏阳使然；脊痛腰疼，经络之受邪乃尔。此为表症，病在太阳，是当发汗而解，立方多不远热。皮毛不解，肌肉复传；肌肉受邪，微寒将去。症见鼻干目痛，甚则不眠唇焦。唇为肌肉之应，焦则热深；肌为腠理之司，热则汗泄。气行于面，眼鼻苦其焚燎；气逆于中，呕逆形其窒塞。此邪在肌肉，症属阳明。法必主乎解肌，实必解而兼泻。肌中不解，筋骨乃伤；传及此经，邪将入里。或齿燥而自汗，或口苦而耳聋。胸胁或隐痛而呕，寒热或不时而作。此邪居表里之半，症属少阳之经。欲平邪热，法宜和筋；温者凉之，施治始当。三阳传遍，便入三阴。太阴则吐满不食而咽干痛利，少阴则欲吐欲寐而燥渴利烦。若消渴而气冲动蛔，或泄痛而肢厥囊缩。此肝经受病，症属厥阴。邪自三阳传来多宜清里，邪自三阴直中必用温辛。其或太阳归腑，则溺涩而如狂；其或血室受邪，则旦明而夜乱。法宜双解，表里同清。更有腑病，三阳传入。或恶热而便闭，或黄赤之泻频；或烦满而渴饮，或呃逆而谵昏。揭被去衣，扬手掷足。热深反厥，热极狂生。此邪居胃腑，里实已深，法宜去实，用必寒攻。倘其受病非传，径自阴始，外无表症，内有纯阴。是即直中三阴，厥汗每多不救。急宜救里，治必温经。因其衰而彰之，施治最宜详慎。故病有传有中，有腑有经。中症有寒无热，反热者，无头痛之可据；传经凭症为的，并病者，具先后之症形。传症误用辛温，恐动阴血而致毙；中症反与寒苦，是耗元阳而罔生。所以传多清里，中惟急温。在经可汗而已，入腑惟下而清。惟经惟腑，一止一行。经者如径，贯彻郭郭②内外；腑者如器，受盛水谷消熔。邪客在经，

---

① 鼻槁（gǎo 稿）：病证名，以鼻部干燥为临床表现。槁，干瘪枯瘦。

② 郭（fú 福）郭：原指外城，后泛指城郭、城市，此处借喻为躯体。

流而不息；邪传入胃，止而不行。三阳皆可入腑，故经有太阳、少阳、正阳之别；三阳既已入胃，则无关太阳、少阳、阳明之经。三焦深浅，出纳流行。因其位而随别所司，出纳本乎上下；由内气而复分表里，上下治别和清。又病有并合，邪有重轻。三阳有症同见，合病攻阳乃解；一经先病蔓延，并病双解能清。合惟阳病，并可流阴。阳并于阳，前症存而后症又见；阳并于阴，表未已而阴病复生。此宜权其并来缓急，衡其郁热浅深。或治里而解表，或降阳而和阴。惟是病从两感，内外皆伤。与并病之形症几同，其感受之重轻有别。盖并由次第，症系先后叠传；而感受一朝，实属阴阳并竭。病本重阴，法惟救本。其若伏邪变感，夏暑风温。此属内外实邪，法主表攻两解。衡其轻重，治酌本标。至于当汗失汗，当下失下，过汗下早，误补妄攻，变症百出；以致懊憹痞满，结胸结脏，亡阴亡阳，发黄动血，皆治逆致坏。当知犯何逆，考法补救焉。经曰：善治者，治皮毛，其次治肌肉，其次治筋骨，其次治六腑，其次治五脏。治五脏者，半生半死。医工司人性命，顾不可不潜心明辨乎哉！

## 伤寒名类

原夫伤寒为病，名类不一。伤寒乃伤营寒病正名，中风乃伤卫风邪时候。复有伤风间寒，伤寒间风之殊；例有春温变温，变暑时疫之异。详经辨症，先阳后阴。初发太阳，头痛项强而恶寒；次见阳明，目痛鼻干而蒸热。三朝至胆，胸胁痛而口苦咽干；四日在脾，腹满胀而呕吐痛泻。五日少阴，则燥渴蜷寐而咽疼；六日厥阴，则痉满囊拳[①]而吐沫。中传合并，两感必危。过经再传，衰于二七。又闻循经传者，本病惟深；异气感者，他病叠出。风温温疟，乃冬寒内伏而春感时邪；病热病温，亦伏气迎新而随时感并。暑逢湿并号湿温，时令不正为时疫。中暍者，炎蒸暑毒；伤湿者，人地时邪。风暑乃暑令之时邪，挟食乃腻滞之停积。阳明有腑症之分，太阳有蓄血之候。传经者，有循经间经，表里首尾越经之称；痉病者，有柔痉刚痉，疮家亡血痰结之异。合病者，自利不传；并病者，阴阳互见。相似者，脚气痈疡，痰病虚劳霍乱；复病者，女劳易病，感邪役怒

---

① 拳：通"蜷"。屈曲，卷曲。《庄子·人间世》："其棱细则拳曲。"

食伤。水气痰食，皆号结胸；斑疹瘭疼，同形寒热。至若冬温春冷，秋热夏凉；晚发百合，狐惑疸黄。名随症别，法有变常；症因方治，条辨参详。

## 伤寒六法

陶节庵曰：伤寒者，冬感邪而即病之名。若感寒不即发病，留伏于内，则至春变温，至夏变热，变态百出，殊可忧虞。然得其要领，易于拾芥[①]，脉症与理而已；求之多歧，则支离繁碎，如涉海问津矣。脉证者，表里阴阳寒热虚实也。理者，知其常，通其变也。多歧者，蔓衍之方书也。因于古法，申详其义，终六法以尽之，曰汗、吐、下、温、清、补而已。汗者，治在表也。而汗法有三：一曰温散，寒胜之时，阴胜之脏，阳气不充，则表不解，身虽有大热，必时形寒栗，治法必用辛温；一曰凉散，炎热炽盛，表里枯涸，阴气不营，亦不能汗，宜用辛凉；一曰平散，病在阴阳之间，既不可温，又不可凉，但宜平用，期于解表而已。吐者，在胸膈之邪，吐之则速，治在上之法也，吐中即有发表之意。经曰：在上者，因而越之是也。下者，攻其里也。而下症有五，就其轻重缓急而施治。痞满在气，燥实在血，四症具者，攻之宜峻也。但见痞满坚实者，攻之稍缓；惟痞满者，攻之更缓。或行瘀蓄，或逐水停，轻重缓急，随症灵通也。温者，温其中也。脏有寒邪，不温则死。夫气为阳，气虚则寒，故温即是补。救里者，以阳虚可危，亟当救援也。清者，清其里也。热在里而未结，本非下症，若不清之，邪从何散？下后余邪，亦宜清也。补者，救其虚也。古人言之已详，今人多畏而不用，使伤寒犯虚者，坐而待毙，良可恨也。如屡散而汗不解，阴气不能达也，人知汗属于阳，升阳可以解表，不知汗生于阴，补阴可以发汗也。又如内热不解，屡清火而不退，阴不足也，人知寒凉去热，不知壮水可以制火也。又如症虚邪炽，久而不痊，补正则邪自除，温中则寒自散也，此必见衰微之阴脉者也。《伤寒论》曰：阴症得阳脉者生，阳症得阴脉者死。夫正气实者，多见阳脉；正气虚者，多见阴脉。症之阳者，假实也；脉之阴者，真虚也。陈氏曰：凡察阴

---

① 拾芥：拾取地上的小草。喻指事情不费多大气力就能办到。

症，不论热与不热，惟凭脉用药。不论浮沉大小，但指下无力，便为阴症。然则沉小者，人知为阴脉，不知浮大者，亦有阴脉也。是知伤寒万变，虚实二字，可以尽之。顾气实感邪者，经尽自安，无足为虑，所可虑者，惟挟虚耳。奈何庸浅之辈，见热便攻，虚而攻之，无不死者。仲景立三百九十七法，而治虚寒者，一百有奇；垂一百一十三方，而用人参桂枝者，八十有奇。即东垣、丹溪等辈，亦有补中、回阳、益元等汤，未尝不用补也。夫实者不药可愈，虚者非补不痊，能察其虚而补救，即握伤寒之要矣，又何必求之多歧哉！

## 汗吐下赋

　　先考汗症，逐一备晰。头项强痛而身热不解，恶寒拘急而腰背不适。或目痛鼻干而呻吟不眠，或胁痛耳聋而呕咳寒热。必喜明而声亮，恒唇红而颊赤。气息盛而往来流利，身好动而轻快便捷。或有汗而无汗，或脉浮而紧疾。此等脉症，汗之则得。若夫无表症而脉弱，虽恶寒而脉沉。尺脉迟兮而或咽中闭塞，动气见兮而或厥汗虚淋。或太少并病，以致项强眩瘛；或疮家血症，而见身热头疼。此等脉症，汗法难行。次详吐法，可否宜明。病在膈上而或结滞懊恼，吐之则愈；脉虚厥逆而或膈寒干呕，吐之转深。

　　末详下症，逐一宣明。汗后不解而邪传胃腑，潮热恶热而脉实神昏。谵语多汗而或躁烦瘛满，股肱常汗而或下后腹硬。腹时痛而自利，便自赤而且频。或脐腹环痛而手不可按，或结胸脉沉而渴欲引饮。或膀胱蓄血，以致腹结如狂，而小水不利；或少阴热结，致心痛口干，而利下色青。或为斑黄谵厥，或为卷舌缩阴，或唇肿而发黄，或喜忘而屎黑。凡此诸症，下之即平。倘表未罢，而或胀可按减；或咽中闭，而兼面赤便清。或动气而脉弱，或倦怯而久虚。或腹常痛而利下清谷，或腹䐜胀而气满假硬，或身凉蜷卧而肢厥声微，或面喜温而吐沫舌润。脉症有此，下法莫行。伤寒立此三法，贵在体认精通。

## 汗吐下后条辨

初辨先机，见于未治；再叙汗下，详于已治。汗后身痛者，责表邪之未尽；汗后吐哕者，责气逆而胃冷。腰以下有水，胃弱肾强；腰以下无汗，阴虚阳盛。汗后身冷防寒变，汗后热盛是风温。不战而汗，体质素实；战而后汗，天禀本虚。喘而汗出，热入里以作奸；汗出而喘，邪居表而已甚。汗之而阳气内虚，则心为之悸；汗之而阳气外虚，则身为之振。汗后腹胀，正气塞而未畅；汗后不寐，营气竭而烦心。涌吐不已，胃伤气逆；自吐不止，寒火两因。吐后心烦者，内烦之谓；下后心烦者，虚烦之评。下后腹胀邪又聚，下后屎硬热未清。下后利者，因下气陷，未下者，协热可识；协热利者，渴欲引饮，不饮者，协寒可明。下后大喘，里气虚而传邪已入；下后微喘，里气逆而表病犹存。下后但腹满而心下不烦，邪留于腹；下后但心烦而腹中不满，邪逗于胸。汗下欲施，先审禁条诸例；阴阳欲辨，必参手足寒温。

大抵时感伤寒，不外乎汗、吐、下三法。节庵虽明六法，而温、清、补三者，已兼行于汗、吐、下之中。盖泄邪三法，不外清温，而惟补为养正之用，可见攻邪养正，自不可偏废。其症之汗下宜否，尤当决于未汗下之先也。所以前贤施治有先攻后补，先补后攻，或兼补兼攻之法。可见补非伤寒所忌，亦非拘泥于汗下之后而始用也。如前篇不宜汗下之条，便当有所宜者在，何李氏之《十劝》[①]，沾沾忌补，以致局人耳目耶？顾表症得汗，则外气已泄；里症得便，则内邪已通。设症不解者，即云邪盛不能尽彻，而所以不能尽彻之故，要皆正不胜邪，不能御逐而尽彻也。言念及此，舍补养又何治乎？在汗下之后，脉情躁盛不平，症候内外犹实，仍当汗下者亦有之。然此等症候，多属凶危，往往变生倏忽。若徒恃攻散之法，以治其有余，而全不虑其所不足，但恐有余未尽，不足全消，迅雷之作，掩耳所不及也。则何如以补养之法，用兼散兼清之治，以候阴阳之来复，既损其有余，又得益不足，由进退之机，逐酌其平。若正气未脱，病虽剧，亦可治也。

---

① 十劝：即《伤寒十劝》，宋代医家李子建著。

# 古方

脉症既明，汤方须酌。备列古方，凭斯取法。有汗恶风者，桂枝解肌；无汗恶寒者，麻黄发表。热多寒少而脉或微，越婢专主；阴阳虽虚而身或痒，各半同煎。大青龙，主营卫邪壅，而经热内逼；小青龙，治水气呕利，而喘咳渴癖。小柴胡，主半表半里而寒热呕苦；大柴胡，治表里闭坚而脉实沉洪。瓜蒂吐膈上之实热，栀子解胸中之热烦。泻心攻痞，五者分寒热浅深；承气泄满，三者论轻重缓急。十枣汤，治膈胁之水；三白散，攻胸结之寒。升麻治阳毒发斑似锦，葛根医风寒变痉如弓。身黄似橘，茵陈取效；衄血盈盆，犀角可痊。里虚而悸者，建中速如反掌；中寒而利者，理中捷若轻丸。手足冷而用四逆，胸腹满而用陷胸。中风而喘者，桂枝、厚朴、杏仁；伤寒而喘者，麻黄、石膏、杏子。咳而或呕，在表者青龙，在里者四逆；渴而发热，表解者白虎，未解者五苓。筋惕肉瞤而心悸，速投真武；下血谵语而胸满，须刺期门。腹痛建中不瘥，柴胡可使；下利理中莫效，石脂能平。热传而便脓血，桃仁、白头最准；厥寒而便脓血，吴茱、真武称灵。导赤泻心，主过经之困顿；茵陈四逆，疗阴黄之厥沉。劳复而热，小柴加豉；食复而热，调胃单行。疗合病以百合，治易病以烧裈①。烦而不眠宜彻热，则用栀子香豉；躁而不眠宜扶阴，须进黄连阿胶。发汗而漏不止，入附子于桂枝；下利而脉不出，进四逆而加参。邪结上焦，硬痛者陷胸，不痛者泻心半夏；血蓄下焦，发狂者抵当，如狂者承气桃仁。桃花汤，治下焦之滑泄；驻车丸，除赤白之时利。噫气不除，代赭旋覆；哕来欲绝，柿蒂丁香。吴茱萸，治食谷欲呕；五苓散，治饮水吐逆。桔梗宽咽，甘草定悸。柴胡除脏结之胎，麻仁润脾约之结。除狐惑以苦参，止蛔厥以椒梅。竹叶石膏，治经热之烦蒸；牡蛎泽泻，利差后之水气。寒病感于冬，心资桂麻而发汗；温病发于春，必需柴葛以解肌。黄连解毒，清九夏之热邪；人参败毒，主四时之疫疠。患霍乱者，投正气理中；病湿温者，进苍术白虎。桂枝进而烦不解，针池府；四逆投而脉不出，按溪冲。太阳阳明合病，邪在表者葛根；阳明少阳合病，脉不负

---

① 裈（kūn 昆）：指内裤。

者承气。利而身体痛者，救里为先，救表在后；悸而心下痛者，治水已去，治厥乃通。大葛根大羌活，乃伏邪感时大法；柴芒汤双解散，拟阴阳并病良规。五积主阴寒之凛凛，三黄退阳热之冲冲。伤暑自汗而渴，加白术于白虎；伤寒挟水而喘，置杏子于青龙。腹痛者，柴胡加芍去芩；动气者，理中去术加桂。萎蕤羌葛，治风温之烦热；桂枝甘草，疗过汗而缓中。身痛如杖者，羌辛桂附；头疼如劈者，麻葛膏葱。

## 治逆病变考

药必对症，各有所宜；治若乖方，岂无禁忌。应下而汗兮，谵语发狂；应汗而下兮，结胸痞满。微数之脉，灸之有殃；厥逆之症，下之为逆。麻黄本为发汗，有汗者是为虚虚；桂枝用以解肌，无汗者反为实实。麻黄发营卫之邪，脉弱须禁；栀子治懊憹不止，屎溏弗投。少阴但逆无汗，强发之，其血必动；阳明本自有汗，误发之，其便不通。除满须下，下则伤血，而血虚者惊；除烦须吐，吐则伤气，而气虚者悸。脏结不可便攻，以胎滑之由；脾约不可峻下，因脾虚之弊。病象桂枝而反误者，溲涩筋挛；症具柴胡而弗与者，停水溺涩。水饮太过，后必有殃；火气虽微，内攻有力。硬家当下，小便利者弗攻；表症须汗，大便泄者则已。白虎忌于深冬，阳旦戒于长夏阳旦即桂枝汤加味也。桂枝发散，酒客饮之呕血；承气泄满，虚者服之滑肠。大青龙乃两解之重剂，误服之阳虚厥逆；大陷胸乃攻满之峻方，误投之阴虚动泄。胸胁之邪未已，不可便攻；营卫之气若虚，岂容再发。欲呕而胸中痛，或大便溏者，柴胡弗与；多吐而心下硬，目面色青者，承气莫行。服陷胸而满不除，戒之弗攻；服调胃而便即溏，慎哉重下。表热极而温汗之，血热而垢；里气虚而大攻之，血寒则鸭鸭血色晦滞也。太阳脉浮而渴者，白虎须防；阳明溲数而汗者，猪苓可骇。汤入而颇安静，药已胜病；剂投而增烦躁，情是非方。故曰：误服汤丸，食不及新①；特犯禁忌，死必不腊②。

---

① 食不及新：吃不到新收获的粮食等农产品，比喻快死亡了。典出《左传·成公十年》。

② 不腊：不能举行年终的腊祭，比喻快灭亡了。《左传·僖公五年》："虞不腊矣，在此行也，晋不更举矣。"

# 伤寒条辨卷之二

## 条辨说

尝论伤寒时感之候，岐伯详六经症形，仲师晰阴阳传变，备载脉情顺逆，历详脉症弃从，设法订方，垂教后世，靡不详尽。盖人身疾病，必由内外二因。其感发症形，不外七情六气，而总莫逃乎六经之范围。故论医求道者，必先讨论伤寒，诚以伤寒书，虽以寒命名，而春温夏暑各因，亦该于内。其中常变传化，备晰六经表里脉症。所以伤寒一通，则诸病六经所见者，亦了如指掌，故伤寒为治病之纲领也。惟伤寒立言，并不旁及杂症，以伤寒杂症，本自两途故也。但人生气禀不同，阴阳强弱有异。病同质异，法难概施。况伤寒杂症，病同因异者比比。伤寒有头痛项强，杂症亦有头痛项强，伤寒有恶寒身热，杂症亦然。至于汗下呕吐，胁疼腹痛，痞结下利，厥痉发黄，水饮衄血等症，伤寒杂症，多有雷同者。且有伤寒而兼见痼疾者；有先因内病，而复感外邪者；有本由内病痼疾，状类时感，而全非时感者。病因既杂，则症亦杂出而互见，辨之不明，并不知其何谓。夫如是，焉能无误耶？至论中类似伤寒，仅止五症，今逐条详列，相类颇多。余故就各条，推详其症之相似伤寒者，逐条列辨，非混同立说，实欲识别伤杂雷同之形症，俾施治者，知孰者伤寒，孰者杂症，不致混淆而妄治也。伤寒传自仲师，得之断简残篇，不无有简脱舛错之处，至所遗条论方法，各有分寸毫厘之辨，所以为立法之祖。试考其治症处方，在卫弗干营，攻表弗碍里。同一表也，而温凉之散别；同一里也，而清温之用殊。攻下急在实，温中急在虚。以热治寒，恐其扞格不入[①]，而复佐之以寒；以寒治热，恐其偏胜难合，或更假之以热。救表也，治在卫而兼和其营；救里也，治在邪而必顾其正。内外双解，势在两歧难缓，要非模糊才治；脉症弃从，情必舍轻就重，并非思患预防。合病也，并病也，两感也，分门别类，诚恐丝毫未晰，必致累及无辜；水逆也，火激也，治

---

① 扞（hàn 汗）格不入：相互抵触，格格不入。扞，绝；格，坚硬。

逆也，原所由来，必需反覆推详，乃可补偏救弊。经也，腑也，同是二阳之病，汗下迥然；传也，中也，一皆三阴之邪，清温大异。结胸脏结，同一结也，而上下之治不侔；协热协寒，同一利也，而清温之剂迥别。发表解肌及和筋，表有浅深之治；汗下温清同补益，药随虚实而施。由是而推，则凡伤寒杂合类似之症，既属殊途，可不逐一详尽，会其原而穷其变哉！且也，古方今病，理虽一而法难同施；论止一隅，法可通而治难一致。果属高明远见，则化裁自裕，原不必藉准则以自拘；若扰识力未充，则冒昧相从，何如先比类以厘别。余故逐条详辨，编句成章；不过因此及彼，应时利用。愿为后学发蒙，不致大有舛错耳。至于标本缓急，顺逆先后，虽从重为治，又要在圆机之士，神而明之也。

西园氏记

# 诸热

万物生化之机，和平为正；天地亢害之气，偏胜成灾。人生气禀阴阳，虽历寒暑而常行春令；岁气时偏胜复，则随感触而即见浮蒸。寒本阴邪过盛，热因阳郁陡兴。故热自内生，多属七情饮食；若热因外至，必由六气传经。邪感于表，则三阳热生；邪感于里，惟少阴热作。翕翕①而热者，风寒外束；蒸蒸而热者，化热内侵。热自寒生，蒸郁乃化；热因温暑，随感随兴。外热在阳宜表，表有发表解肌和筋之异；外热之内宜清，清有清经清阴攻腑之分。发热脉沉无头疼，见少阴反热，治宜温发〔阳症有热，阴症无热，有热无热所以辨阴阳也。症见少阴有热，故云反热〕；恶寒强痛身有热，得沉脉似阴，法重温经〔既见表症，因见浮脉，今脉反沉，故云似阴。上条少阴症似太阳，此条太阳脉似少阴〕。身热脉沉而症见太阴，此属虚寒，若拘强脉浮，温中发解；热即烦渴而太阳主症，是为温病，若清解反剧〔甚也〕，痰食消行〔热当清解，若反剧，必痰食之滞，宜消运为治〕。中风风温皆热汗，以呻鼾渴否，别温凉之治〔温病多鼾睡而渴，中风则不渴而呻吟〕；腑症温暑亦汗热，在有无满胀〔腑症则腹满胀〕，分清下之施。热烦渴饮闭〔闭，溺闭也〕如狂，乃膀胱腑之热结〔起倒如狂，禁之即止，故云如狂〕；满渴谵狂见潮热，是阳明腑之坚凝。表里合邪，治宜双解；昼夜微甚，从重先平。热汗口和，风伤卫者解肌；发热无汗，寒伤营者发表。额疼目痛微恶寒，阳明表候宜解；呕恶胁疼寒热作，少阳症主和筋。烦汗恶热，经热宜清而硬满攻下；渴饮昏厥，已结惟下而传热清阴〔热入胃腑则结，未结者在阴〕。热已传阴，头疼应减；热极阴经，肢厥弗温〔热深厥深〕。呕苦支结热且聋〔邪干胸胁郁闷，谓之支结〕，无汗者和而兼发；呕苦胁痛寒又热，多汗者和而兼清。散太阳之候，羌防桂麻为先〔乃羌活、防风、桂枝、麻黄四方也，后见同此〕；达阳明之邪，葛根升麻是主。经热白虎〔汤〕可投，少阳小柴〔胡汤〕是用。阳明腑候，承气三乙三方〔大小承气、调胃承气是也〕；太阳腑邪，五苓散〔红桃四物汤〕〔导赤散〕。风温温病者，柴葛加清；虚寒似阴者〔似阴者，太阳脉似少阴也〕，理中〔汤〕四逆汤。反热者〔少阴有热也〕，麻附细辛汤；痰食者，和中饮平胃〔散〕。热深双解者，五苓栀豉〔汤〕冲

---

① 翕（xī西）翕：形容发烧时的症状。

和汤；传里宜清者，丹栀饮芩连知柏即黄芩、黄连、知母、黄柏也。此为治法常经，可作施方准则。错经断而夜妄谈，热邪入于血室错，乱也。经，经血也。热邪内逼，致经血错乱妄行，血室空虚，热邪乘虚而入也，宜小柴四物汤清达；热忽来而时止作，虚阳游行不敛，宜镇阴煎四逆温经。浮为表而沉为里，若表盛而伏实者，症由在表；缓为风而紧为寒，若洪数而沉实者，热已传阴。热汗汗之脉尚浮，浮宜再汗；汗后热汗脉转数，数必从清。身热侎食而有痛侎食，善食也，症推脚气痛疡，分门求治；烦热咳痰而恶食，病属聚痰伤食，消运乃平。恶闻食臭者，消以保和丸枳朴枳实、厚朴也；呕吐痰饮者，治投小半夏汤五苓散。倏热因无火而反现，治宜温热；肌热由劳极而始作，治以甘温。汗愈热者内火，连柏丹栀黄连、黄柏、丹皮、栀子是也寒泻；夜愈热者伤阴，保阴煎蒿母青蒿、知母也滋清。阳虚热宜补中益气汤，阴虚热宜六味丸。发寒发热者，邪正搏阳；寒热时作者，经邪似疟。胁疼呕苦，胆病流邪；止作按时，息邪成疟。多寒发于午前，表邪盛而宜发；多热发于午后，内热炽而宜清。但热不寒者，药尚清凉；有寒无热者，剂宜温热。身寒闭渴，时欲去衣者伏热；身热厥利，反蒙衣被者伏寒。热倍盛于未申，阳明潮热；时寒热而似疟，太明经邪。热盛于寅卯巳午申酉之分者，宜分少太明少阳、太阳、阳明也，后同三经为主治；法当施和筋发表清下之剂者，亦惟少太明三经为定凭。羌葛柴羌活、葛根、柴胡三方也，后同，别解表之汤液；芩栀膏黄芩、栀子、石膏也，分清热之准绳。热传厥渴腹痛泻，四逆散必进；恶寒烦渴亟引饮，双解散同行。烦热呕涎者，宜利痰而发表；呕吐渴饮者，宜清火而和筋。寒热无汗，须得汗而为吉；潮热无汗，亦见汗而乃平。潮热不食者，腑候；潮热能食者，经邪。身热汗之不得，火闭从清始解；汗之热瘥复作，未彻再汗乃宁。清汗热不除，脉滑者，宜消痰而导滞；热深肢渐厥，脉转沉，当清火以滋阴。热壮而脉浮空，厥利如妆者戴格戴阳，格阳也；热甚而脉微涩，神惶气促者劳虚。虚怯者，从理中六味出入；戴格者，惟八味丸理阴煎推寻。症已瘥而未申复烦，肠胃之余邪俟解；热已衰而夜热复继，三阴之虚热宜清。伤寒潮热者，肠滞未清；杂症潮热者，火游莫敛。内潮气逆渴呕，安胃饮一阴煎可法；外潮热来微汗，柴芍地黄汤能平。热因汤治，大略粗陈。

按：热之本原，乃天之阳气也。寒热温凉，天之四气。寒凉者，天之阴；温热者，天之阳也。人为一小天，四气皆备。寒为人之阴气，热即人之阳气也。天以生长收藏之化，显寒热以司万物一年之生杀；人以少壮衰老之体，适寒温以全毕世之天年。天以地隅之高下南北见寒热之偏，人以形质之强弱厚薄成阴阳之脏。阴脏者，有余于阴，不足于阳，畏寒喜暖；阳脏者，有余于阳，不足于阴，喜凉畏热。脏气虽有寒热之偏，亦各适其本体自然之化，而寒热之迹亦静藏于密而不可见。所以云虽历寒暑而常行春令也，有病相感，乃形寒热。夫如是，则人之病热，即人之阳气为之也。凡人之病热者，内外分因。因乎外者，感于风、寒、暑、湿、燥、火为病也；因乎内者，伤于七情、饮食、劳倦为病也。因风为热者，风为阳邪，阳邪化热，气相感也；因寒为热者，寒邪闭拒于外，而阳气不得调达，则郁蒸化热，所以身虽壮热，必恶寒也；因暑为热者，暑火本同一气，皆天时之阳气也，所以暑令感邪，不待蒸郁，随感随热也；因湿生热者，湿为长夏之气，病湿者，每多暑热相兼，即感非长夏，湿为阳气郁蒸，亦能化热。若暑湿相并，为湿温湿热，兼寒为寒湿。以上所论，伤风伤寒，伤暑伤湿，皆能生热，此即外火之候，总由人身阳气之化也，法惟随经解表，当分汗解和清、宣疏渗燥之治。至若传变之病为传经传阴，入腑入脏，春温变暑，脚气痈疡，此皆由外之内，内外合邪之热也，治当施清解攻散为功。至于直中阴经，惟暑中为热，而诸中各随本气阴阳之化。若因于燥胜者，燥胜则阴虚，阴虚则血少而生热，虽亦因于外邪，而多见于内病，故见血少便难、皮毛憔悴、肌肉消烁、筋脉拘挛等症，当以滋阴养血为法。以上热病，皆外火之候，乃六气外因为病也。其有因于内动七情为病，君相五志之火，变动于内，则为潮热夜热，吐血衄血，或为痰嘶咳嗽，或为目赤咽疼，唇焦口燥，消渴消中，食㑊脾约，遗泄强中，淋浊闭癃，及妇人经水枯闭，崩淋赤白，皆属七情内因病热之候，治当各症推求，主以滋阴清火。若因于食者，则脾不健运，胃不布津，中虚阳郁，亦成肌热，治以消运，或补中兼运为法。若因劳倦生热者，盖劳倦伤脾，脾主肌肉，劳则气张于外，亦为身热，当以补中益气为主，中气既旺，虚阳自敛。至若少阴反热之候，缘少阴与太阳相为表里，邪干少阴之经，其气外浮于表，故见身热。此寒客于经，气从外达而生热，非中阴无热之比，亦非戴格之比，治当温经发表。若戴格渴烦，神昏者更宜详审。戴阳者，因真阴内虚，而阳无所附，以致浮戴于上；格阳者，因阴盛于内，以致孤阳逼越于外，而游行不敛也。但外虽热渴，必不喜饮，或厥泄声微，脉情空大，此假热也，当以引火归元，纳气归肾，水火兼调，阴阳两补之法为治。至于寒热往来，倏热止作等类，皆由阳气之虚实，邪气之浅深为进退也。篇中条举之端，自可引伸而得其理。若审热之内外浅深，古论有五按之法，而考症既明，则浅深内外，自判然不爽矣。

至于越经传手一条，自前人有传足不传手之论，故陶氏提出传手之义。但六气感人，寒则始于足经，温暑必先于手经。然温暑内传，未有不及于足；寒邪传变，未有不及于手。盖经气本自相通也，则越经传手，皆昏如醉，身无寒热，胸腹无满硬，目赤口干，独语弗饮，不思饮食。虽云越经，究属热邪传里之候，所以用导赤各半汤为治，与戴阳、格阳阳气浮越之越字，大有分别。一则与甘温收敛浮阳，一则以苦寒除热清里也，故附说于此。

## 恶风寒 附寒热

伤风恶风，伤寒恶寒，有里虚外感之别；得暖便解，得暖不解，辨外入内出之因。背恶寒而脉浮紧，太阳表候宜发；背恶寒而脉微沉，少阴里症宜温。少阴主恶寒，阴气盛而厥逆；腑症亦恶寒，外热并而乘阴里热结则表阳之气亦并于里，外阳虚，故亦恶寒。表虚恶风，首风伏风相类；阳虚恶寒，腑症热厥诸禁鼓栗，皆属于火同形。火症亦鼓栗，因热极而反化；肝火偏恶风，缘木气之感通。恶风寒而有表有表者，见三阳症也，纵有烦热咽疼，先当汗解；恶风寒而无热，更见脉沉舌润，便宜温经。虚极生寒因火衰，先详反化；热极生寒多火炽，或属元虚火虚则生寒，热极亦生寒，一属元虚，一因邪盛。表寒伤营，里寒妨脏。太阳少表邪恶寒，羌葛柴酌温清出入；太少厥太阴、少阴、厥阴也，后同里症寒栗，姜附子桂肉桂也分各经参行。巨即太阳也脉似阴详汗渴，双解温经两治太阳脉沉宜温经，如汗渴宜双解；

伤冷腑热皆肢厥，温中清下分评。太阳无汗用麻黄汤，若三时<sup>①</sup>，惟投羌活汤；太阳有汗桂枝汤症，非冬月，但进防风汤。阳明有汗需桂葛，时用升麻葛根汤亦效；阳明无汗需麻葛，今从葛根解肌汤为先。少阳阳明，十味芎苏饮最妙；阳明经表，葛根白虎汤称便。柴胡和少阳，加桂枝，疗多寒之剂；小建中汤安里气，合屏风散，乃实表之汤。吴茱萸汤，医厥阴吐沫厥寒；通脉四逆汤，治三阴恶寒厥逆。当归四逆汤，救血虚伤寒之治；甘芍附子汤，疗多汗亡阳之方。腑症具而恶寒，附子泻心汤可仿；阳明渴而烦厥，竹叶石膏汤乃安。寒栗在阴而寒战出表，俟战汗再评脉症；恶寒太明而发寒明少，就二经兼主分看。寒热胸满无汗，拟进柴防二陈汤，或参不换金正气散；寒热满而喘咳，或投青龙汤桑桔杏仁煎，或施麻杏石甘汤。寒热乃少阳经候，辨寒热多寡而酌方；寒热属诸疟时邪，推暑食风痰而求治。但寒牝疟<sup>②</sup>，温剂堪投；瘅疟无寒，惟清是用。痰食脚气及痈虚，皆形寒热之疴；化消理气及补攻，各调寒热之本。恶寒寒热，症已详而入手自明；攻补温清，举一隅而功期三反。

## 头痛 <sub>附头眩</sub>

头为诸阳之会，痛本阳邪；痛有虚实诸因，辨宜部别。脑后巨阳，巅项巨厥分司；太少头角，额颅太明兼主。风寒痰火，气血虚实，因各不同；常痛乍疼，偏正犯脑，治亦各异。外邪致痛，羌葛柴藿辛芎；痰火实虚，消补清攻豁散。再详头眩，并论所因。经转少阳，木火动而眩作；邪由饮火，冲悸作而眩生。风多掉眩，虚亦头旋。少阳之邪，柴胡是主；饮火之愆，姜夏芩连。脑鸣清震汤天麻，虚晕参芪归地。导痰汤清气化痰丸，左金丸栀柏，火痰眩痛宜参；补阴益气煎补中，四物四君，正虚眩疼酌与。至于首风偏正，犯脑醉旋，当考杂因诸条，另酌汤方施治。

---

① 三时：夏至节后十五天。
② 牝（pìn 聘）疟：病名。《金匮要略·疟病脉证并治》："疟多寒者，名曰牝疟。"牝：雌性的鸟或兽。

## 项强

项表为太阳脉道，项内通颃颡咽门。故项强属太明二经，脉紧应汗而脉缓宜解；若动痉脉沉迟坚实，有表汗解而噤满<small>口噤腹满也</small>施攻。伤寒古法，桂枝麻葛；痉候大论，瓜蒌桂枝<small>汤</small>。恶寒发热而强，伤寒之邪；摇头噤口而强，痉候之状。痉症多血不养筋，兼养为治；伤寒乃经因邪实，惟汗消除。胸结致强者，枳壳瓜蒌必应；湿温致强者，苍术白虎<small>汤</small>堪施。风湿汗强，神术羌防；时疾强肿，普济消毒<small>饮</small>。项强齘<sup>①</sup><small>齿即咬牙也</small>渴烦，承气<small>汤</small>徒薪<small>饮</small>择用；强直挛搐脉滑，导痰沥汁<small>竹沥、姜汁也</small>同施。挫闪者，无表里<small>无表里症也</small>而牵疼，宜通络而先行熨法；湿淫者，身僵硬而莫转，恐结痛而亟进薰<sup>②</sup>方。项强诸候，大略惟兹。

## 体痛<small>附遍身上下诸痛</small>

风袭卫而肤疼，寒伤营而体痛。酸疼惊骇，杂因风自火生；体痛恶寒，伤寒邪干营分。故身痛如束，乃寒涩血而不能营经；其痛有偏着，是三气并而杂至成痹。痛如被杖者寒极，痛无表症者虚多。周痹则历节风疼，若拘僵每多湿毒；虚风则汗来反痛，如厥怯必是虚寒。体痛六经皆然，惟凭各经见症为的；烦疼六气有别，还从各症虚实推寻。虚痛则筋急筋弛，气痛多攻注于上下；湿痹每着关着节，风火则数变而流疼。寒痛肢清，而火痛燥渴；湿痛重着，而饮痛吐酸。体痛咽疼汗不瘥，是疹是斑细测；腿足倍疼形肿赤，脚气流火宜谙。热肿着疼，合痹结痛两考；烦疼彻髓，痿易骨痹同参。无汗有表之疼，发必桂麻，或进芎苏<small>饮</small>羌细；合痹流结之痛，治宜三气<small>饮</small>，或投独活灵桑<small>灵仙、桑寄生也</small>。喝痛必汗渴脉虚，葛根<small>汤</small>人参白虎<small>汤</small>；风痛则恶风弦缓，桂枝<small>汤</small>败毒<small>散</small>羌防<small>羌活、防风也</small>。风湿不渴，痛重难转脉濡，防风<small>汤</small>神术<small>散</small>酌疗；湿温汗渴，体重烦疼胫冷，五苓<small>散</small>白虎<small>汤</small>推求。体痛汗之不减，脉仍紧，本汤再发；汗后热平痛已，脉迟涩，建中<small>汤</small>培元。身不痛而妄汗致疼，黄芪建中<small>汤</small>参附；脉沉迟而痛如

---

① 齘（xiè 谢）：牙齿相磨切。

② 薰：通"熏"，熏染，熏烤。《汉书·龚胜传》："薰以香，自烧，此用其根也。"

被杖，理中<sub>汤</sub>四逆汤甘<sub>草干姜</sub>汤。体重痛而热黄，二妙<sub>散</sub>茵陈可采；头汗黄而溺涩，五苓导赤堪尝。饮留胁而经脉牵疼，苓夏控涎暂用；火痛作而酸疼躁扰，左金<sub>丸</sub>栀子先参。内气结引拘疼，乳香没<sub>药</sub>灵脂，延附<sub>延胡、香附也</sub>木香散结；形层流注引痛，灵仙沥汁，独活寄生<sub>汤</sub>施方。腰上痛者邪在阳，臂厥者肺病，方宜桔梗；腰下痛者从阴论，跟痛者肾疾，药用地黄。腨疼欲裂者阴邪，羌独<sub>羌活、独活也</sub>牛膝奏效；遍身历节者风湿，神术桂柏<sub>桂枝、黄柏也</sub>能安。米仁防己<sub>木瓜汤</sub>鸡鸣散，脚气乃与；豨莶<sub>丸</sub>虎潜丸<sub>史酒史国公药酒也</sub>，痿痹堪尝。体痛诸因症治，就兹反复推详。

# 面赤

面呈五色，寒惨痛青；黄湿风明，暑垢热赤。惟赤有燥润油妆之别<sub>油妆者，面现油光，面赤如妆也</sub>，斯症有虚实真伪之分。故面有热容，表未解者宜汗；若面赤脉涩，元已虚者汗难。怫郁面红脉微，但宜补托薰解；汗渴热赤洪数，始当凉解辛寒。羌葛柴，乃三阳热壅表剂；再造散，为劳感戴阳神方。头摇厥噤面红，痉候理阴<sub>煎</sub>钩蝎；痛厥清谷色赤，戴阳八味<sub>丸</sub>回阳。面赤忌攻下，若咽肿便闭者不妨下；油妆多险变，若形神得守者犹可商。疹斑未透浮红，翘劳柽<sub>赤柽柳</sub><sup>①</sup>也羚柴葛；劳咳交阴色赤，四阴<sub>煎</sub>固本<sub>丸</sub>龟玄。拇赤入窥庭，症多陡变<sub>面有赤痕，大如拇指，渐入窥庭，症必陡变</sub>；肿红胞碧暗<sub>胞，目之上下纲也</sub>，瘟毒难当。肿赤连齿龈，胃火宜投白虎<sub>汤</sub>；两颐形肿赤，胆热可进龙胆泻肝<sub>汤</sub>。发颐者，耳前耳后红浮，药宜荆薄连翘，参用服蛮<sub>煎</sub>消毒<sub>饮</sub>；游风者，丹晕蔓延肿痛，治必先行砭泄，再施翘薄清凉。至若荣交大论，再求经义参详。

# 口唇

口乃脾经开窍，辨甜苦咸淡之异；唇验润焦赤紫，该肺肠脾胃之经。燥润测火之有无，甜苦作心脾热论；焦赤判症之凶吉，咸淡从胃肾虚论。不渴不思饮，有热亦从表论；燥渴漱不咽，热邪初入于经。咽干在脾，而燥渴责肾；消渴肝断，而满渴腑评。上唇焦而消渴引饮，热从肺断；上唇

---

① 赤柽（chēng 称）柳：即西河柳。

焦而虽渴不饮，热以肠评。下唇焦而消水者，腑邪；下唇燥而不消者，脾热。焦见谵狂而清寒不减者，痰食宜推；口噤不语而握强弓反者，痓病可察。喘粗气盛者，肺胃热；口张气直者，脾败形。唇紫黑而燥者，热盛；唇青黑而润者，寒深。腹痛唇青，夏多暑类，若肢寒不渴，乃中阴之危候；唇青厥闷，症多痧疹，惟刮刺效捷，挽中喝之妙生。心经有热，导赤散泻心汤择用；脾经化火，黄连甘草施行。肝热胆栀龙胆、山栀也，而肾热知柏知母、黄柏也；胃热白虎汤，而肺热黄芩清肺饮。茧唇者，钗斛术连；唇疮者，苦参雄锐散。腑实酌三乙三方大小调胃承气汤也，肠热进槐花散清肺饮。暑焦六一散，寒槁白通汤。口咸时溢者肾虚，右归饮六味丸知柏；口淡多津者胃弱，理中汤益胃汤温中。唇黑肝损，唇白脱营。口唇大略，凭此研穷。

## 舌苔

舌乃心苗，病来苔结。津液如常，则病犹在表；黄白已现，则邪欲内侵。润者热浅，燥者热深。旁有中无，邪留肝胆；偏苔半截，多属脏邪。润白者表寒，姜蔻入于表剂；白滑者涎聚，羌防参于二陈汤。青灰多疟候，柴胡酌加栀蔻；灰滞多寒食，蔻姜参入陈平煎。色如朱紫者火升，芩连是用；棱赤枯燥者阴烁，都气能平。旁苔胆候，正柴胡饮小柴胡汤；光枯液亡，生脉饮都气丸。黄黑焦枯者阴烁，宜投一阴煎甘露饮；黄黑润滑者虚寒，速进八味丸理中汤。寒深舌卷者姜附，热深舌卷者连栀。剥换由尖及内，症可渐平；四围旁褪留中，胃败变至。噙薄擦姜，可验结苔深浅；审苔辨色，更参饮食辛酸。舌苔六略，治要宜通。

## 身重　身痒

体重者，外感与中虚各因；身痒者，邪郁及血虚两论。体重因感者，解肌发表施方，若中虚，非温补莫愈；身痒邪郁者，或透或托为治，倘无邪，惟滋养可安。然体重因邪，而风寒湿三气，宜别浅深；若身痒实虚，而和养托诸治，当分轻重。寒急风眠湿汗强，症虽殊而通宜表汗；既汗且下身转重，元阳竭而势必凶危。体痛伤营拘重，寒宜温散；腰下重痹常濡，湿别温清。但重乍轻无阴症，治宜两解青龙<sub>汤</sub>；体重厥默复卧蜷，方选回阳<sub>饮</sub>四逆汤。胸满烦瘕难转，下后者，龙蛎柴胡<sub>柴胡龙骨牡蛎汤</sub>；体重硬满热潮，表解者，三乙承气<sub>汤</sub>。多汗热渴身转重，清热渗湿汤<sub>防葛石膏汤</sub>；无汗身重厥复拘，防己<sub>黄芪汤</sub>七味渗湿汤。攻风宜汗，风温剂酌辛凉；湿需燥平，湿温更宜清燥。热汗痒而疹欲来，疏邪<sub>饮</sub>酌进；阴阳虚而汗不出，补托当施。里虚兼感汗难，或温胃以升阳，或补阴而益气；营虚燥痒热赤，或施桑麻润燥，或投四物参荆<sub>散</sub>。理中<sub>汤</sub>真武汤，皆身重因虚要剂；补阴<sub>益气煎</sub>败毒<sub>散</sub>，为身痒补托良方。

# 无汗

邪从汗解，汗泄邪清。当汗不汗，邪内传而变作；汗之不汗，症相似而因纷。逐详症治，列举条明。有因寒郁火闭，或缘食滞痰凝。水饮内结者，气不化津而汗难发越；寒邪束伏者，玄府郁闭而气不通行。火闭者，津消燥涩；内滞者，痰食闭凝。正气衰微者，惟助阴阳化托；胃阳不布者，必和脾胃周充。夺血无汗，求汗者，法必滋培；精竭邪淫，脉空者，戴折汗绝<sub>戴眼反折也</sub>。表盛脉紧无汗，法惟培助；烦疼脉紧未汗，仍进表攻。阳明无汗身黄，防葛茵陈栀豉；阳明无汗渴饮，竹叶石膏<sub>汤</sub>黄芩。水饮内结但头汗，五苓<sub>散</sub>先尝，或酌陈平<sub>汤</sub>姜夏；支结脉滑苦呕嗳，导痰<sub>汤</sub>专主，或投温胆<sub>汤</sub>陈平汤。表具无汗脉沉伏，法先升散；表盛脉迟寒厥盛，必拟温经。细数沉迟莫汗，虚辨阴阳，方拟理阴再造<sub>散</sub>；上壅下闭难汗，实宜开泄，药宜柴胡芒硝陷胸。热病脉躁者心焚，惟冀战汗；阳症阴脉者神败，绝汗乃终。痰食滞而无汗，宜消导切忌清寒；火热郁而无汗，喜清凉却嫌香燥。表汗未出者，清寒未可轻投；焦渴不饮者，白虎还须酌进。芩连知柏，除热淫之内火；犀羚蒿薄，解火闭之外蒸。

# 自汗

汗为心液，天以雨名。汗虽发越皮毛，气则化根阴液。营实，以得汗而蒸郁乃瘥；卫虚，则自汗而营气时泄。故伤寒自汗，卫受风伤；若温暑症传，热深蒸逼。冷汗分郁火极寒，渴闭脉情可辨；热汗辨表传温暑，呻齘渴垢宜评。阳虚自汗，风伤自汗，伤杂不同；阴盛厥汗，阳亡冷汗，阳虚一辙。汗出恶风，或进桂枝汤，或用羌防加芍；汗出恶热，或施芩地，或投白虎汤抽薪饮。专解表，羌防必应；解表里，冲和汤最灵。外解阳明，则用升麻干葛；阳胆表里，兼行白虎葛根。散少阳，柴防为主；和少阳，小柴为君。谵狂自汗腹硬满，大小承气汤酌剂；谵妄自汗腹不满，升连清胃饮同行。多汗面垢者暑邪，藿茹汤黄连生脉饮；愈汗愈热者火毒，犀连导赤散抽薪饮。实热汗出，治法不逾清下；虚羸多汗，补方须别清温。汗出厥泄无热，中阴最险；汗喘神昏脉散，离魂可惊。汗出腋下者，肝邪疏泄；汗出腰下者，湿气流阴。腰上汗来，阳不降而阴火上炎，法宜清降；股肱多汗，病聚胃而热不得泄，治必清攻。汗喘因胃热肺寒，麻杏石甘汤两解；汗喘由肺寒膈热，定喘汤双解能平。子午不交喘促，贞元饮为最；水饮内结汗喘，小青龙如神。汗兼热利，葛根黄芩黄连汤可已；汗生水谷，四君子汤枣芍能平。亡阴液脱，生脉饮六味丸加芍；亡阳漏汗，四逆汤芪芍加参。风厥漉汗者，或进四物汤加荆，或进补阴益气煎；寝汗憎风者，或用桂枝汤加芍，或用建中汤屏风散。蛎龙粉，扑汗良方；神蛤膏，止汗圣药。表病热退汗多，腠理疏而培元是要；杂症无表多汗，营卫虚而实表为经。桂枝除自汗，风热暑温者忌用；芩连清火汗，背寒无渴者难行。脉脱而喘汗者正败，汗出而体痛者元虚。汗润发巅，阳亡莫药；珠汗如油，气脱焉生。

## 头汗

汗得遍身，表邪始彻；汗惟头泄，热郁不伸。胃无痰食之壅，则内外气通而汗来遍彻；中有湿热之滞，则气机郁逆而头汗乃形。羌葛柴防，能开无汗之表，不能开郁蒸之头汗；葱白栀豉，能通火闭之汗，不能清内滞之炎蒸。二陈汤导痰汤，痰咳蒸淫必与；五苓散半夏，留饮湿浮可平。枳桔汤枳朴合表方，达内外之闭滞；左金汤栀豉汤入和剂，疗木火之浮蒸。阳明湿火汗且黄，茵陈饮参于白虎汤；阳明食滞汗复癍，葛根合于和中饮。热瘀头汗满弗瘳，红桃导赤；额汗胸结痛拒按，陷胸汤柴芩煎。外有表而内有热，用双解散则机开汗彻；胸内滞而热外郁，惟疏陷则气泄乃平。前后闭而汗头，发黄可待；口鼻冷而额汗，绝汗妨生。头汗辨治，反复详明。

## 盗汗

寐则汗而醒即收，汗如盗去；内蒸逼而外疏懈，盗自虚生。盗汗昼来，邪在阳，经热未尽；盗汗夜出，阴有热，火动阴经。经实汗生，葛根黄芩汤小柴胡汤白虎汤；阳虚盗出，黄芪芍附人参。阴虚火炽者，丹栀一阴都气；传并热郁者，一柴栀豉汤黄芩。青蒿知母骨皮，治夜热之盗汗；芪芍枣仁龙齿，敛虚汗之浸淫。虚劳蒸汗，杂症参凭。

## 不得卧

不得寐者，卫气盛而阴阳不和；卧难偃①者，火饮冲而肺胃气逆。杂症无眠里必虚，神气虚而营不足；伤寒不眠症多热，邪气盛而热干中。元虚不寐者，养心汤养营汤求方；阴阳不和者，半夏秫米汤通引。但欲寐者少阴，而清道热冲者，柴胡饮合丹栀；时多眠者胆候，而聋绝无闻者，肾气丸即六味丸为汤剂。不眠静而不烦，邪在阳经；不眠烦而且躁，邪干阴腑。在经者，凭三阳而解表；在里者，就浅深而清攻。胆病不寐者惟和，腑具无眠者必下。余邪未尽不眠，是热耗真阴，法当养阴清火；汗下已行不卧，乃元虚不足，治惟补虚培阴。因虚莫寐者，治以八珍汤大补元煎，酸枣仁汤安神丸等剂；因实不眠者，不外柴陈煎羌葛，芩连枳朴诸方。不眠大略，症治条详。

## 胁痛

胁乃少阳之脉，痛因客经之邪。辨肝肺于左右，考瘀血于两经。伤寒论治，凭呕苦寒热之据；杂邪攻刺，多痹疼瘕气之因。法本和筋，须从时之寒热酌治；外施熨灸，惟因症之结痛施行。右胁痛而咳疼如裂，急

---

① 偃（yǎn 演）：仰面倒下。

开肺，免呕脓血；左胁痛而攻冲不已，不清肝，血恐崩奔。内疝犯章期<sub></sub>章门、期门穴也。章在胁下肘尽处，期在胸侧胁间，急化肝<sub>煎</sub>而导气；饮疼攻胁膈，藉十枣<sub>汤</sub>以通行。胁疼痞硬，牡蛎鳖甲柴胡；胁硬牵拘，灵脂没药忍冬钩蝎。癥瘕瘀水，控涎<sub>散</sub>桂香<sub>丹</sub>三棱<sub>煎</sub>；疟痞结疼，龟甲<sub>丸</sub>山梅<sub>丸</sub>丹蒜<sub>丸</sub>。各门之恙，各症参寻。

## 咳嗽

咳为肺病，多见伤寒。太阳呕热而咳，小青龙酌进；少阳寒热而咳，小柴胡的方。三阳表候用三方<sub>三方者，即羌、葛、柴三方也</sub>，或进桔甘如圣；痰饮咳兴须广半，或投温胆六安。劳感从六君金水<sub>六君煎</sub>，火痰施贝杏芩桑。虚劳诸咳，杂症寻方。

## 喘

喘有虚实，脉辨正邪。正虚喘必脉空，喘来败至；邪实喘必脉盛，气短息粗。喘煽脉伏厥寒，温疏希挽；舌卷如肝虚促，峻补冀瘥。短气痰食之结，小陷和中；表邪喘满之方，陈平枳桔。因破利而不续，方惟小建<sub>中汤</sub>炙甘草汤；由汗下而喘虚，剂酌炙甘附子。中风而喘，桂枝<sub>汤</sub>朴杏；伤寒而喘，麻杏石甘汤。挟饮促浮者，青龙减味加茯；热利喘渴者，葛根芩连生甘。喘热无汗者麻黄，喘利脉伏者四逆汤。定喘<sub>汤</sub>金沸草<sub>散</sub>，治肺寒膈热痰嘶，且恶寒反渴之候；贞元<sub>饮</sub>金匮<sub>肾气</sub>，疗元海无根气竭，致子午不交之虚。浮促汗渴脉脱，生脉<sub>饮</sub>固本；喘汗如珠发直，参附<sub>汤</sub>回阳<sub>饮</sub>。五汁膏，猪脂膏，痰火久喘宜投；三子<sub>养亲汤</sub>，都气丸，虚实喘痰酌与。喘家方治，法则宜详。

## 呕呃<sub>附吐</sub>

呕因气逆，邪内逼而正与争；呃有滞邪，气不舒而声抑逆。涎呕属饮而干呕多热，急呃邪郁而希呃败亡。声洪热渴干呕，症必多火；声促腹疼呕厥，症必多寒。呕而嘈嗳者，痰食之滞；呕颇欲吐者，邪气之传。少阳之呕，胁疼寒热；阳明之逆，咽燥鼻干。恶寒而呕者，巨表可测；呕逆膨嗳者，痰食之干。呃而渴闭者中热，呃而厥泄者内寒。半夏生姜参蔻芩，治寒热动呕之药；柿蒂丁香及刀豆，为开降呃逆之方。表邪内逼动呕，羌葛柴解和营卫；邪气滞留致呃，枳桔汤升降阴阳。脉微呕厥者姜附，硬满呕渴者三黄。胞浮眼胞也饮聚之呕，苓术二陈煎可已；嗳膨郁闷之呃，和中饮平胃散能安。虚寒败呃，四逆回阳砂蔻砂仁、豆蔻也；火邪呕呃，姜栀左金三黄。多呕则吐，寒热宜详。膈上邪壅者，得吐则愈；转筋攻痛者即霍乱转筋也，探吐为良。饮入即吐者火逆，左金五苓清解；蜷厥吐利者寒极，真武汤四逆回阳。寒热来之吐呕，柴胡姜枣；汗下后之呕吐，理中汤参姜饮。猛吐洪呕，姜栀清胃饮；厥汗大吐，六君桂姜。生冷偶伤者，温胃饮；伤酒呕吐者，葛花解酲①汤。伏龙肝散丁茱丁香、吴茱萸也，寒吐可与；黄连姜衣，热吐可尝。

# 咽疼

咽痛阴阳症别，三阳厥少互形；咽物疼者清胃，呼吸痛者清金。少阴症六，有寒有热；肝胆各一，火症堪评。太阳寒束症一，阳明热甚两评。赤痹红肿者火候，咳聋呕厥者斑疹。热者凉治，寒者热平。如圣汤牛蒡连翘，治斑疹咽疼之候；甘桔玄参甘露饮，医积热喉痹之瘨②。半夏散劫涎通表，猪肤汤古法养水清金。三阳有表，需羌葛柴三方出入；肺胃有火，从清肺饮白虎分经。蜷厥卧泄咽疼，法当补元引火；汗热痹疼厥利，治惟降火温经。阳毒咽疼赤烂，或与黄连，或进升玄清胃汤；下利厥寒咽痛，或投四逆，或用八味理中。漱以苦酒汤，吹以冰硼。赤肿成痈，射干汤可法；乳蛾肿塞，代匙散能通。寒热痹咽，推仲论；阴阳二毒，法云龙详升麻鳖甲汤。鼓槌紫菀，捣煎噙漱劫涎；金果兰盐梅，除痛搜痰散结。痹喉诸法，症治宜通。

---

① 酲（chéng 成）：酒后神志不清。
② 瘨（diān 颠）：灾害，此处指疾病。

## 斑疹

斑疹乃时邪热郁，届温热之疫气而生；发现从肝肺阳明，由表气之拂郁而作。脉喜浮洪滑实，诊嫌细数沉空。先疹吐泻，邪得泄而为顺；当疹吐泻，邪恐陷而变生。表症脉浮脉伏，惟进表攻；施汤见疹见斑，审因求化。初形最忌寒凉，见疹尚须平透。邪淫血分者不渴，邪偏气分者渴生。紫赤枯涩，血热邪深；明润浅红，气和血化。未形斑疹时感，从消风<sub>散</sub>败毒施方；若形呕咳厥聋，进升葛透邪<sub>煎</sub>为治。羌葛柴，可因症而参投；汗解和，法互更而为主。热深者，资犀角<sub>散</sub>而解毒；未透者，需疏邪<sub>饮</sub>而化斑。赤斑咽痛，翘蒡桔玄<sub>连翘、牛蒡、桔梗、玄参</sub>；狂妄锦纹，服蛮<sub>煎</sub>白虎。芦柽蜕羚蒿苋<sub>芦笋、西河柳、蝉蜕、羚羊、青蒿、苋菜也</sub>，需清发者必用；犀地膏连翘蒡，欲凉解者宜投。升玄清胃<sub>饮</sub>，犀角地黄<sub>汤</sub>，能辟[①]血中留热；玉泉<sub>散</sub>太清饮，化斑<sub>汤</sub>玉女<sub>煎</sub>，可除胃火斑斓。或投搜毒<sub>饮</sub>，或与消斑<sub>青黛饮</sub>。和血滞，丹芎<sub>丹皮、川芎也</sub>紫草；疗咽烂，射根<sub>射干、豆根也</sub>桔甘。呕咳者，茹杏桑桔；热利者，芩连葛甘。犯腥腻，则疳臭渴昏，急进楂砂<sub>楂肉、砂仁也</sub>清胃<sub>饮</sub>；滞痰食，则膨闷嘶嗳，兼酌陈平<sub>煎</sub>六安<sub>煎</sub>。腹硬满而不松，清胃承气；时烦渴而引饮，芩地生甘。血虚不化者，归地丹皮养血；气虚不化者，参芪升葛托斑。不避风寒，毒内归而闷绝；陡伤酷暑，心气散而败亡。疹后化阴宜进，余热一阴<sub>煎</sub>可商。若浅淡如块之斑，邪在气而血少；如麻不红之疹，血久虚而风生。是皆举发无时，论治不同时毒。治惟培元温达，药毋专尚清寒。疹斑大略，详晰存参。

## 时疫

疫系天灾，时逢厉气。岁歉之后常多，丰稔之年绝少。非其时而有其气，若传染皆以疫名；四气变而胜复加，不传染则为时气。暴寒染人寒疫论，温暑传人热疫评。邪虽六气纷乘，败毒<sub>散</sub>首推其美；病发不离寒热，圣散子专擅其长。

---

① 辟：通"避"，避免，祛除。《周礼·掌交》："使咸知王之好恶辟行之。"

# 温暑

温暑症等伤寒，症见太阳而不寒即渴；伤寒异乎温暑，症多不渴而寒热交临。恶寒即渴，伏邪逢感病温；无寒即渴，温暑随蒸病热。初病汗渴用辛凉，炎蒸汗渴参寒苦。暑湿闭闷者，藿茹汤发解；因暑感寒者，大顺散温中。阴暑如疟，柴葛煎二陈；恶寒兼渴，双解九味羌活汤。但渴不寒者，香葛汤芩连；汗渴恶热者，柴葛白虎。燥外烁而咳渴，清肺饮知冬知母、麦冬清润；热内闭而昏默，太乙至宝丹开通。黄归黄治，斑法斑医。衄利同归热论，硬满亦从下攻。症如兼滞，痰食条寻。

温暑二气，症必兼风。然惟风胜者，有头痛之候，其邪从三阳入，伤在形层，可仿伤寒解肌之治。若非风胜，则伤在三焦手经，其邪从口鼻入，先干肺心二经，故属外感之邪，却无头痛之候，《保命集》之论可据也。若温暑由伤寒伏气而见者，此因严冬伏寒于内，届温暑之令，复感时邪而病，此即为变温变暑，由内寒化热，外袭新邪，温暑之气又当从伤寒家两解之法也。若但感温暑时邪，内无伏气者，则当从河间法，惟宜以辛芳苦甘，凉解之法为治，不可以伤寒从足经发表等法为例也。况暑多兼湿，湿必归脾，所以古方多以香薷、藿香芳香之品，发越脾气，或以六一散通而兼利之剂，以彻内外之气。至于汗下温针，皆在暑家三禁之例。故惟风胜之候，或虽当暑令，所感由暴寒，始可从伤寒六经之症为法。若统执伤寒法为治，不惟邪不能解，而暑从内闭，其变有不可胜言矣。

# 烦躁

心受邪而烦生，阳邪内逼；肾受邪而躁现，传热干阴。阴经受热，法必从清；阳热逼蒸，犹当解发。躁烦脉数者，邪必传经；躁烦脉空者，症多险变。未经汗下躁烦，乃邪实之热候；已经汗下烦躁，作元虚之症参。躁不渴而厥逆脉微，阴躁温经为急；表仍在而烦郁自甚，阳烦发表先行。结胸烦躁者，邪实凶危；瘥后复烦者，脉浮始复。表盛无汗躁生，从症发解；里症汗渴烦甚，双解偏清。无汗躁烦，甚则青龙汤而缓则柴葛解肌汤；汗渴烦躁，经热白虎而里热三黄汤。兼表兼清者，不外柴葛白虎；

表里双解者，无过栀豉汤冲和汤。阴盛蜷怵，吐利躁厥者，回阳饮吴茱萸汤温救；阳极厥逆，昏躁渴闭者，白虎承气清攻。热烦不眠，栀豉秫夏清引；虚烦不寐，黄连阿胶汤扶阴。阳虚脉细躁不饮，四君子汤真武亦效；阴虚躁扰坐泥水，白通汤六味为功。酸枣茯神，龙齿辰砂，解虚烦之圣药；天精参叶，麦冬汤绿豆饮，清火烦之佳珍。

## 燥渴漱饮

燥因气热，渴自火淫。漱水不咽者，经虽热而里热尚微；引饮善消者，里热深而喜水自救。燥火多渴而湿火不渴，能消肝断而不消肾评。上消者，饮入汗泄；下消者，饮多溺频。痰食滞胃者，虽渴不饮；积热留中者，渴饮无伦。脉实渴消，实热必甚；脉虚饮热，虚热难凭。表症燥不渴，荆薄羌防；巨腑烦且渴，五苓导赤。阳明热渴无汗，葛根彻表；阳明热渴烦汗，白虎清经。渴多饥少，人参白虎；火炎水涸，玉女煎滋清。如狂渴烦者，五淋散，莫认阳明投白虎；经热内传者，竹叶石膏汤，如惟溺涩但猪苓汤。厥利燥渴溲清，四逆理中汤任择；脉洪热甚渴烦，五苓白虎分评。手足汗而渴闭，腑症具者承气；寒热呕而渴饮，脉弦数者柴苓。焦渴神昏者，凉膈散芩连导赤；暑汗渴烦者，六一散连蕾葛根。清燥火以甘露饮，除痰食以陈平煎。血中伏热饮频，知柏地黄汤升麻透彻；肝肾受邪消渴，丹栀地芍滋清。桂苓甘露饮，暑邪燥渴良方；桂苓木通散黄连，内火渴癃上剂。斑邪挟食者，口臭牙疳谵渴，宜升葛翘蒡芩连，参入保和丸双解；传阴危败者，脉涩昏沉燥渴，宜当归六黄汤固本丸，或投知柏黄龙汤。渴饮寒热者，添花粉于小柴；厥利呕漱者，加葱胆于四逆。见水欲夺内热极，可进芩连；洒水生惊假热形，当投姜蔻。溺清而渴不饮，益气温中是要；寒之而热不减，壮水补阴为君。烦渴目瞑而鼻燥，衄血将来；恣饮太过而饮停，悬溢变至悬饮、溢饮皆饮症，溢则肿浮，悬则内痛。至于坐卧泥水，戴格渴烦，惟宜标本兼调，温方冷服。应渴消之正变，尽症治之权经。

# 悸忡 瞤惕 动气 奔豚

悸本汗虚，或缘火饮；忡因劳火，亦属心虚。汗过多而心液亡，则趯趯[①]时为惶悸；劳张气而虚焰动，故皇皇[②]时觉旋忡。劳心过度，则心气伤而怔忡兴；强作伤阴，则阴火冲而悸眩作。饮聚之悸，水为火逼而呕泛时来；动气之虚，禀薄挟邪而跳跃不已。惕由液亡筋掣，瞤因阳亡肉苛。火激热流，肾气动而作奔豚；涎聚气壅，胸胁结而形痞痛。疗汗悸者，建中参连<sub>饮</sub>参附<sub>汤</sub>；治火悸者，黄连<sub>汤</sub>甘草<sub>汤</sub>门冬<sub>汤</sub>。饮悸投夏苓枳朴，怔忡须酸枣<sub>仁汤</sub>建中。怔忡不眠悸眩，苓夏安神<sub>丸</sub>；寒热溺涩悸呕，小柴<sub>胡汤</sub>导赤<sub>散</sub>。动气进都气<sub>丸</sub>八珍<sub>汤</sub>，奔豚投桂苓<sub>甘枣汤</sub>铁烙<sub>饮</sub>。涎饮胶噎者，代<sub>赭</sub>旋覆<sub>汤</sub>苏子降气<sub>汤</sub>胰楞<sub>丸</sub>，或投礞石<sub>丸</sub>；筋惕肉瞤者，理中回阳真武<sub>汤</sub>，或与养营。

# 结胸 痞满

胸乃上下之关，病当出入之界。邪在胸而硬痛，既结，则惟陷而可平；邪内侵而痞生，虽满，惟散泄之为治。论以发阴发阳，因误下而成灾；要皆在表经邪，由阴阳而见异。然宗气怯而略行破利，即未下而痞结亦形；倘中气虚而届病更衣<sub>凡膻中不足者，多言则气怯，感邪即胸膈不舒，少与枳朴，反见痞结；中土不足者，受邪最易动泄，当病时多泄，遂成满结。若此者皆未尝误下而成满结也，纵未攻而满结尝见</sub>。故阳明经症，推明自结之条；则太少邪传，可参渐及之候。但痞者邪轻，邪虽留而气尚通行；其结者邪重，气不达而滞邪交结。结则必陷，陷别重轻，连腹大陷而胸惟小陷；痞则散泄，泄分深浅，深则苦泻而浅则辛开。结有多端，症需条晰。邪未化而寒结胸，则不渴不烦，拟进蔻姜枳朴；热已化而热内结，则燥苔渴饮，始行栀朴<sub>栀子、厚朴也陷胸汤</sub>。水饮结胸者，胸坚面泽悸呕，治以夏苓姜朴；挟食胸结者，恶食舌苔膨嗳，方宜保和<sub>丸</sub>和中<sub>饮</sub>。黄满溺涩胸结疼，二苓

---

① 趯（yuè 跃）趯：跳跃貌。

② 皇皇：惶恐不安貌。皇，通"惶"。《礼记·檀弓上》："既葬，皇皇如有望而弗至。"

茯苓、猪苓也参于小陷；热渴无汗胸拒按，柴葛合乎芩蒌。太明表病结胸，羌葛兼行枳朴；寒热苦呕胸结，小陷合于柴陈煎。胸结而痉，陷胸参沥汁蝎钩；胸结而嘶，小陷入卜苏桑杏。胸结而腹不坚，只须小陷胸汤，欲峻攻，须朴连枳实；胸结而腹亦硬，必从大陷胸汤，若兼表，用大柴胡汤桂黄即桂枝大黄汤。痞非结比，满不胀疼。表盛侵胸而痞，但施表方主治；邪因传误致满，更考泻心诸方。姜半芩连甘枣参，主半夏以泻心，可疗涎呕痞患；姜半芩连但甘枣，君甘草以泻满，能除伤中痞邪。半夏泻心倍姜，和有表雷引之满雷引肠鸣也；三黄汤参以熟附，为燥坚厥满之攻。黄连泻心，清热邪痞满之方；卜艾葱姜，为痞结罨[1]熨之法。散满之方，不离枳朴；攻结之剂，必用蒌仁。若夫痞满杂病，部分虚实不同。胸属里中之表，可测邪气之出入；满适阳明之部，必推痰食之滞停。食滞妄谵，莫认腑邪攻下；嘈懊不渴，尤忌冷闭寒凝。导痰清气入菖蒲，可开湿热痰邪之滞；大小和中及平胃，能除腥腻积食之停。背寒胸结如盘，或进清膈煎茯苓丸，或投枳术丸；忧思满结食减，或投香砂六君子汤，或酌陈平煎。吐下后之满烦，酌行攻补；牵引疼之痼痞，莫使清攻。脉情缓弱，而厥寒痞泄，宜酌理中汤温胃饮；弦多胃少，而痞塞不食，急调六君补中。喘嗽胸高，因冲逆而支结者，小降气汤金水六君汤酌方；虚寒痞泄，复劳伤而绝谷者，姜附大补元煎合剂。寒滞而满者，丁蔻吴茱黄汤捷效；怒逆而满者，化肝煎解肝煎急投。结胸痞满，大略全收。

## 热入血室

血因热泄，热就虚乘。阳明经热谵言，壮火错经而血泄；中风续得寒热，归肝经断而热乘。昼明了而夜见鬼，无犯胃气冀瘥；邪犯肝而胁结疼，法刺期门可愈。小柴胡汤主剂加地芍，遗法堪施；海藏四物汤配柴芩，新裁亦当。症已过经逢热入，宜与栀子而酌通幽汤；素禀不足偏错经，酌与小柴而添丹地。溺闭瘀疼，珀桃牛膝通淋散；谵狂痰痉，沥汁胆[2]星。

---

① 罨（yǎn掩）：覆盖，敷。
② 胆：原作"腥"，据文义改。

## 谵狂 郑独

谵先狂至，狂继谵兴。谵由热甚神昏，无稽<sup>①</sup>对答；独语热伤阴分，无人自言。郑声乃重复声微，邪未去而元神欲败；虚狂亦欲坐泥水，脉空数而呕利肢清。表郁见谵言，必积热逢寒而拘僵渴闭；心包生热错，则善惊多笑而如醉昏沉。胃热，则汗渴苔焦而狂妄；挟食，则恶食喘满而谵昏。肢汗热渴旁流，燥屎在肠宜下；谵黄腹胀溺利，蓄血在下宜行。直视谵言者死候，厥寒妄语者难生。如狂，责太阳膀胱之蓄血；发狂，测阳明糟粕之坚凝。积热有表者，冲和汤柴葛解肌汤可法；越经胞热者，导赤各半汤为凭。里热谵狂别浅深，白虎汤葛根汤承气汤；痰食妄谵惟消运，保和丸指迷茯苓丸陈平汤。蓄血如狂，或犀地而或桃核承气汤；郑声内夺，或四逆汤而或滋阴八味。暴病谵言，多属风暑袭肝，解以钩蝎木贼；昼明夜乱，症因热入血室，清以地芍柴芩。热呕无汗喘狂，苦酒葶苈泻肺汤；咽痛斑狂脉促，升麻玄参甘桔疏邪。谵固宜清，若厥泄而无痞满者，寒凉莫用；狂本宜下，无燥实而不焦渴者，温热商投。谵狂郑独，虚实惟求。

## 口噤

暗噤可虞，虚实宜别。虚痱实痉噤同，由正由邪有异；暴怒食寒卒噤，气机逆结乃形。若因痰逆，亦目斜搐搦无知；如属疟斑，则喘闷咳呕厥暗。痉必疏风养血，入钩蝎于归葛归柴；怒须调气疏肝，合四磨饮于解肝煎降气汤。因食而噤者，治宜和中饮平胃散，保和进而未便者，增入玄明；因痰而噤者，法须烧皂散导痰汤，苏合丸开而不应者，再加菖蒲竹沥。斑疹须透邪煎升葛，或益犀羚；瘛疭须通圣散寄生，或投钩蝎。暗痱者内夺，补元煎八味丸宜投；厥闭者气邪，探嚏熨针先启。

## 厥逆

厥辨热寒，逆分深浅。厥寒惟指掌，邪在三阳感浅；寒逆过肢膝，

①稽（jī积）：考核。

邪入三阴较深。热厥者，症自表阳传阴，乃热极生寒之候；寒厥者，无热阴寒脏病，乃阳衰正败之疴。巨厥首尾急传，邪发阳，亦转瞬而成厥；温暑袭虚犯土，邪在脾，反不逆而自温。表邪郁伏厥生，法必从温散表；表病传阴致厥，治惟泻热滋清。厥由直中三阴，四逆回阳亟与；厥自阳邪传里，芩连知柏堪凭。表寒厥逆，不外解肌发表；中传厥逆，必分清里温经。

## 痉

痉为挛搐之候，病干经络之中。症本多端，伤寒两举。无汗为刚痉，乃表实重寒之候，进葛根以发表；有汗为柔痉，是因风动湿之恙，用桂枝以祛风。脉迟体实者，犹进桂蒌两解；卧难着席者，拟投承气从攻。汗下古法两端，今禀苦难施用。因推海藏之法，复绎丹溪之言。细参病痉诸候，乃邪伤巨厥之痕；症现挛搐反张，诚病发肝膀之象。本属血虚血泣，法当治血祛邪。刚痉发表之汤，拟用钩蝎羌辛，主归附而达汗；柔痉解肌之剂，拟施桂姜甘芍，从归芎而祛风。厥寒者，佐以蔻姜；烦渴者，酌施芩地。痉如胸结项强，合陷胸于葛根；痉如腹满燥坚，入玄明于归鳢[1] 饮。视直能转者因痰，芩夏胆星沥汁；暗拘撒手者因夺夺，内夺也，理阴补元理中。理有可通，故述管窥俟质；治惟有验，愿为求道研穷。

## 发黄

黄因热郁湿蒸，或缘火激；症有瘀留酒变，或属食停。阳黄似橘而明，热胜湿而多热；阴黄似薰而晦，湿胜热而多寒。阳黄诊宜实大，阴黄诊必沉迟。目黄胸闷，邪在上而宜宣宜搐；溺黄安卧，邪在下而宜利宜清。食已如饥者，中焦胃疸；如狂硬闭者，瘀血留凝。体痛目黄热甚，麻黄连翘赤豆汤；寒热发黄体痛，栀子姜豉柴芩。羌防太清饮，宣表盛外湿之黄；栀子柏皮汤，清湿火内淫之热。平胃散保和丸，能除胃疸；红桃四物汤导赤，可疗瘀癃。烦渴溺涩，五淋茵陈饮六一散；食黄虫积，保和温脏丸追虫丸。黄晦厥汗脉沉迟，理中茵陈四逆汤；虚赢脉弱形薰晦，四逆

---

① 鳢（lǐ 里）：鳢鱼，即黑鱼。

姜附调中益气汤。擦姜退黄，罨螺除热。黄分寒热，剂共茵陈。

## 衄血　蓄血　吐血

伤寒衄发三阳，宜识少阴之厥竭发衄之症，多在阳经，然少阴有动血之候，不可不辨；杂病衄多内候，须参五脏之盈亏。脉微衄者多虚，误汗之而额陷脉微为真元不足，虚热之衄，宜养不宜汗，误汗则形羸额陷；衄脉洪者实热，匪清之而莫平。目瞑鼻燥而渴烦，鼻衄将形之候；满胀身黄而屎黑，积瘀宜下之瘕。热动衄而表未除，柴胡清肝散一柴胡饮栀豉汤；衄已形而表症罢，太清饮犀角地黄汤茅根。衄渴水入吐呕，二苓竹石竹叶石膏汤也；洪滑衄呕热利，干葛黄芩。衄脉沉数者，犀角地黄；衄脉缓微者，黄芩芍药。地黄麦冬二方，治内伤阴火之鼽衄①；清胃饮服蛮煎两剂，除传邪内火之恣淫。脉迟细而黑紫衄来，镇阴煎四逆；症如狂而溲多黄满，七正桃仁承气汤。火激热流致衄，栀子忍冬薇芍白薇、芍药也；火错倒经吐衄，丹栀地芍玄参。吐血乃阳络受伤，宜生脉饮而清肺；下血乃阴络致损，可降火以滋阴。咳血咯血者，多由木火刑金，惟化肝而始效；吐血呕血者，无过胃火阴火，得犀地而暂平。龙雷动而清降复奔，附子参于都气丸；齿衄流而清胃不已，贞元饮合于异功散。血亡痉作，血脱热来，皆瞬息垂危之候；喘咳厥泄，欠动汗至，悉一时败绝之形。发灰榴炭，研嗅可以止衄；藕汁童便，冲服可已吐红。百会熨衄奔，填离妙用；涌泉贴吐衄，引火神功。

## 腹痛

腹痛有三阴肠胃之异，痛因有寒热积虚之分。厥痛多寒，暑犯脏，亦厥痛而增烦渴；时痛多热，霍乱痛，乃常痛而复转筋。厥痛非表传，寒暑皆三阴中候；痛厥有热渴，传邪别脏腑诸经。正腹痛，乃为气而非物，如形满胀者，亦有停留；小腹痛，多因物而非气，若无硬满者，要皆气滞。块胀为积瘕之患，喜按乃虚劳之疴。小腹痛而溺利身黄，宜防蓄血；

---

① 鼽（qiú 求）衄：病名，指鼻流清涕或鼻腔出血的病证。《素问·金匮真言论》："春善病鼽衄。"

小腹痛而溺艰痛裂，病转浊癃。三阴中症之疼，姜附蟠葱散温脏；阴经传热之痛，三黄承气从攻。肠胃滞疼，或消运而或攻下；气邪滞痛，或升降而或清通。厥痛理中，若暑厥烦渴者，黄连藿茹六一散；热痛芩芍，若霍乱厥泻者，冷香饮子正气散和中饮。暑中香连丸而寒中姜附，传阴清里而入腑下攻。气痛治先排气饮，滞痛法必和中。蓄血者，导赤桃承可法；癃浊者，分清饮八正散堪从。硬满痛者调胃，下后痛者调中。阳涩阴弦痛利，建中辅正；厥逆痛呕自利，姜桂温中。滞痛者，熨参麸曲；寒痛者，温以姜葱。积瘕痼疾，消补引导；虚劳久痛，补养调通。

## 小便

膀胱有吸引之能，藏津液而气化有节；州都乖化藏之用，遗癃作而色亦乍更。清利如常，虽有表而病不及里；清频不禁，里无热而症则伤阴。色现赤黄，表热侵逼；热涩短赤，内热薰蒸。热甚，则传化急而赤频；中虚，亦气化乖而色变。不利而渴饮过，多停蓄而呕悸；频数而复涩痛，则热聚而闭癃。溺涩身黄头汗，湿热可清；溺利腹满汗黄，血蓄可下。滴沥清黄者淋浊，如精自下者劳虚。表热赤黄者，双解散桂苓木通饮；里热涩赤者，黄连导赤。潮热利黄溲涩，葛芩柴芩；身黄腹满溺疼，茵陈八正。中虚溺黄者，归脾补中益气出入；虚邪色变者，再造补阴为功。消渴饮停者，夏苓二苓黄芩；热流本腑者，导赤五苓六一。淋浊分清饮萆薢，劳虚六味补中。热郁不通，螺硝捣贴；寒郁不利，熨以姜葱。

## 大便

坚闭不通，有阴结阳结之异；自利滑泄，有协寒协热之殊。下赤黄而见渴烦，协热清利为急；利清谷而见寒厥，协寒湿补为功。暴痛泻而肢和，法尚和中排气；卒痛利而寒厥，治宜养正温中。下利燥渴，热在少阴宜清；自利不渴，寒入太阴宜热。三阳合病自利，但彻表而兼参分利；霍乱转筋吐利，宜正气而升降调中。头疼无汗利赤黄，此伏邪兼感，法宜双解；自利后重腹胀痛，乃滞停为患，治必消攻。利能食者，邪结阳经，则见肢浮热肿；利不食者，邪从阴结，乃形三结三通。胸满痛而旁流不食，邪已结胸；痛引阴而利下白苔，邪防结脏。便后血脓，不外肠风内痔；厥利能食，须知土败除中。利清淡者，火不足；利稠秽者，热必深。善食反瘦便坚，乃壮火侎食，当滋阴以清火；强食辄利完谷，是火不杀谷，惟养正以清中。协热利者，腹受热，芩连白头翁汤；协寒利者，冷伤中，佐关煎姜蔻。食邪暴利胀疼，排气饮和中可愈；痛利厥寒清谷，理中姜附能平。少阴传热，清流饮一阴恰当；太阴寒泻，香砂理中最灵。滞停之利，枳朴楂麦；兼感之利，防葛二苓。结阳有表，越鞠丸六和汤枳桔；结阴有热，榆槐地榆、槐米也郁李仁汤玄明。结胸者，大小陷胸急进；结脏者，黄龙汤温脾补攻。疗除中，胃关圣术丸；愈肠痔，槐花散忍冬。杀谷者，白虎合于安胃饮；完谷者，黄连参于补中。湿热自利血脓，芩葛红桃四物汤；吐沫便脓厥痛，吴茱香砂调中。泻转痢而便脓，香砂夏苓芩葛；痢伤阴而便血，银甘丹地槐红银花、甘草、丹皮、生地、槐米、红曲是也。后重不出，药推槟朴延胡；气陷不升，治必参芪升葛。利后腹痛者，参苓胃关捷效；利后滑泄者，赤脂肉果多功。肠燥脾约，润肠郁李丸麻仁丸；坚满不通，腑实丸玄明承气。下利身热脉坚，实邪难愈；厥利躁疼不卧，脏厥凶危。痛利厥寒脉脱，蒸脐冀挽；蜷厥清谷脉绝，灸脱堪宗。大便闭利，治略宜通。

# 发狂　如狂　虚狂

发狂乃阳明火实，无伦笑骂而脉盛声洪；如狂乃血蓄膀胱，脉症多阳而烦昏谵妄。阳明腑实者，三乙承气三方；火盛不实者，白虎黄连解毒汤两剂。热流血未结，五苓导赤堪施；血结涩痛形，抵当归桃仁可拟。更有虚狂脉候，尤须就症审因。禀气弱而卒感邪，热少盛而妄谵惶躁；强作劳而邪复凑，神不守而烦乱谵昏。失志劳心者，感邪则神明妄乱；悲忧伤肺者，病热则涕泣时生。劳倦脾伤，肢不收而热蒸语错；多谋肝困，常恐捕而疑鬼疑神。根本伤而时邪复继，症本虚邪而偏形假实；虚狂生而神明无主，欲坐泥水而莫测真虚。但外浮热色而情无刚暴，且声形不壮而形怯神昏。或上虽焦渴而下形厥泄，或脉清豁大而按则无根；或躁扰如狂而禁之则止，或言复不接而先重后轻。此属虚狂，切莫妄行攻泻；治惟救本，否则反掌杀生。邪在阳经，再造补中是主；邪干阴分，补阴益气堪凭。身有热而表症全无，或进四君，而或投六味；脉浮空而虚阳外越，阴需八味，而阳用理中。阴虚挟火而狂，知柏<sub></sub>地黄化阴<sub>煎</sub>降熄；阴盛格阳而乱，回阳四逆温融。狂难就诊，醋炭可安；脉伏难寻，脱绝必败。与水得安者，施清不爽；洒水生惊者，温剂为功。

## 蛔厥

虫因叵<sup>①</sup>测，蛔动可详。或缘胃虚求食，或因寒热相干。酸温必伏，辛苦则安。椒梅理中，因寒兴者可与；泻心甘草，因热移者可参。左金雄锐扫虫<sub>煎</sub>，皆治虫之汤剂；使君猎虫<sub>丸</sub>温脏<sub>丸</sub>，俱药虫之汤丸。古今汤治，略叙参观。

## 狐惑

上唇疮者虫食脏，症以狐名；下唇疮者虫食肛，病从惑论。本症原属虫因，感邪复由失汗。热内蒸而齿槁声哑，气内变而面白乍红。唇黑白苔，喜眠沉默。清以黄连犀角，主以雄锐<sub>散</sub>椒梅。治虽遵古，症则难为。

## 囊缩

睾连肝络，囊属厥阴。热则弛悬，热极拳缩。寒深者冷缩，疝痛者坠冲。引缩而热渴满烦，左金丹栀清火；拳缩而吐沫厥利，吴茱姜桂温经。偏坠肿硬，㿉疝推寻。

## 昏冒不醒

昏冒因虚者，舍空神去；昏谵邪实者，温暑内传。如由热闭心胞，导赤泻心至宝<sub>丹</sub>；若见热昏狂妄，药投白虎黄连。表症具而昏谵，无汗渴者发表；烦渴沉而协热，非戴格者清中。汗热渴闭昏沉，清里为亟；痞闷嘶膨昏厥，疏导宜先。聋厥呕闷而昏，身遍疼者防化疹；汗下脉空而乱，

---

① 叵（pǒ）：不可。

暗聋现者惟补元。暑犯厥阴疑鬼神，通窍疏肝冀转疟；劳感元虚昏默作，人参清肌散升阳益胃汤或生全。昏冒虚实，条备参研。

## 战汗　寒栗

汗以泄邪，邪从汗达。战汗乃邪正相争，身振掉而寒热陡作；寒栗乃邪强正怯，但颤栗而寒热不形。先栗后战，由阴出阳可喜；先战复栗，欲出反入堪惊。寒栗在阴，而战则外达；战则外解，而栗必内攻。正可恃而脉浮，不战汗而自解；本气虚而芤现，必战汗而始平。症实脉实者，治只攻邪；症盛脉虚者，法先补托。邪盛不战而过经，药须兼养兼攻，必俟再经战汗；正虚不战而衍日，治宜扶元夺命，可希汗战回生。七朝战汗者，五六日即形躁扰；二七战汗者，十二三状必凶危。但栗不战，必成寒逆，须急温而熨灸；既战漏汗，息寒身冷，惟回阳而冀痊。

## 汗下后不解

汗不解而脉浮，发表解肌再进；汗虽出而不遍，柴胡诸饮寻方介宾柴胡饮五方也。汗之烦渴复生，一阴白虎酌剂；汗后悸苛脉弱，甘芍桂附同参。得汗身痛反增，建中壮气；汗后身疼拘厥，四逆祛寒。下后热渴胸痛，栀豉枳桔清调；下后脉促喘蒸，葛根芩连两解。下后满硬复形，再酌润肠调胃汤；下后吐利不已，惟从益胃回阳。

## 夹食

伤寒夹食，外实内壅。表症具而膨满恶食，漱不咽而昏热呻吟。欲攻其表，里交结而难汗；欲消其里，表随陷而并侵。故感受尚轻，羌葛汤保和丸可解；若感受深重，桂麻枳朴难平。表症急而里症轻，先彻其表；表症重而里更急，双解同行。攻里忌燥遵调胃，解表忌温从葛根。交结不通，熨胸法冀解；固结不解，再经妨生。斑疹沾腥者危候，亟与升连清胃；瘥后食复者险症，先施枳朴和中。保和升麻同行，可消痰食郁闭；竹沥保和并用，能清内滞炎蒸。

## 合病　并病　坏病

合病须识，并病宜明。合病不传多自利，并病先阳可及阴；一朝同见者合病，先后互见者并名。太明合病，论详五及；太少合病，论惟二评。明少之合一条，三阳合病二见。治惟随经解表，法必从重为功。表需干葛，利入黄芩。呕吐五苓夏姜，热汗豉栀白虎。喘满者，仍用麻黄；硬闭者，亦投承气。太明并症两论，不彻仍汗而潮妄仍攻；太少相并三条，惟禁汗下而皆参刺法。法难拘执，机贵圆通。三法不瘥为坏病，套剂惟鳖甲散；内外失调寻真的，主方考五柴胡。大端既明辨于心，变化自神明于用。传并几微扼要，备详无问篇中。

## 两感

两感危候，日传二经。阴阳皆伤，法难言愈。因寒者，四逆吴萸；因暑者，莲薷生脉。温托拟大温中<sub></sub>饮，清补投参白虎汤。伏留新感，夹食时邪。酌与大羌活汤大葛根汤，莫专承气三方。

## 复病

劳复之候，古治加豉小柴，师东垣，则补中益气；食复之候，遵古但宜调胃，法陶氏，用楂砂二陈。消导而热不瘥，补中楂麦；房劳而易病作，鼠屎散烧裈散。男女强合本身复病者为房劳，阴阳相感互换病者则为易病。

前辈《伤寒条辨》，举原文而历辨之，所以评伤寒诸注之是否，亦伤寒集注耳。余之所辨，举一症而条分各症，所以辨类似伤寒之杂症也。令诊治之倾，以明孰者伤寒，孰者似伤寒之杂病，或系伤寒中兼见之凤疾，俾立法施治，有宜否分寸之同异，不致舛错而误治也。故每篇辨症章句之后，有一症备二三方者，所以明一症之中，有浅深寒热之不同法也。故必逐章逐句，皆得其解，而后施治之不爽也。在各症所列汤方，有是症必用是方者，有是症不必专用是方，而另用一方，且寒热各异者，缘其症虽同，而其因则异也。要在将前后辨症中之病因，考订确切，则自得其会通，而神明于用矣。

# 伤寒症治约略

人生病患，首重伤寒。岐伯晰六经之症，仲景立方法之传。叔和补论于前，无已注释于后。业详《尚论》，更备《准绳》。不外六法衡平，要在诸条逐测。症治章程既悉，处方约略宜知。斯纲举而目张，可正名而施治。症名前列，约举复详。伤寒乃严冬感寒症名，中风亦冬月受风时感。三时暴寒为寒疫，冬令温暖号冬温。中风未愈复感寒，即风病间寒之疴；伤寒未罢再经风，乃寒病间风之恙。三春时感，即是春温；九夏时邪，便为暑病。风温变暑之候，由伏寒内变，而复感新邪；温疟湿温之邪，乃伤风间风，而变暑并湿。伤湿者，冒雨涉水所招；中暍者，暑闷炎蒸所致。有夹痰夹食脚气之相似，多虚劳痈毒类似之雷同。传经传腑宜分，两感中阴必辨。并病合病，须参先后日期；食复劳复，当辨因由质脉。欲施六法，先认六经。太阳发热恶寒，脊项强而头疼体痛，治当发表，药投麻桂羌防；阳明则微寒身热，目额痛而阳盛不眠，治必解肌，方拟葛根白虎。少阳胁痛耳聋，寒热呕而口苦，法本和筋，小柴是用；太阴满吐自利，尺寸沉而咽燥，治分寒热，姜连酌调。少阴欲寐厥蜷，或见舌干口燥，麻附一阴四逆；厥阴气冲消渴，或形寒拳吐沫，茱连姜桂吴茱。寒中三阴者，回阳四逆汤；热结三阴者，承气三黄汤。伤者浅而中者危，传者险而并者甚。严寒药用辛温，温暑法从凉解。虽中伤传并，六经同状；而伏邪变气，随症施方。风温之候，从葳蕤汤一柴胡饮出入；变暑之恙，用芩连解毒汤方。温疟拟一柴胡，湿温投苍白虎。湿伤进神术胜湿，中暍宜生脉香茹。伏邪兼感，九味冲和；虚劳感时，温中再造。合病攻阳，施表方，互为兼主；并病两解，欲双解，酌热浅深。膀胱腑病，须导赤桃仁；阳明腑邪，进三乙承气。三阴传热宜清，脏寒者，过清寒变；二腑实邪宜下，挟虚者，酌进补攻。寒变者，仍投四逆；补攻者，乃与黄龙。邪壅膈上者，酸苦吐邪；戴阳格阳者，甘温引火。阳似阴太阳脉似少阴，生附草姜莫缓；阴似阳少阴症似太阳，麻黄辛附宜投。邪干六经，七日衰愈；过经两感，引日促期。发表攻里，就症按经为治；温凉寒热，因时审症随宜。必先岁气，无伐天和。以上症治法则，实为举措大端。浮大动数滑，阳症脉形；沉弱涩弦微，阴病脉状。阳病见阴者不吉，阴病见阳者易为。脉不应病，病不应脉，必初险而终危；脉重症轻，脉轻症重，在舍轻而就重。脉详正诀，约举先机。弃脉从症，弃症从脉，去取存乎机见；舍时从症，舍脉从时，变通在乎神明。中风自汗，进防风桂枝和营；伤寒无汗，用羌活麻黄发表。恶风恶寒者解表，无热恶寒者从温。体痛参虚实，感宜温表，而虚则培中；项强辨背胸，客者攻邪，而结者泻陷。头眩别痰虚风火，进夏连荆蔓地芪；头痛分前后侧巅，用羌独柴芎藁桂。痛时止作者内伤，常痛不休者表病。面色知寒惨湿黄，红赤者，辨邪郁戴阳；舌苔认燥润浅深，焦脱者，分脏虚阴极。齿板燥者暑候，囊舌卷者肝邪。唇以赤白验热寒，目以昏蒙评积热。胞肿者，上风下水；上视者，厥逆痰邪。喘息有微盛，肺实麻杏，而肾虚贞元；耳聋别邪虚，胆病柴胡，而肾病六味。欲汗无汗者，推寒火食痰之闭，阴阳虚者宜培；自汗多汗者，别卫伤火暑之尤，正气虚者宜敛。外热里热，但凭渴饮有无；阳厥厥阴，必验溲便通闭。阴厥则拘急神清，阳厥则昏谵狂躁。邪不彻而身痒者，归葛煎剂；阴不足而身痒者，黑逍遥散。身重因邪者湿，药宜汗渗；身重因虚者危，治必补元。头汗之来，由内滞而热不泄，宜清导而兼升；斑疹之因，由胃热而达厥阴，惟清疏而凉解。不卧责之阳明，清之不应者，通其阴阳；欲寐责之少阴，清温不瘥者，和其肝胆。咽痛多火宜清，火虚亦投四逆；呕吐多寒宜热，火逆降以左金。咳由饮气之邪，拟青龙陈平汤芩夏；嗽苦寒痰之闭，宜枳桔三物白散二陈。烦则热聚，表热散而里热清；躁则归阴，传躁清而阴躁救。渴饮里热宜清，漱水经热宜解。心悸饮虚不一，夏苓建中；怔忡虚火不同，参连酸枣。胸惕由多汗，真武屏风；动气本积虚，左归六味。奔豚桂苓可息，呃逆丁柿能除。阳厥阴厥，辨渴闭昏清，酌投寒热；发狂如狂，凭溲黄硬满，再与清攻。厥分手尖上胫过膝深浅，狂辨形气壮怯渴闭实虚。谵言食滞热深，法本清消攻下；郑独正虚邪陷，治惟调补阴阳。里虚外感，调气血以疏邪；噤实喑虚，酌标本而处剂。霍乱转筋者，藿香正气香砂；热入血室者，白薇柴胡四物。虚狂坐泥水，宜投真武镇阴；坏病难汗，拟酌柴胡五饮。百合行坐莫主，从地黄知母清阴；除中厥利加餐，冀八味胃关温补。潮热责之阳明，寒热多由胆病。昼热甚者，邪在阳经；夜热甚者，邪流阴分。倏热午来者，火虚浮越，法当峻补真元；寒热屡发者，酌辨正邪，治别清脾饮追疟饮。懊忱多由痰食，痛厥常是瘕瘀。黄因湿热为灾，法重茵陈，须酌寒热施用；衄本火淫为患，药从犀地，宜防动血来由。下血者，火盛错经下迫，宜进通瘀煎清化饮；吐血者，火逆热淫伤络，速投服蛮煎保阴煎。小便赤频癃闭，五苓导赤堪尝；大便泻利燥艰，苓术苁麻选用。下利协寒协热，芩连姜蔻分调；濡泄因湿因风，苓泻葛麻可愈。传热利脓血，芩连草曲银归；清谷转利脓，桃花汤胃关八味。下利不止者，补中诃子同行；后重痛坠者，槟朴木香共济。滑脱不禁，石脂粟壳兼升；涩结难通，冬瓜子麒麟菜可润。动蛔酌椒梅茱连，狐惑需苦参雄锐散。昏冒不醒者，清心解肌两治；又手冒心者，调中养正专施。漏汗不止需芪附，阴汗常濡进柏连。战汗者，寒热陡来，法从补托；寒栗者，但栗不战，治必温经。挟痰之候，二陈三子；挟食之症，保和和中。痛疡先散而后托，脚气燥湿以伸筋。桔梗杏仁煎，固金汤百合，乃肺痿肺痈之药；银杏瓜蒌散，葵根散瓜子仁汤，乃胃痈肠毒之诊。虚劳蒸倦，补阴补中；复感挟邪，小柴栀豉。易病房劳者，鼠矢烧裈可效；食复兼感者，枳术平胃可投。

　　至若胎产伤寒方治，从四物柴胡减增。表实表虚，合增麻桂；阳明少阳，柴防葛根。传热投栀子芩连，温暑进升翘白虎。衄来需犀角地黄，斑疹必疏邪蒡柽。饮溺亦主五苓，风湿仍投神术。漏血胶艾，烦懊豉栀。直中阴经，直与回阳茱桂；结胸痞满，亦从小陷泻心。邪传腑实，黄龙调胃；热蒸胎动，清化煎凉胎饮。欲汗者，葱苏散较胜；欲下者，蜜导法尤宜。但初犯寒邪，地黄莫与；若渐形里热，芎归弗施。既产之后，治法不同。脉喜缓小，感邪亦为不佳；药忌寒凉，身热尤宜详酌。施发表之剂，加葱苏散于黑神散；从攻下之方，合玉烛散于《产宝》方。刚柔二痉，宜三柴胡汤四物汤钩藤汤，痰嘶者始参沥汁；口噤中风，从续命汤温中大温中饮匀气顺风匀气散，瘛疭者乃佐蝎钩。喘逆者，贞元配杏麻，或镇阴剂；眩晕者，钩藤汤合金水六君煎，或清魂汤。大抵产后，多属血虚。阴亡阳孤，气亦俱病。若得补，则气血旋生；倘误攻，则真元涣散。先宜生化汤，继进培调。毋耗气而消导，毋苦寒以伤阳。四物避芍药之寒，桃姜可入；黑神有温行之力，虚痛必投。热不可用芩连，恐致宿瘀留滞；寒则慎投桂附，嫌招新血崩流。妄汗则重竭其阳，妄攻则愈涸其血。胁疼寒热，多属肝虚，慎与柴胡汤失笑散；谵言自汗，悉因正败，莫施白虎三黄。厥由阳衰惟补，痉由血少惟滋。汗过多而便闭，非润肠导滞可调；恶露淋而不休，惟十全大补汤培中可愈。腹痛温导不瘥，寒热剧而足钓<sup>①</sup>者，内作肠痛；善食身不拘疼，恶露行而但热者，多缘蒸奶。末治他疾，佩丹溪之格言；要在培元，参钱氏之大论。大纲条治，管窥如举一隅；心要旁搜，应世堪为约法。

症有真伪，宜辨异同。阳症似阴，蜷卧恶寒而厥逆；阴症似阳，烦躁恶热而面红。原其始也，阳症则发热恶寒，而头疼项强；阴症则无热恶寒，而腹痛身疼。要其终也，阳症则燥实谵妄，而饮水不休；阴症则吐利郑声，而引衣自覆。阳症则手足由热而渐冷，阴症则手足向冷而欲烘。阳厥则手足上不过肘，下不过膝；阴厥则手足下过膝头，而上过肘中。阳毒之为病也，鼻黑如煤，狂妄歌笑，斑似锦纹，呕吐脓血；阴毒之为病也，肢体拘强，手足厥冷，心腹绞痛，唇甲皆青。故原始之治，阳症表散，而阴症温经；迨要终之方，传用苦寒，而中惟辛热。症发阴而反下，阳脱则危；阳盛极而反温，阴绝以毙。是皆阴阳真的，需从始末推详。

再晰解期，并论逆症。太阳之邪，解于巳午；阳明之候，申酉方除。少阳寅卯，而太阴戌亥；少阴子半，而厥阴寅初。阴竭不生，危于午前；阳亡不复，败于子半。症明理晰，不难得效；未知死症，焉能生全。阴阳毒过七朝，两感伤寒六日。黑斑不治，厥竭终亡。失屎遗尿昏乱，呃逆喘汗不休此下节景岳《伤寒逆症赋》。阳症阴脉兮，乍疏乍数；阴症谵妄兮，目陷口张。干呕出气兮，骨体疼而昏躁不已；发斑发黄兮，大便已而先赤后灰。霍乱躁烦，心下闷而喘胀；腹膨呕逆，下泄利而难溲。上下结疼连脑痛，厥汗已来；阴阳易病及女劳，吐舌则败。大热过经而喘汗，狐惑声哑而唇疮。阴阳易者，脉离经而外肾肿，手足挛蜷加腹痛；阴阳交者，大汗后而热愈盛，躁扰狂言食更希。厥利无脉，灸而不至者肾殆；唇青舌卷，

①足钓：足屈而不能伸。

耳聋囊缩者肝离。病重喝,面变身青,噤声垂绝;发少阴,九窍出血,厥竭云亡。汗湿家而成痉,遇风湿而谵言。热厥利者汗难止,冷厥利者躁不眠。少阳阳明合病,脉弦痛泻;少阴吐泻无脉,蜷厥躁烦。谵语直视而喘满,下利频数而脉坚。脏结者,脐痛引阴,白苔下利;除中者,厥逆而利,能食反常。误下湿家之头汗,妄攻动气之虚偏。时瘛疭而戴眼反折,太阳已绝;口目动而不仁惊妄,胃脱难全。百节纵而目环,少阳气终之象;汗如油而肤冷,营卫气散于先。体如熏而摇头瞪目,心神已去;唇吻青而四肢多汗,肝气不全。肾绝者,直视遗尿反目;肺绝者,喘煽汗润发巅。虚汗发黄环口黑,非脾经之吉兆;孤阳偏胜脉暴出,知阴绝之在先。此伤寒之死候,弗侥幸以图全。

## 杂病卷之三

## 医级便读自序

尝思立言垂教，本先圣维世之心；晰理辩疑，乃后学求道之隐。医为性命之学，利人即济世之慈航；药寓生杀之权，误用即殃民之白刃。如自中年向道，苦难博采宏收，祇惟药果为缘乃得。准今考古，但《玉函金匮》[①]六气之外欠详，而《玉册天元》[②]拘方之辞，多泥异人之传难信，上古之文莫求。幸东垣阐发脾胃源流，知生化之本宜培；而丹溪继论补阴心法，明有生之基宜养。《法律》[③]寓意议论喻氏之戒慎精严，《准绳症治》[④]条详王氏之大成博备。立斋扼化源精要，介宾宏补托功能。先贤业已周详，愚鲁何庸多赘？第一症之所因不一，各病之相类颇多。虑得此而遗彼，惟汇举而详明。拟声东应西之是似，勉指鹿为马[⑤]之差讹。伤寒约略已经条辩[⑥]于前，杂病玄机兹复列详于后。举隅三反则类似真伪自明，而虚实正邪不爽；操弧[⑦]思彀[⑧]则心手寸分不失，而汗攻消补咸宜。症因脉治，一皆缕晰条分[⑨]；明辩笃行，自可得心应手。俚言肤浅，适足为有道靬嗤；鄙念恳诚，窃愿为后学步级。匪云明鉴，敢信愚衷。

---

① 玉函金匮》即《金匮玉函经》。
② 玉册天元：五运六气学专著，唐·王冰撰。
③ 法律：即喻昌《医门法律》。
④ 准绳症治：即王肯堂《证治准绳》。
⑤ 指鹿为马：出自《史记·秦始皇本纪》。比喻故意颠倒黑白、混淆是非。
⑥ 辩：通"辨"。《国语·齐语》："辩其功苦。"
⑦ 弧：弧弓，古代六弓之一，其力强，可以远射甲革坚硬之物。
⑧ 彀（gòu够）：箭靶。《管子·小称》："羿有以感弓矢，故彀可得而中也。"
⑨ 缕晰条分：形容分析得细密而有条理。

# 中风

八风卒感，从冲来者凶危；胜气归肝，受邪深者掉眩。

经曰：风从其冲后来者为虚风，伤人者也，主杀主害。夫风者，乃气交中生杀万物者也。气平则正，主生物成物；偏胜则淫，主害物杀物。所以从冲来者为虚风，乃非时偏胜之气，故能病人。经云：清风大来，燥之胜也，风木受邪，肝病生焉。又曰：风气通于肝。病机云：诸风掉眩，皆属于肝。故风中之候，多属肝邪，常形掉眩八风详《素问·九宫八风篇》。

年衰月空时失和，犯贼风即为僵仆。

年衰，则精气不足。月空者，月昃①之时也。经云：月廓空，则邪深入。月乃阴象，喻人之阴气不足，感邪则深也。失和者，时失其调和之道也。此为三虚。贼风，即冲风也。三虚之体，复感虚风，与三虚相搏，则为卒死。偏着，则为偏枯。

腠疏邪犯由虚凑，唯月满纵感浅浮。

经云：人与天地相参，日月相应，虽寒温和适，其腠理开闭，亦有常时。故月满之时，海水西盛，人之气血亦满，其肌肉充，皮肤致②，毛发坚，腠理密，此时即遇贼风，虽入不深。若月廓空，则海水东盛，人之气血乃虚，肌肉减，皮肤纵，腠理疏，毛发残，若卒感虚风，其病暴卒，此因其虚而其入深也。如月之在上弦前，下弦后者，正廓空之时也。若人过于劳欲，则真气虚而腠理恒疏。凡血室虚，精气亏者，其气皆不能充肌外御。体既虚，譬如月廓之已空，虽感微邪，其病亦甚，若遇虚风，凶危立至。惟内气实者，虽感不深。

风先留舍内伏，最易招风。

经曰：诸阳之会，皆在于面。邪之中人，方乘虚时。中于面，则下阴明；中于项，则下太阳；中于颊，则下少阳。凡邪之中，其浅者，皆从皮肤毛发入，留而不去，传舍于脉，复留而不去，渐次于经俞伏冲之间，后及肠胃五脏，或舍于肠胃之外，着于募原，息而成积。故病虽入浅，而

---

① 昃：倾斜。

② 致：细密，精细。

留连不已，其传日深。但邪既内伏，则最易感邪，有似招而致之者，此内外之气，感通使然。故中风之候，每多伏风所召。

病多麻痹不仁，宜防卒中。邪通肝而掉眩来，风鼓水而湿痰现。

麻痹不仁，气血不能周遍也，或痰气窜留经脉所致也。若再感虚邪，即成卒中。经云：风气通于肝，故形掉眩。风能鼓水，故起涎痰。

浅伤形层筋骨之分，则为寒热痹挛；内干五脏六腑之中，则见偏枯卒死。

经曰：风之伤人也，或为寒热，或为热中，或为寒中，或为疠风偏枯，及内至五脏六腑。若体实感浅，外着形层，则为寒热痹疼挛僻。如三虚之体，内中脏腑，则为偏枯暴卒。

总属三虚继感，情惟先耗元真。多由情欲劳伤，乃致偏虚并夺并，气并也；夺，内夺也，以上皆病因。

脉喜浮沉迟缓，最嫌弦劲空虚。滑作痰推，浮从风治。寸潜尺实，腹坚不下者危；寸实尺空，膈闭不吐者死寸实，上实也，故宜吐；尺实，下实也，故宜下。然吐下二法，当凭膈闭腹坚之症，始可施用。沉牢搏指者难瘳，急疾全空者必败。略详脉法，预决先机。

表有证而昏仆现，凭表兼补为方；痰涎盛而表莫凭，开痰涌吐为法。卒昏喋而五绝现，控嚏灸脱姑商；陡僵仆而五绝无，诸厥症形另晰。

风中之候，或先见表症而后昏仆，或先见昏仆，而后复见表症，或热，或头身拘痛，或咳或痰，内无闭滞，状同六经厥候，固当治表。然既形中状，元虚可知，当兼补托为治。若外无表症，惟见痰壅挛搐，则当先治其标，以开痰涌吐为法。若见五绝之候，则脏气已伤，姑用探嚏及灸脱阳之法，以消息之。若虽见僵仆，而五绝不形，乃五尸、酒、食、血、蛔、痕、疝等厥，另详后篇中。

中别脏腑经脉，邪分缓急重轻。先详昏喋实虚，熟审闭脱难易昏喋有虚实，实者邪闭，虚者正脱。中脏者，九窍内闭而瞀缓塞聋目瞀、唇缓、鼻塞、耳聋也；中腑者，六经袭虚而肢体偏废或肢节废弛，或半身不遂。在左血少，在右痰多。男子左深右浅，女子右重左轻。中经中脉兮，无外证而无内阻，但㖞僻而语涩手足阳明之脉挟唇口，太阳少阳之脉抵目眦。风入偏着左右，则正急邪缓，故为喎僻；风痹风痱兮，志不乱而食不废，惟偏痿而酸疼此即痹症。有一臂不遂，时复转移一臂者。大抵邪留经隧而痛者易治，举动始痛者血虚难为。声喑兮，或肺闭而或肾绝肺为声音之户，肾为声音之根。邪客会厌，痰壅喑闭，病在肺；痰迷心窍，肾竭声喑，病在心肾；瘫痪兮，或血虚而或痰凝。痿易者，软短弛长；纵缓者，审寒评热。寒深筋急者多实，血涩气收，症拘挛而脉紧；热深筋纵者多虚，筋枯阴竭，脉必数而渴烦。气不摄面筋弛，脉缓息微可辨；痰壅盛而筋缓，痰嘶脉滑可详。五绝外现兮，眼闭口开，鼾睡遗尿撒手；真元内脱兮，汗柔沫出，头摇目直如妆面赤如妆也。声喑者，肾阴内夺；血溢者，心气消亡。汗来则营绝卫漓，肺绝则痰嘶鼾响。眼闭口开，肝阴胃阳已绝；遗尿撒手，命火中土皆伤。败亡已现，汤剂难商。

以上中风内外，深浅寒热，及败绝症形。人之胃中，必有涎液为养。风内动而气上逆，则涎随气上而为痰嘶。风中虽属挟虚，半是痰邪为患，虚痰实痰，治有分别。若窒碍不通，必先治标为急，所以涌吐开通豁降之治，在所必需也。中脏者，九窍内闭，故见目瞀鼻塞，唇缓耳聋，二便不通；中腑者，肢体偏废，或左或右，或上或下，必有偏虚可凭。至于经脉之邪，痹痱之候，又其较轻者也。声喑虚实，肺肾为主。实者，由肺闭；虚者，为内夺也。瘫痪者，一由血少筋枯，一由痰邪入络。痿易弛长，或由于气不至，或由于湿热淫，至筋急筋弛之寒热，败绝之根源，皆可考兹篇而得其故焉。

至于火中眩仆，乃五志过极，症虽类风，而全由阴火；痰中眩掉，由痰随气逆，厥多实候，而中即虚殃。寒中由阳气衰微，故身冷无痰卒仆；暑中乃热干心肺，故脉绝汗喘危亡。燥症阴虚血竭，病同火中之条；湿中强直肤浮，因同痰痉之候。此皆症类虚风，另列篇条方治以上列详诸中因之同异。若夫立法施治，必须酌古准今。阴阳邪正，审是似而莫歧；补养攻调，宜精纯而勿混。或先熏醋炭之方，或急灸脐椎之艾。喑嚤者，先宜探嚏启厌会厌也，宜开嚤散透顶散通关散；痰壅者，治宜涌吐开痰，用矾皂散参芦散瓜蒂散。邪实者，省风汤疏表，或投三化汤攻方；兼邪者，顺风匀气散托邪，佐用二陈汤痰剂。愈风丹秦艽大秦艽汤续命小续命汤，祛风兼养，今古咸宜；顺气乌药顺气散三化汤三生饮，峻利攻邪，实邪暂用。

二陈参参归术地，为补养之汤方，果邪症六经，择羌葛桂柴合用；钩蝎煎入顺风即匀气散独活汤，本昏僻之要剂，若痰邪壅闭，酌涤痰汤沥汁竹沥、姜汁也先尝。口眼㖞僻兮，牵正散改容膏亟与；舌暗足废兮，地黄饮子专长。省风汤，青州白丸，治痰邪壅滞；活络丹，铁弹丸，疗瘫痪筋挛。虎顶虎顶骨也蝉花散芎蔓川芎、蔓荆子也，疗中风头痛之需；牛膝松节桑枝，医手足废弛之患。筋挛筋急兮，钩藤忍冬藤续断瓜木瓜乳香没药；角弓反张兮，羌活灵仙钩蝎煎牛黄明胶。风藤加皮酒虎胫川甲，乃疗风之上剂；泻青丸丹栀饮甘露饮清气丸，为火痰之良方。狂瞪瞪目也拘握兮拘挛把握也，金水六君煎一阴煎钩蝎；疲怯恍惚兮，养营汤酸枣仁汤补元煎。谵狂实候火多，远志菖连导赤散开泄；昏仆无痰厥汗，回阳饮八味桂附八味丸培元。仆苏色夭脉虚，养营参附汤；气并血菀①薄厥，降气汤解肝煎。气郁呼吸不舒，四磨饮枳桔汤；气浮升降不得，金匮丸贞元饮。津枯便结者，滋培莫利，柏子苏麻苁蓉、麻仁也人乳；肌消形烁者，阴阳两补，八珍汤十全十全大补汤补元煎。风中因实因虚，脏腑经，浅深有别；治疗立方立法，初中末，三治求原。左瘫右痪，由经脉弛纵反常，或用灸针补泄；木胜风淫，本正气伤残有渐，或施醇醪汤丸。伏虎丹史酒国公酒，虎潜丸虎胫骨酒，乃元虚瘫痪佳方；六君子汤金水，六味丸归脾汤，为偏虚补养常剂。正胜邪者，攻消暂用；邪胜正者，速挽二天。左废先治肾肝，右废法求脾肺。风中之治，不外斯篇。

　　按：《内经》之旨，论风之原乃天地气交之中，以之生杀万物，原可按时占变，并论吉凶。故申明八风感人，外在经脉、肌肉、筋骨，内在五脏六腑等因，并明三虚相搏，为暴病卒死。可见风邪感人，自能令人暴绝，不过因其人之体虚年衰，非暴卒之症，无关于风也。景岳先师，以中风之症，皆脏腑危候，多属内伤，故立非风之名，不用风痰等药。但古人论是症，多用续命、秦艽等汤为治，有用三生饮、三化汤者，总以治风之品，兼补兼调，祛痰导滞为法。故三虚卒感，固因虚死，而实则因风所致，非全不因于风也。故遇卒仆之症，有表症可据，自当以疏化痰，顺气兼养之剂为治，是去邪以安正也。若无表无痰，而神形脉气无可恃，在古

---

① 菀（yù 郁）：郁结，积滞。

人亦必不用风痰之剂矣。若已见五绝危候，即有表有痰，亦当以救本为急，何暇治痰治表乎？惟有补汤救本，是即补虚以却邪也。然果痰塞不通，要非开之不可。故论是症之治，或云与其祛邪以安正，莫若辅正以祛邪，则景岳之说，不过因时师拘执成法，不辨可否，概用祛风豁痰耗正之剂，恐致可生者而致之死，故偏立非风之名，以警时人之耳目耳。若云全属非风，不惟前人之见识全无，抑且有碍经旨矣。

按：中风之候，当先辨其真中、类中，及在经络、脏腑之别，更察其阴阳左右，寒热气血之偏虚，湿痰五绝之症据，然后立法施治。其治之大略，不外攻风、逐痰、收气、灸脱、开关、通闭、涌吐、活络、清火、养血、润燥、培元、补气、回阳等法。真中者，感受冲风，忽形卒仆，虽属外邪，多由真气虚而不守，故古方以攻风开表，兼益气血，调养营卫为治。然是症多见于北方风气刚劲之乡，而南方气弱风柔，恒不多见。类中者，乃伏风、劳风、内风之属也。伏风、劳风者，先因劳役，继感风邪，气困邪留，伏息于内，则风能鼓水，多动痰涎，木火烁阴，精随痰耗，伏风最易招感，若再不谨而陡犯冲风，便成卒中。类中之候，是因颇多，故凡有风痹、痰涎、眩麻等候者，当先留意养摄，其治当理血通阳，滋液熄风，益肾养胃，缓肝之急，令阴液充而亢阳潜伏。余故述伏风大意，附载《无问录》中，正以明风中之由，宜养摄在先也。内风者，即刘、李、朱三子之论，其症并无外邪，惟精血偏伤，水虚木僭，则肝木生火，亢阳上扰，木动生风，而五志之火皆从厥阳之气并逆而形是症，治当补阴益精清火为法；若阴阳互损者，则宜温调通补。一由于劳伤内外，中气虚衰，致正气沉陷而眩仆，治当补火、壮元、回阳等法；一由于中虚湿聚，肾虚水泛，饮食尽化痰涎，虚火游行不敛，以致痰随火逆而卒倒无知，治当培脾益肾、降火燥湿、温中镇逆为法：此皆非因风之所致也。篇中三生、匀气、续命、秦艽所以疗真中也，固本、补元、虎潜、左归、酸枣、一阴、贞元、金水所以充阴潜阳，疗类中以熄风也；丹栀、六黄、甘露、六味，所以滋液添清，益阴以清火也；参附、回阳，补中、八味，理中、归脾，养营补元，所以壮元举陷，而救沉陷阴虚之脱症也；稀涎、沥汁、牛黄、活络、涤痰、清气，理中、八味，所以疗虚实痰邪之中，为通窍疏壅，补虚去实，从标兼本之治也。至于风痱风懿[1]，拘挛瘫痪，以及不遂痹疼诸候，则篇中史酒[2]加皮、虎潜虚胫、省风伏虎、铁弹寄生、地黄饮子诸方，皆所以疗废弛不遂水候也。列辨诸因，能潜玩而按法施治，自可告无愧于心矣。

## 火中

窃闻阴虚生火，火动生风<sub>热极则生风</sub>。风自火出，症似因风而全由火逆；火从虚现，病虽如感而实则因虚。故将息失宜，则五志过极而心主自焚；惟偏实偏虚，致阳亢阴消而神昏卒倒。微者，气上复下，火降自苏；重者，阴亏已极，阳亦散亡。搐挛瘫痪，热伤经脉纵弛；昏喑仆嘶，火烁元精暴绝。脉洪数者阴虚，宜进地黄<sub>六味地黄汤也固本人参固本丸</sub>；脉滑数者痰火，宜斟清气化痰丸<sub>三黄汤</sub>。火不归而脉空豁，地黄饮子堪尝<sub>此又引火归原之剂</sub>；脉数实而火独光，<sub>黄连解毒当归六黄汤</sub>可进。斯河间之名论，拟火症之汤方。

若表邪外火及煎厥、中暍等候，状同火中，另详厥症、暑候篇中。

## 气中

至于气中之条，宜参东垣之论。本气自病年半衰，同寒中而无痰身冷；形盛气虚阳不副，类风中而僵仆脉沉。惟宜参附<sub>汤理中汤</sub>，亟回阳而夺命；或投养营<sub>汤八味丸</sub>，壮水火而培元。若逢形消衰朽，但当补火培阴；如因五志气浮，别考厥阳方治<sub>厥阳者，火中诸厥七情之逆也</sub>。气虚由沉陷而昏，故当壮阳补火；气实乃逆冲而仆，惟宜引火滋阴。气中之候，寒中同评。

气中之论，李氏调气衰所致，气衰落则沉陷，故为眩仆。若阴虚阳实，气逆上冲者，亦为昏仆，论同阴虚火动之条。故审症之要，当以足寒面赤，口噤手握者，为厥阳气逆之候；以面惨肢厥，口开手撒者，为气衰

①风懿（yì 益）：一作"风癔"，中风证候之一。症见猝然昏倒，不知人事，伴见舌强不能言，喉中窒塞感，甚则噫噫有声。

②史酒：即"史国公酒"。

沉陷之征。

# 痰中<sub>附三贤类中</sub>

再详痰中，并论症因。或由感而结聚，或因气而闭壅。未发先咳嗽嘈酸，见膹嗳拘牵眩晕；即中则噤嘶昏仆，为流涎唇缓声暗。脉滑疾而或数或弦，乃火动肝脾之候；探浮沉而紧弦滑实，是痰生肺肾之痕。症既闭壅窒碍，治从涌降消攻。瓜蒂<sub>散</sub>稀涎<sub>散</sub>，涌痰涎而开膈；青礞石丸铁弹<sub>丸</sub>，攻挛痛而疏通。痰痉角弓牵钧，先须沥汁<sub>竹沥</sub>、姜汁蝎钩<sub>全蝎、钩藤</sub>；痰迷心窍昏谵，拟进牛黄<sub>丸</sub>苏合<sub>丸</sub>。陈平汤<sub>三子养亲汤</sub>，清气化痰丸<sub>导痰汤</sub>，调已苏寒热之方；活络<sub>丹</sub>千缗汤，茯苓<sub>丸</sub>旋覆代<sub>赭汤</sub>，为降消通隧之治。伏痰兴而厥痉鬼神<sub>疑鬼疑神也</sub>，白金丸五痫<sub>神应丸</sub>亟进；湿热盛而痿躄<sup>①</sup>弛纵，换骨<sub>丹</sub>史酒<sub>国公酒</sub>常调。朱砂消痰<sub>饮</sub>，疗扰心昏痉佳方；固本<sub>丸</sub>六君子汤，治阴阳两虚痰剂。中痰约略；考症参详；痰饮湿因，后章分列。

按：痰之为病，其因不一。六气七情，劳伤饮食，寒热虚实，皆能生痰为患。《内经》但论病本，有饮发之条，无痰病之论。正谓痰必由病而生，病非因痰而致也。然因病生痰，亦多因痰变病。故仲师衍四饮之文，丹溪有痰中之论也。盖痰之为物，即饮食精气所变而生。食入胃中，熏蒸乃化，其所化气沫，上溢于脾，脾气散津，其氤氲<sup>②</sup>之气，上腾于肺。肺主气而朝百脉，为治节之所出。肺受气而流行，其津之贯于经脉中者，入心化赤为血，其流布于经脉之外者，则五经并行，而下输膀胱。故化得其正，则为气为血，为脏腑之津液；若化失其正，则半化不化，而为饮为痰。顾脾滞而不输，则水走肠间，或下注为淋浊；肺蓄而不化，则嗽痰呕喘，或滞结为瘘痛。流于肝胁，则为悬饮痛惊；停于膈中，则为嘈酸膨噫。聚于胸，则坚大如盘背冷；溢于肌，则其形如肿喘浮。滞于分内募原，则块硬核结；窜于经络上下，则牵搐拘牵。蓄积久，则科白<sup>③</sup>生；膜隙缓，则窠囊出。塞乎会厌，则闷痹喉嘶；迷乎心窍，则噤暗昏仆。痰之

---

① 躄（bì 必）：跛脚。
② 氤氲（yīn yūn 因晕）：指烟气、烟云弥漫的状态。
③ 科白：即窠白，旧式门上承受转轴的白形小坑。这里借喻痰饮久积成囊，很难除去。科，通"窠"，坎，坑。《孟子·离娄下》："盈科而后进。"

病变如此，所以后起诸贤，皆申明痰中之论也。再以致痰诸因论之，则形寒饮冷寒痰生，劳风发肺风痰至。暑火痰动，则坚顽吐难；湿热痰生，则稠浓易嗽。至于情欲之火发于阴，劳伤之火动于脾，饮食之火起于胃。火既内动，则入胃之饮液，养胃之气涩，悉为火之燔灼，半化为痰而上逆。痰既壅逆，则气道不舒，将出入废而升降息矣，又安得不急开通降泄乎？此所谓急则治标之义也。若痰势既平，自当求其因而治其本，所谓治病必求其本也。夫病有浅深，治有难易。标本缓急，要在圆机之士，神而明之也。求本之治，其脾肾乎？

王安道述三贤类中风论云：人有卒暴僵仆，或偏枯，或四肢不举，或不知人，或死，或不死者，世以中风呼之，而方书亦以中风治之。在《内经·风论》原有偏枯、卒暴、僵仆等文，则此症固因风所致，实由三虚复感，故拟续命、秦艽等汤，补养祛风为治。后自刘河间、李东垣、朱彦修三贤继起，所论始异。

刘河间曰：中风瘫痪，非肝木之风，由乎将息失宜，心火暴甚，肾水虚衰，阴虚阳实，心神昏冒，故卒倒无知。有因五志过极而卒中者，皆为热甚故也。俗以风言，忘其本而言其末也。

李东垣曰：中风者，非外来风邪，乃本气自病。凡人年逾四旬，气已半衰，故发是病。少壮之人，未尝有此也。惟形盛之人，则有之。益形盛者，多气虚也。或因忧喜忿怒，复伤其气，以致此疾者。

按：本气自病，由阳虚气衰，以致内气沉陷，故为眩仆，是宜进壮气补阳之剂。若云忧喜忿怒，七情之气也。忧则伤肺气沉，喜则伤心气缓，以气衰之年，而复至气沉且缓，宜发是病，故当同法论治。若忿怒伤肝之候，则阴火内动矣，又当从清降，养肝调气，始合暴怒伤阴之治。若竟投补气升阳之法，恐非所宜，故附辨于此。

朱彦修曰：南方生湿，湿生痰，痰生热，热生风也。

三子之论，河间主乎火，东垣主乎气，彦修主乎湿，以症类中风而实非风也，是亦发前人所未发之论也。故凡中风之候，当兼三子之论察之，庶不致误。若余所论伏风，当审治于未中之先。若已中者，亦不外辅正却邪之治。

# 眩晕

眩先晕至，仆继晕兴眩者，晕之轻者也；晕即眩之甚者也，故昏仆继之。眩虽恍冒难支，多虚间实眩者多上虚，然风痰火饮之类亦多眩病；晕则昏旋厥仆，中厥妨生。就症求原，脉实者，风痰邪火；辨形施诊，偏虚者，情气从乘。木胜木郁，岁气袭，亦为眩冒仆僵；目转目眩，神志亡，须识五阴气绝。督脉虚，则头重高摇；髓海空，则耳鸣脑转此皆眩因。大怒气逆者，眩来暴厥；精衰气败者，眩渐昏沉。劳役饥饱，吐泻惊恐，皆伤阳眩晕之因；吐衄崩淋，溃痈竭欲，悉伤阴眩晕之本。下虚上逆者，厥眩并生；阳虚沉陷者，仆随眩至。逆从降治，虚必培调。风眩有表，半夏天麻白术汤；火眩烦渴，丹栀饮清肺饮芩连。脉浮而滑者风痰，吐汗则失；脉滑而实者痰食，消豁自除。痰食用，六安煎三子养亲汤，和中即大小和中饮清气化痰丸陈平汤；虚眩投，黑锡丹正元丹，固本丸补中益气汤六味丸。肾气丸桂苓术甘汤除水泛，大造丸斑龙丸疗督虚。四君理中真武汤，为助阳治眩之方；二归左归饮、右归饮也八味丸补元煎，乃补元疗眩之剂。青桑白菊，眩因风火宜参；牡蛎泽苓，眩发饮家呕与按：眩晕乃厥中之渐，所因风邪痰火，或气郁停饮，或情欲火逆及肾虚肝火，脾虚气陷等症，不外兹篇方治。症因既晰，厥中宜防。

# 麻木

麻属经中气滞，拟如压缚初松；木并血脉不通，情等废顽无苦。症本多虚，间亦挟实。多见于手足四肢，或由于瘀痰气血。或风湿袭上，则见于上体股肱；或寒湿下留，则见于下体臀膝。湿痰则流注而核肿，皮色如常；死血则肿结而夜疼，肉色晦赤。麻酸兼痛，杂至痹邪；痛痒不知，非虚即滞。舌本通心肾肝脾，若麻木，为湿痰风火凑虚；半身推气血阴阳，凭左右，分气血风痰求治。外风内饮，则麻眩并生；积损三虚，则麻先仆继所以麻木者，多为卒中先机。治分虚实，药进和培。四君补中，四物六味，麻因虚者酌投；六安沥汁，活血即当归活散调经即女科调经饮也，麻因滞者可与。祛表用半麻白术，通络须活络丝瓜。至于瘀痰诸痹，再从各症参查。

麻者，气不充而滞也；木者，血不行而凝闭，并气不能通也。凡风痹之候，每多麻木，此虽气血不足，而邪得以乘之，然究属邪袭于经，非可全以气血之虚为论也。夫痹乃三气合邪，故有酸痛麻之症。其治或温或清，多以养血疏邪为法也。其有痰滞为麻，瘀凝为木，或真元内亏，麻木眩晕并作者，最虑暴疾，当从各症虚实酌治者也。眩麻二症，其因皆虚实不同。若麻眩交至，止作不已者，常为厥中先机。苟审因不的，虚实误投，则厥中陡生，药难亟挽。顾眩麻二候，经有明文，虚实不同，细心参悟，庶识其原。经云：诸风掉眩皆属于肝，则眩症属肝所主，盖以风性旋转，善行而数变也。然因风动眩者，亦惟气血不足之体。若体无不足，虽感风邪，不过风咳头痛，身热自汗而已，何致有晕眩之候？又曰：上气不足，头为之苦眩。又曰：头眩而冒者，亏损其阳。由是观之，眩因虽有虚实，由上气不足者多也。顾有因风因火，因大怒而眩者，此邪实于上而为眩也。若因痰饮食滞而眩者，此因内实而阻滞清阳，上气似形不足，气实有余于中。凡此皆属因实，可从散从清，降逆导滞而除之者也。若由阴阳精气之虚，吐泻伤中，惊恐伤气，而为阳虚之眩者。有因吐衄遗淋，溃痈过汗，而为阴虚之眩者。皆真气虚衰，沉陷飞越，不足之候，当滋培气血，调补阴阳而治之者也。至于麻木之候，非痰瘀风湿之留，不外气虚为麻，血虚为木耳。篇中方治详备，采用之可也。

## 诸厥昏冒

伤杂诸厥，逐一推详。先集六经外候，次评厥症阴阳。再求因自，统汇同彰。表邪致厥者，从阴气上从讨论。

经曰：汗出身热，为风。烦满不解者，为风厥。巨阳主气受邪，少阴相为表里，得热则上从之，从之则厥也。此因表邪不解，致动里气而致厥者。

杂因暴厥者，乃气血并逆殃。太阳眩仆，头重腨疼呕衄；阳明热厥，谵妄不卧惊狂。少阳颊肿痛聋，热冲旋晕；太阴胕挛满胀，呕痛身黄。欲吐不吐推少阴，腹满痛而厥利；腹痛溲难详肝病，气冲心而拳囊。肺热者，咳呕沫出；心热者，热痛惊惶。三焦大肠，每多喉痹之疾；小肠聋泣，不能俯仰如僵。三阴俱逆，前后闭癃可骇；阴惟急疗，肢寒三日危亡。热传表未罢，拟投双解之剂；传阴热已极，但施清解之方。阳厥总括，备考参详。暴壅忽肿，肢不收而二便不利；耳聋目瞀，多涕衄而舌裂唇疮。颊赤渴烦，头昏重而双睛似火；妄谵歌笑，弃衣走而上屋逾墙。素逊乍能，不识亲疏廉耻；腹坚燥渴，时形肿赤汗黄。脉得举按，生机未绝；诊如空脱，朝暮危亡。再详阴厥，并举同彰。卒喑陡寒，身拘急而肢挛面惨；口张目直，心腹痛而摇头鼓颔。言涩便滑，肢不仁而上吐下泻；腰酸脚重，吐酸绿而悲喜无常。症逾三朝弗治，诊如滑大姑商。阴厥宜温，四逆理中真武；阳厥宜泻，三一承气汤白虎汤三黄汤。

　　杂病昏厥，条推审量。症由精气偏虚，气血互并；复有暴伤挟实，冲逆为殃。厥自表传，先表病而渐逆；厥由内出，无表病而忽僵。昏仆类乎中邪，症因却无五绝。连经生而连脏死，其病因犹浅者易为；气返苏而不返危，故脉满不下者难治。原其未厥之初，神情郁冒而时觉嘈烦；及其已作之时，上视眩旋而忽形僵仆。烦劳精绝，煎厥陡生<sub>劳则阴气亏，阴虚则生火为煎厥</sub>；郁热厥冲，斑疟乃至<sub>热内郁冲逆而厥，外泄于肝胆心包为斑为疟，此虽因内火，亦兼外邪者</sub>。气实而厥者，气逆上行脉满，宜返气降泄冀瘥；气虚而厥者，脱陷身冷脉沉，当益火温中乃愈。血实之厥，因怒逆而血上菀，宜降气解肝药饵；血虚之厥，由奔崩而血内竭，须阴阳收摄峻方<sub>吐衄崩溃，血竭上下，有宜脱血补气，有宜引火滋阴</sub>。食厥者，食涎交结，导滞通气自平；痰厥者，形同中痰，五绝未来可治。筵前眩仆，神为酒乱乍昏；燕尔①陡喑，气为精亡孤逆<sub>精亡于下，则气无所附而孤逆于上，则厥喑作</sub>。环青唇赤，蛔疼辨寒热之殊；痛裂攻冲，厥疝详寒火之气。五尸厥至妄谵，恶气多逢阴晦；痫仆厥推五脏，顽痰多伏溪②肝。

　　五尸者，尸厥、尸疰、飞尸、伏尸、遁尸也。症由客忤鬼击，因登冢③入庙所感，乃中恶之候。发时寒僵起栗，面青黑而妄谵，时发时止，或腹胁痛疼，多发于夜，及风雨阴晦之时。或见孝服死丧之事，其发缠绵

---

① 燕尔：指新婚。

② 溪：溪谷，喻指肢体肌肉之间的缝隙或凹陷部位。

③ 冢（zhǒng 肿）：坟墓。

不已，累月经年。古治用醋炭淬熏，韭汁灌鼻，调苏合香丸。然是症乃阳气衰微，故致鬼气为病，当壮阳辟恶，神灵之品治之，庶阳气旺而阴邪乃散。或用灸鬼①灸脱阳之法，始为当理。厥症多痰，痫症亦痰病，但伏于溪谷空隙，多不易出。

　　厥因既晰，症治须详。煎厥而赤渴焦，甘露饮一阴煎可与；疟疹先蒸后厥，柴胡饮疏邪饮可尝。气厥脉实形强，进四磨饮化肝煎降气汤；虚厥脉空惨怯，投理中汤参附汤回阳饮。血厥则甲紫胁疼，化肝煎通瘀煎化滞；虚厥则肢寒唇白，归脾汤八味丸扶阳。食厥嗳膨，导滞丸保和丸平胃散；痰厥嘶吼，稀涎散苏合香丸牛黄丸。治酒厥以解醒汤，疗热厥以三黄丸。蛔厥者，进茱连雄锐散椒梅；厥疝者，与淬铁饮芦巴丸导气汤。四逆汤回阳饮龟鹿膏，拟尸厥中恶之方；白金丸神应丸霞天膏，除痫症伏痰之剂。色厥投六味回阳饮，喑痱进地黄饮子。厥阳五火焚君，拟人参固本丸当归六黄清救；一时血晕崩败，惟人参养营汤参附汤摄藏。烦苦阳张，四君子汤真武汤；气沉火烬，桂附参姜。厥兼痉握者肝盛，拟小营煎钓蝎煎熄风；厥由呕胀者肝强，投甘麦大枣汤牡蛎②龙骨缓降。故阴伤刚僭之逆，宜化以和柔，酌进地芍阿胶黄连汤，佐介类龟鳖决明方诸③之属磁朱丸潜镇；内损奔冲之厥，惟培而下引，拟用三才汤八味丸，参盐苁淡茱安脏。正变诸法，备举精详。

## 痉

　　痉为筋病，症发督膀痉发反张，病在太阳督脉；筋属肝司，邪归风木。痉痫相类，痫则随已弗拘痫罢不拘急；厥痉几同，痉虽反张易语厥则不知人。外至者，非风即寒及湿；内出者，阴虚血少火痰。经从湿论，仲别刚柔经文主湿论多，仲师别刚柔二痉，主风寒为论。刚痉，则表具无汗反张；柔痉，则满噤汗多挛急。脉嫌沉细，虑攻下之难施；治仍汗攻，惟表里之峻法仲师以发表攻里为法。气上冲胸，进葛根汤以治表；卧难着席，拟承气汤以从

---

　　① 灸鬼：灸鬼法，古代的一种针灸疗法。
　　② 牡蛎：原作"蛎牡"，据文义乙正。
　　③ 方诸：方诸是一种大蚌的名字。月明之夜，捕得方诸，取其壳中贮水，清明纯洁，即是方诸水。

攻。体重脉迟，犹与桂枝葜实<sub>汤</sub>；项强胸痛，合投干葛陷胸<sub>汤</sub>。海藏分前后侧之症形，用三表方治三阳表痉；丹溪明经络血之枯涩，以参竹沥调血竭虚风。前后古方，推因度用；再呈管见，详论痉因。由巨厥表里受邪<sub>反张者，太阳所主，痉属筋病，厥阴所司，实表里首尾为病</sub>，乃虚实邪正互见。或兼滞留满胀<sub>因邪实</sub>，或继汗泻产疡<sub>因正虚</sub>。或小儿痰食发惊，或跌损经风挛搐。每从伤血由来，间或感邪发病。论必凭表凭里，治则兼养兼攻。表实无汗，治以钩蝎羌辛，同归地而散表；表虚多汗，仍投桂芍钩蝎，主归甘而祛风。厥寒不渴，可佐蔻姜；汗渴引饮，酌加芩地。热汗谵躁者，丹栀六黄<sub>汤</sub>加减；汗多亡阳者，建中<sub>黄芪建中汤参附汤</sub>为功。先泻后痉<sub>土败木贼也</sub>，胃关<sub>煎</sub>理中<sub>汤</sub>先投；先痉后泻<sub>木强凌土也</sub>，钩蝎<sub>煎</sub>理中<sub>汤</sub>兼与。脉滑痰壅者，沥汁二陈；脉洪烦渴者<sub>火痉也</sub>，保阴<sub>煎</sub>玉女<sub>煎</sub>。崩产而痉者，归脾五阴四物<sub>诸汤</sub>；疡溃而痉者，八珍六味养营。痉而结胸，或升降而或陷；痉而腹满，或从消而从攻。痰食发惊，星枳保和清降；经风跌损，肝余<sub>指甲也</sub>归鳢<sub>饮</sub>消风。是皆管窥肤论，愿为后学研穷。至于移热破伤，吐泻过汗，由阴阳之伤虚，考各门而详治。

按：《病机》治痉云：诸痉强直，皆属于湿，太阴脾土受邪也。后人见痉症，皆风状，与经文不符，乃以湿太盛，反兼风化为解，殆未审其因也。观《伤寒》太阳篇，以表实无汗，重感寒者，为刚痉，此由寒深血涩，筋急不舒，故摇头噤口而反张；表虚有汗，复伤于湿，为柔痉，此由卫伤液泄，湿复留经，故体重满噤挛急。以此论之则痉症在《内经》专以湿言，而仲师又兼三气言也。痉作多反张挛搐，《内经》以掉眩为风，以强直为湿，而主诸痉，则痉当从湿论，何仲论反以风寒言痉乎？窃谓经之言痉者，原以湿言也。强直乃关节中病，湿留骨空，则体重而屈伸不利，则身为强直，是即所谓痉也，非以反张掉眩为痉也。仲师所论痉者，正明风寒湿三气，皆能为掉眩之候，统言三气为痉也。劲急与强直相类，故即以痉名，又以风寒二气，分别为刚柔二痉，非诸痉强直之谓也。即言再伤因湿，亦尽非湿因，可以作反兼风化为解也。况内因之痉颇多，岂尽可引反化并论哉？故求经论者，须圆活参酌，非可执泥也。

按：痉厥二候，每多兼见，总由于火逆血虚之故。凡六气、痰食之实，与汗、泻、疡、产之虚，皆能致此。而其虚中之实，实中之虚，治疗各有分寸，故二症当互参其治为当。

## 痹即痛风也　附鬼箭 羊毛痧论

病皆一气之邪，痹为三气之恙经云：风寒湿三气杂至，合而为痹。滞气血而不泄，酸痛麻，不一而形；气杂至而合邪，行着痛，各从其胜。流经脉，则痛牵上下，风伤筋而胜气归肝此为行痹即筋痹，风胜之候；逗关节，则着肌肿疼，湿伤肉而患生中土此为着痹即肌痹也，湿胜之候。寒伤骨而归肾，则为彻骨酸疼此为骨痹即痛痹也，寒胜之候；留分肉而不行，乃致沫停痛裂此邪留肌脉间也。三气邪分兼主胜气为主，痹成症别浅深。风胜者，在阳易已；寒与湿，在阴难痊。表入者，先见强疼体痛；上着者，常为膈闷吐呕。痹于中，则为满胀痛酸；痹在下，是为闭癃足疾。经详皮肌筋骨，并胸腰喉脉痹名痹之为病随所着而命名，故有胸痹、腰痹之论；备论脾肺心肝，及肾脏胞肠痹类是皆各痹之名也。交阳分而热痛甚，症必因热宜寒；逢阴晦而夜转深，症必因寒宜热。治法不离三气，施方从胜为先。三气饮，治痹常方；大秦艽汤，祛风托剂。攻风宜艽蔓灵仙，或使荆防钩蝎；散寒宜羌辛桂附，或投虎骨姜葱。湿淫宜燥，天麻苍芷薏草；痰盛宜消，星芥夏苓沥汁。热宜清者，一阴煎栀子芩连；滞宜行者，延附左经圆灵脂茜草。除湿活络，二妙散独活寄生汤米仁防己木瓜汤；养血荣经，四物汤续胶续断、牛胶也蚕屎。骨痹则重痛不举，虎骨丸寄生独活寄生汤最妙；脉痹则烦心痛悸，升麻汤当归汤称良。筋痹屈伸不利，宜钩蝎煎归灵趁痛当归灵没丸、乳香趁痛散；肌痹肢节酸痛，投痛风方三痹汤灵仙苍术。皮痹则热浮寒惨顽麻，分前后侧而施三表；周痹则遍身历节掣痛，统上中下而施峻方。热肿者，火候疏清；牵钩者，痰邪化逐。感浅邪轻，常方可愈；受深症重，峻剂始康。穿山甲皂牙皂麝，可透骨而通经；桂附川乌，能温经而导滞。温中再造散里虚养托，更益虚伤；换骨丹愈风丹攻补兼调，且除鹤膝风。丝瓜寄生石络，能通络而祛风；虎潜牛膝木瓜，可强筋而健步。钻地风，猪豨莶，祛风神效；虎头蕉，千年健，蠲痹功宏。针能却[1]痛，膏可缓疼。

---

① 却：原作"劫"，据文义改。

痹久不瘳，症成痿废；痹非三气，患在瘀痰。

　　按：《内经·痹论》以春、夏、秋、冬四季之时令，分别筋、脉、肌、皮、骨五痹之名，不过归重在胜气，故以时为论，实则随邪之所着浅深为的，不必拘泥也。总由元精亏损，三气外袭，不克随感随治，致流连成痹。更有湿热火痰，郁气死血，留滞经络形层内外，以致麻木痛痒者，不可不知，此当用峻利之剂为治。果热燥闭结于内，以致经络之气，并滞不通者，即桂枝大黄、百顺丸之类，皆可用也。

　　俗以身有着痛者，为鬼箭，言祟气所致，用桃头擦，艾汤洗。胸腹卒痛者，为羊毛痧，以火焠针挑，即身痛者，按痛挑出，状类羊毛，人即呼为痧箭，实则邪结在孙络也。挑时暂快，过即依然，甚至挑断络脉，竟成痿废，良可惜哉！总之治痹之要，在宣通脉络，补养真阴为主。盖邪之感人，非虚不痹，但令气血充盛流行，则痹必自解。所以古方，皆以补正祛邪立法。虽有痛风之名，不可过用风燥等药，宜以养正熄风，醪醴[①]日饮，则痹痛自默化潜除矣。

# 伤风

　　风邪伤肺，气合皮毛；卫气受伤，邪干腠理。鼻鸣且塞，或清浊之涕流；声重咽疼，或恶风而咳嗽。其常者，微热自汗，头额辛而痛眩；其甚者，拘酸项强，作寒热而呕烦。亦见三阳表症，则化疹化斑，同伤寒传症之条；其或传伏息留，则为胀为疼，成风痨积聚之患。

　　经云：风邪之中人，必先舍于皮毛，留而不去，则入于孙络，渐次于经脉缓筋。或着于募原伏冲之间，或深入脊筋，或随息而成积。留于郭廓，则为胀为疼；散于脏腑，则为积为聚。风咳久不已，则阴气日消，为伏风风劳之候。

　　故病之轻者，每迁延而深重；其延之久者，恒犯营而愈迟邪在气分，昼甚者，易平；邪在血分，夜甚者，难已。因由沐卧当风，脱帽更衣所致；或因时邪相触，大小传染不休。息留邪伏，多招屡感邪既伏留多易感触，如首风之候，先风发病义同；虚风衰老，更苦难支。

　　---

　　① 醪醴（láolǐ劳里）：醪酒，甜酒，此处指药酒。

左脉浮弦浮缓，风候宜推；如其紧盛滑多，寒痰兼察。右洪或滑，热伤痰食之疴；涩数且沉，少血干营之恙。感浅者，咳呕出涕；热壅者，燥渴舌苔此即火嗽之候。外风内火，表里两因皆实，法从双解；卫虚精损，内外皆由虚感，治必兼培。邪轻伤浅，虽感时而易愈；邪深感重，法伤寒而施医。寒风兮，指尖微冷寒生四末也；温风兮，汗咳痰希[1]风伤卫则自汗，温则多热，虽咳而痰少。暑风兮，烦渴多言热汗暑必汗烦而热渴；风湿兮，瓮声如裹常濡伤湿者声如从瓮中出，首如裹，体重多汗，身常濡。精血虚而凑邪，血风劳风必辨邪在精血者为血风，邪在气分者为劳风；留舍久而息伏，变传感召须知邪舍形层，日久变传息伏，内既伏风，则外风易感，内外之气感通有如召之使然，其传变即为风痨积聚之候。干脏气，则五风发现；袭肠胃，则泄澼相随五风，即心、肝、脾、肺、肾五风也。泄澼，即胃风肠风也。治主二陈汤如圣汤，芎苏饮败毒散天麻；或施金沸草散柴防二陈汤，柴葛煎消风散羌活细辛。寒热小柴胡汤，暑风香葛汤。风间湿，则投胜湿汤神术散；金受火，则与桑桔杏仁煎黄芩清肺饮。头痛进羌芎荆蔓，气逆投苏子降气汤代赭旋覆汤。中气虚而客风，苓夏补中益气汤；精血虚而致感，羌辛金水六君煎。风热动咳，知贝芩蒌；风寒嗽频，夏苓姜蔻。风犯营而咳顿，红花香附当归川芎；邪流胁而攻疼，二青青皮、青木香也通草没药。六经见症，伤寒同治；五脏感发，就症推寻。肝风搐搦兮，钩蝎煎归芎星夏胆星、半夏也；肾风黑庞兮，大营煎金水六君煎羌辛。肺风宜如圣汤，挟火饮，麻杏石甘汤葶苈泻肺汤；脾风需苓术二陈煎，木乘土，理中汤姜桂六君子汤。心风火动兮，犀角散菖连导赤散；胃风肠风兮，葛根黄芩汤胃风煎。雷头大头兮，清震汤普济消毒饮是效；消斑化疹兮，疏邪煎升麻葛根汤宜遵。至若息留变症，当从伏风推寻伏风症详《无问录》末卷。

按：风虽六气之一，而实则兼该六气，故为百病之长。故伤风一症，不惟治在足经，而诸经内外脏腑之症形各具。治之失宜，则留连不已，而成伏积劳损之候。篇中六气外因，脏腑内候，症治逐辨详晰，苟逐症得心，无不应手神效。

---

① 希：通"稀"，少。《老子》："知我者希。"

## 破伤风

跌仆损伤，经络血亡痛裂；邪干破损，酸疼寒热肿浮。外袭固属寻常，内犯便成恶候。或痈溃经风变作，或金疮失护邪留。身热自汗者风伤，拘痛无汗者寒闭。泡浮水出，受湿之尤；紫暗肿焮，邪结之象。最忌热瘥伤陷，邪内攻而昏烦；更嫌背项反张，风入经面痉搐。舌强咬牙，口噤便闭，多缘入脏之邪；黎[1]晦汗柔，塌疼不肿，定是凶危之候。痉屡作而时昏时止，终难了局；历节疼而伤处不痛，毒散危亡。诊宜缓小，脉忌坚强；治参脉症，法辨变常。表固宜汗，而亡血过多，汗难再发；里即可攻，而气伤已甚，下剂何当？拟屏风散除有汗之表，进归葛煎治无汗之伤。寒热主柴归饮羌活，里实进红桃四物汤大黄。反强昏搐者，龙虎丹，或肝余归鳢饮；毒散内陷者，三气饮，加鲮鲤芪防。防风通圣散，表里俱实者可投；趁痛散玉真丹，破伤深重者敷服。至于痈疮失护，惟从补托施方。

按：破损经风，初虽在表，但其气血已伤，经络空虚，故邪着于外者，旋即入里。或窜入经络，或内犯脏腑，便成不救。其症变迁最速，非若伤寒传经，气血未耗者可比。诊视者，勿以寻常忽之。

## 咳嗽

咳发肺经，五脏随时感受；非时传与，四时须察专经经云：十二经中，皆令人咳，非独肺也。五脏各以其时受病，非其时，则传以与之。故四时之咳，虽同见于肺，必察六气为主。病必关肺聚胃，纵饮食，不为肌肤经云：关于肺，聚于胃，故咳嗽，当节饮食；症则涕唾逆浮，若咳顿，必将食出咳嗽之候，使人多涕唾而气逆而浮，邪留幽门食仓，或干伏冲之间，则咳顿而出食。息有音而唾血者肺病呼吸声嘶，肺络之气逆也，喉介梗而心痛者心论。左胁满痛，邪从肝断；右胁引肩，咳作脾评。腰痛咳涎者肾疾，咳呕虫出者胃瘼。呕苦少阳而遗矢肠病，小肠失气而膀胱遗癃。腹满不食者，邪在三焦；烦冤气逆者，病因肾脏此各经专主之症，咳虽见于肺，皆传与之邪，故治病当求专主之本经

① 黎：通“黧”，黑色。《史记》：“面目黎黑。”

而调之。十二经令咳形症，不外条详；膀肾胆咳病五条，伤寒俱载。咳自外生者，始于肺；咳自内出者，由乎肾。咳不得卧者气浮，阳明之逆；咳难偃卧者肺盛，太阴之瘨。寒闭火而咳暴喑，得温开，则寒消而火散；火刑金而喑渐甚，用滋清，则火降而金清。

太阳饮咳，小青龙酌进；胆火刑金，一柴胡饮从清。少阴传热咳利，四逆散夏苓共剂；少阴协热咳利，猪苓汤枳桔参行。咳嗽因风，芄麻六安煎如圣汤，即甘桔汤消风散亦效；咳或因寒，姜蔻二陈汤羌细，即芎苏饮麻桂堪凭。中虚感而嗽不宁，补中益气汤酌加杏蔓；阴虚感而痰咳动，六君煎参入羌辛。暑风咳，藿茹汤最效；风湿咳，神术散称神。阴火咳红无表症，一阴煎麦贝；胃咳因虚食不入，竹叶人参。暑火嗽，芩连白虎汤为功；湿热咳，四苓散分清饮酌剂。外燥咳蒸，清肺饮薄荆蒌杏；刑金火咳，菊桑泻白散黄芩。红花香附青蒿知母归芎，能调夜咳；莱杏服蛮蒌粉，尤利痰凝。胃火动食痰，白虎汤葡蒌最效；渴嘶兼体痛，麻杏石膏汤称灵。先咳后泄肺热移，葛根芩连汤甘桔汤；先泻后咳脾湿动，五苓散胃苓汤陈平汤。阴火动而干咳频，人参固本丸左归饮六味丸；元气虚而时咳沫，劫劳散八味丸人参荆芥散。百合固金汤贝母丸，为壮水清金之品；胡桃阿胶乳蜜，乃甘润养阴之珍。咳顿结闭，烧皂散参投；梅核塞浮，栀姜暂降。脾肾败而痰日增，滋培为主；邪已衰而咳不已，敛劫为功。但咳嗽外感因风，而脏腑诸经，各形其候；风家兼该六气，而五风劳风血风，不一其灾。故风咳分评，既集前编之略；而并观汇论，尤须再挈其纲。因风之咳，解以甘苦辛平，若兼温，即用辛凉泄热；因寒之咳，散以辛温甘热，如兼湿，必参苦燥除邪。因暑者，当与芳香清解，或以辛寒通降为功；因湿者，症推寒热来由，酌与清温燥渗之治。燥淫伤肺者，不外清香甘润，如槁烁，必资荷露蔗浆之生鲜以救液；温热内侵者，必藉清凉通泄，动厥火，亟济冰雪水鲜地汁之沛迅以除焚。苟内亢伤金，则清火凉肝，而胆菊犀羚之品必进；如阴虚木僭，则滋肝清络，而胶连鸡子之治宜投。土气乖而金失养，则剂别温凉，酌戊己补中，以合刚柔之化；肾窍气而金并损，则治惟滋养，进八仙固本，以滋金火之原。肺肾两伤之咳，法尚滋培，不外甘露补元两治；肺金难理之恙，先调四脏，总惟生克制化参调法《金匮》

首篇意。兹皆咳治大略，幸毋浅涉徒劳。

咳者，气逆于肺；嗽者，痰出于喉。《素问》十二经皆有咳候，其外感内伤之因甚繁，而总不离乎肺病也。肺受不已，则外至之邪，由肺而五传至肾；内出之咳，由肾而五传至肺。顾痰咳似属寻常，而邪盛难清，或治不合法，便成危败。故辨因论治，较他病尤宜详切也。观《内经·劳风论》云：劳风之候，必巨阳引精。咳出涕如弹丸，则愈；若涕不出，肺伤则死。可见风咳两因，最难调理，此篇详且备矣。

# 中寒

寒为杀厉之气，感躯廓，即是伤寒；中乃夺正之邪，袭三阴，即成卒中。寒入脏，则真气逆而上出；气不返，则神机息而危亡<sub></sub>经云：寒气客于五脏，厥逆上出，阴气竭，阳气未入，故卒然痛，死不知人，气复返则生矣。又曰：出入废则神机已绝，升降息则气立孤危。身冷脉沉僵仆，即李氏气中之条；无热寒惨蜷暗，同伤寒直中之论。至若中阴伤寒，同见身如被杖。脉细微而迟沉，形惨黎而厥逆。太阴则吐泻而绞疼，少阴则蜷默而欲寐。厥阴则沫冲卷缩，唇甲青而寒过肘膝；入脏则汗来命绝，元阳败而瞬息妨生。药惟回阳参附，或投八味玉壶丹；治参灸脱灸脱阳法蒸脐法，法必温经救里。

如其伤冷寒中寒饮食伤中也，亦作厥昏暗闭。脉必紧而或伏，息则粗而掌拳。或投温胃饮蔻姜，或进和中饮三白散。暴寒犯腑，较推入脏少差按：寒中即是气中，皆阳气衰败之故，多犯三虚之体。若寒饮食伤冷之候，虽属寒因，伤在胃腑，腑为阳，故较轻；病着三虚，势与暴伤是异。中寒深浅，参考宜知。

寒邪伤形，由三阳入。若中寒邪入脏阴，故多不救。此由体本三虚，故致卒中，当与伤寒直中、李氏气中互参。

# 暑症中伤

暑别阴阳，感推寒热；症分中伤，暍闷重轻。

中者，邪犯脏也；伤者，邪伤形也。卒闷者，邪卒壅而气道不通，因闷绝也。仲师论中暍卒倒之候，谓炎酷之气，从口鼻入，闭闷胸膈，以致膻中之气，不能流通，故昏晕卒倒。河间暑火论，所议亦然。顾宗气不足，则内干心肺，脏气受伤，即为中暑，为喘汗气脱之候。若伤形者，皆时令风邪，即暑风也。经曰：因于暑，汗烦，静则多言，体若燔炙，汗出而散。此因风伤卫，故自汗。所谓汗出而散者，暑当与汗皆出勿止之谓也。故暑有伤形、伤气之别：伤形者轻，即伤暑也；伤气者重，即中暑也。戴氏谓夏月卒倒，不省人事，名曰暑风。夫炎暑之时，南熏拂拂，何地非暑风？风亦时令正邪，时际炎蒸，最易感受。暑风之候，多见汗烦燥渴，未见卒倒之多，且所云亦别无议论，当从仲论为是。河间论中，谓暑从口鼻，先干上焦，当先清心肺。

**诊辨形气脏邪深浅。**

经曰：寒伤形，热伤气。以寒暑言，似暑独伤气。又曰：喜怒伤气，寒暑伤形。以内外言，则暑亦伤形。然寒虽伤形，而直中之邪，亦伤脏气；暑多伤气，而汗烦之病，亦袭形层。要知伤形者浅，伤气者深，伤脏者危。诊治之道，伤形者从解肌疏散，伤气者先清理三焦，伤脏者惟保元夺命。

**如泥暑热动静，莫若以阳暑阴暑定热寒。**

洁古曰：静而得之为中暑，动而得之为中热，中暑阴症，中热阳症。东垣云：暑热之时，人或避暑纳凉，于深堂大厦得之者，名曰中暑。其症必头疼恶寒而拘急，肢节疼痛，烦热无汗。此为阴寒之气所遏，致阳气不得伸越，以大顺散热药主之。若于日劳役得之者，名曰中热。其症必头疼躁热，渴汗懒动。此热伤肺经，以苍术白虎汤主之。按二子之说，皆以中暑为阴寒，中热为热邪。然症宜正名，似不必故迂其说。夫暑为夏火之令，暑热本同气，而忽以暑为寒，以热为热，不若从阳暑阴暑之说为明快。阳暑实因受热，阴暑因热受寒，如此别之，使学者顾名思义，不致混乱矣。

**欲明伤中浅深，可即从干脏伤形评缓急。**

伤暑者，伤形之候，宜疏清汗解，故病轻；中暑者，犯脏之候，宜敛补挽正，故病重。治病之法，一以生脉饮敛补，所急在正虚；一以香薷饮疏邪，所急在邪气。缓急轻重，自判然不爽。若暑从口鼻，伤上焦清气者，当清凉通解。

故阴暑贪凉受病，时虽暑而症发由寒；阳暑不避炎蒸，感时邪而症惟病热。阳暑治宜凉解，阴暑法必从温。暑闷虽属热邪，宜温通而最嫌冷闭。

陈无择曰：凡中暍死者，治之切不可用冷，犯之则死。惟宜温而通之，则醒。如在途中卒倒，即以途中热土，和溺填脐中，或蒜和温水，研烂灌之，此盖以温通之法，疏壅闷之气也。若以冷水激之，则内犯心肺而闭绝矣。

中暑邪干脏气，惟敛补而亟在扶元暑中则邪犯心肺，喘汗脉绝，故以生脉饮敛补扶元为治。气盛身寒脉盛，反时寒病之尤；气虚身热脉虚，感时病暑之患。吸干心肺，冒闷汗烦；邪袭膻中，昏谵内闭。

《刺志论》云：气盛身寒，得之伤寒；气虚身热，得之伤暑。按：寒则腠理闭，喘粗，故气盛；暑则腠理开，汗大泄，故气虚。若吸入内干心肺，则汗烦而郁冒，若内闭膻中则昏谵。

喜寒恶热而头疼汗垢，暑邪乃的；喜热蜷寒而息高面赤，寒病兼虚。邪热上薰者，燥烁阴津；挟湿下注者，妨中洞泄。

炎暑之邪最宜审别，常见精气内虚之体，多有少阴反热，太阳脉沉之症。其短气脉空，亦类暑邪，若误治之死生反掌。总以面垢头痛，喜寒饮者为暑；面赤蜷卧，恶寒喜热者为虚。更有少阴先溃于内，而暑邪继之者，最为危剧，惟宜救本，峻补真阴。若暑湿之胜，法从清渗。

时暑，必齿板燥而汗烦热垢；变暑，则脉反盛而汗渴昏谵。

夏时暑候，一时感触伤形，不致内伤脏气者，其病犹浅，治之不难。若变暑，乃伏气兼时，内外合邪，其脉气皆盛，病亦必甚。

暑湿并而湿温成，则面变身青，昏谵胫冷暑湿相并，号曰湿温，心脾受伤，故见面晦身青，脉细神昏，足胫寒，耳聋谵妄，皆病极危亡之候；暑袭肝而疟不出，则妄谵神鬼，厥痉遗尿风暑袭肝，则魂不宁而谵妄，故疑鬼疑神。若干脏则卷缩烦满，如气上冲胸，得寒热战汗，则出少阳而为疟。若欲出疟而不得，则为厥痉之候。炎蒸患寒热之邪，由卧湿沐风冒雨；九夏多洞寒之恙，因嗜寒啖冷贪凉经云：长夏善病洞泄寒中，虽云一阴在内，实则贪凉嗜冷者多。夏暑不汗者，秋来病疟。

经云：夏暑汗不出者，秋成风疟。又曰：夏伤于暑，秋必痎疟。按经旨，虽云伤暑成疟，至秋而发，言其不即病也，非伤暑者必至秋而成疟也。夫酷暑之令，其病甚暴，随感随发者多，况热则伤气，其性速急，焉能留连成疟？惟有暑湿相兼，或感暴寒，或嗜冷贪凉，多致留湿成疟。细参暑汗不出，乃成风疟，其因暑因寒可知矣。

金衰水涸者，煎厥减餐此禀气薄弱，形气不足之人，每至盛夏，则身热食减，俗名疰夏。阳暑热淫，则见热烦燥渴；阳暑风胜，则为眩痛烦言。阴暑外袭兮，恶寒无汗而拘急；阴暑内犯兮，呕疼吐泻而厥寒。风湿袭肝脾，则霍乱而吐泻；房劳兼暑候，则蜷热而昏谵。绞疼痧胀唇甲青，暑邪入脏；足冷烦聋呕咳甚，斑疹攻阳。既晰症因，再详暑禁。妄汗反增鼓栗，误攻随变涩淋。施温针，则协热妄谵；下湿温，则晦青喘变。此为三禁，莫妄七方。

脉洪浮而无力，伤暑之邪；脉坚实而数洪，变暑之恙。缓为脾应，数则干心。风胜者，浮弦；伏歇者，陷伏。缓虚沉细，三阴受暑之疴；尺急寸虚，湿温并邪之症。暑邪干脏者，或伏散而或脱；挟湿挟滞者，或缓滑而或洪。紧而辟辟，寒伤内外宜详；数而振振，暑犯阴虚可信。

既详脉症，更晰汤方。中暑犯脏危疴，生脉饮参连饮急疗此暑干心肺之剂；伤暑伤形时感，藿茹汤香葛汤堪尝伤形之治，三阳为主。暑为长夏之气，乃湿土之应，故以香薷藿葛为表剂。中暍乃暑闷闭壅，先与葱蒜地浆，再酌太乙丹香薷饮通解暑闷膈，先用温疏通闭，以太乙丹通窍，以十味香薷出入，随其虚实而调之；变暑由伏邪兼感，宜与葛根白虎汤，或从三黄汤双解散参详此新邪故气合病，内外皆热淫，故宜此汤。阳暑热淫，黄连香薷饮最捷；阳暑风胜，柴防二陈汤柴葛解肌汤称良炎暑风邪，法从凉解。阴暑由外寒，羌活汤冷香饮子正气散。阴暑外袭之寒，即是寒疫，故用是方；阴暑由伤冷，和中饮甘草干姜汤。内伤生冷之寒，故宜温中消运。湿温两因迭感，四苓散苍术白虎汤。湿火搏结，故宜燥湿清利；疰夏阴虚禀弱，固本九玉女煎地黄汤。症由不足于阴，故宜滋阴。痞碍胸，半夏泻心；寒犯脏，回阳参附汤。伤中吐泻，胃苓汤六和汤六君子汤；湿热闭膀，六一散丹栀饮导赤散。袭肝痉作，太乙丹钩蝎柴胡饮；劳内感邪，五柴胡饮补阴益气煎清暑益气汤。上焦宜清解，枳桔犀羚；下治主温通，桂苓甘露饮。挟食者，参保和丸安胃饮；痰咳者，调桑桔杏仁煎二陈汤。暑火流阴夜甚，地丹蒿母生地、丹皮、青蒿、知母也柴归饮；阴暑戴阳泄寒，参附汤镇阴煎都气丸。热淫化疹，疏邪饮搜毒煎化斑汤；绞痛唇青，探吐蒸脐刮刺。膻中内闭宜通，藉至宝丹牛黄开透；胸膈焦烦宜解，假荷露青蒿瓜汁蔗浆清凉。时邪活法，参治尤良。

　　按：暑为长夏之气，届午未之月。其令火土，其气湿热。最多郁闷，感邪为病。重为中邪，喘汗昏仆；轻则伤暑，身热汗烦。热胜则燥渴，风胜则头痛。湿胜者，首如裹而身重，治以清芳凉散，时当湿土之令，所用散剂，以香薷、六一、藿薷、香葛等汤，所以发越脾气也。热胜者，用白虎、解毒等汤；风胜者，宜从凉散，故用柴、葛、钩藤、荆、薄之类。若湿胜仍用神术燥湿，伤脾吐泻者，则用六和、胃苓。若兼痰食，仍用二陈、桑桔、和中、干姜等剂。精气内虚者，清暑益气、补阴益气、十味香薷等汤。阴虚疰夏者，用生脉、六味、固本、甘露之类。若暑干心肺犯脏之候，则用生脉、参连、十味、香薷。若阴暑之候，皆因寒所致，表则羌、葛、柴胡等汤，里则理中、参附、理阴、镇阴、大顺、八味之类。如是分别，自不致差误。但暑火之候，河间以三焦立说，其法分上中下三焦主剂，谓暑风虽亦伤形，然热则伤气，邪从口鼻入，心肺二经先受，如失其治，遍彻三焦，最恐内闭膻中，闭则昏谵痉厥。顾上焦初治，先宜以清芳凉解，故宜藿、薷、蒿、葛、钩、薄、翘、羚，或佐竹叶、瓜瓤、芦根、荷露、蔗浆、桑、菊之类，取清迅沛之义。气滞者，佐用郁、菖、蔻、朴之属。若暑及中下，宜辛寒降泄，或佐温通，如白虎、菖、连、桂苓甘露，皆所当用。篇中诸因悉备，参此活法，尤为神效。

# 时疫

　　疫自天灾，时逢厉气。大小传染，非尽皆冬感伏邪；岁歉常多，惟辛苦饥寒易受。非其时而有其气，传染者，即以疫名；感岁气而致违和，不传者，无非时气。寒疫感暴寒之气，热疫发温暑之时。温热病类伤寒，发太阳，无寒即渴；伤寒异乎温病，虽化热，无渴恶寒。表症恶风不渴，春湿时感；初病恶寒即渴，伏气逢寒。但热而渴，内外两热可推；恶寒不渴，非时暴寒可拟。昏鼾汗渴认风温，热汗渴谵为变暑。治虽毋伐天和，要必审凭症。再推脉要，可决舍从。滑大兼和之诊，症浅邪轻；细弦劲疾之来，多凶少吉。浮空涩弱变汗后，法先补托祛邪；沉迟伏匿偏戴阳，治必温经救本。吐满热昏细劲，再逆危亡；下利脉实胸坚，变于三六。阳涩阴弦者，宜温；寸浮关沉者，宜陷。温疟，则阴阳俱盛；风温，则尺寸俱浮。阳数阴洪者，阳毒；阳弱阴急者，湿温。疫为阳病，阴脉必危。治有弃从，见机立法。药症逐晰忌宜，汤方必分可否。暴病元气无亏，法惟表散；时感复兼杂症，治必兼医。有表脉虚，当思补托。元虚邪盛，夺命为功。

平散者，柴胡饮升麻葛根汤，败毒散钩藤饮；温散者，神术散羌活防风汤，桂枝汤五积散。凉散以犀羚荆薄，柴葛煎柴芩煎；表里以大柴胡汤葛根黄芩黄连汤，九味羌活汤双解散。温疟需一阴煎一柴胡饮，风温进小柴胡汤丹地。阳毒升连清胃饮，甘桔汤抽薪饮；湿温苓术二陈煎分清饮，苍术白虎汤。时毒结流赤肿，蚓泥柏汁调敷；阴邪杖痛咽疼，七味六味加附子也回阳饮冷服。雷头大头邪上壅，清震汤普济消毒饮最良；前癃后闭邪下留，导赤散金花丸可济。至于挟食挟痰，因寒因热；戴格挟虚，斑黄吐衄。痞结汗下诸变，误治坏病各因。寒同伤寒之条，热同暑病之论。理同法等，治亦无殊。

## 斑疹

斑属三焦火郁，出肝胆而成斑；疹属肺胃火恣，泄心包而化疹。斑则有痕无迹，若块肿硬结者号丹瘤火毒尤甚；疹则如豆如麻，若隐见不透者为瘾疹稍轻于疹。斑色紫灰蓝黑，症必凶危；疹如沉晦滞枯，亦多危败。喘煽肢厥，胸腹稠密者难医；明润肢和，颧透稀疏者易治。诊喜洪大有力，伏匿者，但凭表症施汤；脉嫌浮豁无根，沉小者，多见凶危少吉。滑实症犹可恃，缓弦莫与寒凉。症自热蒸邪郁，届时气疫毒而形；病来多在三阳，由邪盛热深而发。咽疼咳热，常作先机；热汗肤疼，欲来形势。热或朝瘥暮甚，食必减恶闷烦。或厥聋呕咳昏谵，或颐颊股肱隐现。法先燃照，形辨疹斑。

　　初见身疼热嚏，从羌防败毒散施方；若形呕咳闷烦，进升麻葛根汤为治。羌活汤葛根汤柴胡汤，仍就症而酌投；发解和，从疏透而参治。先期吐泻，邪得泄而症轻；当发吐利，毒陷闭而变至。初形最忌寒凉恐寒滞也，见疹酌行清透视色之浅深，形之稠疏，酌宜清宜透之治。邪来血分者多躁，病偏气分者渴烦。毒微者，如蚊迹而散四肢；毒甚者，似锦纹而聚胸腹。色明润而颗未透，必疏邪煎以化斑；色紫赤而晦且枯，资犀角散而解毒。蜕莠蝉蜕、牛蒡笋羚羊青蒿赤桎柳，透发选尝；樱桃核葱苋菜芫荽，薰服两用。热盛者，白虎汤三黄汤鲜地黄；热微者，芩翘荆薄桔甘。不避风寒，邪内闭而闷绝，欲挽仍宜温透；或逢暑闷，毒干心而危败，欲生济以清凉。透发必彻，禁忌须明。犯腥腻，则疳烂渴昏，加楂砂于清胃饮；滞痰食，则嗳膨嘶闷，入曲麦于陈平汤。热汗渴消疹不松，地髓鲜地黄汁也芦根白虎汤；疹透渴消协热利，葛根黄连黄芩汤。和血滞以紫草，导硬满以调胃承气汤。咳呕者，茹羚甘桔汤；咽烂者，芩翘射根射干、豆根。升连清胃散，犀角地黄汤，能辟血中伏热，若泄闭胀黄，必进三黄解毒；玉泉散玉女煎，太清饮安胃饮，专除胃火炽甚，若牙疳咽烂，再参知柏射干豆根。血虚不透者，归葛柴归饮荆芥；气虚不化者，消斑青黛饮白虎人参。既透宜调，养血清阴为法；余毒未净，解毒清火能平。热毒移肝发痉，急进丹栀，或与左金汤钩蝎；热邪归肾焦闭，或投六味，或施知柏滋阴地黄。热在心而昏冒，菖连导赤散珠黄散必效；邪留肺而咳痹，清肺饮泻白散可平。疮家疹透疮瘪，毒流肤胀者，芍药蒺藜煎清胃；娠疹升翘六合汤，漏红欲堕者，柴归饮胶艾汤凉胎饮。其有无表症之疹斑，乃劳伤虚火游行，惟调中建中汤主治；其有如块麻之斑疹，乃内风伏邪发现，惟补阴益气煎乌鳢投汤。斑疹症治，始末周详。

　　时疫斑疹二候，温热之病为多。疫间有寒，而斑疹悉皆火化，故处方当参温暑之义。果为寒疫，则姜、桂、羌、辛、苍、苏、芎、芷，即理中、四逆，亦所当用。若由温热暑湿之邪，则当以升、葛、柴、芩、犀、羚、钩、薄及抽薪、白虎、二苓、六一之类，而辛温苦热之品，皆当忌用也。至于斑疹之治，当专以清透疏邪解毒为法，最忌过寒凝闭，能酌热之浅深，而三黄、白虎等剂，不致过分妄投，斯为尽善。

## 霍乱

霍乱邪袭肝脾，发泄阳明而猝形吐泻；转筋痛迫肠胃，气血骤损而甚为卷拳。症似陡兴雷电，邪干直透形层<sub></sub>邪袭厥太二阴，发泄阳明，非比皮毛肌肉传来。或乱已而热来痛强<sub></sub>每于吐泻之后，见身热头疼、拘强等症，此从内之外，其症由轻，或内夺而厥脱危亡。岁土不及，每留湿而灾生；病不远热，每热积而变作。或触炎蒸冷雨，而寒热交争；或由腻滞热寒，而清浊淆乱。邪闭结而脉伏，腹迫切而攻疼。得吐泻，则邪泄而可愈；不吐泻，则邪结而妨生。无吐泻而绞疼，惟探吐以疏泄；过吐泻而麻欠，宜收举以培中。五苓<sub>散</sub>理中<sub>丸</sub>，凭渴否霍乱古方；四逆<sub>汤</sub>桂枝<sub>汤</sub>，从伤寒内外治法<sub></sub>此伤寒治霍乱之古法。若时感恶风恶寒，投以六和<sub>汤</sub>正气<sub>散</sub>；如暑湿热烦濡重，则与藿葛香薷<sub>饮</sub>。满闷枳桔，表盛羌活防<sub>风汤</sub>。泄水与四苓<sub>散</sub>分清<sub>饮</sub>，胀满进保和<sub>丸</sub>平胃<sub>散</sub>。呕多烦渴，亦拟橘<sub>皮</sub>竹<sub>茹</sub>汤；寒怯呕酸，药投姜蔻。热深溺涩，二苓<sub>猪苓</sub>、茯苓<sub>不换金正气散</sub>同施；不饮厥寒，温胃<sub>饮</sub>理中<sub>汤</sub>为主。吐利瘥而肢体疼，桂枝<sub>汤</sub>和解其外；下清谷而脉悬绝，四逆汤急温其中。无胀痛而呕泄虚寒，当与六君子汤；拘泄痛而沉迟厥冷，宜从茱附。肠痛鸣而转筋，多因火而宜清；已吐泻而钩挛，是亡津而宜养。但热寒莫误，审未的，先探吐与阴阳<sub>水</sub>；倘伤正欠麻，元既虚，惟理中参大顺<sub>散</sub>。刮背刺委中，通气血而引邪外泄；拯危止吐利，灸<sub>天枢气海穴名</sub>而挽正除邪。未瘥莫与食，米饮必疼；绞痛不吐泻，脏邪妨命。

《伤寒》论霍①乱，以寒袭太阴，故用温方为治，《局方》亦然。但霍乱转筋，乃肝脾二经受病，发泄于阳明，寒暑二因，皆能为病。且有寒热迭感，或外邪挟食，互为淆乱者，其义类乎两感。惟得吐泻外泄，故为易愈，若不泄，即为中脏。故必审寒热为治始当。症之兼化者，不外篇中诸法。

---

① 霍：原作"藿"，据文义改。

# 寒热

寒从阴化，热自阳生。虽天地寒暑之相触，由人身阴阳之奉承天之六气感人，人身阴阳之气，上奉承天。时邪拂郁，则阴阳内应而作热作寒；痰食滞留，则营卫不和而为蒸为厥。劳役伤阳者，阳气张而热浮于外；情欲伤阴者，阴火升而热动于中。阴虚生内热，久虚，则阳不附根而热戴于上；内寒本阴盛，寒极，则阳格于外而热散形层。崩吐亡阴热盛，孤阳无着而散亡；七情热发偏虚，君主自焚而槁绝。故阳胜则热，而虚则寒生；阴胜则寒，而虚则热至。阴阳升降，而寒热谓之乘从；寒热交争，而阴阳为之胜负。物极则变，故阴阳有反化之神机；病发无虚，故寒热为阴阳之征兆。偏虚偏实，就寒热而察阴阳；或少或多，即盈亏而评治法。病之形现，非热即寒；治之纲维，非攻即补。少阳经邪寒热，小柴胡，和筋主方；挟虚兼感热寒，柴胡饮，调和五剂。至于寒热各因，当就各门求治。

寒热虽感邪而来，实人身阴阳本气之化，故内外虚实各因，皆能为寒热之候，不独少阳为然也。篇中列举其因，即可察阴阳邪正之虚实焉。

# 疟

疟候皆生于风，阴阳互并而更实更虚；病本夏伤于暑，寒热交争而或微或甚。疟非秋作者，或应四时，而或反四时经云：夏伤于暑，秋必痎疟。若非秋作则皆应四时之气而病，或反四时之气而病；邪客风府者，在阳日作，而在阴间作疟邪必入风府，内舍于经。在阳者浅，卫气相遇，则邪正交争而寒热即来；在阴者深，连募原，卫气不能会，故间日。日作日早者，邪浅从阳易出；日宴日间者，邪深伏阴难痊。痎疟三日一发，必俟阴阳更代之期。

尝论天数以五为候，地气以六为节，故三阴三阳之气，无不上奉承天。人生六经受病，变传更代，三日在阳，三日在阴，故《热病论》中有三日可汗、三日可泄之文，明阴阳更代之义，则痎疟之候，比类可通。盖人身和平无病，则六经安和如常；若一有所感，即病止一经。而三阴三阳之气，必历遍乃愈，故虽一日之病，亦必俟七日来复也。盖由阴阳之气，默应于中故也。至若感受之候，邪气留连，复传舍而伏息于内者，则病成而变焉。是知疟疾之候，邪入少阳，为半表半里之经。若病邪在半表，必一日一发，如太阳之一日一周天也。随其虚实而和之，犹为易愈。若邪向半里者，如太阴之象，日差阳行十三度，故间日者愈。迟三日一作者，则邪深入于阴，必俟三阴三阳更代之期乃发，故更为难愈其间日者，非子寅辰即亥卯未，从阴阳也。

瘅疟但热不寒，但见壮热昏谵之异。邪着无拘上下邪之客于身，无拘项脊腰胁，卫气会而疟生与卫气相遇，则疟作；随感发于四时，病异形而治别春风、夏暑、秋湿、冬寒，四时之正病也，非时之气，反病也。病既异形，治法亦别。夏疟多汗，而春疟畏风；冬疟寒微，而秋疟寒甚。先热热甚，湿疟热深；先寒寒多，寒疟阴盛。痰食内蓄而疟，邪滞兼调；伤寒如疟两歧，和筋为法。子后午前秋未半，发则易瘥；午后子前秋已分，治无捷法子为阳生之初，午为阴生之始，以此辨在阴在阳之邪。秋未半，天气未降；秋已半，天气已降，故难已。暑风袭肝胆，则神鬼厥痉谵狂；疟厥逆三阴，则戴眼遗尿昏厥。瘅疟必阴虚阳实，牝疟辨伏热沉寒。

形气实而疟初形，柴胡防风汤散邪为急；形气虚而疟陡作，小柴胡汤兼补为工。邪袭肝，木贼煎钩蝎先施；疟不出，川甲夏柴亟与。热烦燥渴，柴胡白虎煎柴芩煎；漱饮多寒，姜蔻柴辛柴胡桂枝汤。胸闷枳朴而痰甚柴陈煎，汗少葛根而汗多柴芍。挟食者，保和汤参调；挟饮者，半夏茯苓散逐。多呕用橘皮竹茹汤夏姜，兼泻投五苓散芩葛。疟兼热利，葛根黄芩汤先投；疟利协寒，五苓散蔻砂亟与。胸结者，柴胡小陷胸汤；胸痞者，柴胡泻心汤。无汗宜汗者灵仙，多汗宜敛者芪芍。血虚，则柴归饮最佳；气虚，则小柴胡汤可法。人参养胃汤，多寒少热虚方；柴胡清脾饮，热多寒少妙剂。补中益气汤补阴益气煎，气血偏虚良方；柴胡桂芍地黄汤，阴虚寒热圣药。桂枝白虎，暑疟良方；正气二陈，湿痰要药。阳盛阴虚者，汗止腰上，宜黑逍遥散和阴；阴阳两虚者，汗不得遍，宜人参清肌散化托。虎骨甲片，红花川断，有追逐之神功；丹蒜丸山梅丸，七宝丹鳖甲煎丸，为截劫之要略。半夏丸常山酒，劫痰必应佳方；草蔻知母，平调寒热善法。屡散而疟转增，八珍汤养营汤辅正；用截而偏日宴①，柴胡五饮参

---

① 宴：安也。

调。青蒿知母，红花地骨，乃暑留营血之方；鳖甲煎丸，延蛎红桃，除疟母结留之剂。寒疟吐呕，蔻朴伏龙<sub>肝散</sub>温胃；热深火逆，左金丸茹橘<sub>竹茹、橘皮栀姜</sub>。暑淫衄血，地黄犀角柴苓<sub>煎</sub>；湿闭发黄，二妙茵陈栀子柏<sub>皮汤</sub>。伤寒热入血室，柴胡四物汤<sub>丹栀饮</sub>；时邪疟痢兼行，连理汤<sub>木香饮柴葛</sub>。温疟与一柴，六一亦灵；虚疟已参姜，何人<sub>饮</sub>同效。生姜罨肘膝，用以温经劫散；龙衣①浣手面，藉其魇②引神灵。产病虚而似疟，法惟气血兼调，柴胡莫与；水火虚而寒热，治惟益阴补火，表散勿投。三阴库生正疟四库，辰戌丑未疟也；四生，寅申巳亥疟也；四正，子午卯酉疟也。是疟感深，邪伏募原，不能过卫气即出，必俟三朝阴阳更代之期乃发。故必先壮筋活血补逐之，令其错乱，乃可望瘥。若不得错期，难已，休疟<sub>饮</sub>鳖甲<sub>煎丸</sub>先调；四时生旺图痊，追疟温中两议凡三阴之痎疟，按阴阳六气之日期而发，前哲未有详言，惟见《柴氏手抄》。其治必按六气生旺月日，有助于四疟之辰气者，乃先期补托之可愈，断不可截，截之必变症。四生有乌梅茱桂之汤，四正用真武理阴之治。疟归四库必虚寒，须八味理中温补；邪闭膻中参暑治，藉牛黄<sub>丸</sub>太乙<sub>丹</sub>之开通。邪未衰而妄截，将疸肿澼肠之病作；脉未和而辄已，必冒烦复病之邪从。疟家治略，汇晰宜穷。

考经文《疟论》，有应四时、反四时之不同，其症形亦各异。又云：夏伤于暑，秋必痎疟。此言疟虽随时而发，惟夏暑伏邪，秋必为疟也。又云：夏暑汗不出者，秋必痎疟。是可见暑气蒸淫，应当有汗泄之，若不得汗泄，则至秋为疟。然则汗之所以不出者，究为寒气之凝闭也。若暑火之邪，自当有烦汗矣，亦何致秋而成疟乎？夫人为一小天，人身之气，随时令之气为升降。暑令当权，正当长夏化气，大火西流之际，化气主中枢，为湿土之应，故暑候多兼湿气，正须汗泄，始无留湿。若寒气闭而汗不泄，则收降之令先行，无怪乎郁闭而成疟也。但邪之留伏者，在表则现表病，在里则现里病，何必成疟？独是暑邪感人，无论其着于形层口鼻，乃化气之所主，化气为阴阳枢轴之主，升降出入之衡，故其邪多着表里之间，及膜原之空隙，所以感人为疟，必随干支之阴阳为出入，必得卫气之引动而后作。故痎疟三日一作者，俟阴阳更代之期也；若感受浅而随发

---

① 龙衣：即蛇蜕。

② 魇（yǎn奄）：迷惑，这里借指"魔术"。

者，即入少阳半表半里之经，不过日作之疟耳。惟由风府入风门者，则日下一节，为缠绵难已。疟病之多用柴胡者，以疟邪多从少阳经出入也。若惟感暑湿则执多伤气，每从口鼻入，先干心肺二经，其症必郁冒热汗，身见寒热，必热重寒轻，唇燥舌赤，烦渴喜冷。此阳暑热胜之候，当清解暑邪，即篇中四物、香薷、桂枝、白虎，及六一散等汤也。若湿甚而干及脾胃者，其症必寒热呕涎，舌苔黏涩，喜饮热汤，胸闷胸痞。此阴暑湿胜之候，当燥湿除痰，篇中正气、二陈、香薷、泻心，或佐以郁、菖、蔻、朴等法，此皆治暑邪为疟之大要也。至如营伤吐衄，湿热发黄，寒热协利，袭肝痉厥，热入血室，疟利同行，以及三阴疲疟，内闭昏谵等候，无不逐一详尽。苟深思而玩索之，则临症诊视，悉了然于心手矣。大抵是症寒热平等，止作有时，发于子午前而日作者，其愈速，症亦无虚。若寒热进退不清，日退于夜，而沉默间日者，其症虚而邪重难泄，其愈迟而危。舌苔薄者，邪浅而无实滞；苔厚浊者，邪深而内有留。无汗汗不遍，当汗遍为规；有汗汗且多，当以敛液为亟。若三阴疲疟，其邪深入三阴，必审三阴之症据，施温补之治，须随时之生旺为进退加减。疟病治疗大法，要不外此矣。

## 湿症

天湿淫霖雾露，感其气而侵上下形层；地湿泽谷阴霾，感乎形而伤节筋肌肉经云：风雨则伤上，清湿则伤下。又云：伤于湿者，下先受之。地之湿气，感则害人皮肉筋脉。湿自酒浆乳酪，症由人事欠调。湿兼暑热风寒，症变化传各异湿邪多兼气，有风湿、寒湿、湿温、湿热、湿痹之不同，皆兼气化传之异。痰涎积饮，无非内外湿因；疸肿泻淋泄泻、淋浊也，不外阴阳湿化经云：太阴司天，其化以湿，湿气下临；太阳司天，湿气变物。湿气大来，土之胜也，寒水受邪，肾病生焉；风气大来，木之胜也，湿土受邪，脾病生焉。又曰：诸湿肿满，皆属于脾。肢体强直者，宜推关节之邪；体重肤浮者，当从表里之治。湿伤逆咳为痿厥经云：秋伤于湿，上逆而咳，则发为痿厥，湿热不攘为痿弛经云：因于湿，首如裹，大筋软短，小筋弛长，软短为拘，弛长为痿。

审外湿之诊，必见缓小浮濡；测内湿之痾，应见沉微细缓。迟则寒而洪则热，双弦者饮痰；水沉潜而胀涩坚，浮缓者风湿。外湿兮，身浮重而首如裹冒；内湿兮，瓮声闻而身重常濡伤湿，声如从瓮中出。《痹论》云：湿气胜者为着痹，其多汗而濡者，此其逢湿甚也。兼温兼火兮，晡热自汗而溺塞；挟风挟寒兮，溲清体痛而筋拘。湿从上见兮，昏冒胞浮脸肿；湿从下见兮，胫浮腹胀溏糜寒则鹜溏，热则出糜。留骨空，则屈伸不利即关节受邪；滞肢体，则起卧难舒。痰中，则㖞僻昏嘶，而反张挛痉；水肿，则仰息水气射肺，故呼吸见仰息喘浮之象也溺涩水道不利也，而足胫浮恣足肿也。暴胀暴泻者水留，得分利而即已；久淋久疸者湿热，宜清调而自除。湿因火郁者，治从清发；湿由寒闭者，法主温疏。脚气亦湿热之因，痉病亦湿淫之恙。攻湿温，则身青喘变；下头汗，必癃涩凶危。

湿病热烦胫冷，苍术白虎汤宜投；湿家晡热喘增，麻杏薏甘汤可法。体重恶风自汗，防己黄芪汤；汗多溲涩厥疼，甘芍附子汤。除外湿，则用羌苏苍葛；去内湿；则先导水茯苓汤四苓。下湿宜防己木瓜汤二苓汤，着痹用蠲痹汤灵仙二妙散。风湿投神术散胜湿汤，寒湿进渗湿汤理中汤。因湿而生热者，四苓五淋散清利；因热而生湿者，清热渗湿汤清疏。胀泻需理中平胃散，僵僻审寒热痰邪。湿邪变症，各症参医。

湿邪为病，因有内外。六合之阴霾，起居之动静，皆属外因；乳酪肥甘，酒茶生冷，湿因内候。但风寒暑火，外有兼因，留滞化传，悉多内变。其化有阴阳，感有上下。苍赤之人，多阳化热；白浮肥体，阴胜化寒。在外在上者宜汗，丞开肺以通玄府；在内在下者宜利，理脾胃以化州都。药尚苦辛淡渗，法惟温泄清疏。湿家变症，法备各门。

# 瘴气

瘴乃方隅淫气，症由湿热时邪。风炎土薄，阳气泄而冬少雪霜；地湿沙潮，阴气盛而夏无炎热。朝夕漠漠雾昏，春夏霏霏霪雨。人苦困沉濡汗，物多霉朽醭①翳。饥饱劳役者易染，内伤不足者偏侵。多中湿脚气之疴，见上热下寒之症。感于外，则为身热头疼；感于内，亦为腹胀呕泄。

---

① 醭（bú）：醋或酱油等表面上长的白色霉菌。这里指食物和衣服霉变。

着于上，则脘闷而心烦；伤于下，则腰疼而足冷。皆阳燠①阴湿之邪，为寒热汗昏之症。

　　阳已泄而多汗，汗法难行；阴内伏者下虚，下法忌与。先圣散子以温开，攻上热而兼祛下湿；进嘉禾散而升降，调中气而列逐岚邪。目赤睛黄，不宜姜附；时寒时热，亦主柴胡。太乙紫金锭，为辟邪之宝；平胃正气散，擅疗瘴之神。病传病并，同伤寒时疟施汤；积热积寒，从温化平和调剂。炎蒸卒感号中箭，先宜刺法泄邪；蕴热复伤哑瘴生，症属脏伤难治。入其境而水土不合，以辟恶和胃为功；适其地而节慎起居，惟正气养中是主。

　　脉洪脉数，皆为热瘴之痕；弦紧缓浮，瘴疟伤风之候。洪数不实，乃阴闭而阳浮；微弱实沉，别虚寒与寒瘴。附子生姜，发散温中常用；紫金锭苏合丸，通中辟恶时宜。冷调温剂，为忌寒凉。

　　按：瘴气多在岭南，予未经其地，但闻其地草木，四时不凋，地湿风温，冬不寒而夏不热，此气化常浮，少收藏之令也，由方隅地势使然，亦不可不知者也。大梁李待诏有《瘴疟论》，甚为明晰，附录以备参考。其论云：岭南号炎方，而临濒海，地卑土薄，则阳燠之气常泄于外，而阴湿之气常盛。二气相搏，寒热所由作也。阳常泄，故冬无霜雪，四时放花。居其地者，气多上壅，表疏多汗，盖阳不返本而然。阴气盛，故晨夕雾昏，春夏淫淋不已。一岁之间，蒸湿过半。三伏之内，反不热，盛夏连雨即凄凉，饮食衣服之类，往往生醭。居其境者，多中湿脚气，身重多汗之疾，此阴气偏胜所致。阴阳之气，既偏而相搏，所以感受者，多寒热不齐之候也。夫阳气既泄，使人本气不坚，阳不降，则气上浮，故病者多脘闷膈脆；阴湿既盛，使人下体多寒，阴不升，常沉于下，故病者多腰膝重疼，腿足寒厥。症虽不一，大抵总出阴阳不升不降，为上热下寒之候也。人有多食槟榔，以为辟瘴，而实则中气渐虚。阳既不固，病则寒热大汗，汗既多，汗法难行，中既虚下法难用，若执伤寒三法为治，非徒无益而又害之者也。惟宜温中固下，升降阴阳正气之药为主，则治无难也。二仆病胸膈痞闷，昏躁不知人，愿得凉药清膈。予审其因，实属上热下寒，

---

①燠（yù 郁）：热。

皆以生姜附子汤，浸冷服之，服后皆醒，言幸得凉药而愈，又乌知姜附之力耶？翌日①各与丹朱丸一丸，皆能食粥，复以正气平胃之剂，治之而愈。盖附子、生姜，既能发散，又能导虚热，除下焦宿冷，且能固接元气。烦闷者，浸冷与之，此投其所好，而伏其所因也。如其脉症皆实，目黄赤者不可用附子，寒热者与小柴胡汤。若脉症可疑，寒热难辨者，宜服嘉禾散，热盛者，浸冷服之。此散宣调中气，升降阴阳，兼治下虚中满，虽当温暑伤寒，服之亦解。人之病此者，亦竟岂无当汗下者，而实则不多见也。

又新安汪②棐《指迷方瘴疟论》云：南人病，皆谓之瘴。方书言南方天气温暑，地气郁蒸，阴多固闭，阳多发泄，草木水泉，皆禀毒气。感而为病，轻者寒热往来，正类痎疟，谓之冷瘴；重者热如炭火，昏不知人，谓之热瘴。最重者，一病失音，莫知所由来，谓之哑瘴。冷瘴不死，热瘴久而死，哑瘴无不死，此方书之说也，然以予意度之，所谓哑瘴者，非伤寒失音，中风不语之类乎？治得其道，亦有可生，安得谓之必死耳？若夫热瘴，乃盛夏初秋，茅生狭道，热气蒸郁，无林木蔽日，无水泉解渴，人行其间，感受暑邪，其病热是重，亦有饮酒嗜炙而积热者，其感既深，其热是盛，稍延不治，二三日即血涩而不可救矣。南中③谓之中箭，又谓之中草子，其处有挑草子法，以针刺头额，及上下唇，皆令出血泄邪，徐以草药解其内热，则应手而愈，又安得谓之久而死耶？至于冷瘴，或寒多热少，或寒少热多，亦有叠日间日之作。及其愈也，疮发于唇，即是外方之疟。本非重病，若误治症变，亦有危败者，岂可以必不死而忽之？但见其脉息极微，见其元气果虚，即与附子汤可愈，若投以寒凉，则阴盛必亡；如脉果洪盛，症候果实，宜服和解药而徐治之，若误投热药，则阳盛必毙。要在切脉审症，随其虚实寒热而治之，无不愈也。

①翌日：次日，第二天。
②汪：《景岳全书·性集·杂证谟·瘴气》作"王"。
③南中：泛指南方，南部地区。

# 疠风

邪客脉而营气热，毒结化虫；须眉堕而鼻柱倾，蔓延成疠。毒在气，则上体先形；毒在血，则下身先发。眉落伤肺，皮死则麻木不仁；损目伤心，血死则浸淫溃烂。如癣者在脾，若肉死，则针灸不疼；足痛者在肾，若骨死，则鼻柱损坏。紫疱肝伤，指堕筋死；目盲不治，喑哑终亡。症干恶疠五风，治先表汗；病本火淫积热，药忌燥温。攻毒须凭胃气，饮食切忌腥浓。毒在经，当刺其诸节；毒在内，宜涤其胃肠。

醉仙散，治从上泄，令恶毒泄于齿缝外科；再造散，治从下泄，令恶毒下出孔肛。便闭而龈血流，黄连解毒汤；喜冷而口痛矬，犀角散泻黄散。桦皮散，泻青丸，清肺肝之热毒；通圣散，二圣散，逐营血之风欬。天麻苦参二蜕，可因症而加使；逍遥散八珍汤六味丸，果见虚亦可参。七珍汤，浴洗最佳；换肌散，年久可进。四物汤芩芷调萍末散，乃疠风汗剂之上乘；淡薄饮食服松精散，实斯疾回生之至宝。若遭敷贴之毒，先求解毒之门。

疠风乃恶疠之邪，延蔓传人，最难调理。故南地有麻风院，病者辄送入焉。治此方法尽多，惟松精散为独绝。

# 疸黄 附诸疸

黄分湿热，疸别阴阳。辨黄汗女劳时瘟酒谷之名黄汗，汗如柏汁；女劳，面色黑痝[1]；瘟疫面亦发黄，酒疸、谷疸同状，有白火瘀虚胆溢触恶之异白火疸，热也；血瘀亦黄，虚黄色淡而浮。胆溢之黄，色兼青；触恶之黄，其色必晦。汗如柏汁者，邪渍肝脾；食已如饥者，热留胃腑。槁黎痝促为女劳，焦黄掣强由火激。酒谷二疸土之瘼，白火发现金之恙。白疸必爪掌白，时瘟为疫毒深。瘀黄溲赤，或如狂屎黑喜忘；虚黄爪常爪如常而不黄也，必倦怠喘浮冷怯。胆黄色必兼青，因惊惧而胆汁外泄；黄肿劳而受矬，必喘倦而体重食稀。

阳黄则诊来实大，阴黄则脉必沉虚。似橘而明者热深，如熏而晦者

---

① 痝（máng 忙）：肿起。

湿胜。泄利不渴，黄必瘀留；渴饮溺疼，疸由火注。脉细数而肢怯冷，黄必晦而寒深；脉洪滑而热盛渴烦，黄则明而热胜。验生死于膻中以二指按病人之膻中，将二指左右分开处，其肉色有血色可治，无者危，定吉凶于三六时疾之黄，瘥则十日以上，败则不逾十八朝。时邪热郁发黄，脉尚浮者双解；食黄饱烦膨满，脉滑实者消攻。目黄胸闷，邪在上，则宜宣宜搐；溺赤涩痛，邪在下，则宜利宜清。烦渴声洪，多阳易愈；言微不渴，多阴难瘥。

黄由湿热两淫，或投渗湿汤柏栀栀子、柏皮，或用茵陈饮五苓散双解；黄现闭癃坚满，或酌泻黄导赤散，或进茵陈蒿汤从攻。热黄烦渴，症由脾湿不泄，分清饮栀豉柏皮汤；黄汗沾衣，病由脾湿流肝，导赤散丹栀香豉。肾风喘促面黑瘀，拟麻附越婢防己；劳疸女劳疸也槁黎阳痿绝，进左归六味丸青娥丸。酒疸本湿热积留，方选葛花茵陈，或砂蔻芩连四草饮；谷疸乃食膑土郁，剂用保和丸平胃散，或姜连枳术丸和中饮。白疸肺火恣甚，金沙散清肺饮兼调；瘀黄败血蓄留，桃核承气通瘀煎急疗。久利虚黄者，倦寒食减，归脾汤理中汤补中益气汤；恐惊胆溢者，怯惑色苍，七福饮逍遥散六味丸。黄胖色晦，由恶浊土气触碍，法当辟恶启脾丸；脱力黄浮，见喘惕颈脉动浮，药制针砂五果丸。黄瘦善食腹坚，化积丸蔻连温脏丸；厥晦睛黄绝谷，理中汤参附饮归脾汤。久泻能食面黄，术连丸取效；渴汗肢浮热晦，二妙散堪施。瓜蒂搐鼻，可引涎上泄疏清膈鸣膈闷者，此法神效；丹栀清经，疗火劫伤阴变逆。燥渴泻火，寒热和筋。太清饮六一散，阳黄亦可称功；四逆茵陈，阴黄惟兹取效。溺清黄退，须补中州；焦槁瘀浮，必资水火焦槁宜壮水，瘀浮宜补火。疸病诸因玄奥，学非涉略能知。

时疾发黄之候，已详条辨，此论诸疸之因也。凡疸病必因于湿，乃脾土所主，其内外感触之因不一。夫湿乃浊邪，应乎土气，赖土气之转输而化。若脾受邪而不化，则湿郁而热生，湿热两气内淆，而后上之真色，发现于外。热胜湿，则从阳化而黄色明；湿胜热，则从阴化而黄色晦。气上溢，则熏肺而目白如金；气溢于下，则流腑而溺出黄赤。达于外，则通体皆黄；传于内，则五色兼见。所以女劳侵湿而黑滞形，胆汁溢脾而青色现。湿火蒸金，肺胃显白火之咎；热瘀血结，二腑有瘀蓄之尤。病虽湿化之变呈，因由内外之感而致疾，感因得晰，斯方治效灵。故由雨露阴霾，涉水卧湿，触恶而感者，则为肿浮黄汗；其由肥甘酒酪，湿热留中而致者，则为酒谷二疸，有湿火上浮而为白火，有惊伤胆而为胆溢，有伤血而为瘀黄，有火激而为焦播，有劳伤而致虚黄，有劳内而成黑疸，其因虽不同，而同归病疸。则此中寒热之化，生死之机，方治之义，有不可不逐为细辨也。篇中症因方治，逐一详备，可谓该括而无余蕴矣。

## 痰饮 当参痰中条对看

饮为水液停蓄，必审窠囊流注之情饮停肠胃者易为，若留膈上胁下，必有窠囊蓄注，病难捷效；痰由水谷化蒸，可凭嘶嗳嘈酸之候。偏弦者饮，而饮留肺经者，乃沉潜而不弦；盛滑者痰，而痰自虚生者，则平缓而不滑。寸脉沉结，关中伏大者为饮痰；目晕灰煤，胸下盘坚者皆积饮目颐之下肿者，水也；色晕如灰煤，积饮之色也；胸下坚大如盘，背寒如掌者，皆饮也。虽痰悬溢支四饮，以汗消攻逐施汤痰饮者，水走肠间，漉漉有声；悬饮者，饮留胁下咳唾引痛；支饮者，饮留胸膈喘满痞坚；溢饮者，咽干善饮，水溢于皮肤肠胃之外，其形如肿；而四气情食各因，恁表里实虚处剂四气，风寒湿火也；情食，七情饮食也。

如其病因外感，必先寒热喘咳，渐形嘈闷眩呕；至若内因蓄留，则为痞膈胀疼，甚则妄谵厥痉痰之变为饮痛，为膈为核结肿痛，迷心则妄谵，上逆则厥，入经络则挛痉。外邪实痰，治从攻而豁导；虚痰内病，宜调导而祛除。痰起风寒，必自形寒饮冷；痰生酒食，须知饮食过多。邪内郁而热痰生，津不行而湿痰起。痰因寒生者，温行为则；痰因火动者，清火为规。风痰散以辛温，湿痰燥而渗利。食痰消导，郁痰开行。

脾虚生痰者，饮停呕泻减餐，进苓术二陈煎六君八味；肾虚水泛者，沫咳伛偻冲逆，投八仙长寿丸金水六君镇阴煎。二陈汤合青龙汤，为太阳喘咳之剂；泻白同清肺，为金遭火克之方。愈痪痰以南星乌附，除湿痰以半夏苍术。食痰藉曲麦消行，火痰投芩连清降。膨闷胸膈，牵钓经输，行吐法捷效；流注胃肠，硬满下腹，斯得下乃安。三子养亲吴仙丹，除胸胁胀鸣隐痛；竹沥姜汁，除钓牵流滞涎痰。坚顽湿热痰邪，清膈葡蒌可化；硬满窒碍痰积，枳实胰楞可安。攻积丸磨坚，煅蒌散消痞。韭汁治痰中点血，苍术丸燥癣饮窠囊。小胃丹控涎丹，攻胁留癖积；菖蒲竺夏天竺黄、半夏也，开包络顽痰。甘遂半夏汤，为行散水饮之需；枳术蛎椒牡蛎、椒目，乃饮结消补之剂。括痰丸，茯苓丸，为利膈祛痰之品；牛黄丸，苏合丸，乃开通窍隧之丹。蒙石滚痰丸，下顽痰之峻药；霞天去积，起痼疾之汤丸。白金丸愈痫，常山截疟。三子养亲汤五汁膏豕膏猪脂膏也，乃润肺利痰之品；琼玉膏清金二美膏，为痿痫保肺之膏。薤白瓜蒌，疗咳嗽卧难掣痛；夏苓乌桂，通饮流眦胁疼酸。若卒闭之危候，考痰中而同参。

痰饮之候，因有内外，必由中枢之化。凡内外诸邪，气机郁变，则水谷津液血肉，皆能变化痰涎。顾饮食入胃，化得其和，则为津液而充周气血。若化失其和，则气血津液，亦化而为痰浊。所以食入半化者，则半为津液而半作痰涎，若食气尽化为痰，则津液不生矣。食入少而痰出反多，则血肉亦消化而为痰矣。故惟正气强而中枢健运，则外邪可御而内疾易平，即痰亦不能为害。若气衰而枢滞，则气有所撄，疾必日甚，是以老衰之体，多见痰嗽之候也。《内经》之不重痰，正以痰非病之本也。盖六气七情饮食，皆致痰之因，但切因以为治，则不治痰而痰亦自已。然经文亦有饮论，则饮亦痰之属，仲师举四饮之症，而以汗消攻逐之义，各出其治焉。但化既失和而为痰，每多积痰而变病，故后贤有理痰之多方，而实有俾于治道。盖痰既蓄留窒碍，则祛痰即所以安正。况顽胶积痞之属，根深蒂固，有非攻逐不可者，若执养正除邪之法，未必其有济也。独是由脾肾之虚，而痰生不已者，此当求其本，而生化津液为要。若徒治其痰，不惟无益于事，而恐多危败之变焉。篇中治痰大略，皆必需切要，化裁而伸引之，亦可应变不穷矣。

# 燥症

清气为燥之胜，卒感则风木病生；阴明主燥之化，一熯①则五液并竭。风热亢晴火逼经云：风客淫气，精乃亡。盖风动生热也。亢旱久晴，万物枯焦，火逼者，如临炉火日逼，则面色焦赤，皆属外因；汗血服石伤精过汗亡血，服丹石灸煿，或竭欲精伤，皆属内因，悉为内病。爪枯齿槁，毛落皴挛，外形

---

① 熯（hàn 汉）：干燥，热。《易传·说卦》："莫熯乎火。"

涸竭之形皴者，皮肉皱揭也；挛者，拘挛也；喑渴盲聋，噎膈便难，内显干枯之候。治惟泽槁滋清，药尚清凉甘润。

外来燥淫火逼，四物汤荆薄连翘饮；里虚外感兼形，清燥汤—柴胡饮清化饮。过汗亡血，方投七福饮养营汤；伤精槁消，治法左归饮六味丸。服丹石而致燥，入甘豆饮于当归六黄汤；苦阴竭而焦干，加生脉饮于六味。肺燥咳生琼玉膏，液枯阴烁生津汤。下闭治以通幽汤，消渴疗以甘露。便难者，麻仁巨胜，葵子苁蓉；噎哑者，乳酪梨浆，柿霜蜂蜜。火炎燥涸，导赤各半汤滋阴地黄；肺热叶焦，甘露饮桔甘汤二母散。气伤而津不生，法重补中益气；精虚而水不布，治惟化气滋阴。最忌温辛燥涩，莫行汗渗攻通。脉情洪数滑浮，外燥法宜清解；脉见细芤微涩，内燥治必养营。燥淫诸候，大略条通。

燥乃西方金气，继流火之余威，而裁成万物，以行肃杀之令者也。顾其性虽曰坚成，而其气实摧残杀物。其萧疏惨淡之化，着人肌体，即显干劲皱揭之象。故金气之胜，风木从之，燥气所归，肺先受病。外烁则肌消，治节乖而液气不降；内烁则精涸，脏腑涩而枯槁随形。燥气之化，阳明所主，寻常视之，似较缓于他病，乃传邪入胃，一爆而五液皆枯，可见燥病之来，亦不容缓图者也。篇中内外辨治，总以外燥宜辛凉，内燥宜滋润为法。上燥治在气，宜生津养液；下燥治在血，宜泽槁滋阴。营衰外燥，宜滋润以佐辛通；津竭燥生，资血肉以施温润。若气伤而津莫行，亦须补中生化；苟服食而阴日槁，先投解毒清中。汤方禁忌，逐晰条明，可谓无遗义矣。

## 秘结

秘结乃津液不足，症别阴阳；干枯由胃肾失调，治分虚实。阳结胃火有余，症实宜泻；阴结肾精不足，症虚宜培。津液脱而目盲，阳明液竭宜下腑邪燥实、液脱目盲，惟宜急下；寒气凝而冷闭，少阴火熄宜温。腑结应通，必调治节；津消必润，先与清通。便结而溺不多，但调且俟；腹满而五未备痞满燥实坚，五者未全备，当调胃和之，微和休攻。五者具而热尚留，大柴胡汤桂枝大黄汤双解；津液枯而时失气，蜜箭导法参行。大承气汤，攻上下之统实；小承气汤，除痞满之胀瘨。调胃承气汤玄明缓下，一物备急丸百顺丸急攻。若火甚而结未坚，清胃饮芩连可泻；或结坚而精渐竭，蒌仁瓜子仁汤轻攻。气不化而结阴，乃水中无火，症属寒凝，宜进右归饮八味丸；津不布而内闭，则阴虚有热，症必枯涩，宜投归地苁蓉。郁李仁丸五仁丸，为肠燥便难之药；已寒丸硫夏即半硫丸，乃无火便秘之方。阴为火烁，宜龙荟丹栀，若元损肝强，宜六味汤归脾汤，鸡子阿胶黄连汤出入；血为热瘀，宜红桃归尾，若津液不布，惟八珍汤七福饮，补阴益气煎同参。二仁粥，为燥秘之妙品；济川煎，乃虚秘之神方。燥闭宜润宜温，松子麒麟巨胜；实闭宜磨宜导，胰楞硝面鸡肫。风秘血秘，即从虚燥之条；气闭火秘，还同热秘之治。寒秘者，惟补火以作虚医；坚实者，治从攻而归实论。秘结之概，条晰详明。

　　秘结之候，非阴虚，必火实，故治议清通腑气为要，然亦有无阳阴结之候。此一由火盛阴消，一由寒凝阴闭，故治法亦有清温之异。但下病者，宜先调其上，肺津降而闭自通；阴伤者，宜先制其阳，壮火衰而结自解。冷闭者，温润以生气；虚滞者，温疏以和阳。至于导滞急下，润燥轻攻，补养阴阳诸法，篇中逐晰详明，尽堪取法。

# 脾约

　　素禀阴亏燥结，便虽坚而脾犹未约；气郁热淫精烁，脾乃约而液不流行。或由多汗泄阴，液气不及肠腑；或属食稀液少，转输不下三阴。多有壮火深而消烁，间或阴寒甚而闭凝。溺赤渴饮肢温，约从热论；食减肢清不便，症作寒评。约久而腹渐满，揉按则呕约久则腹渐满，揉按之则气上冲而反呕；气冲而时眩旋，扎裹乃可下闭不通则气上冲，而时为头目眩旋，故必喜裹扎其头，庶觉安可。枢机莫转，则腑液不降而足膝痿弛；幽阑不通，由传化失滋而孔窍干涩。

　　脉洪数者热候，先进一阴煎；诊微涩者寒疳，可调七福饮。素本阴亏，六味丸左归饮亟与；胃强肾弱，滋阴大补丸玉女宜调。约必润肠，需通幽汤五仁丸郁李仁汤；滞须调导，投大安丸曲麦调中益气汤。疗火烁，必投清化饮；治阴结，利用建中汤。常约便难，芍药枳术丸；硬满不便，蜜箭导<sup>法</sup>黄龙汤。三仁<sub>九</sub>润肠<sub>九</sub>，为病约之要剂；生津<sup>汤</sup>甘露，有清润之宏功。治约过克消，屡约屡消脾败；疗约从滋养，得通诸苦皆松。脾约治辨，逐晰研穷。

脾约本秘结之候，法可从攻下而愈，亦何必设法多端？但约束津液，不能滋润肠中，由脾虚为热所困，以致成约。若再用峻剂之，恐阴气转伤，虽暂通一时，而势将屡约屡困矣。故以生津滋养为治，则津液生而阴渐复，其气冲痿弛之状，自相安于无有矣。其治法当与秘结参用。

## 火症

火为生化根原，两间真气；病惟五志过极，亢害戕生。君火明而烛万灵，必藉相之宣化；相火位而恭厥职，惟从君而导行。然火少气生，犹相之贤良者，始见中和之化；而火壮散气，犹相之奸戾者，即为害正之邪。故火中卒昏，皆燎原之壮火；其内外火候，辨各症之诸因。

大头热病疹斑，火从外至；吐衄发黄淋闭，火自内生。肿疡喉痹之疴，表里两测；泡烧火轰之恙，外候堪凭<sup>汤泡火烧或火药轰烧</sup>。掉瘈多怒，胁疼目赤，症由肝火内淫；满胀忧思，唇茧苔黄，病必脾经火动。悲哀喘咳而衄衄，肺火先推；妄谵悲笑而舌疮，心火可测。梦泄房劳，牙宣躁扰，一皆肾火之尤；呕苦耳聋，胁痛目黄，悉为胆火之愆。溲疼溺血，小肠肝火同推；食㑊嘈饥，火实阳明显别。闭利便血，脾胃二肠之瘨；淋浊闭癃，肝脾膀胱之恙。喉痹眩疼格食，火自焦生；不交精出强中，精为火夺。火因风生者肝断，火因湿动者脾评。火实者，多来心肺；火虚者，必出肾阴。劳倦内伤，气虚火现；吐衄崩漏，血虚火生。汗下伤元者，火随气散；精伤水涸者，火越形层。脐下热冲，阴火奔逆；左右冲痛，肝火恣淫。谋虑不遂者，多内郁之火候；风寒蒸闭者，皆外郁之火因。龙雷鼓动，则阳浮飞越而卒倒无知；厥阳陡兴，则一不胜五而阴消立毙。但内火惟内动而生，静养者，火必潜藏；凡火病求火自之原，寡欲者，火能生气。

至若火症脉情，非洪即数；欲推内外火候，浮表里沉。上中下，辨三部位之准则；弦缓沉，识肝脾肾之根因。浮应金而肺断，洪属心而火评。长弦溢位，推三焦胃腑之邪；急数无根，乃孤阳危败之症。

治外火者宜表，剂别阴阳；治内火者宜清，药分虚实。泡烧宜内清而外拔，五火必滋养而兼清。燥宜润而暑分清敛，虚宜补而戴格兼温。

火中者，当归六黄汤生脉饮人参固本丸；热病者，柴葛解肌汤普济消毒饮芩连消毒。治吐衄以犀角地黄汤，疗疸黄以茵陈饮。流火需栀子疏邪，或投连柏；淋闭用五苓散导赤散，或佐丹栀。三阳外火之方，不外羌葛柴防解散；脏腑内火之剂，无过芩连丹地清滋。清骨散，为骨蒸之用；三承气汤，乃腑实之攻。戴阳格阳，六味丸八味丸真武汤；胃火肺火，白虎汤泻白散门冬。脾火泻黄散，而肝火龙胆泻肝汤；上槁梨蜜，而下槁麻仁丸。八仙长寿丸加附子，引虚浮之火归原；桂附参芪，收飞越之阳返宅。左金汤除火逆之呕，泻心汤疗热传之痞。丹皮骨皮泻阴火，除无汗有汗之骨蒸；青蒿知母疗夜热，治木郁水虚之内火。槐花能清肠而解毒，白薇医血厥而安冲。石斛镇涎，平脾胃之虚火；滑石清利，散六腑之炎蒸。玄参壮水，涤无根之火逆；胆星泻火，除肝胆之痰凝。射干豆根，解咽喉之火痹；羚羊犀角，透斑疹之郁焚。青黛芦荟胡连，泻肝脾疳热之候；雷丸苦参君子，去虫瘕积热之冤。泽泻车前，通淋可使；蒌仁花粉，痰热必先。秋石童便，降动血之逆焰；玄龟丹地，济阴火之内燃。生甘草，乃缓火之要药；绿豆饮，诚清火之良方。珠窝散糁泡烧，拔火毒而定疼；雪水疗时瘟，熄燎原而壮水。左尺独大者，莫投黄柏之方；右尺独大者，弗与桂心之剂。两尺大而寸反静，桂心黄柏同行；诊微细而数无伦，进附子理阴冷服。火候症困脉治，兹编晰条分。

火候虚实，及内外诸因，方治大略，得兹篇之汇集，可谓并括无遗。

# 三消

三消症发三焦，乃上中下燎原之火候；消症情形各异，辨饥渴淋虚实之各条。

上消者，肺胃热淫，渴饮汗多烦躁，宜白虎汤清肺饮酌投；中消者，中州火盛，嘈烦善食易饥，宜玉女煎生津甘露饮先制。至若下消，则溺出如膏，而耳焦淋滑，惟滋阴大补丸知柏地黄汤为方；若转强中，则阴狂兴盛，而未合精流，惟荠苨丸三才封髓丹冀效。消由元虚下竭，补天丸肾气丸希培；消由中气不升，益胃参连可济。渴不能食者，白术散加葛根；渴而能食者，白虎汤加人参。心火刑金，麦冬黄连是主；金遭木侮，泻肝龙胆宜投。花粉梨浆参叶，功同消渴良方；菟丝绿豆天精枸杞头也，悉是生津汤药。内火消阴者，津液不生而三焦消烁，惟六黄汤固本丸滋阴；心寒移肺者，精减神消而饮少溺多，宜十全大补汤归脾汤桂附八味丸。蛎龟石决，能润下而熄亢阳；荷露冰梨汁，可涤烦而消壮火。是皆治消要法，可为夺命金针。

按：消症乃阳亢阴消，火淫津涸之候，治法惟降火清热，养液生津，以潜伏亢阳为要。篇中诸法，皆堪准则。

## 汗症

汗为心液，原自血而化于阴；汗出皮毛，泄于肺而由乎气。气有余而血不足，气欲达而汗不来；气不足而血有余，汗欲行而气不达。汗惟血化，故多汗者阴竭；汗必泄气，故过汗者阳亡。是以求汗者，先参气血盈亏；止汗者，必察阴阳虚实。阳虚自汗则恶寒，若恶风表具者因风表具者，言表症悉具也；火热自汗必燥渴，若膨暖不渴者痰食。因湿多汗者身重，因暑汗渴者垢烦垢烦者，面垢烦言也。愈汗愈热，必缘内火表热得汗，则热解，若汗后复热，内有火也；汗厥清泻，多属阴寒因于寒，身常清，自汗出，甚则利下清谷。漉汗更风转甚，风内伏而久成风厥漉汗者，身常濡也，是皆伏风之候，症为风厥；盗汗寐来寤止，烁阴而剧转虚痨盗汗多属阴虚，久则热咳继而痨生。头汗者，中有热而莫泄热不得达则泄于头；腋汗者，阴有火而内燃。股肱多汗，病聚于胃；腰下多汗，湿客于阴。心汗独浮巨关，由劳心役神所招；阴汗偏湿茎囊，皆肝肾湿热流注。日常多汗名漏风，身常濡而善渴；病后食汗为谷汗谓水谷所化之汗，正气复而自安。饱甚而汗出者自胃，猝惊而汗出者由心。强劳持重，肾汗先形；忿惧恐争，肝汗乃至。劳甚者，汗出于脾；喘嗽者，汗来自肺。汗如柏汁为黄汗，乃脾热泄于肝经；汗无臭气属里虚，恐正气衰而变症。阴虚阳凑热汗生，若兼厥泄者格阳；阳虚阴凑冷汗出，火邪亢极者反化。汗出如油，身冷发润者，中气已漓；口鼻气寒，额汗如珠者，阳亡欲脱。

汗脉多见浮濡，在寸自汗，而在尺盗汗；汗诊必审阴阳，微弱阳衰，而细涩阴弱。

阳虚治宜补气，肺虚者，尤当护其腠理；阴虚治惟益血，肾虚者，更宜固其封藏。心虚自汗，安其神而益其血脉；脾虚多汗，补其中而清其湿蒸。肝汗宜清，而虚禁疏泄；胃虚宜敛，而滞必宣通。汗自伤风伤湿，宜解肌而彻表；汗属病温病热，惟凉解以安中。虚汗法惟补敛，实邪治必疏攻。

救表之方，必须桂枝芪芍；救里之剂，乃投参附饮建中汤。除肝火，丹栀逍遥散；愈心汗，养心汤酸枣仁汤。肾虚之汗，八仙七福丸可调；相火之尤，当归六黄汤最效。劳倦伤脾自汗，归脾汤加五味麻根；痿痹损肺汗多，生脉参固金桑桔杏仁煎。痰火汗濡者，泻白清气化痰丸；湿胜多汗者，薏仁神术散胜湿汤。表气虚而卫缓多汗，无如周卫汤屏风散；温暑病而火盛如淋，莫逾三黄汤白虎汤。止汗以带露青桑，米饮未调即验；扑汗以麻根牡蛎，面粉袋扑堪安。封脐矾倍丸，能止汗，兼治脐淋；龙骨煅研，可内调，亦堪外扑。

经云：汗者心之液，此言心主血，汗从血化也。又云：阳加于阴谓之汗。此明汗虽生于血，必由阳气之化为之主也。惟人禀天时不同，斯汗法宜否有异。汗吐下，温清补，此六法，原为施治之规；虚与实，浅与深，推六法，以为求汗之义。顾法虽有六，一汗实统其全；而邪必亟攻，汗法必求其彻。天时之寒温有别，温与清，惟因时度用；脏气之阴阳不一，攻与补，凭体质施方。因寒不行温发，则玄府不开而邪闭；因热不行凉解，则阴气不滋而汗难。营卫虚而根本亏，非补托，则汗自何来；邪碍膈而气不通，非涌吐，则汗难泄越。胃腑实而下不泄，非下浊，则表汗焉升；表闭拒而热不宣，不表汗，则邪传日困。故无邪妄汗，徒伤其正；若攻邪误汗，反迫其危。失汗不彻间等，邪同内传；过汗妄汗不同，症皆变作。是知药有宜忌，端赖治有权衡。热忌温而寒忌凉，误治者，即为助邪翼胜；实忌补而虚忌耗，妄施者，即同实实虚虚。所以汗法之宜否，必先推汗之本原。然何以必由阳气之相加，而始为汗耶？乃知心液者，以心为阳之主也。凡五脏之精，胃中水谷之气，阳气相加，无不可化而为汗。故汗之来由，必阴阳二气之合化，其因虽纷，而其要总不外阴阳二气之虚实也。如因于风者，伤风漏风，风厥瀌汗，皆自汗，此由风伤卫气，卫缓而表气疏也。有因于湿热者，湿盛濡汗，饮结头汗，汗如柏汁，腰下囊茎常湿，此由内外湿热之气，蒸淫而外泄也。因于暑热者，烦而多汗，此热伤肺气，皮毛不固也。因于饮食者，亦为头汗漏风。肢汗肢腋汗，此湿蒸热泄，而水谷气浮，从卫气疏泄也，此由于感邪挟实之候，多实少虚，先当去其邪也。因于五志内火者，则为盗汗液汗，此内火甚而阴气逼泄也。其有因于劳倦强作惊恐，而为寝汗热汗冷汗者，此阳气伤而或沉或散也。至于心汗额汗，偏汗盗汗，厥汗漏汗，喘汗绝汗，悉由阴阳虚实之化也。虚汗实汗，法惟泻实补虚。阳虚之汗，补气以卫外；阴虚之汗，益阴以营内。若治疗外感，当参伤寒诸汗条兼察之，则治实治虚，自不致贻误之累。总之欲与汗，当先揣邪正之虚实；欲止汗者，必识气血之偏虚。实则可汗，虚则惟培。汗法不等，药症遂晰忌宜；治法不同，汤方必分可否。暴病元气无亏，法惟表散；表具复兼杂症，治必兼医。有表脉虚，当思补托；元虚邪甚，夺命为功。如此，则无实实虚虚之误矣。

# 杂病卷之四

## 脾胃

有生之始，立命固原于肾；有生以后，托生实赖于脾。脾主消而胃主纳，仓廪藉以充盈；有形化而无形生，精气由兹长养<small>谷食乃有形之物，脾健运则生气布，而精气上腾，此有形化而无形生也</small>。故脾胃盛者，则善食不伤，而过时不馁；若脾胃衰者，则食少易滞，而过刻随饥。精神气血，可由此而见盛衰；肌体形容，亦因此而分壮怯。运行不息，则气液化而脏腑常强；消纳惟艰，则气血虚而诸邪易犯。善食而反瘦者，火之愆；闻食而动呕者，寒之尤。劳伤过度则伤脾，脾伤则四肢不收而倦怠；饮食无节则伤胃，胃病则泻利食减而肠鸣。脾弱而胃即强，则阴不副阳，必见痰饮疸肿之候<small>脾不消磨，则滞留而湿热现</small>；胃伤而脾独治，则阳不副阴，将见嘈呕噫胀之疴<small>胃难受纳，则气弱而虚寒生</small>。清不化而浊不输，则为头足肿浮；食行阴而不行阳，必聚脐旁动气<small>谷食之气，滞于下而不上输，则动气作</small>。胃苦燥，养胃阴以甘平；脾苦湿，壮脾阳以温燥。胃偏刚亢，宜济以柔和，故实需调导，虚则助其心阳；脾过阴柔，宜振以刚燥，故滞用温攻，虚则益其命火。养胃宜四君<small>六君子汤</small>，调脾酌大安<small>丸</small>枳术<small>丸</small>。饮食之伤，大小和中<small>饮</small>可愈；劳极之过，补中<small>益气汤</small>建中<small>汤</small>堪施。升清降浊，须投益胃升阳；导滞培中，仍藉补中曲麦。呕渴不饮者，胃中虚火，宜四君二陈姜连；呕吐不食者，胃腑虚寒，投姜桂香砂君子。中热呃逆，<small>竹茹橘皮</small>左金<small>丸</small>；中寒吐呕，伏龙丁香豆蔻。面痿黄而喉腥脘痛，乃胃挟宿瘀，加韭汁于越鞠<small>丸</small>；食不进而四肢倦怠，若劳伤挟滞，入参术于和中<small>饮</small>。病后食减化迟，方拟六君砂麦<small>芽</small>；吐泻不能消纳，药投肉蔻参苓。中寒而泻者，附子理中；中热而泻者，黄连安胃。除中休息，鸦片参丸可调；脾约不通，七福<small>饮</small>苁蓉麻仁可愈。温脾肾以胃关<small>煎</small>，补土母以八味。食少嗳膨胸闷，枳朴苓术二陈<small>煎</small>；痞闷痰咳不舒，枳桔六君金水。中无滞而减餐，补中六君姜桂；胃火格而艰纳；白薇戊己门冬。土藉火生，过焦燥则真津陡洞，故仲师法从急下；火为土母，非温养则真气潜消，故李氏论重温升。虚黄现则进启脾丸，或使茵陈术附；水气形而投疏凿饮，或行金匮实脾。理中八味，培中下土母之方；圣术归脾，主中上补土之剂。脏固藏精不泻，而脾独主施，故调脾宜行健刚方之剂；腑则化物不藏，顾胃司五窍，故理胃宜通和柔润之方。中土之法，经论同详。

《易》云：立天之道，曰阴与阳；立地之道，曰柔与刚。即此可以见天地之道，必有对待之理，而后得和平之义。东垣先师有鉴于当时寒凉攻泻之害人，故立脾胃大论，以救时偏，申明脾胃为后天之主，必需温养而后春生之令常行，可以保寿命而尽天年，非谓苦寒之治概不可施于脾胃也。仲师脾胃之治有理中八味汤丸，亦不废承气三黄诸法。即东垣虽重温升，而亦酌上升下渗，亦佐苦寒为法，未尝绝芩、连为禁药也。乃今之论东垣温补法者，自谓温补门而三黄承气终身不一用，是但知温补而不知宜否者也，此亦东垣之罪人而已。

## 劳倦饮食

症由劳役饥饱，原非外感之邪；病发饮食起居，本属内伤之恙。受自阴而症如外候经云：饮食不节，起居不时，则阴受之，劳伤阳而真气浮张阳气者，烦劳则张。劳伤阳气则热生，乃真气虚浮不敛也。寒热虽形，非邪郁表强，有息盛声洪之症据劳伤过盛，则真元虚，故阳微则恶寒，阴微则发热，乃本气因虚自病，非比伤寒邪实之寒热，故其息不盛，其声反微，以此可辨；头身热痛，由劳火伤气，必息微懒动而张惶。

外感头痛身热，乃邪闭于表，而气盛乎经；劳伤热痛，乃正虚于内，而气浮乎外。故其热，或瘥或甚；其头痛，乍作乍止。外邪乃有余之邪，起动轻捷，声色壮盛，若劳伤之恙，乃不足于中所致。盖劳盛，则阳气伤而虚火浮，故见身热，热愈伤气，神情惶怯。故其言微，其息静，肢体少气而懒动也，细辨自明。

故内伤劳役，阳浮生热者，情必懒怯，而脉不紧数；如积劳饥饱，复感并病者，脉虽紧数，而体欠轻强。或因饥而复劳，或因劳而受饿。是为饥劳交迫，症发变易不常。既由劳倦生灾，治惟调补为法；若由饥饱致病，药从消补为常。因饥而致者，法重培中；纵啖而致者，先宜导滞。四君子汤理中汤，为劳倦伤中补方；补中<sub>益气汤</sub>补阴<sub>益气煎</sub>，乃劳伤感邪托剂。阳虚感时者再造<sub>散</sub>，阴虚感邪者理阴<sub>煎</sub>。劳饥交病，参山萸薯蓣于补中；纵啖停留，合保和汤于平胃<sub>散</sub>。介宾柴胡五饮，为劳伤兼感佳方<sub>景岳</sub><sub>新方</sub>，有一水、二火、三木、四金、五土诸<sub>柴胡饮</sub>；洁古枳术<sub>丸</sub>一方，乃中虚滞留妙剂。劳倦感寒逢盛夏，大顺<sub>散</sub>温胃<sub>饮</sub>六和<sub>汤</sub>；劳伤生热继暑邪，生脉<sub>散</sub>香薷<sub>饮</sub>清暑<sub>益气汤</sub>。饮食伤膈，膈闷者，吐法当施；食积肠胃，下胀者，补攻可与。中满胀痛，亦排气而和中；伤冷闭蒸，宜温中而平胃。伤食吐泻而已无满痛，香砂姜桂六君子<sub>汤</sub>；病后不食而虚热虚寒，苓夏补中人参养胃<sub>汤</sub>。小儿食积胀膨，方拟和中枳术；纵饮脾伤湿热，药须清化<sub>饮</sub>解酲<sub>汤</sub>。郁怒食减者，化肝<sub>煎</sub>异功<sub>散</sub>；食侏消肌者，一阴<sub>煎</sub>甘露。久食炭泥茶叶，清胃消积<sub>丸</sub>雷丸；滞由气血郁膹，越鞠<sub>丸</sub>通瘀<sub>煎</sub>排气。饮食劳倦，治辨宜知。

劳倦饮食之伤，亦为头身热痛，其症类乎外感。若作外感误汗之，则为格戴昏谵之变。其有劳而感邪，劳而滞食，及劳怒伤冷之各因相兼者，其治皆各异，篇中列叙其因，各主其方治，则易于识别，自无贻误。

## 懊憹 嘈杂

呻吟颦蹙不安，懊憹之状；胸膈噫膨泛辣，嘈杂之形。表邪干膈，则渐作懊憹；食火动痰，则随生嘈杂。表具懊憹者，入栀子豉<sub>汤</sub>于羌葛；嗳膨嘈杂者，参清膈于陈平<sub>汤</sub>。寒热不安，栀豉小柴<sub>胡汤</sub>两解；嘈饥不已，黄芩清胃同行。消水而复懊烦，人参白虎汤；懊憹而兼溺涩，导赤<sub>散</sub>猪苓<sub>汤</sub>。不食膨嘈多滞，枳术<sub>丸</sub>陈平；嘈饥食侏倍常，清胃玉女。懊本心邪，症多传并；嘈由胃病，延久消阴。顾嘈杂有痰火两因之异，懊憹惟虚实烦热之因。篇中条晰，逐一详明。

懊憹者，蹙额呻吟，身有苦而莫可名状，此由表邪内逼，化热发烦之渐，心之病也；嘈杂者，似饥非饥，心胸泛辣，亦内火之候，或因食动火，或因火动痰，胃之病也。凡表邪挟火挟食者，皆见此候。其治法，或解表兼清兼导，或专清，或消食除痰。若邪盛于上而为渴消，或热聚于下而为癃闭，或挟滞而热聚于胸，或中实而热淫于胃，又当随病之变迁，而按法治之者也。其有年力少壮，善食易饥，或热病后，阴气未复，多食易嘈者，此从火为嘈之候，必无泛辣懊忱之苦。食气既旺，则阳必生阴，阴足自愈，无庸多药。若侏食善嘈，形消多渴，延久不已者，将必有痈毒三消之虑。宜先识其因，当渐以药之，弗至其发病之日始图治也。

## 嗳气 恶心

嗳气察中宫衰滞，恶心辨痰饮实虚。有因肝邪滞膈，以得嗳后气方舒；有由痰食碍中，以疏导去壅为快。症惟寒热，治别壅虚。

恶寒胃虚嗳作，方投姜蔻六君；热蒸胃实嗳生，药拟和中<sub>饮</sub>白虎。痰食滞而嗳不伸，保和二陈导滞；真火衰而呕恶甚，理中肾气<sub>汤</sub>从温。肝气逆胃膜嗳生，导气<sub>汤</sub>解肝<sub>煎</sub>是进；积滞内壅得噫快，枳术<sub>丸</sub>消痞<sub>丸</sub>兼行。恶心嗳腐，吞酸者中虚，六君理中<sub>汤</sub>丁香豆蔻；饮泛酸膜，上冲者虚逆，理阴<sub>煎</sub>金水六君<sub>煎</sub>丁沉。痛利恶酸，急投温胃<sub>饮</sub>；嗽痰膨嗳，可与陈平<sub>汤</sub>。烦渴噫甘，竹叶石膏<sub>汤</sub>清火；厥寒泛逆，右归<sub>丸</sub>圣术<sub>丸</sub>培中。痛利多恶，理中<sub>汤</sub>肉蔻丁香；呕恶厥寒，四逆<sub>汤</sub>回阳<sub>饮</sub>术附<sub>汤</sub>。嗳恶胶痰者，代赭旋覆<sub>汤</sub>金沸草<sub>散</sub>；嗳腐沫出者，温胃<sub>饮</sub>吴茱萸<sub>汤</sub>。晨起恶多，久延反胃，药藉理中姜枣；饮家泛恶，渐形坚癖，法施蒸灸<sub>法</sub>控涎<sub>丹</sub>。嗳恶辨治，详备堪循。

嗳气者，乃脾气上走于心也，经文谓之噫，是有所碍而因气以通之也。盖饮食入胃，必由脾气之转运而上泄也。夫脾枢亦常转而不息，亦未见由食而动嗳。惟食入过多，则胃实而脾枢机滞，故必得嗳气上泄于咽，则胃壅疏而脾枢转。若胃强无滞，则嗳自不生。所以老衰之人，中枢不健，食后多作嗳气；少壮者，惟过饱始作嗳也。恶心者，其状类呕，然呕则气逆而抑激成声，恶则泛泛嗳嚅而气郁声短，故呕多邪火之实，而恶心多痰饮中虚之候也。故嗳之作，有因虚寒之滞，食热之留，及肝气痰积等候；恶心之来，多由中衰气微，痰饮滞留，及真火不足等候。老衰嗳恶多虚，药难捷效；少壮病此即疗，可勉中衰。是症之来，人多不以为意，延久则病成难已，故另条以晰之。

# 呵欠

呵虽阳出，欠自阴升。阳吸阴升，气欲交而引欠为合，得合欠已；阳飞阴走，欲离而引欠作合，弗合欠频。新产多欠体麻，阴阳离而血亡气散；里虚半欠时作，气不交而欲合仍分。伤寒时欠者，先察郁滞虚实，汗下尤宜详慎；崩杂频欠者，多属乖离失主，偏虚求本追寻。

欠动崩冲，八珍汤补元煎急进；欠由中馁，四君子汤六味丸参行。痰食内滞欠噫，保和汤二陈汤自效；虚倦滞邪膨欠，补中益气汤曲麦能平。伤寒邪郁气不伸，得欠者，酌与升柴解散；汗下已行寒厥现，半欠者，惟投参术温升。

呵欠者，乃阴阳两气，上下相交之征也。若气少有衰滞，则失交于俄顷，随动欠相引以复交也。故欠者，为阴阳交合，无大病也。但食痰少滞，或倦怠之余，则气亦稍有郁滞相离之顷，则中官动欠以相引为合也。然欠虽云阴阳之交，而究属阴阳偶乖之故。顾虚剧之症，上下飞走离绝，亦动欠相引，此则虽欠而不能合，可虞之候也，故特晰之。

# 吞酸

酸乃木邪自盛，病缘脾弱肝凌。发现有吞吐之分，致病有寒热之异。论症先评久暂，施治必辩实虚。在上者，由饮留膈上，故见冲辣醋心之苦；在下者，乃饮积胃胁，时形嘈嗳呕泛之痕。酸而惟吞，虚热内郁惟温；酸而时吐，湿中生热可利。一由肝木自盛，症缘肝实而挟火犯中，宜清肝泻火而酸自已；一由木邪凌土，症自中虚而木乘土位，宜温脾培土而酸始除。脉见洪弦滑数，症作肝热推详；脉如弦缓细沉，病自中寒发现。

暴寒郁而脘膈留酸，宜陈平汤藿香正气散安胃饮；胁饮积而久虚挟实，宜理阴煎苓术二陈煎。胸坚饮聚时酸，是本肺胃不输，治从枳桔夏苓枳术；水注胁鸣酸痛，症由痰气阻逆，药先楝茴桂柏椒仁丸。肺衰失降而木盛酸臊，茹竹茹橘皮汤丹栀是进；下虚木僭而泛冲嗳腐，理阴八味丸常吞。五苓胃苓，皆和胃分利之方；五饮汤控涎丹，除胁癖留饮之剂。酸因热吐，左金丸或合丹栀；酸自寒生，理中汤可增萸蔻。一从朱氏之议，一从李氏之箴①。但东实中虚，则温胃清肝，原不碍寒温并酌；缘木中寓火，则扶土抑木，亦何妨二法同施。

吞酸吐酸之候，朱氏作热论，李氏寒论，其论虽异，而亦各有理解。然学者宗李必背朱，从朱必背李，及执而用之，亦各有当与不当之处。后学各执其说，互为诋讼。然两说虽似相左，而实则有相成之义。愚意度之，不妨并两法而合用也。盖木强者，必碍土。故东方实者，中必虚也，虚则气衰，故木得犯中而为酸吐，虽木火盛于中，而中寒已自伏于内也。则从李以温中，复从朱以抑木，药虽错杂，而病则两得其平。若因寒因热，或饮或痕，及上虚下虚，又非寒热二说可竟，而亦不外寒热之二治，此中关键，得二法以化裁之，自无不裕乎用矣。

## 呃忒

呃因气冲而作，声由抑激而成。偶发莫怪，虚败可惊。或寒热之郁遏，或痰食之碍膑。希疏者多虚，虚虑胃阳之欲绝；急连者多实，实因壅结之难通。阳明不食呃来，寒攻必败；阴火奔冲呃逆，镇泄能平。声促者理肺，声缓者调中。

表邪见呃，正气散蔻姜酌佐；传阴有呃，泻心汤白虎汤参行。燥渴哕形胃火郁，安胃饮最捷；厥泄呃来里寒极，真武汤称神。气滞而呃者，槟乌枳桔枳朴；吐逆而呃者，二陈乌藿砂仁。半夏泻心汤栀子，热呃最灵；刀豆丁柿汤参姜饮，寒呃极效。神香散，橘茹汤，除虚寒之呃逆；保和汤，和中饮，治食滞之壅膑。陈平汤导痰，痰滞之剂；归气饮理阴，下虚之珍。胃阳欲绝者，回阳饮四逆汤；阴阳两败者，八味养营汤。暴病之呃，病从实论；延久之呃，宜就虚评。

呃忒之候，经文谓之哕。其治以草刺鼻，得嚏则已，大惊之亦已。可见是症，上气郁闭不通，下气欲上而扞格，则发声为呃，由气之抑激而成声。故一法以泄气而通之，一法以夺气而降之也。但病浅之呃，开调肺胃可平；病深之呃，即解利温救亦难救。篇中诸法，参玩自明。

---

① 箴（zhēn 针）：劝告，劝戒。

# 呕吐

呕为拒逆之声，吐乃邪滞之越。评寒火痰食气邪之实，推胃寒脾弱劳伤之虚 先别呕吐之因。虚中挟实者，先清理而后培；症难偏理者，宜消补而兼进。干呕症多实候，涎呕多属饮家。呕声洪长者，肝脾之恙；呕声短促者，肺膈之瘨。表邪内逼动呕，苦辛疏解；热盛阳明火逆，苦降清通。渴呕多热，停饮者逐饮；呕厥多寒，胸结者陷胸。

寒呕者痛疼，姜蔻二陈汤温胃饮；食呕者膨嗳，保和丸平胃散和中饮。气逆火呕者，痛连胁而烦渴，苦楝散化肝煎，苓夏左金丸栀子；积饮痛冲者，胸嘈嗳而膨胀，导痰汤旋代，控涎小胃六君子汤。表邪动呕，姜夏橘皮竹茹汤圣药；寒热呕逆，小柴胡汤二陈汤佳珍。大呕大吐者胃虚，温胃饮理中汤壮气；大渴大吐者胃热，太清饮白虎汤清中。冒暑呕吐，藿茹汤可愈；厥寒呕吐，姜附能平。滞下呕者中寒，理中砂蔻；反胃吐者胃冷，姜桂六君。吐沫胀寒，得谷即呕者，吴茱萸汤独绝；肠鸣呕痞，水谷不入者，半夏泻心汤称神。呕而兼利，姜夏五苓；眩渴吐清，二苓猪苓、茯苓平胃。便闭渴呕，清肺麻仁丸清润；瘕疼呕吐，回金导气调通。除燥呕以芦笋竹沥，清热呕以知母芩。届疹疫而见呕，升葛蒡翘膏桔；探妇娠而恶阻，橘茹白术黄芩。厥寒吐沫吐虫，姜茱急进；热渴动蛔呕吐，左金丸先行。胃虚不食虫兴，温胃饮扫虫煎可疗；蛔动因寒因热，椒梅楝根两凭。雄黄槟末，蜡虫丸温脏丸，皆治虫之良方；瓜蒌苦杏，盐溺桃仁，为吐呕之忌药。若寒火诸碍无凭，中虚可拟既无寒火气滞而呕不已，必属中虚；气味悉皆苦触，胃败何疑。圣术丸理中汤温胃，乃胃虚动呕要剂；金水六君煎理阴煎八味丸，为下虚呕泛良方。中虚生寒，六君木香姜蔻；中虚挟火，四君子汤炒栀芩连。至于中毒吐泻，热毒寒解而寒毒热平；症如猛吐洪呕，莫与温辛而少投凉解。呕吐之略，凭此堪依。

呕吐必出于咽，病多在胃。故凡寒热邪滞，表里诸因，皆以治胃为主。然有肝邪犯胃、肝火胁癖、疫疟虫瘕等候，皆能为呕吐之症，此又当兼理为主。凡篇中治法颇详，各就其因以为治，要不外泄肝理胃，降逆疏壅诸法，其有挟虚劳感，而见是症者，又当求其因，施补泻温凉之治也。

# 翻胃

偶吐而出食者，呕吐之疴；日食而必吐者，翻胃之恙。朝食暮吐，乃土无火化不磨；食少沃多，本气血两虚危败。内格逆而食难入，如因痰火宜清；食已顷而食复翻，症属中寒宜热。暴病质强者因实，中衰延久者多虚。

脉滑且数者因痰，二陈汤导痰汤专主；脉数胸痞者因热，半夏泻心汤堪求。缓而无力属气虚，温胃饮理中急与；数而无神多血竭，理阴煎四物汤参投。寒在上者多恶呕，姜茱可效；寒在中者津不纳，姜枣可瘳①。热在内而胃火冲，玉女煎黄连败毒最妙；寒在下而阴气格，四逆汤八味丸宜投。水谷废而津亡便结，郁李五仁酌进；阴阳虚而强通阴涸，养营固本堪施。阳虚温润理阴，加入苁麻韭汁苁蓉、麻仁；阴槁滋培四物，再参梨蜜乳酥。痰气之疴，或进青礞，或投三子养亲汤五汁膏；虚寒之愆，或餐姜枣，或灸三脘上中下三脘也天枢脐旁也。饮入而食不入，卫气先亡，桃膈胡桃膈也丁茱冀效；食入而水并出，营气亦竭，泡蒸柿饭常餐日以柿蒸透和饭嚼服，得不反则渐平矣。

反胃之候，有痰、食、虚、实、寒、火之异，大抵中寒者多。其治有导滞温中、泻火补虚等法，当与噎膈参看。

# 噎膈

食入而反出，病由中下者，反胃之疴；膈塞而难入，病极中上者，噎膈之候。反胃者，肠胃犹沾谷气，消补尚可冀瘥；噎膈者，上下气结不行，开助更难为力。症属结阳，虚实壮衰有异；因分寒热，欲劳痰食多歧。脉得沉迟细涩，虚寒冷槁堪知；脉如洪滑数坚，热实碍壅可拟。酒色伤阴，则精血日枯，而膈从下始；忧劳气结，则治节渐废，而膈自上生。虚寒者，气化微而噎由浊踞；素热者，三阳结而噎自火淫。便如羊屎者阴枯，滋培是主；沫涌肢清者胃败，温补为功。积寒嗳腐胀膨，亟进辛开；居食失调结凝，必投温导。多谋多怒气凝，宜辛舒苦泄；肥甘醴酒壅滞，

---

① 瘳（chōu 抽）：病愈。

惟苦淡清和。壮年暴病，先从痰食气火推求；衰老渐形，必自气血伤戕论治。

五汁<sub>膏</sub>二陈汤竹沥，除痰膈最灵；保和<sub>丸</sub>虎肚丸和中<sub>饮</sub>，治食膈极效。七香<sub>散</sub>丁沉透膈<sub>丸</sub>，因寒气膈相宜；人参利膈<sub>丸</sub>煅蒌<sub>丸</sub>，因火痰膈可与。真阴虚而寒膈，理阴煎，加桂附磁石吴萸；瘕气逆而膈咽，导气汤，合化肝<sub>煎</sub>橘核<sub>丸</sub>。胃虚冷槁，五膈<sub>散</sub>六君子汤温补，兼参姜汁乳蜜为汤；脾弱不磨，补中<sub>益气汤</sub>归脾<sub>汤</sub>培中，酌增曲麦杵糠<sub>杵头上糠秕也</sub>共剂。瘀留膈痛身黄，韭汁通瘀<sub>煎</sub>活血；虫血膈成腹大，通真<sub>丸</sub>琥珀<sub>散</sub>追虫丸。上槁者，参蜜乳酥柏实；下槁者，归地苁蓉巨胜麻仁。肥甘积热，十膈<sub>散</sub>升连清胃<sub>饮</sub>；酒湿滞膈，葛花解酲枳椇和中。高粱<sub>稷实也</sub>米蛀，藉消陈莝；干漆童便，用散瘀留。上格治法泻心，下闭法行脾约。香附槟皂木香，为开气之佐使；噎膈仙方凿柄<sub>木屑</sub>，为导滞之奇兵。瓜蒌丁皂，煅研末服神方<sub>用瓜蒌入丁香、牙皂，泥涂火煅也</sub>；驴溺猫胞，热饮研调开药。桃膈蝉膈枫实，通气开膈如神；紫金丹鸦片烟狮油<sub>狮子油也</sub>，通膈润肠各效。理明法备，衰老难图；症对药真，精调何憾。病由气者，调治可冀；病因槁者，施法难效。噎膈翻胃，先后推寻。

王太仆曰：内气扞格，食不得入，是有火也；食入反出，是无火也。此二语，似可为反胃噎膈定评。然反胃食入还出，中寒不能消谷，故无火者多，法当温胃通阳、消阴益火。若噎膈，乃情欲过极，阴消内槁，虽阴火逆格，以致食入而噎，且艰咽而食不能入，然非泻火之法可疗，要惟填精益血、开结润燥为法。若气不化精而为冷槁者，更宜通阳益火。其有因痰食邪火之膈者，与反胃可同法论治。故二法一由火衰，一由水竭，皆气血虚衰之候也。

# 气论

气本生阳之化，出自中焦；根原两肾之中，流行一体。外则卫护皮毛，充周腠理；内则引导血脉，出入阴阳。十二经交接有常，脏腑奇升降各异。邪实于表，则息粗而喘生；气逆于中，则痛滞而结聚。喜怒忧思悲恐惊，气逐情移；散上沉结消怯乱，情随气变<sub>经云：喜则气散，怒则气上，忧</sub>

则气沉，思则气结，悲则气消，恐则气怯，惊则气乱，故气为情移。热则气盛，则为妄为狂，清泄则已；寒则气收，则为厥为痛，畅达乃瘥。痰火必随气而升降，津液亦附气而流通。气滞而结，则积聚肿疡疝瘕胀满之候作；气冲而逆，则呕吐噎核食入阻塞为噎，常如物塞不降，乃梅核气，皆火所致咳喘冲厥之病兴。气结气闭，则为噎膈秘癃；气少且伤，则为痛麻倦怠。气虚，则食减胸坚而寒中胀满；气乱，则惊妄迷惑而色变神昏。气散且消，则汗冷而神怯；气沉且怯，则恐泄而声喑。症因气郁宜开，气病脉沉宜化。五志气偏，即制以五行之胜；寒热气变，先正投寒热之汤。结者散而散者收，逸者行而损者益。上下摩浴，皆引导之准绳；开发灸针，悉疏利之方法。热者宜清，而郁则宜达；寒者宜热，而滞则宜通。偏热偏寒者，直折反佐；气虚气竭者，掣引调培。气浮者，镇敛自降；气陷者，升补自安。故治气实者，宜疏气而兼理火痰；其治气虚者，宜求本而急培脾肾。扶不及而制有余，先考各经之宜升宜降；安上下而调顺逆，必明脏腑之宜固宜通。水土之气宜升，升则水火平而枢机健；金火之气宜降，降则神明著而清肃行。肝胆喜升达而莫僭，过升则火动而犯中扰上；五窍宜通降而莫阻，失降则窒碍而上下气膹。焦气需上升而下降，州都必外应而内和。气机大略，症治包罗。

内外诸病，皆由气之不调而作，汇此一章，则气机升降通塞之宜否，自有章程，其治之顺逆，自无不当矣。

## 郁症

郁为不得畅遂，详岁气，并论人情有因天时岁气胜复之郁，有因人事七情饮食失和之郁；郁必失其中和，微则调，过则直折郁之微者，但调畅其气；其太过者，则直折以剉其势。时感郁由外作，度四时之六气为调；人事郁由内生，详情欲之变传图治。气血湿热火，丹溪立法同调即越鞠丸，为统治六郁通用之法；木火土水金，《正纪》论因各治《六元正纪论》中分木、火、土、金、水五脏之郁，立达、发、夺、折、泄五法之治。五行各一其性，拂则郁生；五脏一气偏乖，五气并郁一气既郁，转辗相因则并郁。故论郁必究其根原，而治郁先寻其本始。木性条达，郁则生气不升，而气逆于内，必见胁胀目眦、怒泄搐挛之候；火性发扬，郁则神烦昏冒，而热盛于中，将形喘呕燥渴、妄谵斑衄之邪。土性冲和健运，郁则消纳艰而壅滞作；金性清虚爽肃，郁则喘咳现而水道乖。水性本流动之气，郁则停聚而泛溢以上叙五运之性，郁而病发之状，故《正纪》立五法为治，以调五气之性也；五郁有内外之异，治必求本而化裁。木郁则达，达则生气疏融，而胀怒泄挛之病解；火郁则发，发则郁蒸泄越，而烦呕斑衄之症除。土郁则夺，夺则太过，平而内滞消；金郁则泄，泄则膹郁，舒而水道利。水郁则折，折则杀其势而壅滞平；郁有甚微，微则调可舒而过必折。是皆发解攻利之法，用调表里实滞之邪。六气食居之伤，此由病而致郁，守兹五法可瘳；七情挟虚之候，此由郁而变病，要非执法可疗。凡外郁之邪，可投攻散；若内郁之疾，当进补调。郁怒伤肝则胀痛，固当疏达为调；劳食伤脾苦倦怠，法重调中培养。忧郁伤肺者，以开泄利壅咳咯呕；欲郁伤阴者，惟补益治遗淋劳损。惊忧致郁，惟养心以安神；恐惧郁生，惟添精而益志。思郁之结宜解，悲消之郁宜升。外郁本由客气，治宜杜其传变；内郁总由心主，当默化其性情。法先开解，药禁涩酸。郁蒸热甚当清，宜与甘苦辛凉，而忌行温燥；阳郁气消宜助，又须辛芳开达，而禁与寒凉。富贵失时不遂，难凭药石；古今否宜治疗，法有变常。木邪外郁者，药投柴薄荆苏，若内郁逆格，治须涌吐；火邪郁闭者，方拟犀羚竹叶石膏汤，如烁阴内炽，酌与三黄汤。土郁之邪，外平胃散而内承气汤；金邪之结，内葶苈而外麻黄汤。水外郁，则与五皮饮羌活细辛渗湿汤；水内郁，则投导水茯苓汤疏凿饮牛黄牵牛、大黄。气郁膹胀之疴，四磨饮乌沉降气汤；血郁滞停之候，温经汤生化四物汤归黄当归大黄汤。三子养亲汤导痰汤，竺星沥汁姜汁、竹沥，皆痰郁之成方；大小和中饮，大安丸枳术丸，悉食郁之丸饮。桂苓术甘汤金匮肾气丸，亦水邪虚郁之珍；疏肝饮逍遥散，乃木郁不舒之剂。愈寒郁以姜附，除热郁以芩连。思郁归脾汤是主，丁蔻参调；怒郁解肝煎先投，培中继进。建中汤理中汤补中益气汤，役劳之郁宜求；养心汤酸枣仁汤安神丸，惊恐之郁可与。越鞠开有余之郁，升阳益胃汤疗恐郁之沉。至于肝郁而厥，金郁而痿。湿郁成肿，暑郁为疟；寒郁为痛，火郁为疡。气郁为瘕，血郁成癥；痰郁成痫，食郁为痞。是皆诸郁之变，另详各症之门。治郁要略，缕晰条分。

郁者，谓拂逆其气，不得畅遂也。凡病非郁不生，故诸病皆由郁而起。《正纪》立五法，以治岁气之有余不足而为病，此郁之由天时也。凡伤寒疟痹、六淫之治，不外五法之范围。其吉凶难易，犹可就症以决之。若因人事之郁，则五脏情志之偏，及先富贵而后贫贱之辈，有不可以药石愈之者，即五法未可以概其治也。篇中虽列叙各法，若不能变易病者之情性，则亦不过聊尽人事而已。

## 心悸 怔忡

心悸乃心下动惕，有汗虚饮火诸因；怔忡亦惶筑不宁惶为惊恐之情，筑亦跳跃之貌，乃劳损阴虚之候。悸忡相类，因各不同；名实既殊，辨宜汇举。忡悸皆眩晕陡生，忡发更惊惶莫主；忡悸悉心胸跳跃，悸来非自下上冲。忡由役虑摇精，致五火之内动；悸本邪干心主，为暴鼓而猝昏邪留脉闭，故心悸。是皆火盛而见，同由阴烁而形。水停心下亦悸，火畏水而跳跃不宁，每胸坚而胁鸣漉漉饮停心下，则胸下坚硬如盘，背寒如掌大，溢于胁则胁鸣，水走肠间则漉漉有声；过汗亡阳亦悸，真液亡而心气内洞，必寒怯而瞤惕振振多汗则真液亡而阳虚，故见筋惕肉瞤之状；阳虚不能实四肢，故持物振振欲擗地也。

除传热之悸，菖连导赤散犀角；疗怔忡之恙，六黄汤七福饮人参。悸由过汗者，参附汤建中汤生脉饮；悸由停饮者，夏姜五苓散陈平。下气奔逆怔忡，六味丸左归饮，或佐参连噙咽法；饮聚痞坚鸣悸胸胁间水注之声也，夏苓汤枳术丸，或参小胃丹胰楞丸。劳心脾而神志昏惶，酸枣仁汤归脾七福；竭精气而旋忡眩汗，补元煎八味丸养营汤。悸忡列辨，方治宜穷。

悸忡本二候，其症皆心动不宁，故汇而晰之。忡惟劳虚而悸兼火饮之实，其有多汗无火之悸，一同怔忡论治。

## 惊恐

事非见闻习熟，则震骇而成惊所以婴孩见所未见，即生惊哭，但令常见习熟则安；人由气并神伤，则惶怖而生恐凡人阴阳偏虚，则气血互并。若血并于下，气并于上，则火上水下而阴阳乖离。火独治于上，则神明不守而惊烦生；水独治于下，则志意迷惑而恐惧至。经文论恐为肾所主，即精气皆并于肾，则肾盛，盛极亦恐生，虽恐见他经，乃肾气乘侮也。惊则短气自汗，或动火痰梦魇；恐则气沉暗夺，时为怵惕忧惊。惊气归肝，惊生恐至；恐由肾出，恐作惊生。治宜壮气安神，或利痰而补养；法必交通益志，或重镇以宁心。

温胆汤四七朱砂消痰饮，除痰气扰心惊梦；镇心丸磁朱丸定志丸，治久暂虚怯恐惊里既虚，则气内困而神明乱，故惊恐。黄连安神丸，疗火动烦惊之苦；人参鹿角，为恐怯不寐之珍。交通心肾，需坎离丸既济丹丹丸；调补阴阳，宜六味补中汤剂。惊伤胆而汁溢，生脉饮逍遥散；恐过甚而昏谵，补阴益气煎。恐惊成痉者，养液息风；痰聚成痫者，除痰镇怯。恐惊约略，方治条明。

惊恐之候，多发于偏虚不足之人，故小儿气血未充，尤易于感受。其有因于火痰者，亦虚中之实耳。篇中治法详备，尽可为法。

# 健忘

心虚则营卫下留，故气不上交，而易于忘事营气出于中焦，卫气出于下焦。心阳虚，则真火亦衰于下，二火俱见不足，则营卫之气下留不能上交于心，故神志乖而健忘；气并则阴阳独治，致水火孤越，而神乱喜忘上下不交，则阴阳独治。真阳上越，真阴下孤，故神志不足而健忘。有因思虑髓减而形，有因痰扰志伤而作。症须分别求因，治独难于衰惫。

心虚者，宜进安神丸定志丸，常调补阴益气汤方；乖离者，药投既济丹坎离丸，更参宁志丸养营汤共济。多思髓减，归脾补元是求；痰气扰心，琥珀养心丹寿星丸为主。瘀黄喜忘者，当求瘀滞之门；盛怒伤肾者，先进调肝之剂。健忘约略，采取凭兹。

健忘者，神志不足之候，衰惫之渐也。夫心藏神，肾藏志，应事在心，忆事在肾。心肾之气，上下相交，则营卫不衰而流行内外，故应事忆事，各有所归，自不致于忘却也。所以少壮之人，营卫足而心肾充，多无是症。惟衰老之人，多见此候也。治疗是症，惟中衰者可愈，老迈者难复。其有少壮之人，多昏睡健忘者，乃内火有痰之候。

## 动气 附奔豚 息积

脐旁振趯为动气，凭上下左右，详心肾肝肺诸经；肾邪上逆号奔豚，以渐引急奔，别动气奔豚两候。

动气者，振动跳跃之气，见于脐之上下左右，多属虚因，间或挟实，以上心下肾，左肝右肺为论。其动之甚者，亦能自旁而渐引至中，亦能从下而渐引至上。若奔豚之 [①] 候，亦动于脐下。陡逆，则疾奔而上至心下，或吐或疼，或噤或厥，其状不一。动气奔豚似相类，一则渐引而上，一则疾奔而上，但发于脐下，以此为辨。按奔豚之名，以豚为水蓄，奔为急骤之意，言肾邪动而陡逆，上凌心位也。

或因营卫下留，食液积停掣引；有因元虚不敛，真气泄越浮游。舌黑润而心下嘈悬，乃肾气凌心之象；胁痛跃而连年攻注，是伏留息积之冤。舌苔黑润，心下如嘈如悬，至莫可名状，乃肾虚气逆挟饮上泛为患也。若胁肋腹中，动气攻注上下，连岁不已，此为息积之候。动气既属元亏，则虚者惟培，纵感邪，亦难汗下；动气即兼留伏，亦法难遽逐，无外症，攻补兼调。

动气多本元虚，间有挟实者，必是五积息积之类，非峻利攻击之药，所能遽逐。若施厉剂，邪未去而正气先虚矣。经文息积之论，云是风根，不妨于食，治当按摩引导，不可徒藉灸刺，亦药所不能独治。当攻补兼调，再参诸法，以渐除之。

呼动甚而吸动微，里虚惟补；饥动瘥而饱动甚，痞碍商除。桂苓甘枣汤可息奔豚，甘澜水必用；肾气丸能安冲逆，紫石英兼参甘澜水者，注水于器，以箸勺扬千遍，令起泡沫，则水力乏，不助水邪。疗虚留之息伏，以七福八珍养正，间服胰楞攻积诸丸；治泄越之全虚，进补元煎大造丸汤方，常调为养为充果畜。动气诸候，辨治宜谙。

动气之候，乃元虚不能收藏真气，故浮越于外而动跃不已也。所以仲景论有动气者，虽病伤寒，亦不可汗下，恐复伤元气也。常见小儿精气未足，其左乳下虚里穴，跳跃不已，迫天癸至，精气充，则潜伏而不现，即此可见真元不足之明验。而东垣又云：凡中气不旺，营卫之气，亦衰而

---

① 之：此下原衍"之"字，据文义删。

下留。其所餐饮食之气液，亦下留于阴而不上行，则气阻而动跃，斯亦动气由来也。故凡有癥瘕痞积之候者，亦必有动气之候。大抵动而有痛者，多积气；动而无痛者，属全虚。其有下午痛而动甚，或泄气而便溺行，其动痛皆减者，乃食气下留之候也，是当从东垣法治之。至于五积奔豚之候，篇中详晰已明，亦可分门论治。若仲师之忌术者，恐壅其气也。既感邪而难行汗下，当通经气以为治，故忌用术。若食气既聚，则当升达健行为法，故东垣又必以术为用矣。

# 不得卧

不得卧者，先评营卫出入常经；卧难偃者，多由痰饮喘促为患。咳嗽莫卧，肺因寒闭火冲；谵胀无眠，胃必热淫滞实。夜乱不眠者，阴受传邪；清夜惘然者，阴阳不足。

半夏秫米<sub>汤</sub>，通引阴阳必用；茯苓<sub>丸</sub>定喘汤，开消痰饮堪施。气促者，虚进六君煎汤，实用导痰<sub>汤</sub>三子<sub>养亲汤</sub>；痰咳者，寒投杏麻姜蔻，火施知贝芩连。白虎玄明除胃热，一阴<sub>煎</sub>导赤治传邪。养营酸枣安神，元虚不卧者宜调；补元<sub>煎</sub>六味补中，阴阳不足者酌与。亡血不眠宜鹿角<sub>胶丸</sub>，无眠多汗进参芪。列条辨治，撮要宜知。

凡卧则目瞑，必得卫气归阴，而后乃得瞑。此营为阴气，卫为阳气，阴阳出入，开瞑因之，此常经也。其有热甚昏睡者，卫热入阴也。胆热多眠者，热留半里而莫之出也。如热甚于卫，不得从阴，则目不能瞑，而断不得卧。若欲卧难偃，及夜不成眠者，须审痰饮喘咳寒火，实滞传邪阴虚诸候。篇中条晰详明，按法可循。

# 喘逆<sub>附哮</sub>

喘由息急，哮以声嘶。正虚脉空，则气短促而息微；邪实脉洪，则息粗长而气盛。诸经有喘，肺胃尤多；诸因不同，火饮常见。寒邪在表，脉必浮而息粗，当散邪而温肺；热邪妨里，脉必数而烦渴，宜泻火而兼清。虚惟引纳，实必疏通。

外邪喘咳并行，六安<sub>煎</sub>羌辛奏效；胃火肺寒闭逆，麻杏石甘<sub>汤</sub>称灵。

表邪束而水寒射肺，小青龙汤减味加茯；脉浮滑而痰火内动，导痰汤增桔添芩。喘家有汗恶风，桂枝汤杏仁厚朴；脉数动脾喘渴，葛根黄连黄芩汤。肺火喘，则脉洪燥痒，宜投泻白散保肺；肺伤喘，则久咳痰血，宜从百合固金汤。烦渴喘汗，时当暑火刑金，宜益元散人参白虎汤；恶寒咳喘，症属肺寒膈热，宜定喘汤枳桔黄芩。膨喘恶食嗳多，保和丸和中饮平胃散；嘶咳喘浮难偃，白前桑桔萎根。郁怒伤肝喘逆，四磨饮解肝，或用卜苏降气汤；喘动闭坚腑实，麻仁丸郁李，或行调胃承气汤玄明。虚痰之喘，六君煎汤可投六君子汤与金水六君煎，或与八珍八味；实痰之喘，滚痰丸苏合丸可进，或施三子养亲汤二陈。肺邪之喘尚轻扬，宜薄荆翘杏二陈，或参桑菊；肾虚之喘宜补镇，酌黑铅镇阴金匮肾气，或佐龟磁石。胃强肾弱喘生，玉女煎方最效；阴火奔冲喘作，滋阴八味丸称神。气滞水而喘浮，沉香琥珀丸可法；气虚喘而咳汗，胡桃汤急投。燥气胜而金不宁，冬地归胶，乳蜜参姜酌养；二本衰而身瞤促，归脾汤六味丸，八珍七福饮常调。子午离而升降苦艰，急进贞元饮，或酌补元煎既济丹；元海竭而下寒上热，治须八味，亦参金匮丸贞元饮。若喘无内外实邪，或喘生病后产泻，非脾胃之气衰，即肝肾之阴竭。法惟从补，切忌消攻。

至于哮喘痼疾，劳感即发。因有内外，治有变常。因寒者，温肺温中；因热者，凉心滋肾。饮食热寒感触，亟酌温清和胃；劳役内伤举发，急培脾肾二天。逢寒屡发者，常调理中八味汤丸；痰火内动者，酌与五汁豕膏方治。凤疾多虚，攻邪尤当顾本；新邪急解，法从和托为经。或开敛以治逆或开肺以除表邪，或敛泻以安内气，或辅正以求平。

喘症哮症，病皆气促，而实则大有不同。盖哮症必兼喘，喘则不必兼哮。凡哮之因，初由猝感外邪，伏息于内，留着肺俞，则频发频止，累月经年不已。且有盐哮、醋哮、冷哮之不同，皆口腹不慎，感邪深重，而后痰嘶不已，竟有终身不愈者。惟内外有感触，则病生而哮亦甚，此当就其所感之因而调之，大抵总以温通肺气、安中泄浊为主。若温暑之邪，自当从凉解为治。若常调之法，惟培脾肾以利气而已。至若喘症之因，凡表邪内火，痰饮水气，凡邪正交争，变传战汗，及病后虚浮、崩产泻利等症，无不有之；故治疗与哮各法，篇中所叙，彻表清中、除痰泄水、理气导滞、缓急平肝以及通幽润下、补虚镇逆诸法，无不逐一详尽。苟潜玩既纯，按法施治，靡不鼓桴神效。但喘症之虚实迥别，凡气机浮促之人，根本内摇，其感无拘内外，病则喘象随形，倘无实而误攻之，其变甚速，不可不知也。

# 诸疝

疝为气病，发则攻疼。有寒暑湿火之异疝虽气病，其发也，必有因寒因暑之异，且有因湿火内盛而发者，该冲任督足诸经。子和以筋病归肝，分因用下；《灵》《素》则该言内外，逐症条明。暴疝因寒，久疝多热。发必攻冲者气论，痛必泄血者血名有疝发吐衄者，名血疝。水因气阻，即为水疝疝发必吐清水，胁腕皆有痛；夜出昼伏，义作狐评言其出入不常，更有卧则入腹，起则仍出者，此睾丸之病。癞疝顽壅，肿坠不痛；横弦竖弦，结聚牵疼此内气结聚，痛在腹胁。病必始于犯寒，复挟滞而乃结；发则邪随因变，详内外而分经。疝既伏留，则饮食暑湿风寒，皆可触机痛逆凡向有疝疾，则随感触必发；气多内扰，则郁怒过劳色欲，悉能感发攻疼内气感动亦然。先详仲景三方，再考子和七疝。

因感初发者，触气为灾；久延屡作者，理气为本。气逆者，抑气台乌宜降；气坠者，升柴甘桔宜升。偏坠因火下迫，龙胆左金；偏坠因虚下沉，补中羊角即山羊角也，左用右，右用左。喜暖肢清便不坚，沉桂芦巴丸丁香楝实丸；烦热喜寒溺短赤，金铃子散橘核丸通心饮。重坠胀癞，分清饮五苓散取效；茎弛囊赤，泻肝汤导赤散施行。伤酒发者湿热，茴楝入于分清饮；伤精发者火浮，沉附加于六味。阴虚火痛者，滋肾丸知柏地黄丸；下衰寒疝者，乌附即乌头当归生姜羊肉汤，此仲景法。真阴虚而疝动肝阳，虎潜丸滋熄；内气结而疝疼块滞，流气丸通疏子和法。少腹痛闭不通，仿奉议韭根鼠矢；疝动钩牵腰腹，从张论钩蝎煎川山甲。攻注泄血者，归尾桃奴可导；茎睾弛纵者，建中汤升阳益胃汤宜培阳明虚候。疝家溺白汗濡，导赤散分清饮龙荟；痛发呕酸溢水，控涎丹椒蛎延茴。久疝止作无休，三层茴香丸可愈；内疝无疼气扰，导气汤都气丸安绥。顽癞重坠，二妙散防己木瓜；泄气胀寒，茸桂理阴煎益气煎。疝自右来者茴香丸，左胁攻疼者橘核<sub>丸</sub>。桂附椒姜，疝因寒者采用；茱连七疝汤，疝必吐者可投。经验疝方，五苓茴楝槟榔，木通橘核；镇攻疝剂，淬铁<sub>饮</sub>镇阴<sub>煎</sub>导水茯苓汤，攻积通经<sub>散</sub>。草麻苍术椒姜，热洗水囊之恙；蛎皂棉仁研煅<sub>棉花子、牙皂、牡蛎粉也</sub>，可囊木胀之瘨<sub>囊肿有水状者，湿也，以苍术、草麻、椒姜煎汤薰洗而收拔之；顽木胀大、不知痛痒者，寒冷之气结闭也，以囊盛牙皂、牡蛎、棉花子末消之</sub>。疝症大略，辨治堪凭。

疝者，气动于内，攻注疼痛之候也。奇经之冲、任、督及足之阴阳六经，皆有主病之条，《灵》《素》论此甚详。《柴氏手抄》又言手经焦气、包络及肠亦有关系。乃子和以疝为筋病，统归肝论，复立七疝之名，有气、血、寒、水、筋、狐、癫之别，分别其因，法皆用下。此固子和出人手眼，特未可概施于挟虚之体也。是病之始作，多因于寒，复挟滞以成疝。疝成则留息于溪冲，由是撄<sup>①</sup>其气而卒发，所以为气病。针灸之法，治此颇验。其治法，必审其久暂寒热，其气之冲者宜降，坠者宜升，结者宜散，滞者宜行，沉着者宜攻，虚衰者宜补。篇中调导攻补，通泄诸法，无不详尽，参玩推求，自然头头是道。

# 脚气

腿足屈弱者，足痿之痾；脚膝肿痛者，脚气之恙。外由风寒湿暑相干，内因嗜饮口腹所致。寒热状类伤寒，故有类伤之名；感发本属外邪，即同痛痹之义。身热拘急者，发解先行；胀坠身和者，疏利为则。赤晦肿痛者湿热，宜疏气而清通；漫肿不赤者寒浮，惟除湿而温化。干脚气，赤痛而不肿，多火之痾；钓脚痛，腹痛牵足疼，内痈之恙。由腹痛而流足，湿火下注；由脚气而入腹，厥气上冲。脚气本为壅疾，忌补益而用疏通；足疼果属阴虚，亦养肝而温肾脾。走注痛者风淫，挛急疼者寒胜。肿著而痛者多湿，紫赤烦渴者火淫。足痛冲腹闷乱，茱连枳朴槟榔；胫酸掣骨拘疼，米仁木瓜防己。兼体痛而有热，羌苏柴桂钩藤；无拘痛而肿疼，大小分清薏苡。晦红久痛，二妙<sub>散</sub>防己合投；喘满足疼，枳桔木通<sub>散</sub>共剂。寒热足疼攻胁，柴桂牡蛎左金<sub>丸</sub>；前癃后闭危疼，导赤柴芒牛麝<sub>通淋散</sub>。邪

---

① 撄（yīng 应）：接触，触犯。

着阴而内痛，芎归红花香附栀子干姜；肝犯胃而跗疼，戊己<sub>汤</sub>楝延柴桂。肝热下流痛剧，鸡鸣散如神；寒湿浮肿顽疼，独活汤必效。六物附子<sub>汤</sub>，理里虚兼感足疼；独活寄生<sub>汤</sub>，疗遇寒即发脚气。冲心宜降兼清，槟朴乌沉连柏；内湿宜清宜燥，五苓葛棋分清。活络丹，为开透伏邪之药；薰洗法，乃流通经络之方。养真丹，四斤丸，为阴虚脚气者用；滋肾丸，八味料，为肾虚壅疾者调。脚气症治，缕晰分条。

　　脚气之候，伤寒有类伤之名，谓其有寒热巅疼之症也。然实则本乎湿因，经言伤于湿者，下先受之，可见是症之要，总以治湿为主。但当分寒热二者，当以赤肿者为热，寒浮不赤为寒。两辨既明，自无贻误。篇中所论虚疼实痛，上攻下注，湿热寒湿之治，靡不详尽，可资采仿。

# 血论

　　天地生成万物，惟阴与阳；人生尽终天年，惟气与血。阳主气而动，御血流行；阴主血而静，随气升降。血即精而精即血，源流同一本之亲；精生气而气生精，阴阳有互根之妙。本乎水谷精气，难于成而易于亏；原于脏腑化生，盈则强而衰则病。生于胃而色从心变，统乎脾而脏受肝冲<sub>血海</sub>。流布于肺，充经脉而营百骸；施泄于肾，固封藏而神造化。上营环口，下养胚胎。应象而行月事，匹气以合阴阳。和平不僭，保受命于无穷；偏胜成灾，致疾病而莫底。络脉伤，则上下渗泄；火邪盛，则内外妄行。伤络不泄则瘀，错经不泻则蓄。瘀于上，则喜忘而发黄；蓄于下，则如狂而痛胀。内结成癥瘕积癖，外凝变肿毒痈疡。六淫外袭，寒则泣而热则流；七情内伤，微则消而甚则逆。奔逆于上，则从咳逆而出；迫注于下，则由便溺而行。吐呕出者胃病，咳咯来者肺疴。鼻衄亦肺胃之邪，牙宣兼胃肾之恙。舌衄由心，齿衄在胃。溺血带下者，肝肠<sub>小肠也</sub>之尤；肠痔便红者，大肠之候。黯滞乃瘀寒变色，鲜赤皆热暴新邪。湿蒸热郁为血痢，阴虚阳搏为血崩。气凝血结，则为肿为疮；血受热蒸，则化斑化疹。血病于内者，瘀治易而干治难<sub>瘀去则新生，故易治。血海干枯，则阴难骤长，故难治</sub>；血泄于外者，上为逆而下为顺。无热不喘者可痊<sub>血去阴虚，热收于内，外无热现，此其常也；不喘者血虽病而气未浮也，故可治</sub>，有热不卧者危败<sub>失血身</sub>

热，阳无所附，而浮散于形层之外也；不得卧者，气根已离也，故当危败。暴病九窍见血，不久成危；久症上下泄红，瞬息必败。

症别瘀虚寒热，治分温补清攻。脉宜滑小弱沉，诊忌大坚洪数。必由气之统御，气附血而气御血行；亦因气而降升，温则升而寒则下降。阳不统而血脱，补气，则阳可生阴；阳过盛而血奔，补阴，则阴平阳秘。壮水为制阳之大法，益火乃消阴之纲维。先天根本得养，则龙火潜消；后天生化时培，则神机顺健。清阴泻火，原治有余之候；调脾助胃，乃收全效之功。妇届经而吐衄，调降归经；男泄血而如期，补阴潜镇。血家理要，学贵先研；辨治衡平，法详后列。

血主充肌热肉，附气流行一体，所以奉生身而保寿命者也。故血不可伤，伤则易亏难复。余久困斯疾，因将致病原由，及治疗大法，先挈其纲，则凡血病瞩目，自有一定章程。后篇再逐详其细，斯纲举目张，则按法施治，无不入彀。

## 咳血 呕血

尝论血病者，先察气机虚实；诊咳呕者，须审血来脏经。气虚不能摄血，血必走而上下崩奔；气实生火错经，血溢逆而咳呕咯吐。因寒者少，因火者多。七情交感，五志逆而灾生；六气蒸淫，君相感而病作。色欲伤肾者，则龙火动于源泉；酒食伤中者，则燥火胜于胃土。烦劳甚而阳气张，脾经虚火先浮；跌仆损而溢血留，经络郁瘀则结。损络格阳者，血上越而见诸口鼻；阴伤阳陷者，血下注而出乎二阴。先咳者，病肺气；先血者，病心营。咳咯而出者，来自肺脏；呕吐而出者，本诸阳明。怒而呕血者在肝，呕则亦从胃出；因欲奔冲者肾血，呕咳肺胃兼行胃为水谷之海，主养四旁，四旁病亦能入胃，故宜兼考脏因之候。上治惟清，甘苦微辛凉解；下治兼法，苦咸镇泄清滋。火盛阴虚，一阴煎，补阴取效；火盛逼血，三黄汤，童便称灵。肝强者，龙胆泻肝汤丹栀芍药，或投犀角地黄；肺火者，二冬二母黄芩，或与桔桑甘露。包络火淫者，犀麦清化饮；火炎土燥者，地斛滋阴大补丸。胃火炽盛妄行，白虎汤白薇①汤玉女煎；肾火浮越易动，

----

① 薇：原作"微"，据文义改。

玄龟知柏地黄汤滋阴。气实者，解肝化肝延附；气逆者，白前磁膝乌沉。外淫风火，荆翘钩忍犀羚；内困湿蒸，连柏葛花枳椇。痛瘀宜化逐，灵脂韭漆，卷红花石蕊散苏桃韭汁、干漆、卷柏、红花、苏木、桃仁也；阴亏宜养元，六味丸沙参，琼玉膏左归汤固本丸。劳役阳浮不摄，归脾汤生脉饮理中汤；戴格飞越泄奔，肾气丸镇阴煎八味丸。霜桑露竹，菊汁梨浆，皆清上之需；童便鳖血，地髓生津汤，有靖下之妙。火燥治之以润，乳酥饴蜜冬葵；隧滑惟涩可调，发炭棕灰榴壳。阿胶丸参蚧人参蛤蚧散，治肺伤久咳失红；四生丸百花丸，疗火盛刑金唾咯。蒲黄茅根侧柏藕节，三七秋石，小蓟草霜京墨艾灰，为消瘀止血之珍；桂附姜茱，黑锡丹磁朱丸，牛膝五味，乃引火镇潜之品。治血不离治肾，若骤见脱血者，又当补气以急生此由气不摄血之治；治火惟尚寒凉，若虚泻食减者，急须温培以①脾肾。咯血无咳，清和脾肺；带瘀晨咯，养络消瘀。若寒湿阴邪动血，必外寒内火兼因。桂麻师古，灵宝从新仲景、陶氏两法。

　　血病原由，前篇该括，今逐析其症治，总由阴阳络脉之伤。吐血者，多见于阴虚有火之人，盖阴分既虚，则最易感触。就咳、吐二者为辨，所因之内外宜别也。如因于外者多阳邪，阳邪乃风、暑、火、燥四气，最易伤阴动血，但多先伤上焦，而后及于中、下二焦。若寒湿阴邪，每不多见。其治亦惟见于仲师，有麻黄人参芍药汤、桂枝汤加减二法而已。然寒湿阴邪，其气凝滞，焉能动血？必有伏火于内，然后得以流激营血。古法心手高妙，难于仿效。取陶氏冲和加减用之，亦应有当也。再论阳邪之伤三焦者，必先于上、中，故当以肺、胃、心胞为主。其先咳后失血者，先伤气而始于肺；先失血而后咳者，先伤血而始于心包。胃为多血多气之腑，主养四旁，则内外气血之伤，皆有攸关。故凡治外感之伤，在气分者，法先清肺，当以甘平苦辛、清轻泄降之剂，凉解其上，则清肃之令行，而血随气顺矣；若伤在血分者，治清心包，当以苦辛清导、甘咸滋沁②之品，化养其营，则炎亢之势熄，血自归经矣。如四气过胜，更当酌其佐使。如风淫津涸，佐以荷露、霜桑、菊汁之清寒；燥烁阴枯，济以鲜

---

① 以：原无，据上下文补。
② 沁：渗入，浸润。

地、鳖血、乳蜜之滋润。暑火内淫心肺，苦寒立法之中，复济以露、雪、蔗、瓜之迅沛；冬不藏精浮逆，滋补施方之要，在镇以磁、龟、膝、附之降潜。此皆外因动血，而上下治疗之大法也。至于内因为病者，无非七情五志之火，凡手足阴阳皆能致之。有如苦志役神，以致心阳独光于上者；有因耗气伤精，以致木火刑金而痿者。或多谋多虑，郁怒疲极以伤肝者；或嗜好肥甘，渐积成热以伤胃者。有多思劳役之伤脾，有纵欲强劳而伤肾者。凡此诸因，皆能动血。此当因其所伤，而逆忆[1]其传变制化之机，先酌其治而调之，总以调营化气、降阳和阴为主治。至若烦劳不节，而损及心脾之阳，以致虚而不摄者，又当施甘温培补一法。若真元久亏，水火偏胜，以致阳亢阴胜者，又当分补水、益火两法。此二者，先后二本之伤，惟有保固真元、大培精气为主也。篇中温清调治诸法，逐一详晰可仿。

### 诸衄 鼻衄 齿衄 舌衄

血从鼻衄者，本由肺胃热淫，更有表郁阴虚之异 有因表邪郁热于经，有因阴虚火动于内；衄出齿舌者，亦本胃肠热越，再分心包脾肾之邪。肺胃热甚者，清胃为先；外火蒸郁者，清解为要。阴虚不副[2]，宜清少而补多；阴盛格阳，当引火而归宿。衄见伤寒者，须识少阴动血；不月常衄者，心由经热逆行 女子不月，每月必衄，或先衄后期，倒经之候也。暑火之邪，苦寒凉解；燥热之恣，甘苦清滋。丹栀四物汤 白薇，疗火错经逆；犀地服蛮 煎 清胃 饮，除表衄冲奔。燥火内淫，茅根 汤 甘露 饮；暑温侵袭，白虎汤 犀羚。少不足而明有余 少阴不足，阳明有余，玉女 煎 最效；衄不已而形厥竭 衄多不已，必多汗而阳亦亡，先形厥逆之状，镇阴 煎 堪投。齿衄糜臭，清胃安胃 饮 能瘳；衄动龈浮，六味丸 膝牛膝车前可愈。冰玉黑蒲 散，舌衄胀疼可糁[3]；三黄 散 固本丸，紫重 紫舌、重舌也 虚实堪除。酒萸浸足，可引火而下行 用热酒浸足，或用吴茱萸汤浸足，或用生附贴足心，皆可引火下行；蘸艾熨头，能止衄而捷降。发灰藕炭搐鼻翼瘥，针泄气衰少商可刺。风火流红，需翘薄菊花

---

① 忆：原作"亿"，据文义改。

② 副：相称，相配，此处指阴虚阳气不能依附。

③ 糁（sǎn 散）：涂抹，粘。

桑叶清肺；暑温动衄，惟芩连清胃清中。病如情志诸逆，治同咳吐条通。三衄诸候，法约其中。

　　鼻衄、齿衄、舌衄三候，同伤阳络，但当明手足阴阳。鼻衄本肺胃火淫，恰从太阳督脉而来，故必自巅而下，此虽衄出肺窍，从督冲二脉之肺相应而相通也。齿衄者，胃阳之恙，其脉入齿，衄必从冲脉上升。舌衄乃本乎心包，亦由冲上逆。总之热郁不消，多激为发衄之候，所以大论有桂、麻二汤治寒郁火逆之衄也。若衄之来，因于暑热之伤者，则宜辛寒苦泄为法。其内因五志七情之候，此内伤阴火之尤。虽衄与呕吐不同，亦皆阳络受伤所致，故亦可从咳血、吐血诸条同法也。至于齿舌之衄，亦同阳络之伤，故与咳吐诸条之义，可通论也。篇中内外虚实，诸法不遗，能与前编互参而化裁之，更神明于用矣。

# 溺血　便血 附肠红　内痔　蓄血

　　更详下部血候，再分溢泄诸因。胞膀热结，血从溺出；胃肠移热，出乎后阴。肝火逼而下流，无拘前后；脾中虚而不摄，独泄阳明。先痛后血，病从实论；先血后痛，症作虚评。

　　溺痛乃下焦热结，故法尚清通，先从导赤分清，或从四物桃仁八正；溺血无胀疼阻滞，是隧虚窍滑，初则化阴清养，继则约营煎秘元煎培阴。桂圆酒，蒲茸丸，溺血久者必效；小蓟饮子，桃四物即元戎四物汤，溺紫黑者必斟。肝脾流赤浊，龙胆泻肝汤七正散血淋方；中虚泄后疼，补中丹栀荷蒂。

　　下血辨热邪内损，病自三焦；蓄血分寒滞热瘀，症由肝胃。寒凝而下者，色黑黯而腹胀且疼；热溢日下者，色鲜赤而腹无胀痛。瘀去而新亦流，弗宜再逐；骤下而不得止，急进调培。粪前粪后号肠红，辨肠火血来远近；便出燥坚继脓血，为内痔脏毒沉疴。后重脓血者，当求澼血[①]之条；强劳奔陷者，亟进中虚之治。硬满身黄未下，非导不瘥；泄血已久减餐，非补莫挽。

---

　　① 澼血：指肠澼便血。《素问·通评虚实论》："帝曰：肠澼便血何如？岐伯曰：身热则死，寒则生。"

火迫肠而注泄，进约营煎地榆散槐连；寒蓄瘀而胀疼，投姜桂红桃四物汤苏木茜草。色黯胀疼者，通瘀煎失笑散；色赤弗痛者，四物汤二连黄连、胡连也。肠风投脏连丸槐角丸，参炒荆柿炭黄芪；痛痔进猪肚丸银花酒，或闭管丸保阴煎化毒丹。酒湿蓄结便血，聚金丸二妙散葛花；气血不摄泻红，补元煎补中荷蒂桔梗。阴结症久不已，灸气海，可散结而泄邪；血滑病属隧伤，进玉关丸，合十灰散而断下。怒伤肝而血泄，黄芩汤芍药汤化肝煎；劳伤脾而血奔，理中汤四君子汤温胃饮。花蕊石散当归大黄汤，导结疼之瘀滞；四物知柏地黄汤，净余热之停留。脾不统而血鸭，归脾汤真武汤补中；阴陡走而阳飞，参附右归丸八味丸。陷枯败竭，参茸赞化丹断红丸；滑不统藏，发炭棕灰散五黑散。下血便红诸候，条分句断详明。

溺血便血之候，血从下窍而出，皆阴络受伤所致。故凡肠红痔毒，肠风澼血，蓄瘀之同出乎二阴者，一皆阴络之伤也。故此症先辨有无胀滞，如有胀滞，必需消导。若虚伤不摄，宜培补而升举之。独是蓄瘀之候，亦有上出于口者，此所伤究在阳分之络也。瘀滞之因，不外寒凝、热结二者。溺血之候，必辨其痛之先后有无，可知脏腑之虚实。有痛在溺前者多实，必通泄其实，实得泄而血自安也。其无痛而或痛在溺后者，以无阻滞，故无痛。若泄时不痛，而痛在于泄后者，此因得泄而内虚，则内气乘虚下注而为痛也。治必先益其虚，当调补安营而血自固也。溺前痛，多膀胱小肠之尤①；溺后痛，乃心肝胃肾之患也。其有痛而泄溺，溺泄而复痛者，此虚中有滞未清，当消息其虚实多寡，以调导兼理之，庶乎有当。至于便血之候，亦当辨其前后由来之远近。凡血在粪前者，其来近而在肠；血见粪后者，其来远而在胃。在肠者，宜清导；在胃者，宜养摄也。若下血之候，与便血虽同一泄血，其症则大有不同。盖便血虽痼疾，而症则徐缓。若下血，则病来暴急，血虽出于肛，而其来必自胃。虽来自胃，而胃为脏腑之海，四旁有病，皆能致之。故凡心、肝、脾、肾阴络内伤者，无论虚实之因，皆能为下血之候。其病急骤，若血脱，则危可立待，故必与便血分举而言之也。暴至新邪，清导可已；积虚陡发，调补难平也。若脏毒、内痔、澼血之候，积久深固，先宜清导，继则补中，清肠自已。篇中

---

① 尤：过失。

所集诸法，简而明备，得逐究而化裁之，自有得心应手之妙。

## 无内外因血病

六气七情血候，业已详明；不内不外因由，再为逐晰。或服食丹砂五毒，激发流红；或酒食珍错不经，生灾动血。或努力强劳内溢，上下泄溢；或金刃跌堕瘀蓄，吐泻成灾。既受伤而泄血，必考部以施方。

金汁甘豆汤黄连解毒汤，疗服食不经之毒；荷露菊膏穞枳芦稼、枳椇子，解饮食积热之伤。甘麦大枣汤白薇汤，清和调理；二连四物汤，滋液清凉。跌堕留瘀吐下，先宜导滞，用复元活血汤通瘀煎龙虎丹；努力强劳溢血，法从行养，宜红桃四物升阳益胃汤甘草干姜汤。羊血韭灰散桂核散，乃糁调外血奔流之宝；趁痛散桃奴饮龙虎丹，为跌伤消瘀活络之珍。虽属因无内外，叙详治有常经。

动血之候，无非阳络阴络之伤，其内、外二因及不内不外因，俱已详尽。顾外因必有表症，内因必有里症，不内不外者必有凭藉，不可混治。但血病切要，虽有心主、脾统、肝藏之理，而生化之原，惟一胃耳。故古法有守甘养胃、镇肝益胃、补脾疏胃及温胃理胃等法，此实疗血病切要之旨。司命者，能治胃以图功，斯为尽善矣。

## 关格

人迎脉盛四倍者，外格之疴；气口盛大四倍者，内关之患。格病三阳之候，阳太盛而阴不能营；关病三阴之痗，阴太盛而阳不得入。阴阳俱盛，关格乃成。症喜动而难静，经脉振振阳浮于上，阴孤于下，阴阳乖离，阳浮用事，故喜动而难静；情张惶而易嗔[1]，心时惕惕易嗔者，气有余之象，气既盛，何以反多惶怖？今阳浮于上，故易嗔；阴孤于下，故善恐。上形头目眩旋，下见步艰泄厥。是阴不升而阳不降，故见乖离否极之疴；必枢机转而上下交，庶[2]返本始太和之象。法尚引伸升降，剂惟调补滋培。阳倍盛，则补阴以配阳；阴倍盛，则补气以配血。久延上槁下枯，病成闭癃噎膈。

---

① 嗔（chēn 琛）：怒，生气。

② 庶（shù 术）：几乎，将近，差不多。

至若脉溢鱼际，非倍盛者非格，久则病发于上脉溢既久，其气上而不下，故其病发于上，所见之症，或为首风目疾、喘逆吐衄、咽疮或女子思男不遂，宜降阳而和阴；如其脉覆尺中，非倍盛者非关，久则病发于下脉覆既久，其气下而不上，故其病发于下，所见之症，或为肠风痔漏、泻痢遗淋、鹤膝风疼、偏坠脚气等症，宜升调而莫抑。溢者，欲不得遂，因所愿之无穷；覆者，精如欲出，因恐欲之过极。若言关格暴邪，宜参仲师平脉。

按：关格之论在《内经·脉要精微论》，阴阳不相应，病名关格，但论阴阳乖离，乃成是症，非仲师《平脉论》也。自仲师以格为吐逆而饮食不入，以关为下闭而前后不通，故后之论关格者，悉宗此说。但《内经》论是，脉必大四倍，乃名关格，非《平脉篇》微大伏涩之脉也。且经文论脉而定病名，不指症形何似。考《柴氏手抄》云：是症多见于劳神竭欲之人，其症倏忽变更，易嗔易恐。上形火候，多眩旋而欲仆；下见寒厥，时眴惕而步艰。宗筋忽为弛纵，饮食乍为增减，喜动难静，脉振心摇，其症之况，诚有莫可名状者。迨其后延久槁消，转变噎癃者有之。法惟培补，无别治也凡洪大之脉，阴气必伤；坚强之脉，胃气必损。脉大四倍已类真脏，若以脉实枉泻之，立见危败。

# 虚损劳瘵

虚乃气血亏乏，损为脏腑伤戕。有诸伤五劳六极之分，辨外邪内邪递传之异。必求先后二天，须详水火二气此求本辨治之至要。五劳统乎六极，内伤甚乎外伤。伤为劳极之始，极为劳伤之终。或因寒热外袭，而阴阳渐见损伤；或因情欲内淆，而精气尽于劳极。外邪伤阳者，病从上而及下，肺心胃，有渐次之诸因外邪之伤，由肺递传至肾，至骨痿不起则死；内邪伤阴者，病由下而及上，肾肝脾，见递及之五损内邪之伤，由肾递传至肺，至皮聚毛落则死。五劳根五脏，由役神心苦虑肝多思脾，及忧愤肺矜持纵欲肾；六极该六腑六极虽该六腑言，实则脏病及腑也，乃血竭心筋挛肝肉削脾，及气少肺骨坏精枯肾。其劳在心者，则喜忘糜裂，神不守而怔忡汗热糜裂，口糜舌裂也，此皆心气内虚，心火上炎之状；其劳在肝者，则恐惶时怒，腹胁痛而寒热拘挛此肝伤所致。在肺则短气气伤也咳浮气逆也痈痿火刑金也，及脾则肌消痛利中虚<sub></sub>皆伤脾所致。真水虚，则脊痛夜热盗汗<sub></sub>腰脊肾之所主，虚则沉着而痛；阴虚生火，故为夜热盗汗；封藏废，则遗滑阳痿疯黎<sub></sub>疯黎，面浮黑色也，失其封藏故见诸症也。以上叙五劳。

至若气竭者，喘促言微毛悴；血竭者，色夭发褪善忘。筋竭则恐捕拘牵，而瓜枯甲痛；骨竭则齿槁面黑，而行立乖张。饮食减而倦泄嗜卧，日见肌消；耳目昏而茎痿遗淋，乃知精竭<sub></sub>以上叙六极。是皆劳极之概，必由内外之伤。

再叙伤虚，并详劳候。其因思伤脾者，则气结，如因劳倦饥饱，多卧泄而噫黄；其因喜伤心者，则神荡，若由思虑忧愁，则惊悲而系绝。肾藏精而主骨，伤则厥逆而精枯，或伤于欲，或伤于恐湿强劳；肝藏血而主筋，伤则目眩而气逆，或伤于怒，或伤于久行久视。忧多伤肺，而形寒寒饮者，类皆少气而恶寒；惊多伤胆，而恐惧伤志者，病同恍惚而馁怯①。久立者，伤骨骨坏；久坐者，伤肉肉瘨<sub></sub>以上叙七伤内气诸伤，以下再叙诸虚诸劳名义。

上虚者，则头脑病而耳响；中虚者，则涎呕甚而肠鸣。下不足，则为痿厥泻淋；营卫虚，则为不仁不用。胫酸脑转者，髓不足；下厥上眩者，卫气虚。胃气虚者辟谷，真气虚者言微。阴阳乖离，则脉偏倍盛；龙雷火动，则倏热乍无。神不足者惨悲，志不足者厥逆。惕睏液竭，喑痱精枯。气随精去<sub></sub>同厥竭<sub></sub>精去气随，即与上厥下竭之候等，情欲犹牵者暴亡；气并血并互实虚，<sub></sub>气血并冲者大厥<sub></sub>气之所并为血虚，血之所并为气虚，气血并逆上冲，则为大厥。以上诸虚。邪伤气血号劳风<sub></sub>或外劳其力，内摇其精；或亡血失血，经期内病；或病前病后，感受为劳风血风之候。

经云：劳风发在肺，下巨阳引精者三日，中年者五日，不精者七日。咳出青黄涕则自愈，不出则伤肺，肺伤则死矣。所云引精者，谓阳气能引精上行而咳出浊涕也。阳气盛而能引精者，三日便得化而出；若中年者，阳气不盛，故至五日始化也；若气禀薄弱，不能引精，则须俟七日来复之期，乃得化也。此属因劳感邪之候，故为劳风；若血虚感邪，即为血风劳。其涕皆不出，邪不泄，由是内舍留连，缠绵不已。初则始于肺肝，继

---

① 馁（něi）怯：气馁胆怯。

则内传脾肾，不至成劳不已。劳之由外至者惟此。邪结肺经，即为肺劳，则见痰血痛瘘之候；胁疼寒热，邪在肝也，食必痛利；涎涌肌消，邪在脾也；遗滑腰疼，盗汗衣热，邪在肾也；怔忡多汗，多梦纷纭，邪干心也。邪留之脏，即以名劳内因外因邪之递传，其见症不外乎此。

情郁蒸烁者经涸俗名干血劳，间有挟邪而致烁精涸血者。酒劳者，留湿败脾成肿此因于口腹之伤；蓐劳者，因产亡血成虚此因产失调，亦属内因。传尸劳疰，渐形削而虫生此亦由于内，因气之相感而致者；童子劳疳，多欠调之胎病此内因外因兼有之。总之虚伤劳极，虽由情欲暑寒，要必劳斫[1]伤戕，以致外传内积。故邪必因虚袭，久则传变劳成。凡脏皆主藏精，伤则阴虚无气。如形消血夺，崩产汗下者，五夺必危；其不食泄寒，脉微少气者，五虚多死。是皆劳损诸因，列叙辨劳本始。

再推深浅，并论始终。虚损始形，要惟体倦减餐，时或微嗽颧红，而潮蒸夜热；及其渐积，乃致偏寝痰咳，渐形盗汗遗滑，而喑哑拘酸。其甚也，则为咯唾失红；其极也，则现喘浮枯泄。症之微甚，要不外内外九气；治之纲领，则必求先后二天。

水为无形之本，万化之源，肾固不可不滋；土为生化之基，万物之母，脾亦不可不养。顾脾安，则土可生金，水有源而攸赖，不致泛溢而生灾；惟肾足，则少火来归，土得化而冲和，自见《灵枢》之不息。惟是脏有喜恶，乃知治有否宜。倘甘寒滋肾，而症反食减者，则益肾适以碍脾；以辛温扶脾，而病偏热燥者，则补土宜防耗水。脾肺虽母子一气，情性实彼此不同。肺宜清润，而保肺者，不能无碍于脾；脾喜燥温，则安脾者，不能无妨于肺。惟能食而不泻，则润肺为先，而安脾兼参不废；如多泄而食减，则培脾为急，而清肺切勿妄投。故重轻宜忌，酌孰缓而孰先；而脏腑阴阳，辨孰兼而孰主。形可恃而病有余，治邪为亟；形气怯而邪不甚，补虚为先。症已成劳，药无捷效；欲收寸效，凭脉为从。

脉理可推，脉形逐晰。细微主盗汗，数而无力者，阴虚可知；沉小为气竭，大而无力者，阳虚可测。弦急者中虚，浮芤者血脱。寸弱上虚兮，尺涩下亏；细微正虚兮，坚劲邪实。尺洪为阴火盛，关弱由肝胃虚。

① 斫（zhuó 浊）：用刀、斧等砍劈，比喻摧残、伤害，特指因沉溺酒色而伤害身体。

弦劲数急者胃败，细微涩弱者双虚。寸弱尺大者，血虚有火；中空浮急者，血脱气孤。数平弦减，病愈之日可期；朝暮变更，反复之情难定。男左弱者多危，女右弱者难治。无力者，转大可商；细硬者，加数必死。脉诊既识凶吉，形症必察安危。阴阳偏胜，延久难痊；水火乖离，希平为治。阳虚者气虚，虚则火亏而水盛，脏腑寒而脾胃败，非补火益气难瘳；阴虚者精损，损则火盛而水亏，营卫竭而津液枯，非壮水益精莫愈。病症明列于前，施方贵会乎意。四君子汤补中益气汤，建中汤真武汤，皆阳虚补气之方；六味丸玄精丹，左归饮小营煎，为阴损添精之剂。阴阳两亏者，养营汤坎炁①丹补元煎；水火乖离者，五福饮坎离丸既济丹。阳虚咯衄者归脾，或调五黑散十灰汤；阴虚吐衄者一阴，或投人参固本丸六味。阴虚胃火，玉女煎知柏地黄汤滋阴地黄丸；阴虚格阳，右归饮镇阴煎八味丸。阳虚咳者六君子汤，泻则寿脾煎理中汤；阴虚泄者胃关煎，咳用麦门冬汤琼玉膏。火刑金而痈痿，紫菀汤桔梗杏仁煎清宁膏；脾不摄而吐崩，真武回阳饮术附。损肺益气，而损心安神，生脉饮补心丹酸枣；损肝缓中，而损肾益髓，建中封髓斑龙。适寒温而和喜怒，逍遥兼治心脾；布生气而滋化源，养胃汤先扶胃土。子午不交而喘促，贞元饮八味丸称神；阳虚阴走而欠麻或过于汗下吐崩，体麻多欠，乃阳虚阴走危候，补元养营为最。龟鹿胶，补精气神之珍；大造丸，疗虚损劳之宝。黑白神丹，治虚劳肾热佳方；全鳖丸乌鸡丸，为劳自肝伤圣药。杏酪乳胶地骨，为骨蒸养肺之珍；贝母绿豆梨浆，乃清火消痰之剂。愈劳咳以紫菀汤，治传尸以芎归血余散。酒劳者，理中五苓散六味，兼投枳椇子汤葛花解酲汤；郁劳者，逍遥散滋肾生肝饮，佐用通真丸流气丸。劳风血风宜金水，补中败毒，或扶羸参芥清肌散；蓐劳伤产需养营，黑神二营，或五阴补阴益气。童劳六味常吞，兼用扫虫煎化积消疳丸之药；传尸獭肝丸补养，三投黑虎丹小红丸化积之丸。白凤膏兼培肺肾，全鹿两补阴阳。若虚难进补者，焉能引日；微温见忌者，终必败亡。虚损劳瘵之候，治辨汤药条详。

　　劳损之候，由气血亏损，脏腑日渐伤戕而后成是症。有因于外邪者，有因于烦劳者，有因于情欲者。病如已成，每多难起，缘是症之来，如受

---

　　① 坎炁（qì 气）：即脐带。

人浸润，徐而不暴，病虽及身，饮食不全废，犹可支延，所以人皆忽之。若果早治，尚可有为。惟其强可延挨，弗亟治疗，或复感外邪，及伤精血，则病转深沉，恒有内外虚实之邪交结，而攻补难施者。即治有小效，辄以为愈而弗药，如是，则病根不拔，随触转深，所以多成危败。篇中所论症因之初终微甚，详明五脏所主。因于外者，不外劳风血风之候；因于内者，无过七情六欲之尤。劳风者，劳伤在先，复感风邪，或先感邪而复劳内舍；血风者，因精血先亏，继感外邪，或先感邪而后复伤精血。总之气血既虚，邪留不得遽出，以致缠绵深重。其邪先发于肺，次及于心，然后由脾而及肝至肾，此由感外邪而由上传下之次也。若内因情气之伤，其病先发于肾，次肝及脾，至于心肺，此内病之传由下而上之次也。然内外虽受病，而胃气犹未衰，即不能生化津液，而尚可日给其消耗，则犹可冀五年之望。若胃气日衰，则病亦日剧，即百日经年，亦难必者矣。故治损之道，惟其症难速愈，所以赖扶助胃气为主也。篇中症治汤方，错综杂见，要皆主五脏之治。如血风劳风之感于外者，邪有阴阳之异，阴邪宜辛甘温化，阳邪宜辛苦清凉，皆当用养血祛邪，补正托邪之法。若五劳之发于内者，则脏气有喜恶，药性有宜忌，皆当从降火滋阴克制生化之法。若中土本虚，或劳伤阳气，或内外受邪，致脾胃转困者，此当以甘温，培植胃中生阳，或用甘平，滋养胃中津液，此疗损切要之章程也。如桔杏清宁，紫菀琼玉，所以治肺也；麦门安神，补心酸枣，所以治心也。血余獭肝，乌鸡全鳖，所以治肝也；知柏玄精，镇阴八味，所以治肾也。理中建中，归脾真武，所以治脾也；羊肉人参，六君猪肚，所以治胃也。生肝黑神，兼调肝肾也；既济清离，交通心肾也。玉女胃关，胃肾同调也；白凤固本，金水相济也。清肌参荆，扶羸败毒，补阴补中，皆养正祛邪，补托之法也。汤中多用血肉之物，为滋培之用；正以根本之伤，得此易于获效。篇中大略，固条晰无余，而欲是症脱然全愈，要非经年累月，未可漫许也。语云：人而无恒，不可以作巫医。夫医而无恒，固不可愈此疾；病者无恒，亦断不能愈也。则疗损之道，实难乎其人矣。

# 痿症

　　五痿由肺热叶焦皮痿、脉痿、肌痿、筋痿、骨痿是为五痿，是金为火克而水失化原；金伤则木盛伤中，故扶土救金而阳明专主。脾统四肢，脾受制，则肢节废弛；化本一元，水绝源，则淫流痿躄。阳明为脏腑之长，与冲任合会阴阳；督带约关节之机，藉阳明利机束骨。痿由阴竭，必资培养于先天；治赖求原，尤藉化生于胃土。先贤遗法，后学宜求。泻南方，则肺金清而东方不实，土困解而生化有源；补北方，则心火降而西方不虚，肺眚[1]消而治节不爽。但制胜虽资贤水，生津独取阳明。痿虽不一，症始伤金。桔梗杏仁煎，清金保肺；苍术黄柏，化土清离。黑地黄汤四君子汤，可资化源；四物六黄汤，拟防凌侮。养心生脉，必藉酸枣仁汤养营汤；健骨强筋，乃进虎潜丸续断丸。如由湿痰壅盛，汁沥苓术二陈；果因湿火流经，二妙薏仁木瓜防己。火未清而阴未复，补阴一阴常调；脾困解而胃气清，补元八珍可进。当归六黄，宜泻南助胃之施；滋肾六味丸，为补北化阴之用。枣姜甘草，宜胃生津；益胃左归，生金壮水。五痿之略，大法惟兹。

　　痿者，肢节痿废不用也，症始内火伤金。盖火动必克金，金伤则水绝化源，日形枯槁，以致津液不能营养，而为痿躄也。若金伤火盛，胃杀谷而食强者，脾虽散津于肺，肺不能流布五经，则湿热积而淫注于经隧关节之间，则亦为痿躄而不用。顾五痿虽同一内火伤金，而治疗有不同也。丹溪明泻南补北之法，此即疗湿热痿躄之候。若亡津枯槁之躄，又当滋阴以制阳，助胃以生津，俾阴津生而骨属自利，所以有云治痿取阳明也。篇中详叙五痿诸方，惟湿热之痿，主苦燥，其余诸痿，皆滋培之剂，果胃阳困而不能生津，亦有用温中助胃之法。若肺热成痈，咳吐脓血，痈后复痿者，又当酌其热之浅深，从培土生金之治者也。

---

① 眚（shěng）：疾苦，病。张衡《东京赋》："勤恤民隐，而除其眚。"

# 杂病卷之五

## 望色

望色曰神，闻声曰圣。是皆就已症之形见，即藉推病机之安危。故察色乃审症之大端，而形气为决病之切要。辨其宜否，参决死生。大抵色从形著，形自气生。忌见油妆面赤如妆，光亮如油，皆真气浮越于外，症属虚因，多不吉，喜征明润。死生决于年寿鼻也，吉凶辨于窥庭天庭也。明润者气盛，病在阳而多热；惨暗者气微，症在阴而多寒。青属肝邪，主寒惊及痛之候；赤从火论，辨戴格实热之殊阴虚则戴阳，阴盛则格阳，皆面赤；表热内火，必面赤。赤甚无土者危候面赤甚，而目眦环鼻等处全无黄色者，症必险，如妆不语者虚风中风、风温、劳风等症，多见此候。脾土色黄，有晦湿明热之异；肺金色白，主血脱气虚之灾。黑色热兼寒痛，垢属暑邪；五色部推吉凶，面尘肝病。光明润泽，青黑逢之尚可生；沉晦夭枯，红黄见之亦有死。印堂槁黑者，病虽微而多危；目眦微黄者，症虽困而亦愈。相生则吉，相克则凶三部所见时脉各有生克，以五色之见于面者参之。其脉色相生者则吉，脉色相克者则凶，且面部五行，亦各具定位，色之见于各部者，亦可推生克为断。分部位而觇①成败，《灵枢》甚详；别死生而论外营，《内经》明晰。再凭症之内外阴阳，更详质之盛衰壮怯。别其否宜，决其凶吉。亦几同入虢之贤②，不异怀洞垣之术。

望闻问切，医之四诊也。经云：望而知之谓之神。故望色之学，司命者，入手第一事。面之额、颧、颐、颊，位列五官，色分五色，而生克制化之理具焉。故叙此篇以为辨症施诊之首务。

---

① 觇（chān 搀）：看，察看。

② 入虢（guó 国）之贤：指扁鹊"入虢之诊"，治虢太子"尸厥"的典故。虢，春秋时的一个小国。

# 闻声

肺为声音之户，肾乃发声之根。声必由气而出，探微盛而知病之虚实；气可因声而辨，闻壮怯而知气之盛衰。多言者热烦，懒言者劳极。喘粗气盛，症属实邪；喘促息微，气由内竭。声洪后重先轻，有余之候；言微后轻先重，不足之疴。谵语则笑骂无伦，症由邪实；郑声则怯微错复气怯、声微、语错、重复也，病属正虚。声如曳[①]锯者中邪，声如瓮出者湿候。多齁昏睡号风温，声重鼻塞多风热。口噤无声者，分厥痉中怒之歧凡诸昏厥及痉候、中邪、大怒等症，皆能致噤，故当细别；声喑如哑者，辨厌舌颃颡之结喑有久暴、久病而喑，声虽喑而能言，但不响亮。暴病陡喑，如哑不能言者，由气邪结闭于络，或结于会厌不能启而致喑。或结于舌而不转，或结颃颡致肿闭而声不出。内夺者，喑而且痱经云：内夺而厥则为喑痱，此肾虚也；阳衰者，喑而涕泣阳气衰则声微，竭则亦喑，故涕泣为之俱出也。喘咳喑煽鼻口煽张也，劳风伤肺之瘼；厥渴卒喑，火为寒闭之症。

气盛邪实者，用开解表里之方；正虚气衰者，行补助调和之剂。热烦喑渴者，清火散结；劳损喑嘶者，宁肺补元。谵语法分清下，郑声酌补阴阳。风热声重用辛凉，内火砂烁需寒苦。湿宜燥湿而渗利，结必升降以开通。火为寒激之喑，得温开即愈；邪凑虚劳之哑，惟开敛调培。噤喑不一，各症研推。

声者，气之所发也。天地有自然之声，见乎律吕之阴阳，而八音克谐；人亦有自然之声，出乎唇齿喉舌，而五音亦备。故闻声可以辨正气之盛衰，即可以辨病气之虚实。即声与症相参，则病之因由，邪之感发，合望诊而参之，其症之轻重吉凶，无不了然心目矣。篇中详举诸因，并明方法，苟能得其玄微，不枉经文称圣之誉。

# 眼目

目为肝窍，百脉之气血上通；系属太阳，裹撷之阴精并聚。骨为瞳子，筋为黑轮，赤脉为血之精；窠气为窍，金气为白，肌精为目之约。上

---

① 曳（yè页）：拉，牵引。

下纲，太阳阳明所司；内外眦，太阳少阳是主。黑法阴而白法阳，精明则神气常生；感于外而劳于中，精散则神志皆惑。肝虚者，眊无见而恐捕；火盛者，水不胜而眦盲。阳症开而阴症阖，卒僻者，亦热纵而不开；阴羞明而阳喜明，肝火者，亦畏明而恶火。阳热盛，则恶火与人；阴寒极，亦喜灯喜亮。纲肿胞浮者，上风下水；正圆瞪直者，经绝命终。脏气虚而内障，烦劳盛而昏蒙。眦赤者，劳力所招；晴黄者，酒湿所致。肝肾虚，则生花歧视；劳怒极，则赤努攀睛。眦赤为心火盛，胞晦为脾湿淫。赤晕乌轮者肝热，热则浮浆浆稠泪也；枯黄紧涩者肝虚，虚流清泪。瞳散瞳小，肾之虚热两凭；赤掩白珠，肺之受刑可畏。赤肿者热深，晴蓝者肾竭。五轮八廓，就五行六气推求；外障内翳，从虚实火因酌治。只能近视者气弱，但能远视者精虚。六淫之候，风热燥火为多；内伤之因，心胆肾肝为甚。暴形必实，延久多虚。羞明赤肿者火淫，泻以芩连寒苦，干涩者，石斛夜光滋阴；肿疼热赤者风热，治需桑菊辛凉，烦渴者，龙胆清肝两解。酸胀疮星痛痒，实必攻磨；盲翳风冷常疼，虚惟补养。翳障者还睛散蝉花散，决明密蒙七星草散，或用碧云散外搐；阴虚者滋肾生肝饮，杞菊羊肝明目丸，或投蜜胆兼搽。神功散疗障翳，鸡肝散愈疳眼。眼丹纲疱，寻背腰红点针挑；雀目目风，与谷精夜灵末服。点眼药，冰芦散金露膏草花膏；洗眼方，胆矾经霜桑叶。夏枯除目珠夜痛，蕤仁能定水生光。攀睛赤努，飞石决明加冰片；倒睫拳毛，煅石燕入麝香。气壅肿烂，热痛外障，用点搽磨濯膏丹；散小睛蓝，惨淡无光，惟壮益先天水火。目痛巅疼者，多由肝亢内风，法尚补阴潜镇；头风目痛者，必辨晨昏微甚，治从养正祛邪。点药弗施夜痛，全虚莫与攻风。湿火治惟苦燥，外火毋进甘寒。太阳终，则戴眼谵盲反折；五阴绝，则系转目晕神昏。眼目大略，举要堪循。

目者，命门也，脏腑之精华，无不上注于是，故一目之中，五行备焉。眼目科惟仁斋杨氏①之论为详，兹编挈纲举要，兼叙杂因，其中从本从标，虚实表里诸法，可谓明简详括，专科者，亦当让一筹。

---

① 仁斋杨氏：指宋代杨士瀛，著《仁斋直指方论》。

# 耳

耳为肾宫，窍通宗气。袭岁气，则现肿聋；察闭通，可推脏气。聋辨气虚邪火症之因，不外气闭、精虚、邪实、火盛，鸣参久暂声音。少壮骤鸣声大，症作实许；衰老声细常鸣，病从虚论。祛邪而聋渐开，机可速愈；症虚而聋日绝，势必凶危。外邪胆实，清经开窍为先；内病肾司，益肾添精是主。震聤伤窍，惟吸糁以求痊震者为雷炮所震，聤者湿热内盛。脓聤耳中，久流窍损，吸者用法吸引，令其窍通也。糁以药末，清其湿火也；怒厥卒聋，亟疏降而可效。耳轮润泽，精气可为；耳色焦枯，精衰难治。

因邪者，治法柴胡饮；因火者，药先栀子仁汤。温暑尚清芳，犀角翘蒿茹薄；火痰宜清降，杏蒌桑菊丹栀逍遥散。左金龙胆，火盛清通；地芍磁龟，肝强潜镇。血虚生火陡聋，四物汤丹栀可效；中气虚而艰听，补中益气汤栀子堪调。鸣甚午前者阳盛，柴胡左金丸；鸣增午后者阴虚，左归饮六味丸。郑独聋日绝，真武汤八味丸养营汤；怔忡鸣转增，酸枣仁汤磁朱金匮肾气丸。聋因怒逆者，逍遥散化肝煎丹栀；窍闭求通者，葱蒜菖磁石吸引葱管插耳，蒜杆灸聋，菖蒲灌耳，皆通气之法也。聤耳者，水龙散红玉散可医，耳䘌者，需香佛手散；耳痈者，钩蝎煎黛蝎煎参治，核结者，宜柴胡清肝。耳症辨治，撮要宜谙。

耳为肾之窍，耳鸣耳聋固皆肾之所主。然声由窍入，声入通心，则心亦兼司也。且少阳之经络，绕耳前后，若外邪干胆，经脉热壅，亦为鸣聋。况肝脉由内侧通巅，未有不相关者也。鸣者气从上冲，聋则气闭不通也。外来之邪因实，法宜清散少阳；内病有虚实，当疗心肾。实者降火清心，虚者或补阴，或引镇为法。若中虚为病，又当升阳益气；若怒火之逆，法当清降。湿热为停耳者，又当苦降燥湿为治者也。篇中诸法皆备，足称允当。

# 鼻

鼻为天牝，名曰肺官牝，窍也。经云：天气通于肺，故为天牝。鼻者，肺之官也；部属面王，络通明太窍虽肺主，位列中央，故云面王。阳明之络，挟鼻，

杂病卷之五 耳一

149

旁约太阳之脉，故云络通明、太。息之出入煽塞，肺所专司；诊之晦明涕渊鼻渊者，涕下不止而气秒，诸经分断。风火则浊涕时壅，阳衰则恶寒清滴。久塞多热久塞者，火逆不降，故多热，暴塞多寒暴塞者，多为寒闭。清阳不振，亦闭涕不通阳气虚闭也；五脏气争，则肺窍先绝所以卒中者，先探嚏，验肺之绝否。渊由胆热移脑，衄因肺胃火恣。气息粗高微盛，可凭虚实热寒息粗气盛者，为实为热，表邪也；息高者，少阴虚也；息微者，阳不足也；五色呈变否宜，藉测五行生克。寒深若冷者必死生阳之气绝也，热甚煤黑者凶危阴气竭也。青色见而腹痛，黄色著而便难。色白气虚，色赤心热。鲜明者蓄饮，微黑者湿淫。鼾息病热者风温，梁陷声嘶者疳毒。瘜①齇②从湿热推求鼻瘜，孔内块结，痛肿也。齇鼻，鼻色赤黯也，皆湿热为病，方药就症形参治。

色诊已详于伤寒，诸因略晰于本部。火为寒郁涕浊，通圣散，酌佐栀连；额辛火郁致渊，都梁丸，复增夷细辛夷、细辛也。渊必先通次清，法从搐塞以药搐塞鼻孔也；久则窍伤滑漏，药必涩培。火郁辛夷散不愈，法参翘菊茶羚；渊漏太清不瘥，治必补中麦味。漏久缠绵不已，清化饮继肾气汤龟磁；渗漏日久髓伤，牛脑丸佐桑螵蛸石髓石首鱼头中石也。鼻瘜乃热滞阳明，治宜清化，外以雄黄瘜肉方参调；齇鼻因湿热上冲，法必清金，再以矾石硫黄散兼治。暴渊投蒺藜苍耳散，久塞需泻白散丹栀饮。齇疳梁陷鼻瘜诸恙，约条分别宜知。

鼻为肺之官，天气所通，面部位乎中央，又为中土之应。凡六淫五气相感，无不攸关者也，其所主应臭以通气。经云：鼻和则知香臭，不知而闭塞则病。故感则清滴，郁热则浊壅。湿火薰而瘜齇，风热甚而流渊。色辨青黄赤黑，窍推声息煽鼾。篇中叙症约方，亦习射悬的③之义耳。

## 口唇

口为脾门，唇主肌肉。先辨色之热寒，次察症之枯润。润泽则气平无火，燥焦则肌受热蒸。上唇燥而或饮或否，热别肺肠肠乃大肠经也，肺与大肠为表里，故同验于此。燥热则亟饮，唇近肺，燥则肺受热故饮；热在肠则远，虽

①瘜：息肉，因黏膜发育异常而形成的像肉质的突起物。
②齇（zhā楂）：鼻子上的小红疱。俗称"酒糟鼻"。
③的：靶心。

燥弗饮；下唇焦而为漱为消漱，但漱也；消，消渴也，热凭脾胃下唇亦肠胃脉道之所经，此言脾者，以唇为脾之华也。胃通咽门，火盛故消水也。脾在下而远，故但漱也。红裂紫赤者，热侵热结；淡白微青者，血脱寒淫。青灰陡现，惟中脏疟发之疴，治别温经和解；黑晕环唇，乃肿满伤肝之候，法惟滋肾养肝。茧唇者，唇如白屑，脾经积热宜清；狐惑者，唇上生疮，沉默昏暗难治。唇缓流涎者，廉泉开而脾虚不摄；唇焮赤肿者，内火极而热毒恣淫。唇瞤口㖞，皆属虚风之候；唇揭裂血，多缘内火之伤。口苦火郁，口咸虚炎。痰凝食滞，则口味腐酸；脾热里虚，则口涩甜溢。口淡者，中气弱而胃减；口辣者，心火盛而舌疮。噤而不语，分中怒厥痉四因；舌燥口干，辨肾热脾热二候。舌长出口者，心火暴恣；口张气直者，真元危败。苦咸相反，须求虚实施方，酸则宜行消导；甜辣同科，要惟清和为法，淡则一力培中。

审病既晰，汤剂宜投。黄芩汤清胃饮，除肺胃之火邪；承气汤黄连汤，解脾肠之热结。燥赤见而经热在，葛根汤白虎汤宜投；色紫赤而热已传，凉膈散芩连是用。微青之色惟温，理中汤真武汤；淡白之容宜补，八珍汤养营丸。愈茧唇以石斛黄连，治流涎以圣术丸。椒梅黄连医狐惑，甘草忍冬藤黄连除肿焮。㖞瞤者，宜进大营煎而施钧法；裂血者，可投犀角地黄汤而配芩连。口噤者，分门求治；唇瞤者，风虚可忧。口唇治略，条约堪求。

口唇为中土之征，其寒热虚实，在色之浅深、形之燥润为法。凡诸因变现，篇中逐一详晰，辨治汤方，足供采仿。

# 齿牙

齿属骨之余气，肾脏专司；龈主阳明两经，胃肠所主。坚牢疏脆，察肾气之盈亏；风火虫虚，考诸因之感发。槁而且黑，肾热已深；脱而不疼，肾阴陡涸。症推虚实，治重痛疴。

风疼则热明浮肿，败毒散加入天虫；火痛则赤烂肿痛，清胃饮或参玉女煎。虫痛宜擦，蜂乌雄皂灰蚕即蜂房、乌附、雄黄、牙皂、石灰、僵蚕也；虚痛宜培，骨碎补补阴六味丸。齿衄牙宣皆胃火，清胃饮必投；衄流脱竭转厥寒，镇阴<sub>煎</sub>急使。疳毒急延脱烂，麝矾北枣<sub>丹</sub>图痊；脑寒连齿牵疼，羌附细辛<sub>汤</sub>可效。劳极齿浮者，补中加入丹栀；火郁致痛者，左金丸投于越鞠丸。因热而痛者，炼硝樟薄堪搽；因寒而痛者，荜茇桂椒可漱。二辛<sub>煎</sub>冰玉散，风火常方；三香<sub>散</sub>樟雄<sub>散</sub>，热疼劫药。牙长者髓溢，白术单调；肉胀者热壅，地髓<sub>新鲜地黄汁也</sub>可愈。槁黑者，知柏地黄<sub>汤</sub>；齿堕者，生脉饮<sub>六味丸</sub>。结疼不肿，蟾酥膏衔<sup>①</sup>贴能瘥；结肿且疼，硝煅葡萄擦愈。真牙欲长生寒热，莫作痛医<sub>即俗云尽根牙也</sub>；骨槽风动口难开，急须挑刺。厥泄龈浮紫赤，法惟引火归原；龈青舌润疳疼，治必补元温胃<sub>牙疳过服寒凉多转是候</sub>。初疼莫刺，刺伤则节痛时来；多鬼宜钳，欲钳则先麻易脱<sub>多牙即鬼牙，必须钳去，先擦麻药，后施钳法</sub>。至于贴膏落齿，乃推扳挤捺之功；缓痛取虫，亦刺血泄邪之义。齿牙方略，治法宜知。

　　牙齿之候，有风火虫疳、宣蛀虚实等候。其病因不外外风内火，过劳断丧，或湿热之毒，郁结之所致。其治无过祛风清火、燥湿除热、杀虫劫毒、补虚等法。篇中已皆辨列，虽齿牙亦有专科，而论症论治之法，要亦不外乎此篇之义。

## 舌苔<sub>附重舌　木舌</sub>

　　舌乃心苗，苔由病结。外邪感未深，无苔可验；邪淫热已化，火郁随形。润白者，邪在表而热微，宜进辛温散表；白滑者，寒滞表而涎聚，犹当消豁从温。滑白兼青，邪留肝胆宜和；青灰不燥，寒郁未蒸从解。白而且燥热渐深，辛凉是用；灰而稠滞湿热郁，法别温清<sub>湿胜宜温疏，热胜宜清利</sub>。润滑姜黄，太阴寒化先温；引饮燥黄，里热已深可泻。棱生赤刺者，心包热；色如朱紫者，内火深。黄转黑枯，真阴欲竭；苔偏旁出，肝胆邪深<sub>苔生于舌之两旁，少阳胆病；若偏结一边，肝脏之邪</sub>。滑厚松浮者，痰食宜消；光枯如镜者，阴虚宜补。燥裂且焦，阴亡液脱；黑浮润滑，肾气凌心。舌红点黑者，斑疹先推；无苔光脱者，谷神欲失。青锁棱尖，辨肝脏热寒之咎；重舌耸突，乃肾火蒸亢之尤<sub>重舌木舌，舌下耸突，如小舌状，此肾经火候</sub>。舌下廉泉，肾气之所潮，宜补水引火，烦渴者宜泻。苔随食化者虚候，

---

①衔（xián 闲）：指前后相接。

惟补中而兼运<sub>朝起未食则舌苔，食后苔退，皆虚候也</sub>；偏苔半截者脏病，非补养而莫除。妊舌黑者，防损苔漏血；舌衄血者，为火盛心邪。暴寒则卷，热极弗舒。焦红且紫，补水为先；淡白且光，温经为急。舌长舌木者火候，如菌如荔者虚邪<sub>舌上块结如菌，或敛缩如荔，皆劳伤心肾所致</sub>。红润黑纹，厥阴寒候；苔中小舌，传变危机。

如常无苔者，虚实必详；黄白已结者，温清酌治。太明表症苔生，羌葛表方主剂；无表寒拘苔滑，蔻姜温剂为功。寒热旁结者疟候，柴葛小柴；燥枯紫赤者火邪，犀连承气。滞苔宜消，导痰<sub>汤</sub>除痰，而和中<sub>饮</sub>消食；虚苔宜补，四君子汤补气，而六味补阴。黑黄焦燥，三黄白虎调承<sub>实热之候必燥焦，然后可施清下</sub>；润滑黑黄，姜附回阳四逆<sub>苔已黄黑，内热已极，如何反现润滑，此水极似火，湿滞不运，或肾气凌心，法必用温</sub>。黑裂体痛复恶寒，惟温润而托散，拟归杞羌辛奏效；光脱豚肝如敛荔，非补养而莫疗，从八珍<sub>汤</sub>七福<sub>饮</sub>先施。舌衄拟玉女黄连，长舌与丹栀犀角。解毒服蛮白虎，疗胀麻木舌之疴；龙龟六味磁朱，熄重舌火炎之患。玉烛<sub>散</sub>温脾<sub>汤</sub>，攻脏结白苔下利；五苓栀豉，治时感内外苔邪。凉膈清胃，解燥焦津涸昏烦；承气三方，攻胀满槁谵短强。和中小陷，除稠浊痰食之碍胸；八味理中，去滑黑阴翳之朦闭。光脱润焦之舌，六黄六君商投；虚实小舌之邪，泻心诸法酌与。若燥焦不渴者阴槁，宜温润以和煦；如朱红喜热者龙雷，进咸温以引镇。外邪痰食之滞，清散剥换自除；内病脏虚之苔，补养渐化冀愈。舌病舌苔大略，兹篇约括无遗。

考仲师《伤寒论》，举白苔者五条，而灰黄青黑诸色，并不言及。至皇元敖氏，立舌苔之说十二则，专以此验伤寒病热之浅深。其后杜青碧，复衍增二十四则，合三十六则，图其形而订其方，薛氏梓之，名《外伤金镜录》[①]。世咸宗之，以为补仲师所未逮，时感外邪，悉宗其法，但不及杂症耳。后人复衍其说，累至百三十八条，即有当理处，究不免有多歧之惑。今集论舌条，并采各家辨苔精要，以明内外二因之候，皆能生苔原由，并列汤方，以为内外诸症施法之范。此实切病当理真诠，有俾实用之学也。窃谓五官定位，各有专司，何以《金镜录》独取一舌苔为外病吉凶

① 外伤金镜录：为明代医家薛己收集并刊刻出版的《敖氏伤寒金镜录》的增补本。

之验，施治之大端乎？盖以舌为心之苗，心为十二官之主，为神明之所出，开窍于廉泉在舌下，为津液之道路。其所主者火，为阳气之本，其所生者血，为营血之原。凡病之及人，无论内外寒热虚实诸伤，莫不有关乎气血。气血皆统于心主，病固不必在心，而心苗必先为之感应变现焉。故心主有胃明之象者，病情多传变之忧。所以《金镜录》藉此验外伤①之候也。然外伤在表，本有浅深，症虽在营卫之表，而邪弗冒明，则病热不深，亦无苔可验。惟表邪深重，内逼热淫，而苔始生焉。苔生则症将传变，而吉凶莫定矣。白黄青黑赤，皆各经受邪本色之现也。润滑者，病在半表，阴液未伤也；焦燥者，热已伤阴，病已入里也。所以痰食内滞，热气上薰者，亦即生苔。即五志七情劳欲之伤，气血受戕，热浮热郁，亦即生苔而显现。故凡症之内外虚实，无不可验此而得其机要。验舌之学，岂不重哉！至于舌症之舌长舌衄、舌裂舌疮、重舌木舌，凡肝脾心肾诸经，其经通舌、络舌者，皆有攸关。惟心肾之候为多见，要不外寒火虚三因为病。篇中所论症因，及治疗诸法，简而详括，玩索而深思之，心目自然灵妙。

## 喉痹

咽喉属阳明肺系，症别阴阳；痛痹见厥少三阳，因分寒热。太阳表痹咽疼，乃寒束而火郁；阳明经热成痹，则火结而痹疼。肝胆木火两评，少阴热寒六症。积热逢寒者，皆能致痹；三阳热甚者，常作攻疼。体痛咽疼汗不瘥，斑疹宜推；喉乳喉悬痈已成，火淫必泻。无表咽疼，不宜升散；痹喉厥泻，必与温经。锁喉风，暴邪最险，宜推一阴一阳之结；阴阳毒，古法难施，但从寒热痹喉之医<sub>论详伤寒</sub>。

方惟师古<sub>仲师法</sub>，治必旁通。半夏<sub>散</sub>开结涩通表，猪肤<sub>汤</sub>解热毒滋阴。半夏桂枝甘草汤，治伤寒寒束之方；升玄<sub>清胃饮</sub>甘桔清肺饮，医积热感温之剂。外淫风火，宜与辛凉清上，酌翘薄菊桑如圣；二火痹喉，法从苦寒开降，宜丹栀白虎芩连<sub>等</sub>汤。疹斑宜发，药从蜕蒡犀羚；蛾痈必针，漱用鼓槌木鳖。抽薪<sub>饮</sub>白虎，普济消毒，皆喉痹清火要品；天竺胆星，梨浆蔗

---

①外伤：指外感。

汁，悉火痰清利佳珍。仓廪虚而浮火疼，四君子汤石斛必效；锁涩甚而无赤痛，乌龙膏甘桔希平此症最恶。躁渴结痹脉细沉，乃阴虚火动之候，宜六味丸玄龟，甘露饮滋阴八味丸补降；厥泄咽疼脉空数，是戴阳格阳之症，宜镇阴煎八味丸，四逆汤金匮肾气丸温经。喉癣如疮者水亏，甘露保阴煎求愈；大怒咽肿者肝火，化肝解肝饮能平。土萆薢，土茯苓，腑毒痹咽必使；金果榄，珠黄散，火毒赤肿噙吹。筋穿蚯蚓半身犹活，可探喉以引涎；代匙散冰硼散，能吹敷而劫毒。壁蟢<sup>①</sup>窠煅研取，吹蛾必效；虎口曲池刺血，泄痹分消。若伤雍悬雍厌会厌出食，或损肺叶暗嘶。是皆绝症，无所求思。

咽喉为脏腑窍，窍闭则绝；上下左右结痛，皆名喉痹。惟下着肺系者最恶，因吹刺不能及也。伤寒巨明肝胆少阴，并阴阳毒猛疽，皆有是症。篇中兼叙杂因，以便参考。

## 头痛 头眩

头为诸阳之会，厥督交巅；症推内外之条，因惟眩痛。表邪头痛属三阳，若腹兼痛利者，须求两感并合之候；厥阴巅疼辨内外，若偏于左右者，尤多首风厥气之忧。首风，则更风先痛；厥气，从背胁攻头病从下而上，故云厥气。胁痛上攻头目，厥胆两推或因厥气，或属胆邪，宜疏和而清降；眩痛兼形痉厥，表里俱病表病太阳，里病厥阴，宜养血而平肝。时痛时止者内伤，常痛不休者外候。阴虚头痛，则躁热足冷颧红，若属实火者闭渴；阳虚头痛，则耳鸣九窍不利，如形烦渴者邪壅。齿连脑痛，肢寒厥而过膝，邪防犯脑；真正头痛，邪入髓而大逆，爪甲先青。寒厥头痛者，少阴受邪，阴盛逼阳上逆；痰厥头痛者，太阴湿滞，清阳抑闭昏疼。痛掣引筋者火候，痹疼牵钓者痰邪。眩本多虚，阴阳偏并；眩如挟实，饮火风邪。眩如气上冲心，或因肾气奔豚，或属怔忡多汗，惟补惟降；眩若阳虚下陷，或自妄遭攻击，或缘恐惧流淫，惟举惟升。久眩者，每偏虚卒中；暴眩者，多内饮外风。眩自虚生者，阴阳分补；眩因邪实者，表里分攻。

---

① 壁蟢：亦称"壁钱"。虫名，蜘蛛的一种，体扁黑色，腿长易脱落，常在墙上织成白色圆形的囊，用以孵卵。功能清热解毒、定惊、止血。

脑痛如劈为巅疾，葛根葱白可愈，脉滑者宜清痰而降火；眉棱切痛多风热，钩芎蔓荆可已，形羸者兼养血而疏风。阳明火盛额颅疼，甚则痛似劈锥，药主石膏葱白；胁痛攻巅阴火逆，甚则身如弓反，治需钩蝎肝余 爪甲为肝余，煅研末用。吐沫吐虫巅顶疼，椒梅茱连，丹栀桂藁，随寒热而选用；乍痛乍止眩冒作，屏风益胃汤，天麻白术，愈风虚为最灵。太明厥少之疼，羌葛藁柴互主；两感中阴之痛，回阳饮四逆汤专行。合病攻阳，三表方合剂；并病两解，双解法参循。首风破伤，归鳢饮，参蚱荆钩蝎；龙雷厥气，镇阴煎，入滋肾磁沉。阴虚头痛者，四物六味八味；阳虚头痛者，升阳调中补中。大寒犯脑，虎顶肝余黑锡丹；齿连脑痛，羌活附子细辛。痰厥眩痛兮，半夏天麻白术汤，或酌导痰汤清气化痰丸；火邪眩痛兮，丹栀连胆，或投玉女煎黄芩汤。心悸头眩者饮停，小半夏汤四苓散渗湿；风火醉眩者上盛，丹栀逍遥散解醒汤。汗下促䀮眩频，补元煎真武汤；脑转耳鸣旋晕，牛脑丸茸参。眩属风虚，天麻入于补剂；眩因痰火，栀连参于二陈汤。雷头风，脑鸣起核，乃内郁火痰而外淫风热，清震汤最效；大头瘟，颊浮项肿，乃卒感疫疠而热毒上聚，普济消毒饮如神。补降之方，拟肾气六黄黑锡；举升之剂，惟益气补阴补中。眩痛巅疾，辨治条分。

头为诸阳之会，头之为病，非阳气之实，即阳气之虚也。头痛多实间虚，眩则多虚间实。三阳厥阴之脉上头巅，故外感头痛，以四经为专主，但有前后侧巅之别。若他经之为痛者，皆阳气之虚实升降为之也。如伤寒风火之候，阳之实也；耳鸣脑转、多汗怔忡而为乍痛者，阳之虚也。首风厥气，痉厥犯脑者，阳实之虚症也；痰厥饮眩之候，乃阳虚之实症也。篇中列叙症治，详括不遗，至于轻重大小汤剂，可为切要周到。

## 喑哑

喑由肺肾之伤，症详虚实之异。肺金为出音之门，损则声嘶，而废则声绝；肾水为发声之地，实则声壮，而虚则声喑。病实之喑，由风寒痰火怒歌之壅闭；症虚之哑，乃肺焦内夺阴火之侵焚。嘶而猝喑，辨痉厥中怒之尤；痹而渐哑，审顽颡喉舌之咎。火为寒激烁砂，得温开即愈；邪变风虚声息，必开敛调培。

劳风血风，宜秦艽扶羸，或与人参荆芥；肾虚内夺，需玄丹肾气，或投左归十全。风寒需羌葛柴辛，痰火与芩连广半。怒损解肝降气，歌伤甘桔清音。肺伤从痿痹之治，痉厥凭痉厥之条。温开投枳桔蔻姜，审音仿痹喉方法。喑哑约略，不外条详。

喑哑失音，肺肾之候也。肺金为声音之户，肾水为声音之根也。肺为金脏，金空则鸣，金实则不鸣，金损则鸣嘶，破废则声绝。其因有内外虚实：如实邪痰火，恚怒呕歌；阴火烁肺，内夺真阴，或痉厥卒喑，或咽喉痹结，虚风寒闭等因，皆能为喑。篇中症因诸治，约略条详，亦可从各症参治焉。

# 胁痛

胁为肝胆之络，痛由滞逆之邪。岁气胜复病民，邪流肝胆胁痛之候，由外邪者，多在肝胆之经；内气变生痛作，症有实虚。风寒暑湿燥火，逐别外瘨；痰食气血癖瘀，历评内病。邪由肝胆者，患始本经；邪非本经者，症由传及胁痛之候，有内外诸因不同，此下历详各因症状。肝病者，邪流胁而痛引少腹，或善怒而涩淋；心病者，目苦黄而痛引背胸，或心摇而掌热。少阳受邪，则暴聋颊肿而引疼；太阳为病，则背急引胁而挛结。胁痛出食者，症已归肝；胫肿掣疼者，胁留恶血。肥气息贲，左右肋结如杯；息积风根，痼疾不妨于食。脱血胁痛，出清液而先觉腥臊；挫闪结疼，常钓牵而痛无休息。冲痛面黄夜甚，多属血瘀；胁鸣呕水攻疼，必为饮癖。右胁咳如痛裂，防伤肺络血来；左痛嗳屁得瘥，多是疝瘕气逆。痛始劳伤饮食，症从脾胃传肝；痛由色欲强劳，症自肾膀移胁。心肺传肝者，必从忧虑焦劳；病本由肝者，多起伤筋疲怒以上皆诸因为痛症状。本病则直取本经，传及则治须旁及。先表病而后继疼，外受邪留；先胁疼而后寒热，内因病作。

少阳寒热胁疼，柴葛解肌汤小柴是法；肝胆气邪流并，柴胡疏肝散排气饮参投。因怒气冲而血逆，则进化肝煎丹栀；由火攻注而结疼，必藉左金汤龙荟丸。中脘郁滞而痛连两胁，枳实香橘二陈汤；痰饮停伏而呕逆攻疼，苏子降气汤控涎丹小胃。肝肾气冲逆痛，木通散可调；食伤块结扛疼，保和丸善疗。跌仆血瘀留胁，复元活血汤如神；届经寒滞痛攻，灵没决津煎绝妙。逍遥散生肝饮，除血虚胁痛；补肝散六味丸，疗亏损虚疼。没灵苏茜红桃，攻瘀疼之妙品；苓夏姜茱芜遂，疗饮癖之佳方。咳疼连胁，甘桔二陈汤蒡皂；疝瘕攻痛，天仙藤散导气汤三层茴香丸。至若虚损劳伤，时为胸胁隐痛。是由精不化气，故致气不行津。或八珍汤养营汤生气，或六味丸左归丸滋阴。淬针代旋，镇肝经之逆痛；玫瑰枫实，开结滞之危疼。青皮延附木香，气痛必与；栀附茱连桂柏，反佐乃斟。葱姜茱橘，可捣炒以熨寒疼；丁皂艾荞，可匀拌以灸癖结。列详治辨，藉作金针。

按：胁痛一症，部位虽肝胆所主，而经文有心、肝、太阳、少阳之异，且有饮食色欲、劳伤传移诸候。虽前贤凭理立论，以湿痰、死血、气虚等因分别左右，不过明左肝右肺部位，然左右皆肝胆，经络不必泥也。况痛有由胁而入膈者，有由胸腹而移胁者，有自胁而上为巅疾者，有自胁而下流足膝者，症因各异，而总不越乎肝胆之经。但不可徒执肝胆为治，当凭各症之因，而立法施治，庶有济也。惟胁内隐痛，咳则震动如裂，且因痛裂之难当，而欲咳不得咳者，此实肺邪之结，多见于右，若见于左者，仍在肝也。篇中历叙各经干胁诸条，亦并明各因治疗诸法，苟能审究按法，何厥痛之不瘳？

## 腰痛

腰为肾府，部抵太阳。乃冲任督带之要会，兼内外虚实之因伤。阴虚肾惫，则痛难转摇；强劳损伤，则动作更甚。风寒湿之合痹，皆可着疼；肝肾膀之疟邪，悉能致痛。督受邪，痛形反折；跌扑损，瘀滞牵疼。疝瘕斜流结痹，亦作腰疼；积根原抵两旁，但从积论。悠切屡发肾之虚，阴晦痛重湿之患。外感疼，惟风寒湿；内伤痛，推肝肾脾。因怒作疼，宜调肝逆；劳虚致痛，宜补元虚。安息稍可者虚候，寒热痛掣者实邪。肾虚水亏者，六味丸左归饮；肾中火虚者，补元煎八味丸。痹着痛，不外蠲痹汤方；疟作疼，无过柴胡诸剂。湿甚痛者，肾着汤神术散为攻；劳久疼者，养营汤八珍汤为主。恼怒而痛，瘕疝流痹，解肝煎橘核丸楝苗；忧思而痛，肾虚久疼，养心汤归脾汤六味。表寒强疼，麻桂羌防；里寒攻痛，姜茱桂附。三气痹腰化火，三气饮二妙散分清饮；阴虚火烁腰疼，一阴滋阴八味汤。跌伤瘀滞流腰，方选四物汤桃仁承气汤，参乳没红桃趁痛；娠妇损胎胀痛，剂处丹参佛手散，酌胎元固系阿胶。积根之痛宜灸，反折之痛惟培。杜仲羊腰，常服强腰健步；盐精乌附，捣贴风冷痹疼。猪髓猪腰，能除虚痛；狗腰狗脊，亦治羸疼。腰痛治略，详考堪循。

　　腰者，肾之府也。府之不治，肾之惫也。故腰痛之候，是当从肾为主治。然少阴肾脉虽贯肾，而腰外之经脉，乃太阳督脉之所司。且腰又当䐈膜之后尽处，又系冲任督带之要会，故内外虚实诸因，皆能为痛也。所以耗损阴精，劳伤阳气，外邪之着痹，内气之流结，因怒因痕，积根跌损，皆有痛候。篇中叙因辑方，按症拟法，苟潜心玩索，当不逊于前哲之五辨。

# 心腹痛

　　心胸痛者，有在膈在胸之分；腹中痛者，有正中少小之异。胸痛在脘，而膈主肺心；少小肾肝，而正中脾胃。绕脐而痛者，脾经专主；小腹掣结者，膀肾两经。伛①偻肾推，而满胀胃断；色苍肝疾，而锥刺脾瘨。必辨其有形无形，须别其在经在腑。上下结扛，往来起伏者，食积虫痰；狂暴攻冲，掣痛止作者，肝邪痕疝。有形者，乃痰食瘀瘕积虫之结闭；无形者，由邪虚寒火痧气之相侵。暴痛者，有客寒食气诸滞；渐痛者，多火虫痰血诸因。虫食痛必聚胃肠，若血痛从冲攻注；合痹痛结留有界，若气火流走诸经。痛由气不宣通，治先疏泄；症若滞邪交结，法尚消攻。伤寒辨痛，有三阴二腑之别；杂病举痛，有诸因各部之分。厥痛多寒，暑犯脏，亦烦渴而厥痛；时痛多热，霍乱痛，则吐泻而常疼。干霍乱者凶危，邪结不能吐泻；真心痛者莫疗，肢寒爪现灰青。痛极脉伏，察伏阳，更推脱候；痛分经络，横痛络，直痛在经。厥痛无热可凭，寒暑皆三阴中候；切疼渴焦已现，中传皆脏腑阳邪。喜按饱安无胀结，痛作虚推；拒按不食有坚癥，痛惟实论。膈疼牵引背肓，宣通肺膈；正腹痛连彻背，温化阳

---

①伛（yǔ 与）：驼背。

明。环青扛痛，厥晕唇红者，蛔结之状；唇疮介齿，鼙扪<sup>①</sup>昏默者鼙，瘈额也；扪者，以手扪腹也，痛甚之状，欲扪而下之也，狐惑之形。痛沉着而腹足钓牵，法必温行，温行反剧者，肠痈欲作；痛引阴而囊痛蔓串，治惟消溃，溃后屎出者，盘肠妨生。动气现瘕疼，脾胃素虚者惟补；腹疼由五积，脾胃壮盛者间攻。胸结陷而腹满攻，伤寒大法；经痛疏而腑痛导，诸病常经。厥痛卒暴者，先温缓补；虚疼延久者，补养为功。寒宜温而火宜清，气则排疏；滞必导而虫必安，虚则宜补。癥积渐磨，而饮气消逐；结必解散，而瘀必攻通。拒按之痛，必先消导；欲按之痛，莫进疏攻。

寒痛无脉，玉壶丹理中汤四逆汤；厥疼寒热，双解四逆散柴芩煎。热因寒闭而疼，生姜泻心汤蔻藿；下利协热而痛，香连饮葛根黄芩。如狂胀痛者，导赤桃仁承气汤玉烛散；胀满硬痛者，三乙承气汤玄明。热并太阴满胀疼，桂枝大黄汤甘芍；邪犯厥阴蛔动痛，椒梅吴茱楝根。奔豚冲痛者，桂苓可息；虚劳延痛者，建中汤能平。寒醋心而痛呕，姜蔻藿茱越鞠；瘕阻饮而格食，姜栀左金金铃子散。腹满痛者泻必瘥，保和丸和中饮消运；冲逆痛者降则已，游山方降气饮疏通。虚滞血疼，决津四物；气伤虚痛，甘麦大枣汤建中。声漉漉而痛呕连胁，控涎丹白螺丸顺气散；厥泄痛而内劳脉脱，理阴煎真武汤蟠葱散。金匮肾气右归丸，虚寒亟补；阴阳攻积丸，五积徐攻。雄锡椒梅参使君，解燃眉之虫痛；葵根败酱即苦药也冬瓜子，解肠结之疼痛。恶血入心脾，灵没丹参；厥疼逢鬼疰，回阳饮正气散。如神散，简易方，冤疼必效；神香散，七香丸，寒气多功。艾附姜葱，行气慰疼效捷；枫香玫瑰，缓疼通气功宏。烧锤饮紫石英镇阴煎，镇攻冲之厥痛；刮刺蒸脐探吐，探脱伏之旋冲。痛脉忌浮盛急弦，偏宜缓细；痛症忌缩拳肢冷，脉怪全空。掣背之痛，宜调中鹿胶平胃，肩肓之痛，须桂甘活络温通。横痛者，进桂桃寄生山甲；直疼者，宜升麻苏梗青葱。至若经产之候，另详妇病门中；是集因纷法冗，贵乎厘别研穷。

心腹诸痛，在经文《举痛论》因寒者十三条，而言热者，惟一条，可见寒者必多，热者自少矣。乃今自阅历验之，其暑病者，多因寒而延绵，病久则成热候。此盖其初病始，多属寒因，而日久则化热，此则寒亦

---

①扪（mén 门）：按，摸。

变为火矣。所以治此，不宜偏热也。况在胸膈及肩之痛，有肺、心、胃脘、膀胱之异；在腹中之痛，及牵胁者，脏腑三阴俱见。气血饮痰，痕瘕痞积，虫虚寒火因纷，且有病之久暂，形之有无，在经在络之分别。其治疗，则有排气散寒、通瘀活络、除痰清火、导滞泄气、杀虫补虚、消痕缓痛以及刺灸、蒸磨诸法，苟不能逐一厘别，焉能得心应手？心腹痛治，人每以破利散寒为法，以为经有明文，治无难事，及汤药再三，愈治愈剧，药既妄施，症变现百出，此皆不审因由之故也。兹编虽不甚细诠，曷①亦览其约略焉？

# 积聚

积由渐积不移，邪在血而病从脏论；聚则聚散无定，邪在气而症就腑评。外邪饮食滞留，一时蓄息；痰瘀气沫凝结，延久成形。在孙络，则胀满移行；着缓筋，则饥瘥饱痛。留阳明，则饥小而饱大；息募原，则饥痛而饱平。邪结伏冲，揣之则动；深藏背膂，按亦难明。着俞井，则窍干而闭塞；滞肌肉，则块肿而结疼。新积可移，蓄息肠胃者易已；久留不痛，募原肠外者难平。伏梁心息贲肺，痞气脾肥气肝奔豚肾，脏积每难攻伐；气痃饮癖，瘀血伏痰食积，杂邪不碍消攻。治五积，半衰辄止；医息积，摩按引伸。左胁虽拟瘀留，而食气溢于大络者，亦痞留左胁；右胁漫云风湿，乃瘀积留于肺胃者，偏右胁攻疼。外因由邪息而成，内痞从滞留而作。或从逐渐消磨，或从补攻间治。坚者削而留者攻，客者除而结者散。摩浴针灸，皆去病之良规；上下劫夺，酌除邪之善法。细沉附骨者积诊，沉牢弦紧者痞殃。积微者，养正兼消可已；积甚者，药非勇悍不除。

气实积坚者，方拟化滞丸遇仙丹，腽榔丸千金化铁丸；形强积小者，剂酌三棱流气丸，阿魏膏蓼子膏红丸子。痰食之积宜消，保和丸鸡金散枳朴；气聚之块宜散，七香散排气饮槟乌。瘀留之积，蓬桂姜黄散桃奴饮子；饮癖之邪，控涎小胃丹。积宜消补者，芍药枳术丸大安丸；痞碍两虚者，曲麦补中益气汤丹溪肾气丸。三圣五香化铁俱膏药，外贴痞疼；卷柏荞麦大小蓟茜草红花桃仁，内除癥结。阴阳攻积丸，可兼补以参投；陷胸温脾，

---

①曷：何不。

攻暴邪而取效。坚顽疟母，或针灸或鳖甲煎丸；止作癥瘕，或攻消或灸蒸法。过攻者，伤中致满；苟延者，害正妨生。

按：积聚之候，外邪客经留着不行，内滞随着，结聚不散，皆能成积聚之患。聚则聚散无常，多在气分；积则有形不散，多在血分；瘕即聚，癥即积也。其所着形层，上下深浅，痛之微甚，形之大小，即为之变现焉。至于五积，皆互传之邪，适逢旺气，不得传而停蓄本经乃成五积。故心传肺，遇秋令庚辛日，金旺不受邪，乃成心积。脾传肾，冬逢壬癸日，肺传肝而春逢甲乙，肝传脾而长夏逢戊己，肾传心而夏遇丙丁，皆当旺气不受传，则留为本经之积。此内干脏气之积，其治尤难，盖攻积则有伤于脏气故也。息积亦息留痼疾，凡积着形层，不干脏腑者，不妨于食。治积之法，药易至者攻之，不易至者渐磨之。盛大干脏者，三攻七补，半衰而止，毋过犯也。故五积之候，当攻补兼施为法也。大抵瘕癥痞积，挟虚者多，难任峻攻，当从针灸、蒸、贴诸法，不可徒恃汤药。如痰食之积，形虽坚而尚能移动者，其治犹易。如积气在阴，坚顽内伏，此等之候，阳气难行，药难遽及。惟有仲师鳖甲煎丸，取飞潜动跃之物为用，藉其体阴用阳之功，俾得入阴而转旋阳气，庶可冀入阴通阳，以消解此坚顽深固之痼疾也。

# 肿胀

旦食不能暮食，鼓胀之疴经曰：有病心腹满，旦食不能暮食，名曰鼓胀；能坐不能睡卧，肿满之患亦经文。肿分畛界，有内外气水之殊经曰：五脏六腑，各有畛界，其病各有形状，有因水因气，内外之异；胀别实虚，有寒热气血之辨有虚胀实胀，因寒因热，在气在血之辨。癥瘕虫食皆胀满，治必参详；痰邪饮气亦肿浮，剂无浪与。多热者多实，必气盛形强而闭结，胀由内而及外，脉诊浮大洪强；多寒者多虚，必息微浮促而泄溏，腹时痛而时宽，脉至沉微细涩。故症则名同实异，而治惟虚补实攻。肤胀脉胀者，症属客邪溢饮，外肿而内则和卫气并脉，循分肉而胀者，为肤胀；营气循脉，卫气逆，为脉胀；虚胀实胀者，症因脾肾实虚，内胀而外亦肿脾肾虚实，皆能为胀。色苍而腹筋起，鼓胀中满宜分中满肿胀，一虚一实，故宜详辨；阴受而腹胀膨，

医一级
162

属热因寒必辨肿胀病受于阴，故为阴受。脏寒生满病者，因于寒，更有诸胀腹大皆属于热者，故寒热二气，皆能为肿胀之候。排脏腑而郭胸胁，脏肠之外邪居气之令人胀也，血脉之中，脏腑之内，三者皆存焉，然非胀之舍也。胀必排脏腑，而郭胸胁并及皮肤也；凭上下而分部区，满胀诸形经晰。

经云：心胀者，烦心短气，卧不安；肺胀者，虚满而喘咳；肝胀者，胁下满而痛引小腹；脾胀者，善哕，四肢烦悗，体重不能胜衣，卧不安；肾胀者，腹满引背，央央然，腰髀痛；胃胀者，腹满，胃脘痛，鼻闻焦臭，妨于食，大便难；大肠胀者，肠鸣而痛濯濯，冬日重感于寒，则飧泄不化；小肠胀者，少腹䐜胀，引腰而痛；膀胱胀者，少腹满而气癃；三焦胀者，气满于皮肤中，轻轻然而不坚；胆胀者，胁下痛胀，口中苦，善太息。

寒热变而腹胀形或寒或热，气变于内，皆能为腹胀之病，湿火郁而肿满现湿不行而热郁，则气道壅而为肿满之候。石水由淋浊而积，起脐下而时苦膨脽①；肠覃乃沫结而成，居肠外而日形坚大。石瘕如孕蓄，胞为瘀滞留停；积散致鼓成，脏为邪戕极变物极则变。是皆肿胀之候，兼详气滞之条。至若水病肿满，先形胫肿胞浮胫，足胫也；胞浮者，眼胞浮肿也。颈脉动而肿随按窅②肿在肢者，按之必窅；肿于腹者，如按水囊，按之随起，水道涩而卧则喘浮。胃聚水，则膈咽悸膨而脘痛；三焦逆，则阻水成胀而腹坚。三阴结而下焦溢，内水之因三阴气结于下，则下焦不通而水泛成肿；头面泽而肢肿浮，外水之患风湿之肿也。症有阴水阳水之异阴水则畏寒便溏，阳水则恶热闭结，妇有血分水分之分血分胀，先病经而后病水；水分胀，先病水而后闭经。治血者，先后攻调；治水者，分消上下。气火逆而病水，先平其相火；水道壅而成胀，当清其化源。男从下而女从上，皆属危疴；肢胀消而腹胀成，亦为凶候。气胀之恙，肝肺胃常多；水胀之邪，脾肺肾是主。阳胜胀邪，脉滑数而色明，每多实热；阴邪肿候，脉细微而色晦，病必寒虚。症自外来者，饮食风寒湿热，其来速而多暴；症由内出者，情郁积瘕水血，其来渐而难除。急胀易治，单胀难医。背脐唇掌缺囊，藉推死候背，背心也。背

---

① 脽（chuí 垂）：原指手、脚掌上因长期摩擦形成的硬皮。此处指腹部皮肤肿胀。

② 窅（yǎo 咬）：凹陷，低下。

心平则伤肺，唇黑囊肿则伤肝，脐凸者伤脾，缺盆平则伤心，足心平则伤肾；妊产风疮虫疸，各测先机<sub>妊娠腰足浮肿者为子肿，产后浮肿者为虚肿，头面浮肿者属风肿，湿热外甚者为疮肿</sub>。痞积腹大，虫食之肿；湿火内盛者，五疸之肿。虚寒惟补，挟实从和。暴肿法从汗下，坚疼治必疏通。头面浮肿，先从发解攻风；腰膝胀壅，宜进通行利水。色苍气盛者，排气为先；滞碍胀膨者，攻消为急。法无一致，方有专功。

汗施麻活细辛，可除风水肤脉之胀；下以牛黄攻积<sub>丸</sub>，能荡积瘀痰水之痞。四磨排气<sub>饮</sub>七香<sub>丸</sub>，堪消气胀；保和廓清<sub>饮</sub>平胃，能去滞邪。桂苓术甘，中虚病水之方；金匮肾气，下虚水肿之剂。嗳腐厥泄属脾虚，方选理中真武；寒怯喘浮多肾病，治宜八味理阴。金匮<sub>肾气丸</sub>防己黄芪<sub>汤</sub>，内外水邪可与；导水茯苓<sub>丸</sub>禹功<sub>散</sub>金枣，实邪水病堪施。金蝉散，疗涎瘀积满；虎肚丸，溃食积胀膨。实脾散，快脾丸，为攻补阴水上剂；分消饮，分消丸，乃寒热两治良方。鸡矢醴，下实胀，克日成功；胰楞丸，治肠覃，消磨渐效。土狗散，逐水厉剂，下后宜补；乌珀散，血分善法，养禁须知<sub>发气之物宜忌</sub>。大豆黄卷，卷舒水气常吞；土煅瓜蒌，痰积胀膨必用。沉珀丸，理气水而利溺；余粮丸，消水肿而忌盐。调中健脾<sub>丸</sub>，为消补王道之方；蟠桃<sub>丸</sub>遇仙丹，乃攻削峻利之药。流气丸，积气碍中妙剂；复元丹，脾肾阴水灵丹。牛膝桃奴饮子，治瘀留腹胀之痞；牛黄攻积丹丸，除食积胀壅之患。肢瘦腹大而善食，扫虫<sub>煎</sub>温脏当施，酒伤湿积而变寒，枳椇子汤解醒汤先与。面浮肿赤，消毒<sub>饮</sub>清胃<sub>饮</sub>为功；疮毒庞浮，<sub>当归</sub>拈痛<sub>汤</sub>一阴<sub>煎</sub>是要。妊娠子肿，天仙藤<sub>散</sub>合五皮<sub>饮</sub>四苓；产后虚浮，八珍汤或补天<sub>丸</sub>大补元<sub>煎</sub>。风水溢饮肤胀，五子五皮<sub>饮</sub>；五疸湿火肿邪，茵陈<sub>汤</sub>二妙<sub>散</sub>。硫黄兜，可化滞而除胀；小胃丹，能导水而攻痰。试鼓法，隔宿验盐颇应；调敷散，煎尝甘草称神。阴虚而火不衰，小金匮酌进；阳虚而气不化，参附汤宜斟。五淋<sub>散</sub>车轴<sub>木</sub>利水用，疏凿<sub>饮</sub>导水茯苓汤逐水施。针砂五果，为黄胖伏饮之珍；三豆<sub>饮</sub>霜桑，调肝肾湿邪之用。兰麝香砂入理中<sub>汤</sub>，堪除酒胀；薏芍蒺藜参二妙，立愈疮浮。冬瓜豆，专除湿淫之结；西瓜蒜，兼消气水之邪。葱荔椒姜，煎沸洗水囊最效；棉子灰二妙，作囊盛顽卵偏宜。头肿而身不肿，普济消毒；脚肿而腹亦肿，分清木瓜。金匮为治水上剂，气胀莫施；理中乃治胀妙方，实胀莫与。治求有无虚实，乃为良工；法备攻补汗消，惟凭采取。

　　肿胀之候，其因错杂不一。肿病每多兼胀，胀病不尽兼肿。症有虚实，在辨脉色之阴阳；法别攻补，治从阴阳之虚实。外来之邪，不外风寒湿热饮食之伤；内病之尤，无过诸郁积痕水血之患。外来者多实，内出者虚实相兼。大抵肿病多水，脾肺肾三经主之，而血分之肿，亦在肝；胀病多气，肝肺胃常多，而气虚之满，亦在脾。水病有阴水阳水之别：以外来风寒暑湿四气之伤者，为阳水实症；以肝脾肺肾脏气克制之邪者，为阴水虚症。胀亦有虚有实：以寒中中满寒湿之邪，为虚胀；以食气痰热瘀痕坚积之邪，为实胀。病在上者，法从汗解；病在下者，法从分利。痰食瘀虫饮癖，治从攻下，若陈积，惟缓攻渐为磨砺。中满郁结，脏寒阴水，法当温补化气，若血分，则行养兼进补攻。以上诸法，考古辑方，皆施治切要之略。苟按症酌方，无不捷效。至若娠、疸、虫、疮之类似，五绝不治之危疴，篇中亦分举其因，以便就症审因，辨别吉凶难易，弗致濛混妄治，慎弗徒执攻补之一偏，以草菅人命也。

165

# 小便

　　溺主州都气化，症参邪正盛衰。有热者，溺色赤黄；中虚者，色亦郁变。清利如常，纵病热，亦从表测；清频不禁，少藏蓄，统作虚评。短数热赤里热深，阳陷者相类；频数色清虚寒甚，火迫者几同。心移寒，则饮一溲二，肺消不治肺主气，水源也，受移热而成消，气竭而源溃也，气不摄津故饮一溲二；气不化，则溺涩脉涩，水病恣淫气不化津，溺不出而湿留，故病水。渴消而汗溺多，传化急而热甚消渴者，多汗而复多溺，则水气不能下承，故热甚；内热而渴饮过，悸呕作而泻癖饮多不输则呕，停蓄则悸，溢于肠则泻积于膀胱则癖。亟饮溺频者肝邪，渴饮不消者肾热。自利身黄者瘀血，不利身黄者湿蒸发黄症，非湿即瘀，以溲之利否为辨。咳而遗溺兮，膀胱表候；厥而遗溺兮，肾竭根因。溺痛裂而滴沥青黄，湿火闭蒸致浊；溲白物而如精渗泄，劳欲过度流淫白淫之候久则成躄。幼而夜遗者，天癸未充肾虚移溺，天癸至则肾强而能摄必自已；老年溓溺者，肾阴已惫。

虚者补而实者泻，大法不爽；闭者通而滑者涩，正治常经。频数短赤，或肾虚而或肝火，逍遥散生肝饮皆效；失藏无节，或肺伤而或肾败，生脉散六味丸同登。湿热内外合邪，胜湿汤木通散两解；癃闭火从内结，五苓散导赤散施行。传热频数者，升连清胃饮；阳虚下陷者，益气补中。阳明热闭者，猪苓汤木通六一散；湿火交结者，胜湿七正散茵陈饮。滋上源以生脉，逐留饮以胃苓汤。汗下过而津不行，六味丸四君子汤参附汤；真阳虚而阴不化，补中益气汤八味丸参苓。除水病，必藉桂苓术甘汤金匮肾气丸；治尿血，是需八正散桃仁。丹栀逍遥散，医肝火频数之方；萆薢分清饮，治淋浊涩痛之剂。头垢麝香通癃法，作挺条而通闭；蟠葱螺蒜，可罨熨而通癃。思溺而复滞停，茴楝乌沉滋肾丸；溲行而矢并出，胃关八味鸦参丸，大小牵制，肾气虚也，故宜此。溲溺症因通闭，虚实逐晰昭明。

小便者，气化之所司，即可以察内外阴阳之虚实。盖溺虽出于膀胱，而窍则开于肾。溺出又肝之所主，而其原则由乎肺。所以其出之通涩，色之赤白，而阴阳之虚实见焉。伤寒已详列于先，今则复集其机要，以分其似是。至于前阴之遗、癃、瘘、浊诸症，再逐晰于后焉。

## 遗溺

遗溺由膀胱不约，如逢失守凶危；频数乃肝火迫催，要必短赤不畅。下焦气竭，则思溺随遗；正气脱浮，则溺遗不觉。正虚者，归脾汤四逆汤补中益气汤；下竭者，左归饮右归饮八味丸。巩堤丸，固摄要品，缩泉丸韭子汤兼参；逍遥散，肝火主方，四物汤左金酌济。夜卧遗者下虚，猪胞饮，下固真丹；脬①膀损者交肠，补脬散，调八珍剂。溺无度而淋沥禁，都气丸日进；年衰惫而遗滴不觉，金匮丸料常调。小儿夜遗者，螵蛸散必效；溺遗白物者，蛤苓丹乃安。溺遗方治，采辑宜参。

遗溺之候，非虚即火。虚在气者，以补气益火为固摄；虚在精者，以补阴壮水助封藏。火由邪实者，专清心肝之火；火因阴虚者，必滋肝肾之阴；虚而无火，宜用涩以为固；虚而挟滞，宜两治以分清。遗溺之治，要不外是矣。

---

① 脬（pāo 抛）：膀胱。

# 淋浊

浊乃混浊之称，由内外湿火之下注；淋为滴沥之状，或隧道不清而浊生。症因外来者，本炎蒸胜复之伤，法行清解；症因内出者，皆肥甘积热之毒，治只清平。白者在气，先治水源；赤者在血，宜清包络。内劳尿血，滴痛本于伤阴；竭欲降精，淋滑由于内耗。色兼青者，肝热论；色黄稠者，脾热评。辨必审虚度实，治分宜涩宜通。留垢既除，正气必补。浊多湿火，淋有实虚。先疼后浊，治宜通利；先淋后痛，法必培提。气淋，则溺留余沥，宜益气补中，佐苓泻冬葵滑利；石淋，则痛出砂石，进化阴煎导赤散，或五淋散牛膝通淋。膏淋溲出如油，海金沙散一阴煎清泄；劳淋气沉便浊，归脾汤益胃温升。溺血诊男疴，症分湿火耗伤，治酌六味地黄汤桂圆酒，五淋散八正散；血淋逢女恙，症必冲任失守，方须四生散五物，十灰汤养营汤。分清饮，绿豆饮，治浊良方；抽薪饮，七正散，通淋上剂。痰多脉滑浊不疼，二陈汤入于清肺饮；痛却涩除浊不已，水陆二仙丹参于八珍汤。败精阻隧宜滑利，方选通隧丹六一散；火衰土陷当滋化，剂投六味补中。暴淋者多热，依法从清是效；久淋者无火，温补脾肾为经。淋浊治辨，大略条明。

淋浊之候，有内外虚实之别，当先辨精道、溺孔二门。淋有五淋之异，浊有内外之殊。白者在气，赤者在血。外因者，表邪结热，热不泄而流于本腑者，法宜两解，或用专清，以散结通泻为法；内因者，肥甘积热，食毒之火下注，宜清火毒，以解利化阴为法。此皆由溺道之症也。若内劳断丧，伤及真阴而致浊者，则当以大补精血为法；至若阴火煎烁，而成砂石淋者，则又当以清火化阴为法也。若劳火伤气，气陷而为浊者，则宜补气升阳；若败精阻塞隧道而致浊者，此虚中挟实之候，当宣通隧道，以去其败浊为要也。至男妇为血淋病者，篇中惟举三四条为治，不能兼括，当从溺血条论治。凡此皆从精道之病，虽亦间有从溺孔来者，究竟乃精道之候也。盖前阴外虽一口，而内则分精溺二道之来路。浊虽出于一门，未免两气兼扰，故浊而延久，未有不伤精者。痛而浊者，当滑利清通；不痛而浊，浊而反痛者，养正固摄精气，即遗滑门之桑蛸、固精、蛤苓等方，亦所当必用也。暴病多实，自宜清利，若无痛者，必兼固摄；久淋多虚，法需补涩，若有痛者，必与清通。可见法无拘执，治贵圆通。是症之要，在审其浊后腹胀之有无，以施应通应补之治为得也。

## 遗精

有生之始，由神以媾①精化气；有生以后，由精以化气生形。故精为生形之基，藏魂魄以裕神之用；神为魂魄之主，随精气而显化之灵。魂随神以游行，魄并精而出入。所以梦中遗泄，乃精神乱而魂魄潜移；若由失禁浸淫，乃湿火注而隧窍常滑。有梦者，多恋慕而情火炽逐；无梦者，由窍滑而蓄泄无权。火有虚实，遗久必虚，药尚清寒，过剂反泄。阴寒精出者，遗而不举；强中自出者，易举易遗。药毋兜涩，先考湿火有无；治审实虚，必论壮衰久暂。湿火法必清调，虚滑始行补涩；遗脉必凭验尺，辨诊不外微空。涩结阴伤，数洪火逼。

神因火动而遗，宜清心饮养心汤酸枣仁汤；遗无梦扰而滑，宜金锁镇元丹思仙丹。肝胃火盛常遗，丹栀逍遥散，兼酌固精丸猪肚丸；中气虚沉脱陷，补中益气汤，丸参苓术菟丝丸。症因湿火下流，四苓散分清饮导赤散；遗属下元冷惫，真武汤八味丸蓉参即人参阿芙蓉丸也。瘅痛状如欲溺，分清饮加龙骨牡蛎；溺后余滴流精，妙香散合辰砂倍子。蛤蚧茨樱文蛤，虚滑宜投；莲蕊封髓丹玄龟，久遗酌用遗精诸法略全提。

遗精之候，肾病也，其所因亦不一。盖肾为水脏，蓄精之地，而实主受藏脏腑之精，故心胃肝脾之精，亦归肾主，其症有内外寒火之不同。精之遗也，有有梦者，有无梦者。有梦者，摇其神魂，或牵情心妄，或猝惊肝火，此挟之候，心肝之主，故宜清心养心，即麦冬、酸枣、丹、栀之类，亦所当用也；无梦者，肾虚窍滑，始因断丧过分，继则固摄无权，此封藏失职，肾之所主；故用镇元、思仙、固精、龙蛎及蛤蚧、桑蛸、鸦片之属，以助封藏也。多火迫注者，法惟清火，即导赤各半，亦所当施。若强中易泄，龙雷火动者，始属阴虚火盛，久则气随精散，水火皆虚，当从封髓补阴，以及金匮肾气滋肾之类，以调其水火。下元火衰，阴寒精出

---

① 媾（gòu 够）：交合。

者，当以真武、八味壮阳。若气陷及上下不交，阴孤不摄者，则当与妙香补中，苓、术、菟丝助阳，或与坎离、养营等剂，兼补其阴阳水火。若阳明湿热下流，迫注而为遗滑，则与四苓分清、黄连猪肚之类，以除湿热而补中。至有心劳肾耗，不寐而遗者，惟有补其阴阳，固其精气，要不外补益之诸法。其有痨咳血症，喘逆怔忡，复患此症，其心有所属，则精随滑泄，此玉门不禁，精气不藏之候，非火也。夫元精不固，大本已伤，症何能起？当先求其固摄为要。篇中论症立方，不过举隅之义，故续论复申其方治，同志者，弗以因纷而徒专涩治也。

# 癃闭

　　癃因溺闭，闭则气癃。暴癃莫泄，则内壅胀痛，呕作喘生；缓癃渗疼，则滴沥胞浮，水留胫肿。症别瘀壅火结，或属败精为灾；进辨气滞暑伤，或属元虚难化。不得前后为肾厥，按腹内痛为痹胞。伤寒热流血结，癃则如狂；胞热溢血移膀，癃而溺血。药必通癃为亟，治宜求化为功。

　　癃先标治，菊汁冲酒温尝；癃属虚因，药用参苓求化。暑邪热闭者，玉泉散分清饮六一散，清利为功；热结瘀留者，五苓散导赤散桃仁承气汤，清攻为要。肝滞阻逆者，木通散排气饮，或清肝苓泻同调；湿痰滞闭者，竹沥达痰丸，或枳桔蒂芦探吐。败精阻隧癃痛，天真丹碧玉散，合冬葵甲片投汤；热深血涸阴枯，滋肾丸化阴煎，参六味丸红桃四物并治。丹毒结而精欲竭，甘豆甘草、黑大豆也化阴煎是求；阴亏损而水断流，生脉饮左归饮冀效。癃气实而厥逆，导赤散牛膝通淋散；胎压胞而痛癃，补中汤探吐。洗薰通闭，藉葱皂留行；笔笔螺插通癃，需冰螺头垢。闭癃约略，辨治粗周。

　　癃闭之候，或外邪暑热痹胕，或内滞浊痰湿火，或败精丹毒，及元虚移热等候，篇中详晰各因，施治尽堪采仿。

# 阳痿

　　痿因各异，痿状不同。囊茎纽痛，太阴所专；纵缩弛长，厥阴是主。阳明湿热注流，则相火无权痿作；少阴命火衰惫，则阳道不举痿弛。宗筋为精气孔道，充则筋强；命火乃精血化源，痿则火息。故痿惟火衰湿注，抑或由因恐因惊。

惊恐致痿者，安之壮之可起；湿热成痿者，清之燥之冀安。痿由火衰阳绝，方选八味斑龙<sub>丸</sub>；痿因心肾乖离，药用坎离<sub>丸</sub>既济<sub>丹</sub>。补阴<sub>丸</sub>知柏<sub>地黄汤</sub>二妙<sub>散</sub>，湿热纵弛者可投；青娥<sub>丸</sub>还少<sub>丹</sub>毓麟<sub>珠</sub>，火衰痿顿者可济。火炎不降之痿，法从引火归原；肺热叶焦之疴，亟与泻南补北。虽陈起痿之方，宜助阳明之气。

阳痿者，阳道不振也。其症多属火衰，而经文却有肺热之论，盖由肺受火刑，则清肃之令不行，而湿热自盛，所以筋脉弛而不振也。故丹溪有泻南补北之议。然治痿独取阳明，以胃主润宗筋，且束骨而利机关，为清化之所自出。果金受损，则阳明原可生金；果湿热深，则清胃自然清化。若痿由火衰，当益真火；若痿由湿热者，虽法主清燥，然究当益阳明生化之原也。

## 泄泻

五泄由湿胜变生，宜分利以调脾胃；诸泄则清阳陷下，当升阳以理热寒。感于外者，推风寒暑湿之陡袭；发于内者，求虚实饮食之所伤。分水火土之虚实，辨脾胃肾之根原<sub>凡泻出于肠，由于胃，主于脾肾</sub>。水土混而并归大肠，泻属湿淫，当酌寒热分利；热乘阴而水道闭涩，症由火盛，但除热以从清。寒泻则火伤而溺艰，是因气化无权，宜从温而兼利；虚泻则中虚而溲闭，此由土不制水，当益土以培脾。暑与清芳，风惟宜解。合病者壮火，热暴迫而泻频<sub>火性速急</sub>；霍乱者暴邪，内淆乱而吐利<sub>暴邪陡袭中宫，故淆乱而不治</sub>。利若渴烦，热宜清利；利无焦渴，寒必温中。鹜溏者因寒，形神疲怯，法必温培；糜出者因热，湿火下流，治先清利。停滞之积，宜消逐而和中；气滞之疼，宜平胃而排气。完谷者邪火，宜温清升补之方；清谷者虚寒，施补火温中之治。色赤黄者热论，色清淡者寒评。脐下痛而呕厥，当补肾以实胃关<sub>脐下痛，肾病；呕厥者，虚寒</sub>；食如常而利频，主培脾以温中土<sub>胃强脾弱也</sub>。风泄乃客邪犯胃，宜举胃阳而透表<sub>风泄，风邪入胃也。风能鼓水，故为泄，法当升胃阳而散表</sub>；气泄乃木邪乘土，宜升清气以

培中气泄，**因内气内动而致泄也**。酒泄症因湿热，惟理中土为工；劳泄大小
牵疼，必救先天乃效。厥利能食，有除中脏结之虞**厥而利者，寒在中，多不
能食，能食者，邪已内结于脏也**；里急后重，多移肾澼泄之变。实泻宜通利，
不通利，积蓄变生；虚泻莫清消，过清消，伤中泄气。停滞者，消运可以
分清；虚寒者，温补可以化气。考疝必别阴阳，施治先求表里。治腑者，
滞必通而虚亦补；治脏者，火亦泻而瘕惟温。风寒外客三阳，寒必温而风
必散；暑湿见于表症，湿分利而暑从清。

　　寒暑表邪，薷葛藿麻是主；清浊内乱，五苓正气为经。无热脉迟症
协寒，四逆理中最妙；热渴沉洪症协热，葛根芩连如神。暑邪泄利者，香
葛香薷；食滞动脾者，保和平胃。合病并病，双解者，不外五苓芩葛柴
苓；结脏澼肠，攻里方，无过导滞保和承气。惊溏者，理中姜蔻；出糜
者，香连条芩。治完谷以苍防，调清谷以茱附。补元疗气血之竭，葛花解
酒湿之邪。后重隧结，槟朴木香枳桔；气陷滑利，参芪赤石柴升。利后痛
增，胃关神香肉蔻；痛随利减，温脾**木香**导滞和中。泻如倾而脱元，四逆
回阳温补；寒热结而痛泻，姜连木香降升。瘕泄久延者，四神金铃；寒热
碍中者，参连参附。水来侮土利复肿，法重培脾，桂苓术甘可使；火虚水
盛阴水作，治惟温肾，胃关金匮堪循。

　　泄泻之候，脾胃之病也。脾胃为中土生化之本，凡外来风寒暑湿之
邪，内伤饮食寒热诸滞，皆能伤脾胃而动泄。故古来有五泄之分，更有脾
肾、胃肠、瘕痰、郁食诸泄之不一。然泄泻之候，病湿者多。如经云飧泄
者，此因风动湿之泄也，风入中而莫出，则止作无时，或见完谷，或转肠
风，其变不一。溏泄出糜，湿兼热也。若暑湿之伤，多为暴注下迫之候。
鹜泄者，色黯淡而灰青，乃寒湿相兼之候也。滑泄者，气伤而滑，不能禁
也。濡泄惟湿候，多有挟虚挟实之相兼。其治法：风则宜散，寒则宜温，
热则宜清，湿则宜燥，总当兼升兼利为法者也。若酒食内滞之泄，则当导
滞调中为法，俾滞得去，则上下协和而泄自已。倘泻由脾肾之虚，或土先
败而水贼，或火久虚而水泛，此非一时水土之病，乃真元内乏，气化无权
所致，当补命火以生脾，充肾阳以化津，惟此二法，乃因虚动泄最上之乘
也。至于协寒协热之利，虽一由热盛，一由寒因，亦皆水火二气之所主。

然究竟协寒者多，协热者少，要知土为尤物母，宜温养者也。顾泄泻之候，病热之泄易为，而病寒之泄较难也。学者于此，能详审其因，庶不致有伤中之咎焉。

## 滞下

肠澼便血者，热死寒生身热则阳胜阴败，故死；寒则阴未败绝，故可生；痢下白沫者，沉生浮死杂症之痢，阴病也，阴症阳脉为逆，故死。便脓便血，滑大可为便脓血，赤白利也。滑大则气血未败，故可为；悬绝沉牢，病澼则死悬绝，为与常脉相去悬绝；沉牢，忌脉也。太过，则坚劲不软；不及，则虚微欲脱。皆邪实正虚之脉，故死。泄脉大而脱血反实，《玉机》举难治之条；阴阳虚而肾热移脾，《别论》申澼死之断肾之脾，谓之辟阴，死不治。《玉机》《别论》，皆经篇名。阴络伤而后血，必因寒热袭虚络伤则血溢，伤于邪也；肾受邪而痢生，总属起居饮食由于失调。当酷暑而病劳蒸，则暑毒蓄而成痢此因于暑；贪寒凉而消炎暑，则寒热结而便脓此因于寒。白在气而液注，赤在血而络伤。红白则气血皆伤，纯白则脏虚寒结。紫暗者寒凝气弱，鲜赤火盛阴伤。因风成泄，则涎液下注便脓；因酒成灾，则湿热伤经便血。色青黑而腥秽，脾肾虚败之形；色黄焦而臭浓，伏热内脏之候。寒热积虚皆腹痛，以喜揉拒按考实虚；脏毒肠痔久血脓，莫误作澼肠同治疗。湿热成痢者，通利可瘳；暑热致痢者，清凉是效。若寒热交结者，宜升降而两气兼调；若积滞停留者，探满硬而速行攻逐。热流肛肿者清调，阳陷肿疼者升补。邪格三焦噤口，扶阳苦降辛开；元虚火败绝飧，救本培元温补。浊垢停蓄，调导自瘥；痛刮肠膏，通攻转甚。先痛后利利不畅，法必从攻；先利后痛利不禁，治当从补。清利未瘥液脱，当益阴精；滋阴而痢未平，惟求水母。水断流而溺涩，清肺为先；中气虚而溲难，培中是要。

外感郁袭下注，败毒人参；内壅清浊淆黏，洁古芍药。表邪症自三阳，有桂葛柴防可仿；里病先由脾胃，惟和中调胃遵循。气分之伤，宜苦辛泄邪，或辛甘益气，宜姜连木香姜草；血分之伤，当苦甘调导，或甘咸温补，宜调胃胃关胶苁。疗热利，葛根芩连最验，医寒痢，理中姜蔻如神。寒热交结血脓，姜连木香枳桔；饮食停滞澼痢，保和平胃和中。犯暑邪而滞下，则流火伤阴，黄连香薷<sub>饮</sub>酌与；感阴寒而脓血，则客寒妨脏，理中四逆需投。矢黄焦臭，伏热清以芩连；色淡清稀，积寒温以茱附。风泄注涎如痢，胃苓<sub>汤</sub>葛防；蜷厥沉陷绞疼，回阳温胃<sub>饮</sub>。呕痢渴饮，益元散<sub>散</sub>竹茹参投；噤口焦烦，六一<sub>散</sub>芩连亟济。痢成五色，脏病重而胃滞轻，黄芪<sub>散</sub>保和玉烛<sub>散</sub>；肠风结澼，久病难而暴病易，脏连化毒<sub>丹</sub>槐榆。先痛后痢拒按，排气和中；先痢后痛刮肠，参归苁附。传热浊疼瘀痢，桃仁白头<sub>翁汤</sub>；厥寒呕深血脓，吴茱真武。调气除后重，枳朴延广木香；和血愈便脓，草曲银花<sub>当</sub>归甘芍。时热利脓，香葛芩连姜半；隔阳肠澼，镇阴通脉回阳。寒痢脉绝，灸其关元；热痢脉洪，清其肝肾。体痛厥寒下痢，四逆合姜桂六君；脱陷痛刮肠膏，胃关入附丁茱<sub>吴萸蔻肉果</sub>。硬痛大黄附子，伏暑太乙铼雄<sub>丹</sub>。痢疼厥汗者参附，滑脱不禁者石脂。血痢不止，约营<sub>煎</sub>五黑<sub>散</sub>十灰<sub>汤</sub>；胀隧不通，郁李<sub>仁汤</sub>麒麟菜葵子。豆花茉莉玫瑰，疗攻疼缓痛之方；鸦片赤石余粮，为脏腑摄藏之宝。靳艾蟠葱熨灸，法可回阳；蓖麻捣贴百会穴<sub>鳖首煅末糁肛脱</sub>糁敷，能收肛脱。泻痢诸治，大略无遗。

　　痢疾之候，古名滞下。其症有红白脓血之分，其脉有浮沉滑实之异。最忌噤口身热，要皆滞涩难通。每多夏秋暑热之邪，挟滞成积为患，亦间有寒滞风伤食迫者。病自外来，治必先疏表气，或先调气和中。若先泻后利，则病已由脾及肾，结在下焦，或酌寒热以攻通，或与滋培以温补，总在辨其痛之前后缓急，为进退攻补也。若初病无泻，即便脓者，当作风痰治。若体弱无积可考，又系先泻后利，则由中虚及下者多，当审胃气痛情如何，切不可妄施攻下。恐肠膏既已日剥，则经脉枯滞已深，若再误攻，恐成莫济。惟宜考其热寒，调其气而和其血，或用温通，或行固摄。若有伏邪而无伏积，则但宜开解邪气为法。若脉脱厥寒，法惟夺命为亟，又胡暇攻邪导滞耶？篇中调治各法，诸善咸收，细心参玩，自无遗憾矣。

# 脱肛

　　魄门受役于五脏<sub>经以魄门为五脏之使</sub>，脏气病，皆可相干；滑脱本火虚二因，迫陷殊，辨宜详晰。肛为传道之户，邪注窍滑者病生；肾为胃腑之关，真元亏乏者脱陷。泻利日久，中虚乃脱；内痔窒碍，矢出常翻。劳役屡发者气弱，更衣常脱者下虚。阴不足而肛随便脱，婴儿常候清培；过扪逼而气迫脱肛，澼疾里虚摄补。

升阳除湿汤，湿热注流者最效；槐连四物汤，火淫肠痔者宜投。泻久两虚者，胃关煎理中汤；劳役气陷者，归脾汤益气汤。中虚用四君子汤理中汤，下虚进六味八味皆九也。虚而挟火，补中益气汤加连；痢而过扪，六物升举。滑盛者，涩以五味乌梅；薰洗者，煎以桑桃矾倍。石脂研糁，蓖麻贴收。久脱塞门，薰软润油可托；常拖久脱，鳖头煅末敷收。元虚不摄，茸参亟进；火盛常脱，升连必投。脱肛症治，要略宜求。

脱肛之候多虚症，间有湿火为患者。如久泻久利，阴虚不摄，劳役伤脾，色欲伤肾，老年气衰，小儿多火，扪逼气陷等候，皆属虚因。若肠痔、湿火、肠风等候，皆虚实两因，所当细晰。

## 交肠

阑门为小肠下口，乃受盛传导之交；膀胱附大肠募原，主溺道藏津之腑。肠为积瘀腐损，则糟粕入胞而出前阴；胞由秽浊碍壅，则津液溢肠而泄后孔。或因滞邪内变，或由伤产瘀留。初治之道，主导滞清阑而兼渗利；末治之法，以分利养正而护胯膀。疗胯损以补胯散，利肠滞以瓜子仁汤。进薏仁以清肠，分清酌配；投八珍汤而养正，矾蜡兼调。治虽应病，理解难通。先哲论乏详言，管见纪陈有道。

尝思交肠之候，前贤所论，但以清浊混乱为病，故致阑门不治，尿屎易位而出。然胃之五窍，自咽门、贲门、幽门，而至阑门、魄门，其窍贯通，所以食入于咽，化于胃，泌别于二肠。清者，津液渗藏于膀胱，而出于前阴；浊者，糟粕传送于大肠，而出自后孔。至若膀胱，但有下口而无上口，即使阑门不清，其糟粕从何窦<sup>①</sup>得出溺孔？在男子病交肠者，所出之污臭几同，而稀流屑块，犹或疑为热结，以成砂淋、石淋之属。若在妇病，其所出者，一同大孔，糟粕无二，则此糟粕者，岂能渗入胯肠而出乎？是非胯肠破损，断不能由前阴而出也。但前贤并不细测，总以清浊不分、阑门不治为论，愚则未敢信也。至所传补胯散，治此颇验，然理解难

---

① 窦：孔、洞。《说文》："窦，空也。"

通，而顾名思义，可以默喻矣。要知病交肠者，其膀胱及肠，未有不先损于内也。余治交肠症四五人，皆妇病，多得于横生险产之后，则其内损膀肠，更不待言矣。

# 虫症

虫类多端，症因叵测。伤寒有动蛔之文，似属人生常有；虫症有吐泻之据，但非凡病必形。况禽畜见虫者无多，岂人生病虫者反甚？要知无虫者多，而有虫者寡；亦必凭症为治，而未症休评。伏匿者，全无痛楚；结聚者，时作攻疼。有痛宜推，必据环唇色诊；未形莫臆，确详虫病根因。或由滞腻肥甘过度，或因生冷湿热酿成。其类九而形状各殊，其发痛而止作无定。食蛔寸白此虫常见，论断心脾之恙；截丝烂杏此虫少见，且无虫形可指，大抵如截丝烂杏而蠕动者是，却评肝肾之瘼。肺如蚕而食系成痨，疳似积而唇疮腹大。传尸虫分五色，状如米蛊足长；血瘕本属血胚，形似鳖龟身扁传尸虫，人亡虫出，如带甲米蛊。血瘕积如龟鳖，亦能动，有头不见足。始则减食瘠羸，继则腹筋吐绿。痛则欲按复推，或槌揉而暂止；发必因寒因热，或扛结而攻疼以上诸虫及受病后症形，并感触攻疼始末。病虫时感，龈苔白而唇疮者，狐惑为灾；绞腹攻疼，环口青而唇红者，诸虫为患。疠风癣疥悉虫疮，蛇瘕应声参怪疾应声虫，人言腹中亦应声而言；蛇瘕状如蛇，不多见。暴病用安伏汤方，久病须扫除丸料。

虫因热作，平以楝根下虫丸黄连；虫自寒生，治以椒茱雄附。化虫追虫，芜荑万应皆丸也，皆减虫之方；肉汁砂糖，烧豚蛋饼，皆药虫之引。椒梅扫虫之剂，急暴攻痛可尝；猎虫温脏之丸，延久虫痼乃与。香榔妙应丸，蟠桃芦荟丸，皆攻虫杀虫之珍；使君榧实，鹤虱雷丸，为祛虫绝虫之药。茶叶糖盐共剂，常品偏建奇勋；蓖梳散百部同汤，意治虫瘕异效。麻油沸乌鳢，疮疥服之扫除；川槿配朱油，搽擦癣疮消减。食泥炭之虫痼，引之泥炭；嗜米茶之瘕积，诱以米茶。理中汤八味丸，温脾肾而燥湿治本；香连丸安胃饮，除湿火而清燥求源。硫雄铁粉枫朱，亦治肤虫疥癣；黑虎丹小红丸神授丸，专除蚀脏虫痨。艾火攻蚀髓之冤，獭肝疗传尸之苦。食瘕之虫，必藉鸡肶君子；血瘕之积，还须干漆桃仁。治虫要法，辨难易于三旬；下虫丹丸，夺饮食于隔宿。是皆前哲心法，惟冀后学能传。

虫病之来，总由湿热之化。如入汗粘衣，久则生虫，此湿热之征。虫病虽殊，理则同也。故内有湿热者，多有虫症。经文九虫，古今虫案，实未尝经见，似属妄诞，然其案必阅历有据，要非信口惑人。篇中详叙方治，若旋去旋生者，当温脏缓攻，毋过急过峻也。

## 癫狂

狂与癫殊，狂则嗔忿声洪，不避亲疏而逾墙上屋；癫同狂异，癫则亲疏犹识，无端歌泣而妄错频昏。狂为重阳之疾，由郁怒之火，莫泄而来；癫乃重阴之邪，因经隧之痰，迷心而作。火淫于内，乘心妄乱而乘胃刚强；痰扰于中，犯心妄言而窜经挛痉。狂推气火由来，在阳易为；癫从伏痰酌调，阴病难已。狂宜缓补，癫可兼培。怒视者狂机，错诞者颠楔。狂病火淫气盛，宜进服蛮清化服蛮煎、清化饮，或施解毒汤三黄汤；癫邪心为痰迷，先投苏合丸牛黄丸，或继导痰汤清气化痰丸。气逆甚，则降以乌沉汤，或兼与滚痰丸淬铁汤；痰逆甚，则坠以旋覆代赭汤，或常调沥汁白金。狂由时疾之传，承气三黄汤可愈；癫由猝惊感发，磁朱丸琥珀能安。肝火龙荟，而肺火橘茹；心火犀连，而肾火知柏。白虎黄连，清中安胃；郁菖星竺，通窍除痰。调养进一阴煎六味，清心需麦枣丹栀。壅闭嘶鸣者，稀涎散瓜蒂散；形赢色败者，大造培元。玄龟滋肾，潜伏亢阳；针灸迎随，淹缠末治。至若忧劳郁结，疑贰[1]惊恐。脉情乍变不常，病态悲欢无定。始则神志悚惶，继则语言颠倒。或持刃引绳自杀，或妄言妄答前因。忽昼重而夜轻，复朝轻而暮重。虽云舍空邪实，变易阴阳；或缘夙业冤愆，淹缠莫释。症更甚于五尸，治则罔希灸鬼。古云请祷，或鉴于斯。

如言冤愆夙业，似属妄诞，但阅历所经之症，实有可信者。况前贤凭经论症，原有客忤鬼击、飞尸遁尸等症。要非无所经见，而故立此等名色以惑人也。

---

① 疑贰：因猜忌而生异心。

# 痫症

痫同癫类，症共痰因。癫由痰迷心窍，尝作昏沉；痫则伏痰窜经，陡形搐搦。发则昏仆动痉，吐沫渐醒；罢则居食如常，病情不现。鸡羊猪马牛声，五痫名色，一皆殃本伏痰；风惊与食成痫，三候婴痫风食与惊之痫，小儿多见，同是火痰为祟。

伏痰发手足厥阴，白金九胆星为主；痰动窜诸经经隧，蝎蚕星竺兼除。胡连龙胆，导滞九和中饮，金箔辰砂，为猝暴婴痫之药；化痰九胰楞，青礞蒿虿，白螺九六味，乃诸痫痰病之方。三痫神应，宜间服而除痰；琥珀寿星，可兼培而起痼。痫由风火食痰，不外五痫龙荟小胃和中诸法；痫属阴阳不足，仍须养营酸枣河车六味诸方。治痫诸略，莫逾条详。

痫症亦属痰病，但系伏匿之痰，多流于经脉之罅隙<sup>①</sup>，药多难及。其症举发无时，发则扑嘶渐醒。古论致痫之因，有因惊恐偏心，有因食痰迷窍，且有云由母腹受惊而得者。然是症陡发，不知其所因，即推因亦未必其的也，大抵不外伏痰之上逆耳。篇中成法，在度形症脉诊之虚实，采用久服自效。

# 辨诈

病岂身心乐受，诈亦何为；情由欺吓惑人，诈端乃出。或因名利趋避机关，捏病自晦；或由嫉妒猜嫌臆见，假疾欺人。三言三止，时咽频，脉常无变；卧壁转艰，多眄<sup>②</sup>视，情若有疴。其有吐沫扎臂以欺医，或假神鬼厥狂以惑众。日食者，故为便出无知；忍饥者，忽作鬼餐难饱。诈难久昧，治许七朝。得识一端之伪，可行反诈之神。或危言，需多灸多针；使畏治，则自安自愈。姑先药以试疗，庶诈解而安平。

乍病之端不一，兹举仲师之论，以示举隅之意。

---

① 罅（xià 下）隙：缝隙。
② 眄（xì 戏）：仇视，怒视。

## 解毒

万物生化，美恶难量。地隔有水土之偏，方物多寒热之毒。适无心而偶犯，当思患而预防。玉枢丹，辟瘴祛邪，解百毒热惊祟气；解毒丸，凉心除热，疗草木蛊毒食伤。八赤毒，除鬼击飞尸胀痛；妙香散，去时感五气惊痫。备急丸，下阴阳之毒；牛黄散，荡积毒之方。除食毒以麻油，解药毒以豆草。中酒毒，枳椇葛花；猘[1]犬伤，斑猫[2]炒糯。蚖[3]斑毒，治以甘草靛连；雄黄毒，专用水煎防己。面积莱菔堪消，河豚倍矾取效。鱼兽骨鲠者，橄榄虎骨最佳；蟹蜞痛泻者，苏叶冬瓜善解。治椒毒以冷水地浆，疗堇毒以忍冬人溲。服卤毒，鸭鸡热血凝收；中砒毒，羊血地浆急救。连草释雄附之偏，蜞蟹除漆疮之咎。定风散，可医猘犬破伤；二七膏，可罨诸蛇螫损。毒蛇伤，雄黄灵脂有效；虫犬咬，隔蒜灸法无忧。蜈蚣蜂蝎诸伤，半夏雄矾堪解；蜘蛛螫伤腹大，日餐羊乳能瘳。蚓毒鸭涎可愈，鼠咬猫毛可休。归魂散，丹砂丸，治蛊毒吐下之方；雄麝散，七宝丸，乃消除蛊毒之剂。略陈诸毒方治，不殊沧海细流<sub>解毒之治，方书所载颇</sub>多，滋举其要者，以备采用。

---

① 猘（zhì 至）：狂犬，疯狗。

② 斑猫：即斑蝥。

③ 蚖（wán 玩）：古书上说的一种毒蛇。

# 女科卷之六

## 女科提纲

人分男女，道合阴阳。六气七情疾病，原无彼此之殊<sub>言男女之病，不</sub><sub>过六气七情为患，原无彼此之殊</sub>；经脉胎产源流，别有天然之化。任脉通而天癸至，象太阴，一月一盈；两精搏而胎孕成，养胚胎，一经一主。

经云：两精相搏，合而成形。胚胎既成，则逐月一经一主。故一月肝，二月胆，三心包，四三焦，五脾，六胃，七肺，八大肠，九肾，十膀胱，则满足而产矣。故各经养胎，一经专主一月。

经脉崩淋阻隔，虽由情气之因；脉情乳病前阴，另有各殊之恙。胎前产后，调护之法不同；爱憎嫉尤，情性之偏更异。难言晦疾恒有暗病，<sub>不能告医者，全凭诊视者心会之</sub>，畏药信巫。闻声望色，世情每无可参详；壮怯实虚，形容多不能察度。

近今稍可之家，虽延医治病，不识四诊之道，多设幔出手候脉，且复有以帕蒙其手者，已不能行望色之神。至于病因，虽亦详说，但必侍婢传言，声响莫闻，则又不能尽闻声之学。且有全无一言相告，但以诊而试医之能否者，设或多问，则反言学浅，如之何哉？

病家情事，医必由知；论必先提，学当预晰。

男妇之病本一，诸病原可从常法治疗。惟妇人幽居多郁，妄知命理，阴性偏拗，最多嫉嫌，多信师巫，每畏药石，较男子之病，更为难治。而且经脉源流，寒热通闭，带浊崩淋，胎前产后，乳病前阴，痕瘕积聚，血风石瘕等症，本皆妇人多见之病，自当另举备详者也。

凡病不外六气七情，劳伤饮食，男妇虽殊，病因本无不同。惟有与男病迥异者，故必分科论症。是编提纲，正举其端耳。

# 经脉源流

水由天降，经文立天癸之名；月有常经，太阴应月经之象。冲脉为经水之本，故太冲盛而月事行。

尝闻褚氏云：父精母血，合而成孕。精先至者成男，血先至者成女，传诵日久，已属陈言矣。及考《内经·天真篇》云：女子二七而天癸至，任脉通，太冲脉盛，月事以时下，故有子。又曰：男子二八而天癸至，齿更发长。夫男为阳，得八数而癸至，八为偶数，阳生于阴也；女为阴，得七数者，七为奇数，阴生于阳也。所谓天癸者，天一生水也。天为天真之气，癸为真阴之精也。男女皆有天癸，则天癸固人身之真精，不待言而自明。天癸至而月事行，非天癸为月事也。癸至，则太冲脉盛，月事乃下也。经曰：两精相搏谓之神。《易》曰：男女媾精，万物化生。则胎孕本男女真精，凝合而成，未尝以父精母血言也。所谓任脉通者，任脉通于胞中。胞中者，男以藏精，女以系胞。天癸未至，则任脉之窍隧未通；既至，则阴精盛而任脉自通。太冲为血之海，精既盈，血亦盛矣，盛则月事应时而下也。女应太阴之象，月以三旬一盈，经以三旬一至，象月盈则亏之义，故曰月事，曰月经，又曰月信，言月事有常经而不爽信也。可见月事是月事，天癸是天癸，非天癸即月事也。惟月事既通，则知天癸已至矣。在男子天癸既至，岂冲脉独不盛乎？但冲脉之气，上营环口，而不泄于下也。女子未孕，则月事如潮汐，应时而行。若已结胚胎，则血注胞中，而胚胎藉养，所谓闭经以养胎也。故妊娠淋漏，则胎失所养，而崩堕将至矣。至既产之后，儿如雇乳，则月事仍行。若自哺者，儿从上挹[①]，则水谷之真液，不及入心化赤而下降，但从肝胃而为乳汁矣。由是而推，可见天癸月事，本自两端，则成孕之神，未可执父精母血为言也。

气血资水谷之源，惟胃气强而经脉盛；外袭六淫之气，则经气逆而见错停错，妄行也；停，谓阻隔不行也。内伤情欲之端，则相火从而为崩涸情欲之火动于心，则相火翕然从之，火迫则为崩，火烁则为枯涸。故诊以经脉之盛衰推强弱，而治以生化之源流为酌裁。心主肝藏脾统，脏气各有专司；肾

---

① 挹（yì 易）：舀，把液体盛出来。

医 一级 180

藏肝泄肺行，经气同资互理。因归脏气，症考奇经肾为水脏，受脏腑之精而藏之，故肾主封藏；肝为生气，故主疏泄。血随气行，故肺主流行。经脉之病在冲、任、督、带者多，故必考奇经八脉为主。**源流大要，妇治初程。**

经者，即十二经脏腑之经，及八脉奇经也；脉者，血之府，亦即是经，缘血统经中，故为血之府。凡诸经气会之处，跳跃不已，所谓动脉者是也。夫人身气血，由脏腑而流溢于经脉，故可按脉以察气血之盛衰，即可以察内外有余不足之病患。妇人月事，其源流皆本于脏腑，上应太阴之象，以显盈昃之理。月以三旬而一盈，经以三旬而一至，如经常不易，故即谓之月经。人身营血，虽云生于心，藏于肝而统于脾，而总归于中冲，其生化之源，厥惟一胃耳。人自有生以后，皆赖水谷为养，水谷充，则化生精气，长养形骸。若或不慎，则六气七情，内外相侵，则经脉之气，滞逆不调矣。胃气扞格，水谷日减，则生化无自，而经脉何所禀气乎？迨其后生气不布，经脉枯竭，则藏者无可藏，而统者无可统，即生者亦难乎其为生矣。故经水即水谷精气所生，而精气由脏气之治平而始裕。果情志调和，饮食有节，则诸气和平，百脉充盈，应月而行，断无经病之患。常见先天薄弱，不耐烦劳寒暑之体，但能节慎起居，不受外邪，不干内气，虽或间月一行，三月一至者，亦不为经病，亦能怀妊产育。天禀虽厚，恣欲纵情，不避暑寒，不节饮食，且多郁多怒，则生气日戕，冲任焉能无损？则阻隔胀疼，迟早不月，在所不免矣。若此者，自当求其感受之因为治，亦惟因于六气之感者为易调。然劳风血风，亦难急效。若因于七情之逆者，考之古法，有养心调肝、滋肝益肾、安肺助胃诸法，此亦惟近而暴见不调者，犹易效。若血色淡而渐见短少，渐至断绝，此虚剧竭绝之候，治虽合法，亦难于猝效也。其间有一月两期，旬日一至，此多冲任受伤，气血败乳之候，惟宜培养真元，固摄冲任为要。凡治经脉不调之病症，非胃火，不可用寒中之剂，此为生化发源之地，所当专顾，毋致先戕生气，以致莫可解救也。虽然，病由于情者，必情释而病斯可愈。若阴性偏拗，多怒多郁，或怨尤嫉妒，恣纵情性，其情恒不能解。若欲启其源而清其流，亦恐终归于无益也。故经脉之病，微者滞者易调，而虚耗已深者，非变易其性情，不可疗也。

# 经脉病治

脏腑伤而经脉病现，月事应而先后愆期。经脉既见改常，论治必求因故。时感表里汗下，治毋过攻；杂病经脉实虚，法参常变。值经感而表过汗，则精伤气耗；病届经而里过泄，则气陷血亡。血实者，气滞胀疼，仍通调是亟；血虚者，火生错乱，惟清养为常。血溢经而留骨，则为骨蒸；扑损血而留经，则为肿痛。阴中热而激寒，必成带浊；届经期而啖冷，终现瘕癥。火盛错乱妄行，惟清可疗；中虚脱陷崩漏，非补莫痊。寒盛者血结，热盛者血流。肝滞气逆阻隔，法必疏通；

气血伤耗不行，治惟培助。寒滞不月者温经，热结瘀蓄者导滞。居经季至，暗经不行，欲调但作虚凭。

经有三月一至者，谓之居经，俗名按季；有经年不至者，谓之暗经；有一年一至者，谓之避年。此等经候，经脉之变常者，若起居饮食如常，非经病也。欲调之，亦未得卒应，不过从血虚为论耳。

气附血行，血随气至，治血必先调气。脱血因火因寒，血已脱，必先补气生阴；涸竭归肾归脾凡涸竭之病，归脾肾二脏，元已虚，兼顾二天为主。倒经届期吐衄，清火顺气为先。避年周岁一行，脏气天成莫治。

经候不调，症因各异。或七情劳倦致伤，或强弱相凌成病阴强阳弱，则欲不遂而带浊，阴强阳弱，则冲任伤而崩淋，强弱相凌之候，十居三四。方长纵情，伤其源而冲任不足；素禀孱弱，虚其本而经病易生。先期后期，藉推寒热之因；真热真寒，必凭形脉之据。先期者多热，阳太盛而促奔，若阴虚火动者，宜清少而补多；后期者血虚，元不足而多寒，若烁血涩滞者，莫温培而清补。皴皮绉也羸瘦也焦面焦也褪发褪也，熟参阴损身形；先后痛疼谓经期前后腹痛也，细测息留瘕积。因热因寒阻隔，渐转崩流；乍多乍少两期，久成淋沥。因怒逆经致阻，必疏达而通行；思合郁停不行，惟清调而解郁。合多经乱，必远欲乃痊；产众血枯，在培元冀转。孀尼室女，莫施助火之方；渔妇村姬，宜酌劳伤之剂。

《褚氏遗书》云：女人天癸既至，十年无男子合，则不调；未十年思男子合，亦不调癸既至而情窦开，岂能久旷而无思？此病最多，不可不知。不调，则旧血不出，新血误行，或渍而入骨，或变而成肿，后虽合而难子，合多则沥枯虚人，产众则血枯杀人。观褚氏之论，则知妇病之治，全赖医者留心测度，更有得其情而不能解者，所以较男病，为更难治也。

治血结者，虽云肉桂温行，当审寒热真的；治血病者，必须香附行气，宜推虚实由来。先期紫赤多热，法尚清凉，宜一阴煎二连四物汤，若热结燥瘀，反愆期不至者，治以导赤各半汤红桃四物汤；后期涩淡多寒，治惟温导，宜大营煎蓬术香附红桃，乃脏虚不摄，偏错节骤来者，亟与归脾理中汤六味地黄汤。经行微少胀疼，四物延胡没药；寒热经来忽断，服蛮煎四物柴胡。症发心脾不月，补元煎养心汤是求；虚由肝肾病经，大小二营煎逍遥散为主。九味十味香附二丸方，解郁安营；滋血汤胶艾汤当归饮，安胎调理。当归灵没丸，疗瘀疼挛痹血风；蓬术官桂姜黄散，治脏冷瘀凝腹痛。牛膝散为阻滞病经行药，玄归散亦滞壅经痛常方。热燥闭经不行，通以二气散二黄散玉烛散；寒闭瘀疼不至，导以琥珀散柏子仁丸桃奴饮子。媢尼寒热病经，先投乌梅生地小柴胡汤，或与泽兰逍遥灵没；迈妇陡崩绝后，先与乌金散失笑散，亟投养营汤七福饮归脾汤。劳伤淋沥者，四君子汤胶艾汤；妄行不已者，五黑散当归散。肝虚需补肝散肾气益阴肾气丸，通瘀投琥珀散丹参散。疗崩败，棕灰散失笑；除热淋，四生丸固经丸。补虚用七福小营，久带需养营汤鱼鳔丸。紫赤色浓者血热，情必喜冷，则投清化饮保阴煎；清淡如腥者血虚如腥者，如鱼腥水也，喜热过期，则进逍遥饮五物煎。脉滑过期胀酸，四物二陈化导；脉虚过期食少，芎归六君子汤调和。气血乱而一月两期，先从寒热推求，从四物酌芩酌桂；心脾虚而错经先后，必自阴阳论治，从归脾汤加地加参。经后腹疼困惫，投大营煎五物煎黑神散；情欲消耗闭枯，进秘元煎左右二阴饮六味丸。故调经大要，在治中以资血之源；而平治玄功，惟理肾以安血之室。苟形脉俱盛，则多阳多火，治应宜利宜清；如形脉偏虚，则此盛彼衰，治必宜调宜养。经脉之论，约略宜知。

经脉源流之要，已见前篇。但经之为病，内而七情饮食，外而六气热寒，凡气血虚实，皆能致之。兹编列举其端，备详古法诸治，苟玩索而会通之，则头头见道，弗以辑约而忽之。

## 经期腹痛 附腰痛

　　届期腹痛，虚实两评。寒热实滞之疼，多见于未行之先，不乐按揉，行则痛减；气血虚滞之痛，则见于既行之后，每喜揉按，行后痛增。经欲来而腹胁先疼，菖蒲丸红桃四物断下汤；冲任虚而痛经崩带，补宫丸当归泽兰丸。气逆痛先顺气，进调经饮排气饮为规；血实痛必通行，与失笑散通瘀煎为主。气痞血癥腹痛，交加散聚宝丹能瘳；新寒故气攻疼，除痛散桂桃汤可愈。犯寒滞痛，温以吴茱桂姜；血燥痛经，必用保阴四物。虚疼未行亦拒按，治宜五物煎决津煎；经后虚痛多喜揉，则与小营煎七福饮。遇期痛呕寒热，宜温经汤理阴煎，酌治偏虚自愈；前后先期后期也滞淋虚痛，以大小二营煎四物，随其寒热参调。六君子汤炮姜，外寒伤脾痛用；逍遥饮滋血，七情伤气可投。忧思进归脾汤柴栀，郁怒用逍遥散乌沉降气汤。瘕痛暖肝煎，滞痛醋附丸。逐瘀止痛，投姜黄散当归没药丸；通经散结，进玄胡当归散牛膝散交加散。腰疼阴晦转增，症因湿热，方用五苓散肾着汤；腰痛怯寒重滞，邪由寒湿，剂投真武干姜。当期腹痛诸候，治辨约略宜详。

　　当期腹痛之候，其因皆由于寒热不调，致伤经气而为痛为胀。但其初之感受，因于寒者多，必先伤经脉气分，气分受伤，则滞而不行，故为胀痛。必得经气通泄，而后其病始平。但感之浅者，得泄则已；其感之深者，则余气息留，当期又必作痛。夫邪经留息日久，则血分亦病矣。其施治之法：其气实滞者，当宣通以开郁，用辛香苦泄，疏透经脉之滞；气虚者，亦虚滞而痛，但痛喜揉按，当理气以培中，宜用辛苦泄肝以调滞，复用甘温以益中冲。其有虚滞之痛，经血未泄，初亦拒按，然其形脉之衰旺虚实自异。血实坚聚者，当通络以散瘀，则用辛苦温通，以导滞消瘀散结为法；血虚挟滞者，宜养营以行滞，宜甘温补中，佐辛香以理气调营。若冲任逆结之气，上冲心胃，胀痛难名者，则用咸浊苦降之品，导之降泄为法；若素来肝气不平，胁肋时为胀坠，须辛甘开缓之法，行养补中。如兼嘈酸吐逆者，尤必散逐其饮痰；窒碍有形者，须针灸攻通，用治宜攻补先后之法。无虚滞痛，惟温行调气，难除隐瘕，当逐渐消磨。篇中诸法详载，惟要在辨病情之久暂，形脉之盛衰，为攻补损益之法也。

# 崩淋

脏气伤而中冲失守，故反常而乱漏；火居阴而血热妄动，则迫注而崩淋。脉滑稠浓气秒，多火宜清；脉细气色腥清，多寒宜补。脉有真伪，虚小是真，而崩大者假。

虚小者，言虚症脉小也。如久淋崩产，得小缓之脉，为相宜相称也。若崩后脉大者，便是假实。至于阴阳偏虚既久，变生夜热咳嗽，症已枯闭，而反见滑数豁大之脉者，皆不可凭脉，而徒尚清寒之剂，当滋培而兼调摄为法。

症有久暂，暴病易已，而久病难为。经乱则迟早无常，经漏则不时妄泄。漏甚成淋，常溢不止；淋久阴虚，阳搏暴崩。火迫血而妄行，宜保阴煎槐花散黄芩散生地黄汤；营不足而淋乱，宜归脾汤五福饮八珍汤。血滑续断槐榆散，血滞丹参散四物。四生丸，因火五黑散，因虚失笑散，因滞，漏淋久者宜投；血余榴炭七灰散，经隧滑者亟与。怯寒呕泄崩漏，断下汤理中汤；痰虚迷惑恐惊，六安煎，因痰七福饮，因虚。血脱气竭，进当归补血汤独参汤；脱陷不完脱陷者，阳气大虚也；不完者，阴虚不能完固也，投四维散固阴煎龙骨散。经行不止，乌金散可安；漏淋孕艰，济阴丸调复。崩产杀血心疼，乌贼骨丸养营汤可愈；瘀结不调心痛，菖蒲丸失笑散能除。七灰散如圣散，久滑堪尝；秘元煎十全大补汤，虚寒必服。因风热而崩流，防风黄芩汤烧芥散即黑荆芥也；因虚冷而崩败，鹿茸丸柏子仁汤棕灰。热入血室痉谵，宜钩蝎煎小柴胡汤，兼与一阴煎牛黄膏清化饮；血枯经闭久病，宜养营汤乌贼骨丸，或与泽兰汤柏子仁丸归脾汤。白芷草霜，可已久淋之疾；朴硝平胃，能攻已死之胎。崩淋诸候，切要全该。

崩淋之候，在辨寒热虚实为要领，辨得其真，则宜清宜温，应攻应补，宜通宜涩，自有一定章程矣。此篇备详脉症方治，皆切要之学，仅堪采仿。

## 经闭

闭经不至，症因各殊。血本生于脾胃，胃强，则经脉常充；血随脏气变更，脏病，则血为阻隔。有因胃阳不伸而不至，则宜调助为先；有因脾气内郁而不行，则宜开补为要。或由胃火消津而间隔，则宜从清兼补；或本心脾亏损而隔月，则宜从补兼温。若逆心气而血少不调，宜益营而兼降；倘动肝怒而血菀不下，宜疏泄而缓中。或肺气虚逆致不通，则宜益脾胃而化气；或肾气伤戕成竭绝，则宜培精气而调营。心气逆而月事停，二连四物<sub>汤</sub>养心汤；真元虚而经血绝，八珍<sub>汤</sub>补元煎肾气<sub>丸</sub>。痰郁滞气不行，宜与陈平<sub>汤</sub>消导；血积块疼不至，可投万应<sub>丸</sub>攻通。菖蒲<sub>丸</sub>疗血积心疼，山甲<sub>散</sub>通经隧阻滞。没药散，理瘀滞攻痛不调；灵仙散，除冷闭腹疼经病。芎归君子<sub>四君、六君子也</sub>，柴栀归脾，为生化解郁之方；清胃<sub>煎</sub>玉女煎，升阳<sub>益</sub>胃汤补中<sub>益</sub>气汤，为火烁伤中之治。逍遥加味，疗肝有清养之功；生脉<sub>饮</sub>合补中<sub>益</sub>气汤，理脾多化生之用。酸胀宜行，皶消必补；闭经因故，约法宜通。

经闭之候，虚实不同，不可妄与攻行之治。兹编列举脏腑虚实，及诸滞逆之因，以便按法采用。

## 胎孕

两精搏而气聚，胎孕乃成；一灵注而神凝，胚形渐长。乾道成男，从父气而左引，则阳道实而生男；坤道成女，从母气而右凝，则阴道实而育女。阴阳动静有别，阳动早而阴动迟；男女向背不同，女腹软而男腹硬。

男胎动早，女胎动迟。女娠背母而怀，腹在前，故母腹软；男胎向母而怀，背在前，故母腹硬。

一如珠露二桃花，生气始于肝胆。

《耆婆论》曰：一月如珠露，二月如桃花，言胎胚之形也。胎胚既成，藉诸经之气以为养。生生之气始于肝，故一月受孕之初，即是肝经养胎；二月，足少阳胆经，所主为养。妇人初受孕，恒有头眩呕恶，寒热吐食而思酸者，谓之恶阻，正肝胆养胎也。肝主风眩，内气动而作眩；肝气有余，故令气逆而阻食不入也。

三①别阴阳四象形，感化主乎络焦。

三月男女分，四月形象具。初化未有定仪，多因感而化。故胎教令母端庄，欲子美好贤良，宜佩玉看书，闻忠孝言，行善事，莫视残疾人，则生子贤良聪俊，所谓外感而内应者也。三月，手厥阴包络养胎；四月，手少阳三焦所主。是时恒有燥烦火象，以络焦皆主火也。间有脉代者，心主脉也。

五月气生，五脏备而分指，脾土专司；六月筋成，六腑备而肤全，胃经所养。

五月六月，脏腑已具，胃土脾土养胎。恒有肢足见浮肿者，其胎形必出怀渐大。

魂游七月，毛发全而善动，惟赖肺以资调；八月魄完，胎胚成而窍通，更藉肠而培养。

七月八月，魂魄已完，多有生者。是二月，肺与大肠养胎。

三转身于九月，肾养胎元。

是时间有溺不利，间有声喑者，以胎大而压胞，隔阻溺道音根故也。

受气止于十终，天然自产。

巢氏论诸经养胎各三十日，十二经中，惟心与小肠不养胎。盖心与小肠，主生血而合脉。经云：脏真通于心，心脏血脉之气也。故孕成则经不行，此闭经以养胎也，胎以血为本，始终皆在于心也，故心脏不以输养分次第也。

孩生六旬，瞳子成而应和咳笑；降生五月，任脉足而反覆自能。六月能坐，七月能扶，九月牙长，十月能步。生不依期，儿有不平。

胎孕以十月为满足，间有七月而生，十二月而产者，且有漏胎者，延至二三年之久者，此又妊娠之变常者也。此篇《柴氏手抄》，与前人之论稍异。

---

① 三：原作"二"，据文义改。

## 胎脉

胎成脉候，诊切妊娠。三部正等，无邪脉而身大；少阴动滑，胞宫实而经停。气血不充之体，每不滑数而如常；起居饮食之间，尤多爱嫌而改度改其常度也。或多呕而喜吐胎既成则胞宫实，实则气不宣通，多上逆而为呕吐，或厌甘而嗜酸甘味满中，妊娠多厌之。爱酸者，喜敛之意，酸为肝之味，肝为胎孕之主也。最怪挟瘕腹痛，当考其素而详其似是；更辨如瘕数急，必参形色而探其柔和。

凡素有积气瘕气之体，每于怀娠之后，多见腹痛，其脉皆数急，则积瘕与胎胚分别甚难，宜考其素来情状，然后酌治，庶不致误。更有虚损阴亏之候，脉亦动数滑疾，经闭不行，状类怀娠，凡此之候，与妊娠几微之别耳。但妊娠之脉，滑数中自有和气可观；虚损之数急，非空小而急，或细劲而弦，皆属无神之诊，柔和气象，断不可见。若积瘕挟实之候，脉多沉着，其起居饮食，自与劳损妊娠之爱憎动静不同，其形色精神，亦迥然各别。独是虚损之体，复有怀娠者，诚几微之别，不可不留心讨论者也。

三月脉代察妊娠三月心包络养胎，心主血脉，既为孕脉之主，复分气而养胎，故脉见代也，疏其气而和其血；两尺左右辨男女，实为男而虚女娠。尺中弱涩者，气难施化而崩堕宜防；洪盛过强者，气盛火生而崩淋多见。转胞欲产，脉悬绝而离经歇代；漏崩欲堕，脉动急而陷伏空沉。脉小弱而渴不食，二月而见者妊娠；时思酸而眩复呕，三剂不平者停俟。妊娠脉要，妙义宜明。

《金匮》云：妇得平脉，阴脉小弱，其人渴不能食，无寒热，为妊娠。二月后，当有此证。娄氏曰：恶阻者，呕吐头眩，择食思酸也。停俟者，停药而俟其自愈也。治恶阻者，若三剂不效，则愈治而愈逆，故可不必治，停药而俟之可也。

## 胎前症治

妊孕异同不一，胎前症治不侔。当推素来脏气阴阳，更凭发现寒热虚实。考经气养胎之期，辨色脉生克之理。知胎气有变常，庶见闻无惊异。盛胎血旺，月事行而胎不伤；漏胎火多，火既泄而胎无损。强冲初孕，恒三月而始见闭经；体弱妊娠，常停孕而历年不产。

盛胎者，血脉之盛者也。冲任既强，虽怀娠而月事如常。至三月，胎胚渐大，始闭经以养胎，亦有逐月如经而至产者，所谓血脉异常之盛胎也。火盛漏胎者，血虽溢而腹不疼，因火泄血者，每因血泄而火亦衰，故胎无损也。至有血脉不充，天禀不足者，怀娠以后，虽闭经以养胎，而经脉不盛，胎不能长，常有过期而产者，复有间或漏经，延至两三年产者，此不可不知也。

先四物汤以探素常，进验胎散以辨疑似。孕成胞实胞宫实也，则转运缓而水留湿生；气变病纷，则湿生痰而生风生火。

胎孕既成，则胞宫内实，实则冲任之气上壅，中州转运之枢，急缓而不健，所以不能分清，水留成湿。气久则变，湿乃生热，而热则生风，故有子肿、子烦、子痫等症。

初妊气滞呕逆，由冲任逆壅；胀满恶阻吐呕，至三月自已恶阻者，经气壅逆，阻碍饮食，故呕恶而不食也。若至三月，则胎胚渐长，经脉之气供给养胎，不暇无余阻碍，故自已。必尊三禁妊娠有三禁，不可汗下，恐汗下伤其阴阳也；不可利小便，恐损其津液也，细辨四因。

四因者，成病之因也。人有疾病，不外六淫七情之气，然必气动于内外，而后内外之病成。如因气动而成内病者，积聚癥瘕、瘿瘤结核及癫痫痰饮是也；如因气动而外病发现者，斑疹、痈疽、寒热是也。有不因气动，而病生于内者，劳役饥饱之属也；有不因气动，而病生于外者，邪魅、割刺、跌仆伤损之属也。所谓内外因，不内不外因，凡病不外此四因也。

体肥恶阻者，拟化痰涎肥人多湿痰；体瘦多呕者，宜清内火瘦则阴虚多火。夏苓半夏茯苓汤也茹橘，延枳卜苏，疗气逆痰壅之苦；左金丸降气汤，白薇栀子，清火淫气逆之冤。胎气动漏血溢，胎动痛而胎漏不疼；溢血动漏相同，动调气而漏惟清热动则伤气，故痛宜调气。漏不伤气，故血虽溢而不疼，但宜清热。妊娠血溢治法，补阴清热为规；孕妇寒热常方，滋肾调肝是要。胎有寒而莫理，则为厥泄胀瘀，醋心呕恶，以理中<sub>汤</sub>理阴<sub>煎</sub>为功；娠因热而不宁，则为热渴燥烦，痛漏呕酸，以保阴<sub>煎</sub>凉胎<sub>饮</sub>为主。二母散<sub>散</sub>子芩<sub>散</sub>枳壳<sub>散</sub>，但热不虚者可投；胎元饮<sub>饮</sub>十圣<sub>散</sub>逍遥<sub>饮</sub>，两虚酸坠者乃与。犯伤寒，从四物柴胡增损；疗杂病，禁犯胎药味汤方<sub>娠妇伤寒，海藏有六合汤，从四物凭症加味，薛氏有小柴胡加减出入，为治伤寒之法</sub>。湿血混而成肿<sub>胎气重而输转难，则湿留，湿留则水血相混而成肿，当求脾肾而调气行津；谵痫作而变成，宜治火痰以养肝清胃。娠泄有寒热食滞之不一，固当分清消运，尤必推脾肾之虚；转胞有忍溺受逼之雷同，当从摄举分清，莫认作子淋之痛等。</sub>

忍溺者，水欲出而气反摄之，则水积于下，而气反上冲，故胞转。胎元受逼者，因火盛逼胎，亦转胞。溲之痛涩虽同，致痛之因则异。若子淋之痛，由肝阴膀胱热烁，其气虽郁，不致凌逼胎元也。

腰疼不已脉空大，肾虚宜进左归<sub>饮</sub>；腰痛夜甚脉涩微，血滞暂投五物<sub>汤</sub>。伤胞系而坠痛，秘元<sub>煎</sub>为先；强劳力而腰疼，安胎<sub>饮</sub>为主。调元固系<sub>丸</sub>，千金保胎<sub>方</sub>，诚安保之妙剂；泰山盘石<sub>散</sub>，固真秘元<sub>煎</sub>，皆固胎之良方。

腹似婴啼莫怪，症由胞乳脱含；暗缘胞绝弗惊，期至产生自起。

胎娠既结，胞中有气液流行，结成连贯如珠小核，其状如乳头，娠于胞内，含此资养。若脱离，则胎失所养。如娠已气备形全，适胎乳脱含，腹作啼声者有之，但令娠妇曲身左右，以凑其含即已。此说似属不经，然于理得解，而事未经见，姑记此以免惊怪。经云：妊娠九月而喑，由胎大而压胞门，胞脉闭绝不通使然。盖胞宫通肾，肾为声音之根，今胞脉受压，其气不能通肺，故猝然声喑，至产后必复。

脏气燥而欲哭欠伸，二母合投甘麦<sub>汤</sub>；胞宫损而漏淋不已，艾胶参用兽胞。

脏气燥，则肺受火制，故悲哀欲哭，时为伸欠，状若神灵，故以甘麦清火安心为法。凡淋漏多胞宫受伤，因热者多，然亦有因胞气虚寒，不能固摄者，则当法柴氏兽胞之治兽胞，兽之胎胞，胞宫寒者，羊胞最妙。凡用汤剂，以胞汤煎药，即以胞补胞之义。

子烦因火燥乱，宜竹叶汤参四物汤四君子汤；子痫风虚痉喑，主羚羊角散兼三阴煎钩蝎煎。子肿风湿而身面肿浮，法从疏渗，进白术散天仙藤散泽泻；子气挟湿而足膝胀大，或因虚陷，宜天仙藤散鲤鱼汤补中。子满腹大，由水胎水溢而肿浮，当分清饮疏利为则；子嗽久咳，因风邪犯营而虚燥，宜紫菀汤清润为工。子淋溺艰，本火淫而阴燥，宜安营散逍遥散五淋散，若转筋，急投八味腿足转筋牵钓，小便不利者，此先天水火偏虚不化，缓则不救也；子悬胀痛，乃胎逆而凑心，宜紫苏饮乌沉降气汤仓公下气汤，兼内火，加味逍遥散。转胞乃胎压膀胱，或溲艰而或喑，宜四物汤四君子汤探吐；痛胎多积瘕内扰，或攻疼而或漏，与延胡当归汤导气汤安胎饮。胃阳虚而胎病，四君子汤归脾汤；肾阴虚而不宁，左归饮丸六味地黄汤。十全大补汤七福，两虚胎孕佳方；菟丝子丸秘元煎，淋浊妊娠上剂。脾肾虚寒厥痛，理中汤真武汤理阴煎；肝胀溺逼胎元，化肝煎解肝煎苏枳。食痰窒碍者，亦投大安丸和中饮；脾肺胀滞者，必藉紫苏饮枳桔汤。脏气阴阳不一，则安胎药饵，难持白术黄芩；气味制化有玄，故恶阻汤方，不禁二陈姜半。脏冷胎元，《金匮》亦投附子；水胎胀满，临月不避米仁。孕初即肿，水过多而伤胎，必资黄龙丸；临月浮肿，胎水多而易产，更藉决津煎。食不甘而呕吐，六君子汤枳壳散紫苏饮；胎伤动而血淋，胶艾汤八珍汤知母丸。胎热伤胞渗漏，二黄散益母，亟投保阴煎子芩散凉胎饮；怒多经络胀疼，四七汤化肝煎，或进逍遥散生肝饮栀子。触损胞宫渗血，八珍汤胶艾汤安胎饮；堕高跌扑漏红，归地益母草芪芎末。损血积胞胀痛，失笑散胶艾汤同投；伤胎痛漏难留，五物煎决津煎酌进。胎痛由虚，进参术陈皮归地；腹疼瘕聚，宜四物延胡香附楝实茴香。安胎饮加白术升麻，疗中虚痛难承载；逍遥散合丹栀导赤散，治肝火迫注遗尿。风热伤肝漏血，子芩防风散；中虚伤陷泄红，归脾汤补中益气、补阴益气汤。胎动非虚即火，清热养血为规；母病致损胎元，调母安胎自愈。辨症施治，惟参形脉以酌调培之法；提纲挈领，在顺气血以益冲任之源。胎前症治，约略宜参。

　　胎前之候，当随人体质虚实为治，其大法虽宜凉血顺气。若体质脉情症候，无火可据，便不可徒恃清凉为法，而其要，总在培养冲任，调和胃气。盖冲任安和则胎元自固，胃气充裕则冲任和平，此胎前调治之大要也。在妇受娠之后，其胎气常变不同，皆宜逐晰，而切要常见之候，犹当讲论在先。如有为恶阻吐逆者，此痰气内火之逆也；有为胎动胎漏者，此或气或血之伤也。有脏气燥而无端悲泣者，有痰火动而随形痉厥者，有因虚因火而为子烦者，有因肝风动而为子痫者，有因风动湿而成子肿者，有因气滞水而为子气者，有因内湿不行而为肿满者，有因火盛阴燥而为子淋者，有因虚风袭营而为子嗽者，有因气逆凑心而为子悬者。有外受六淫而病时感者，有内病癥瘕而为攻痛者。至于胞损转胞，跌扑脱含等候，病情错杂，使非逐一研索其因故，而欲无误于胎前之治者，未之有也。篇中列举其端，复详其方，其宜热宜凉，宜调宜补大法，虽属约略短章，而会而通之，亦无不各当其用矣。

## 堕胎　半产

堕胎者，胎形未成陨落；半产者，形成不足先生。胎虽大小不同，症与产生无异。既落施方，亦需生化；伤胎因故，多属元虚。或禀赋之素弱，或年力之衰微。或不谨触损生机，以致花随雨落；或忧劳疲竭精力，乃为英秀实枯。或由跌扑损伤，或因饮食相犯。气脉既损，腰腹必见酸疼；胞宫已伤，胚胎必形胀坠。一朝堕损，将来之故辙可虞；百日调和，以后之维持先计。欲无复堕之忧，必究机宜之要。

胚胎七朝一变，养胎一经三旬。堕胎之期，每见于三五七之月；复堕之愆，必见于前养胎之经。当从闭经初月，预为安养；必求养胎经脏，亟进调培。饮食宜调，莫任性而过寒过热；起居宜慎，绝嗜欲而胎教必遵。胎元饮，保孕丸，有斡旋造化之功；安胎散，固胎煎，为固保胎元之治。杜仲续断阿胶都气丸，赵氏之安保可师；胶绵阿胶、蚕绵鱼肚逍遥饮，《集验》之神奇可仿。毓麟丹调元固系丸，为固胎最上之乘；泰山盘石散保胎方，乃辅正摄胎之宝。半产堕胎要论，治疗方药宜通。

堕胎安保机宜，必考堕时养胎，脏腑预为调理始可保全，弗徒执火盛之论，专尚清凉为治者也。

# 辨产催生

产出天然，治完人事；药惟赞化，施必因人催生亦辅助之事，当因人施剂。难易本精血之盈亏，不在药施滑利；调理在先期之滋养，匪徒剂用阴沉。论欲产未产之疼痛，凭漏红酸坠之有无产否疑似，凭漏血酸坠之有无。胎水乍来痛不增，弄胎每逾七日；腹疼止作指不跃，试月产尚经旬凡妊娠胎水忽乍来，其痛不甚急，此名弄胎，可隔五七日。一月半月之前，忽作腹痛，无论胞水有无，妊妇中指本节不跳跃者，非产也，谓之试月。切莫妄催，只宜静耐。择稳宜老成忠厚，不致恐吓忽忙。

稳婆奸滑者，彼另有所招收。诚恐顾此失彼，时本未及，每强令坐草试汤，即点掐破胞，以致胞浆干涩难产。且多轻事重报，欲显己能，希图酬谢，故为恐呵惊讶，以致产母惊恐。惊则气散，恐则气沉，恒有胎逼于下而上已无气相催，因而致害者。

调母须起动舒伸，可得气血流畅。

常见富贵之家，本自居养常丰，一经怀娠，更为倍常将养，且多卧少行，多致气血壅滞，再投培补，胚胎倍大，及至临盆，举室惊惶，以致壅滞之气血，复为散乱，每多横逆难生，此由不知胎教之故。不知既娠之后，宜居养适宜，时为行动舒转，则气血流畅而不滞，至期生产，自然无壅碍之虞。谚有云：渔妇无产难。言其常动作而无壅滞之害也。调妊娠者，不可不知。

临产坐草试汤，不宜太早；一切惊疑恐畏，莫令与闻恐气乱也。先期气血宜充，进滑胎煎八珍汤七福饮；妊诊脉形果实，投紫苏饮保生无忧散安营散。腹痛极而连腰，方将正产；腰酸坠而下逼，势欲临盆。脱花煎加桂，治难产而催生；葵子人参，疗虚涩而易产。红蓝散，疗堕崩昏绝，止血良方；兔脑丸，治逆产横生，催生至宝。催生辨产，心法宜循。

## 临产病变色诊死生

临产温凉宜适，时防寒热相干。受热则烦渴血晕暴崩，犯寒则血滞胎寒难产。胞浆下而不产，亟为薰洗法催生。

　　胞浆所以养胎，若浆水已来，而胎仍不下，则胎元干涩而失养，延久则愈难产矣。故亟宜先以薰洗之法，令产母温暖之气透达，则自然滑润而产。故严冬寒甚，房中不可不暖，而薰洗之法，先为施用，然后用催生汤剂，如滑胎煎、当归散、脱花煎，皆可酌用。

　　盘肠产而不收，速捣蓖麻涂顶盘肠产者，危险之产也。产时胞肠挺出产户，恒拖出而不收者，急捣蓖麻四五十粒如泥，分开顶发，涂于百会穴，肠收即洗去。气血虚而胞衣不下，则无胀无疼，宜决津煎滑胎煎保生无忧散调治；水入胞而衣胀不出，则喘急胀痛，宜牛膝散夺命丹失笑散为汤。蓖麻捣贴涌泉穴在足心，亦治胞衣妙法胞衣不下者，用此法捣贴两足心下，即洗去；本发探咽引恶，诚为衣胀良方胞衣不下者，即以本妇发稍探咽喉，引动呕恶，数次胞即自下。脉细微而口开肢冷，气脱之形，惟参附汤十全大补汤为挽产后脉细微，唇面皆白，眼闭口开，四肢厥冷，此气脱之象。新产骤脱往往有此，急用大剂参附、十全之类为挽；形脉实而胀冲旋痛，血晕之状，急烧锤饮醋炭薰法冀康若产后形色不改，脉或滑数，而腹中痛逆上冲，腹胀且硬，头眩昏旋，此实因恶血乘虚上攻所致也。血晕果壅逆结疼，宜决津煎红桃四物汤失笑散，治症如上条；血晕本阴虚火越，惟参归地溲溲，童便也甘姜。

　　产后去血过多，阴虚火不附根，浮越于上而为旋眩，皆名血晕。此实由阴血败亡之晕，非恶血乘虚上攻之晕可比。故当以峻补之剂，而佐以降火消痰之品，如此，则两得其治矣。前贤所论，惟以血逆为言，而不及此条。至气脱旋晕，及下走上飞之故，皆真阳欲散之候。若治此者，亦作血逆论，则断无生理矣。更慨今之治产者，乃云新产恶露为害，不宜用补，须过七朝，若遇此等症候，但可坐而待毙矣。恨此说不知始自何人，以致相沿传习，诚误人不浅也。

　　欠麻乃上下乖离，进养营汤归脾汤八味地黄汤；气脱本阴阳脱竭，惟独参汤六味回阳饮。筋骨虚而交骨不开，十全大补汤芎归急与；中气虚而子宫不闭，补中益气汤醋芍宜尝。子肠不收，阴火迫注者，与清肝加味逍遥；元虚不摄，肠出如悬者，投养营汤补元煎六味。艾火蓖麻，涂灸收肠并效；蛇床梅水，脱阴熨洗皆灵。腹冷胀而舌黑胎，未产者胎死；舌青黑而腹冷逼，非期者胎伤非期，言非届产之期也，或五七月之间见此症候，此胎元伤败于内也。若腹无胀碍，亦无冷气上逼而舌黑者，乃胞淋之候。舌青面赤胀呕，脱元内败；面青舌赤吐沫，母命危亡。唇面皆青沫厥，母子俱亡；涩微神志改常，鬼胎可怪。回生丹夺命丹，逐鬼相宜；平胃朴硝，死胎可下。桂香散琥珀散，为消逐下胎之方；脱花煎朴硝，为竣下死胎之剂。临产诊变，治辨条详。

临产之辨，须知弄胎试月之非产；催生之剂，必参脉症虚实施治。产前宜转动伸舒，临产弗惊疑恐怯。至于临产色诊吉凶，并血晕虚实，胞衣子肠，死胎诸候，以及催生汤剂，皆逐条备晰，并宜采用。

# 产后

人有强弱之异，产分虚实之殊。在产时气血耗伤，若素禀不足者，每因产而更形脱竭；如产母形气素实，且顺利无难者，虽暂耗而随见安和。

丹溪云：产后病多是血虚，当大补气血，即有杂症，以末治之。盖气血随产耗伤，必属大虚，故无论诸症，皆当用补为法，此即经中所云，不能治其虚，安问其余之义。但此论宜于居养过分，素禀不足之体为治最利，若形脉之气有余者，未可概论也。

介宾云：产后多不虚症，其人素日无病，或年少当时，或素耐辛苦，贫劳之质，此辈本无不足，及一旦受孕，乃于无病腹中，参入此物，故致气血壅塞，为胀为呕，皆添设有余之病。及其既产，始见通快，所留得去，仍复如故。常人之产，此类最多，果何虚之有？产后之病，难保必无，或以内伤，或以外感，倘有所犯，去之即愈。即临盆带去气血，未免暂见耗损，然亦系护胎随从之物，去者既去，则生者随生，不数日即已来复，此自然之化也。若产母无病壮盛，产时又顺利而无难产之险，则亦如常调之而已。若概行大补，未免反有实实之忧。观此二论，可见治不可执，端在圆机者之因人而施也。

故治必因人凭脉新产之脉宜缓小，此因气血耗伤，言其常也。若寒热拘痛表症，又非所宜，而症分挟实全虚。或袭外邪，或伤饮食。或人事之寒热失调，或产母之忿郁为患。自当晰理，分别敷施。

脉浮鼓而头身热痛，外袭表邪宜解浮鼓者，脉浮而鼓击也，非浮空豁大之比；脉洪数而烦渴焦闭焦，唇焦舌燥也；闭，便闭也，内淫邪火宜清。多怒而胁胀疼，脉滑气逆者，先宜解化；胀冲而痛拒按，恶露不行者，法必消瘀。误温补而气壅热积，必须消克清凉；多强食而停滞胀疼，亟与调通消运。

《六元正纪论》曰：妇人重身，毒之如何？曰：有故而殒，亦无殒也。此经常不易之论，则产后之积留停滞，用消克调导之治，更不待言矣。

败血流肝，血晕作而昏沉噤厥；贪凉新产，恶露结而隐伏癥瘕。新产法必消瘀，恐有停留，故以化生为主治；虚产势难消逐，亦须兼理，惟从温养以生新《大全》云：产后血晕者，由败血流入手足厥阴，以致旋晕昏沉，不省人事，若作暗风治之，误矣。

一产当炎暑之时，产母贪凉取快，以致恶露不行，为胀为痛，亟宜以生化、姜、桃温行。多有流于溪谷伏冲之间者，不得遽散，即成癥瘕积聚之类。故新产以生化为主治，取其温行，能生能化也。产母体虚者，更难行消逐之法，则于生化汤中，兼酌培其阴阳而调之，则新血自生，留滞者自化矣。

每产必晕者，症属元虚，当先调补于未产之前。

凡妊娠自产必晕者，未可作败血流闭心胞论。若因产败血，流入肝经，血热乘虚，上逆而凑心位，故致昏晕，此偶然之变也。若本妇每产必作血晕者，多因元真不足，阴血暴亡，心神失养而昏沉。此非败血实症之比，实真阴不足之候，法当于将产之月，先期调补，常服归脾、养营、七福、八珍等剂，于临产时，再服参以助其力，则无虚可乘，而血晕自不作矣。

亡血昏瞑者，因本火炎，恐气随散于无着之顷。

凡临产昏瞑不省，皆谓之血晕。然由败血者，虚中挟实之候，其每产必晕者，多属元虚。此条言阴血骤亡，则阴亏而火必上炽，火能作眩，且能乱神明，故神无所主而为昏晕。夫心藉血养，失血则危，得养则安，惟有补血生血，则神有所归而昏迷不作矣。所可虑者，血气必相附而行，阴阳有互根之理。若阴血骤亡，阳无所附而浮散，且血去不能骤生，惟此孤阳，岂能独存？故治血晕者，更当以补气之药，兼而调之，所谓阳能生阴也。故前人有脱血补气之论，此为切要之理。若徒恃益血为治，则血不能急生，将昏旋继作，一汗而阳亦散亡矣。

行气血而痛不已，脉洪数者痈疡产后有痛之候，法必温行气血。若服温行化瘀等剂，而脉反洪数，痛转剧而不止，此非经脉瘀寒之症，乃内滞已结化火之痈疡也；呕菀血而生热寒，脉空大者虚候菀，郁同。产后因怒相触，致血菀于上而呕，此血应作实治。但脉来空大，脉不可言实，症见产后，症亦不可言实，偶因怒逆之实，总归亡血之虚，但治法亦必先清调而后补。

症由血少生风，治惟钩藤汤养营汤酌与亡血成痉，血虚感邪，不外二方；喑本心虚失养，药从酸枣仁汤参地施方喑因不一，新产陡喑，故治从心肾。

虚火动而痰逆迷心，则为狂癫惊妄，益阴清火为先。

此产后痫症也，多由血虚生火，火动生痰，痰气迷心所致。治当益阴以清火，除痰以开心，继则重镇以安神，甚则攻痰以异滞。其有笑骂无伦，逾墙上屋之甚者，当灸鬼哭、鬼眼二穴，然后药之，自无不愈。此即产疯之候，亦有因惊而致者，当先开心安镇为法。

汗过多而怔忡眴惕，久则阴竭阳亡，参附六味回阳饮是主。

产后血去过多，则汗为心液，血之所化，血既减少，汗从何来？然阴血既亏，则火动而内燃，虽稍进饮食，其所化津液，悉为内火焚逼而为汗，孤阳无附，日逐汗亡，故内见怔忡，外形眴惕，久则阴竭，阳亦散亡，故以二汤为主。

气冲痛逆，须知冲任之陡虚；痉厥淫淋，宜求督带之不延。身热先详饮食，莫执血虚身热作汤方当先详饮食之伤，后再论血虚之治；热期需辨乳蒸，再求阴阳乘从论寒热经云：阴不足，则阳乘之，其化热；阳不足，则阴从之，其化寒。此谓本身之阴阳虚实互为乘从也。然产后二三日上有蒸乳之热，莫作阴阳虚实论。恶露净而陡热昏旋，清魂汤解袭肝之苦此阴虚感邪，内袭肝脏而昏旋；虚未复而渐形热痉，钩藤汤疗挛搐之冤此亦虚感成痉之候。热因于感，宜佛手散参荆败毒散，或从柴胡五饮求方介宾柴胡五饮，即一水、二火、三木、四金、五土治虚感；热因于虚，宜三阴煎大小二营煎逍遥饮，或进养营汤理阴煎参治。内火之热，脉缓滑而热渴无拘无拘痛也，宜抽薪饮保阴煎清化饮；劳倦之热，脉空大而神烦面赤懒动，宜归脾汤姜桂六君子汤补中益气汤。产后虚烦汗躁，多阳随阴散真虚，薛氏投十全大补汤加附；新产热烦止作，乃心肾水火不足，太仆拟肾气六味八味加参。阴胜乍寒，四逆理阴煎温补；阳胜乍热，四物清化饮滋清。阴阳虚而乘从，补阴补中益气汤；寒热作而脉来空豁，补元煎七福饮养营汤。加减柴胡汤，为胎前感邪通剂；增损四物，是产家六合成规。败血流阴寒热，殿胞煎决津煎；血壅气滞热寒，回生丹夺命丹。脾胃虚寒吐泻，温胃饮六君子汤；邪实膨嗳胀疼，和中饮排气饮。至若产后腹痛，必先辨症实虚。胸胁拒按痛坚，瘀滞法当行散拒按坚结，瘀留之候，法当行散；痛喜按揉食可得食而痛稍可，此虚痛也，血虚治必温培。上下行散之剂，失笑散通瘀煎；阴阳培补之方，八珍五物煎。儿枕痛属胞宫，虽拒按而当分瘀肿。

儿枕之说，谓胞宫儿枕之处，必有死血留滞，故古论皆以瘀积胞宫为痛，是以痛则拒按，故用起枕散为治，想方名之义，似实有儿枕之死血可起也。然胞宫乃系胎之所，胎虽在胞宫，却在胞衣之内。若胎以下，则枕血亦在胞衣中，则向胞宫起枕，又系膈膜之说矣。夫胞宫系胎，惟胎系耳。胎系连胞衣，胞胎下，则系损，系损，所以有恶露时下，胞宫纵有瘀留，亦系损之血不行耳，又岂儿枕之积瘀乎？痛之拒按者为实，胞中恶露不行，痛则拒按，固为实矣。乃有因产伤动胞宫，胞伤肿痛，亦必拒按，此又非实可比矣。要知实必行瘀，伤宜安脏，此中虚实，不可不知也。

中虚痛来呕厥，或熨法灸法而再进温中阳气素亏者，每于产后则寒从中生，为腹痛呕吐厥泻之候，再感外寒相激即成寒中，故或先熨先灸，再用温中之治。桂苓加茴楝，治腹痛寒疝冲呕；人参当归汤，疗亡血闷乱短气。恶露胞衣撮痛，黑神散如神；胞伤瘀结按疼，起枕散可愈。血竭而气无附，乃浮脱而生喘，贞元饮加参气脱之喘；瘀凝而气迫心，亦壅喘而昏嘶，通瘀煎加味瘀凝壅滞之喘。声微喘促足寒，脉微者，惟金匮即金匮[1]肾气九贞元饮呕疗喘坐者，喘而不得卧也。此元虚气不归根之喘，故脉微；喘咳恶寒无汗，脉滑者，以金沸草散定喘汤暂投。脾泄水泄风泄，四神九五苓散胃风煎；气肿水肿

---

① 匮：原脱，据文义补。

虚浮，泽兰汤茯苓导水茯苓丸也八味丸。喘生产后即危疴，疟发产家多伪候凡喘生产后者，无论虚实，皆是危症。若产后之疟，多因阴阳之气内虚，故寒热如疟，乃阳微恶寒，阴微发热之征，未便可从疟治。胎前病，多为险产；产后虚，每致蓐劳。或自汗头疼寒热，或喘浮节痛昏沉。朝暮重轻不一，乃阴阳互为乘从；情性好恶忽殊，由脏气化传变现。猪腰汤黄雌鸡汤，为产病之良方；羊肉当归即当归生姜羊肉汤，乃蓐劳之上剂。补中大造，六味茸参养营汤七福饮，皆虚损之汤丸；乌鸡丸白凤膏，全鳖丸斑龙丸补阴苁蓉，疗奇经之药饵。

血热露淋不止，清化饮保阴煎；虚伤淋沥不休，固阴煎大补元煎。防风子芩二散，为风热泄血神方；乌金散龙骨散二方，乃露淋崩败止药。桂珀散，瘀积满痛者必与；冬瓜子，痈疡内结者可瘥。便难因血竭，宜济川煎麻仁杏仁苁蓉；咳嗽由虚风，酌紫菀汤扶赢参蚧散。瘀晕烦惊结痛，调经饮琥珀地黄丸；痛瘀不释崩昏，桂枝茯苓丸聚宝。冲脉逆，则与石英；任脉虚，必需龟板。腹满痛而温导不瘥，肠痈内结结则钓足，屈伸不利；胞肠伤而二便易出有论在杂病，交肠症生。桃仁汤瓜子仁汤，薏苡仁汤排脓散，为疗肠痈汤剂；猪脬饮补胞散，八珍汤矾蜡丸，为补交肠圣方。

产后渴，宜地黄产宝二方；产后汗，投麦枣麻根共治。产后久暂泻利，五苓散胃关煎常调；产余喘咳虚疼，益气煎大营煎共剂。多汗焦烦不寐，当归六黄汤；厥寒身热痉挛，理阴煎钩蝎煎。气上冲心郁冒，蛎龙麦枣参胶；胀冲少腹坚疼，延附红桃茴楝。腥淋不已者，赤石桑蛸；无胀崩奔者，乌金散五黑散。产后症治，约略惟兹。

产后之症，丹溪补虚为论，此固产后之大端，而挟实之候，其变亦复不少，故景岳列举产后之实症为论，是亦至当之衡，两说互参，而产后之常变尽矣。夫妇人之病产最多，亦易剧，设有不调，纵不害命，而常为终身之患。盖产时气血，未有不暂损者，此时适感外来六气之伤，内动七情之逆，未有不致病者。邪虚滞留不解，病必日深，况新产诸病颇多，有因败血上冲而为昏晕者，有因血亡火逆亦作昏旋者，有因元气本虚而每产必晕，有因怒动血菀而忽形厥逆者。又如血虚痉厥，痰火惊痫，过暖贪凉，饮食劳倦，虚烦热躁，气滞血壅，腹痛之瘀有无，胞宫之伤虚实，以及汗渴肿泻，喘满蓐劳，淋之或虚或实，崩之因蓄因虚。凡冲任督带之尤，并肠毒交肠之险，病之杂错多端，非预为研究，未可漫以尝试也。兹篇约举详辨，列方论治，敢质诸同志，以资采仿，要非守温补逐瘀之法，以毕乃事也。

## 断产

破卵伤生，自昔有不仁之戒；去胎断产，胡今留残忍之传。自贫窭产育繁多，每不给而随生随灭；或体弱形羸多病，苦险产之顷刻成危。故《良方》丹溪，皆遗断产之方；即《大成》《千金》，亦存下胎之药。良非乐此，勉拟参详。四物合金花子散，经后服之弗孕；《千金》去胎方，下胎善导无妨。桂心散桃麝牛硝，为行逐通攻善治；卵系鸡蛋肠肠也斑蝥炒糯，乃去胎劫夺峻方。蚕退烧灰末服，止孕神方；桂心麦曲同调，去胎妙剂。略陈方药，约备参详方上用恶毒之品以下胎，每有致害者，兹不敢赞以戕人生命也。

## 带 浊 梦遗

带同浊等，症类因分。浊乃湿热注流，酿膀胱而出水道；带为津液不束，流胞宫而降前阴。

女带男浊，本为同类之疾，然其因有同有异。浊者，脾经湿热下注，其气酿于膀胱，而出于溺孔。带亦湿热之邪，然有因津液不能约束，或败精不能通行，此必下降胞宫，而后出于前阴。一则从膀胱水道，一则从胞宫精道，此不可不辨。况妇之病带者，多有因于交接不畅、致精摇而内败者，有过于纵欲、致精滑而不禁者，此皆从精道受病，非可与浊症湿热，一例而推也。

女阴窍统胞宫，久带，则精隧滑而精随带出；胞宫本为精道，带作，每精为欲阻而带自精来。故带自膏粱湿热，病由涎液在脾；若带因情欲伤精，病本阴精在肾。病虽出于精道，症轻者，即同浊病之条；带因即自膀胱言亦由湿热为病者，延久者，亦是伤精之候此言湿热伤精皆能为带，轻而暂者多由湿热，重而久者无不伤精。在男子之浊，虽病由水道，而有败精阻隧之因，况妇带之多来自胞中者乎。六气膏粱妄忌妄知避忌也，症从湿火推求；七情纵欲陷伤或纵情太过，或欲郁不遂，势必伤精，久必滑陷，必自气情论治。带来涩痛，清心饮草薢分清饮猪苓汤；带自怒增，逍遥散解肝煎龙胆泻肝汤。青色本肝邪流注，小柴胡汤丹栀饮泻肝汤；色赤乃心火焚燎，麦门冬汤菖连导赤各半汤。白从肺论，补中虚陷之治麦味黄连解毒汤；黄主脾评，归脾汤加柴栀君子四君、六君子也。色黑宜六味地黄汤，虚陷进补中益气汤。久带伤元已甚，固阴煎鱼鳔丸秘元煎；经年滑泄难支，二妙散樗皮丸清白散。湿热带流久不已，芩术二陈煎胃苓汤半夏茯苓汤；虚生寒而下不收，桂术术甘汤分清饮桂附八味。心肾两虚带病，茯菟丸秘元煎补元煎；梦欲牵扰带疴，安神丸固精丸莲子清心饮。带败如脓，葵花白芷；带久经绝，补经固真丸。

　　男子有梦遗之候，由心旌内摇，以致神魂颠倒，而形于梦寐，久遗则滑，即成玉门不禁之候。女子有鬼交之论，无不禁之条，然久带窍滑，则精随带泄，是即不禁之候矣。理固无以异也，特男子病此，犹可告医，在女子断难告人者也。故治此者，诊得尺中或微或盛，即可以度带病之有无虚实。若进通调补涩之治，而毫无一效者，无非心旌内摇所致，即当默悟其故，亟与安神清心秘元为治。若牵缠不已，终非药石之所能了局者也。

　　至于精邪侵犯，鬼梦牵缠。饮食变易，无拘昼夜遗淋；精气耗消，更有甚于情欲。其著者，时如晤对笑言，喜幽寂而精神恍惚；其甚者，忽作无端歌泣，色不变而入夜昏沉。脉乍变而参伍不调，病日久而肌消骨立。此缘宿孽前因，亦类五尸缠扰。内进归神汤辅正，或施灸鬼法祛邪。遗泄不禁，进玉关丸固真丸之丸；怪疾奇方，拟八毒赤丸烧馄散之治。梦遗带疾，采辑深思。

　　带浊之候，篇中备晰其因，其治之宜清宜固诸法，尽可采仿。至于精邪鬼梦牵缠，虽不常见，亦不可不知之也。

# 癥瘕

癥与积同，病在血而有形可据；瘕同聚等，病在气而聚散无常。

　　积聚疝癖，痞块癥瘕，皆异名而同类。癥者积之属，病在血分，血因寒泣，凝而不行，坚块不移，大小长短，有形可据；瘕者假也，聚之类，病在气分，气滞而结聚，则块硬而现形，若气通行，则散而无迹。

癥有食痰之别，瘕同男疝之疴。

癥有因于食滞者，为食癥；有因于痰积者，为痰积。瘕者，气之所聚，或上或下，或左或右，随结随形，结则亦块硬如癥，散则无迹，与男子之疝等。《骨空论》云：任脉为病，男子内结七疝，女子带下瘕聚。张子和曰：遗溺闭癃，阴痹胞痹，精滑白淫，男子之疝也。若血涸不月，腹块动移，前阴突出，后阴痔核，女子之疝也。但女子不谓之疝，而谓之瘕。

每留经脉募原，多结伏冲腹胁。气连于脏，则胞宫不孕；气连冲任，则月事不调。五积皆息伏脏邪，类乎癥而较癥因异<sub>五积详积聚，皆脏所结，</sub><sub>其因各异</sub>；痃癖乃窠囊饮气，多相类而非血为殃。形横胁痛，结络之邪；莫按脊疼，膂筋之恙。

痃癖，气痃饮癖也。气竖结则为竖痃，气横结则名横痃，聚之类也。癖，隐伏而内结者也，由饮液停积而成，多结于胁下，初停则随停随散，多不可见，久停则募原宽缓，而渐成窠囊，内作水注之声，外现痞癥之象。有因多饮留停，致壅气而成痃；有因气逆膜胀，阻水津而成癖。此当从饮治。凡久痛横结之形，病在络，莫按者，膂<sup>①</sup>筋病也。

石瘕乃胞宫之积，虽类癥而症从鼓论；肠覃为肠募之患，亦肖癥而症属胀评<sub>石瘕、肠覃皆胀病也，俱在小腹少腹，按之有块，日以益大。此当下之候，</sub><sub>非癥病可同语，而实有不可不辨者</sub>。

癥起产余经后，因寒凝血泣而成；诊分久病新邪，详缓急调攻而治。脐下块聚新邪，施决津<sub>煎</sub>红桃<sub>四物</sub>蓬桂姜黄散；形气无虚腹积，进通瘀<sub>煎</sub>失笑<sub>散</sub>延胡<sub>当归散</sub>。消磨坚久之癥，必藉三棱<sub>煎</sub>万应<sub>丸</sub>；欲下满坚之结，莫如良方桃<sub>仁承气汤</sub>。夺命丹为消瘀导滞峻方，山甲<sub>散</sub>乃经隧瘀疼通剂。食癥则得食胀膨，宜保和<sub>丸</sub>胰楞<sub>丸</sub>消积<sub>丸</sub>；饮癖则胸坚胁痛，需煅蒌<sub>楞蒌煅蒌</sub><sub>丸五饮汤加味</sub>控涎丹。

至若痰病气疾，经有明文；详论症形，治宜细别。无根聚散，不拘

---

① 膂（lǚ吕）：脊梁骨。

左右呈形；隐现不常，或竖或横攻痛。大小如臂如指，移行忽正忽偏。既非形迹不移，法难攻下；要必气行乃愈，治用疏宣。若胸结盘坚，先行蒸艾；苟胀坚癥结，熨以葱盐。

经曰：病有积聚，何以别之？然积者，阴气也，阴沉而伏；聚者，阳气也，阳浮而动。积者，五脏之所生；聚者，六腑之所成也。故癥即是积，积在阴而有渊薮①，攻之匪易；瘕即是聚，聚在阳而犹乌合，散之不难。此癥瘕之辨也。则瘕气之治法，惟疏气宣通，则瘕自平矣。独是挟瘕既久，经隧之气道，为瘕气往来游行，每留着于溪谷之空隙，虽疏气宣通，多不能尽除者，则余气流连，外有所感，内有所犯，则复聚而为患，所以男疝女瘕，恒作终身之患，而不能已也。且有因劳因感之后，体气亏虚，而瘕疝之患，必乘虚而内扰。此又非行散之法所可疗，但当培养正气为主，此又塞因塞用之义。是病虚者最多，不可不知也。

桂桃归尾青葱，通络结之痛；韭汁楝茴鼠矢，除阴浊之瘕。气壅气实胀疼，排气饮四磨饮四七汤；气滞血瘀攻痛，通瘀煎失笑散调经饮。聚气攻冲，荔香散天台乌药散；闭癃胀痛，五苓散导气汤分清饮。多怒攻疼两胁，逍遥散解肝煎化肝煎；滞寒结痛不通，抑扶煎丁沉透膈汤和胃饮。三焦火痛胀膨，廓清饮抽薪饮可愈；胸硬胁鸣饮痛，蛎椒姜半能除。神仙聚宝丹，治癥瘕攻注痛呕，及经产带崩皆应；良方血竭散，疗胀满瘕疼经闭，或热寒崩中如神。

若癥瘕延久根深，则治疗难拘成法。倘值形羸积固，法惟辅正安邪。正气强，则气行而易愈；正气弱，则气怯而难痊。苟亟攻而不顾本源，则积未除而真元危败；惟行养而先为强主，则正可恃而积渐消磨。顾壮者气行则已，则用补疗瘕，正所以壮气；而结者非行不散，则温行补剂，即藉以宣通。倘进补而瘕益胀疼，另酌攻消间进另酌攻消丸散，间投为使；俾正强而脾胃日盛，常调七补三攻。

此条明邪正势不两立，延久瘕积，耗消正气，得以根深蒂固。若正气衰微不振，则攻消之法，断不能施也。则惟有强主御敌，辅正祛邪之

---

① 渊薮（sǒu 叟）：人和事物集聚的地方。此处指癥积深广，不易除去。渊，鱼聚之处；薮，兽聚之处。

法，此用补疗癥之义也。故延久癥积，非此法莫疗，盖补方中行气温开之药，已寓补而不滞之法。其虚不能补，实不可攻者，又酌攻补兼行，俾正已可恃，而后癥积可除。至七补三攻之治，诚疗积之常经也。

肝郁留癥者，逍遥散暖肝煎出入；积妨脾胃者，归脾汤温胃饮参论。肝肾不足癥邪，理阴煎交加散无尚；脾肾挟瘕休息，胃关煎桂附八味丸如神。六君加姜桂香砂，能达心脾之虚滞；归脾汤木香远志，可调中气之郁膹。五物决津大营皆煎也，赖桂理血中之气滞；理阴煎理中汤温胃饮，藉姜开上下之寒凝。气逆佐楝茴导气，血滞参乳没通行。肝火逆而哕呕，间用左金丸茹橘橘皮竹茹汤也，若厥寒吐沫，吴茱萸汤呕与；胃火冲而呕吐，则进香连清胃，若肢冷清泄，四逆汤先行。滋肾丸栀附丸，佐治涩淋痛吐；胰楞丸阴阳攻积丸，渐磨积聚诸因。芎茜二丹丹皮、丹参益母丸，酌量疗血癥之用；泽兰二青青皮、青木香也延附延胡索、香附也，选参聚气之医。

总之癥瘕方治，攻补难拘。投补汤以养正，佐行滞以除邪。分寸在圆机，配合君臣莫紊；神明凭脉症，进退增减无歧。正虽复而积难除，针灸法宜追古；补虽投而邪未退，熨贴外治堪师。琥珀膏阿魏五香膏，可贴癥积之恙；荞麦卷红卷柏、红花丁附丁香、香附，熨消积聚之痾。最怪挟癥胎气，法酌兼调；宜推素禀脉形，治详喜恶。若系中衰食减，自难安保无虞。治癥疑似，切莫差讹。

癥瘕之候，血气之滞积也。痃癖痞块积聚，皆同类异名。癥在血分，瘕在气分。即积聚块结之痞，多留着于经脉伏冲溪谷之隙，延久乃见。其始多因寒滞，久则多化为热。更有石瘕肠覃，结于肠外胞中，皆根深蒂固之候，治之非易也。张子和曰：任脉为病，男子内结七疝，妇人带下瘕聚，则瘕之为病，即女子之疝也。癥病虽云血病，而亦有痰食之殊，未可全作血病治。篇中所列攻补两法，及间攻间补，轻重出入诸法，备列采仿，惟在用者之神明也。

## 乳病 附瘰疬 结核 游风

再详乳病，列叙诸因。乳房属阳明胃腑，乳珠本厥阴肝经。谷入胃而津液生，化赤下营冲任。

乳者，谷食之气所化。未孕之先，其所化之津液，游溢入心，则色变化而赤，是为血，下归血海，应象而行月事；既孕之后，其所化下资冲任，留闭胞宫，以养胎元，若既产，则化为乳汁以食儿。故乳与血，皆本水谷之精气所化，在上为乳，在下为经，本同出于脾胃之所化也。

气返蒸而乳汁变，流经上藉含哺。

或问曰：未孕则月事时下，孕则闭经养胎，既产则上为乳汁，经亦闭而不至，固知经与乳，皆脉隧之津液，独不知未孕产之先，何不亦化为乳，而必化乳于既产之后乎？余曰：未孕而月事下者，由天真之气，自然而至也。既孕而闭经者，由一点灵根，凝气而结于胞宫，则胞中之气，必吸引诸津以为养也。既产上为乳汁者，由胞宫胎元已降，不须吸引诸津，其冲脉之气，乃返而上行，阳明气盛热蒸，则流于经，泄于乳隧，由未输肺入心而变赤也。食儿藉以含哺，亦天然之义也。故雇乳者，返其气而入心化赤，则复下为月事矣。

乳少猝闭者，或血虚而或由壅滞，进猪蹄汤涌泉散山甲散；乳滞不通者，本湿痰而经脉阻碍，宜漏芦汤王不留行。未产乳流为乳泣，由胎弱而每多不育；既产乳流详虚实，或因火而或属偏虚或因肝火怒激，或因血热阴虚，或由气虚不摄使然。无火而溢者气虚，八珍汤十全大补汤七福饮；有火而流者血热，保阴煎四物汤丹栀饮。因怒冲胀乳流，一阴煎清化饮；见肿胀疼内滞，温帛揉薰法。未产乳肿为内吹，化阴忍冬清解；既产外吹成乳毒，连翘金贝煎消除。连翘饮子，乳痈通泊良方；神效瓜蒌散，乳痹乳岩妙药。乳胀须熨吮求通，蛤粉牙皂灰酒服；乳妒必寒热肿痛，麦芽萱草煎尝名萱麦汤。乳痈乃陡结新邪，从乳妒汤方可疗；乳岩属积年郁火，宗立斋论治详方。乳病本因辨治，汤方采酌宜商。

立斋曰：妇人乳痈，由胆胃二腑热毒，发则寒热渴烦，以败毒散、神效瓜蒌散、加味逍遥散治之自愈，即或溃脓，脓尽亦愈。若气血虚弱，脓清不敛，脉大者为难治。若乳岩之候，乃肝脾二经郁毒。初起小核，结于乳内，肉色如常，其人五心烦热，肢体倦怠，月经不调，用丹栀逍遥散、加味归脾汤或神效瓜蒌散治之，亦渐消散。若积久不治，郁火复加，历年渐积，根深蒂固，渐见色变，赤肿成痈，内溃深洞，状如岩穴，已经成岩，难言愈矣。但用归脾补养之剂，可延岁月，设或妄攻，愈促其危矣。大抵乳症，焮痛寒热者，宜散表邪；若因恚怒肿痛，宜养血疏肝，清火消毒。若不作脓，或脓不溃，或脓出反痛，发寒热，或晡热内热，劳则倍痛，皆当培养气血为亟；若不敛脓稀，呕吐泄泻，食减难敛，皆当先补脾胃为主，毋专事清寒，反致深重难愈也。

更有结核瘰疬，颈项流注。本肝火结痰生炎，致热痒肿疼为患；进四物钩蝎丹栀，或六味丸—柴加乌梅地黄。神效消核散，有消瘰疬之功；海藻散坚丸，能去瘿瘤之结。

肝火赤白游风，清肝逍遥是效；丹毒头疮淋沥，大连翘饮二妙可瘳。六味丸愈串筋之核，大防风汤疗鹤膝之风。杂因乳病，兼举条通。

结核瘰疬，游风筋串，头疮鹤膝，皆肝肾阴虚多火之候，妇人多见，故肝及之。

## 前阴诸病

女阴隐患，或挺或吹妇阴中挺出数寸，如菌如芝，谓之阴挺。妇阴中泄气如吹者，为阴吹。有肿疮痒冷之殊阴肿、阴中生疮、阴痒、阴冷也，又交接流红之苦。挺由郁火迫坠，宜一阴煎栀子龙胆六黄汤；挺由包络损伤，宜三阴煎左归饮四物汤。阴虚滑而致挺，秘元固阴皆煎；气虚陷而挺形，补中益气汤。阴挺引腰痛痒，水杨汤熏洗能瘥；阴吹气泄奔鸣，补中补阴益气汤丹栀可愈。阴肿阴痛者，因分热结陷伤，酌进四物汤藁柴，补中益气汤清化饮；阴疮阴痒者，多由虫生湿热，宜投蒺藜煎芍药，龙胆泻肝汤分清饮。热陷阴而痒甚，柴防芪草能升；阴挺出而极疼，乳香牡蛎茨菇大黄洗愈。肿者，白矾散裹纳；疮者，杏仁灰调搽。蛇脱散，疗阴疮，油调敷糁；椒茱汤，治阴痒，水煎洗熏。痒极疳虫下蚀，纳蓄肝桃叶引除无论猪羊肝，切片，或桃叶纳阴中，以引虫；交接血出惟虚，宜固阴保阴益气。尿血由肝火，加味逍遥散；血泄皆热淫，发灰散生地黄汤。阴冷症本虚寒，反化间亦郁热。涩秘渴烦喜冷，龙胆泻肝汤丹栀饮；惨面色惨晦黧黑色蜷厥清寒，理阴煎四逆汤。桑螵蛸散甘菊汤，敷洗阴疮；续嗣降生丹，煎调阴冷。以上前阴诸症，条明治辨宜参。

前阴之候，妇人之隐曲，每讳而不言，且有不告其夫者，医之诊视，亦难据问，但其症有阴挺阴吹，阴肿阴痒，阴疮阴冷，及交接流红之不同。其由或因肝火，或因湿热胞伤，或属虚寒，或因滑脱虚陷等症，是症所因若此，可不预有以得其情哉？此其要在审脉察形，探其虚实。如尺中洪弦滑大，或覆引入尺泽者，必有肝火湿热迫注之忧；如沉微空涩者，必属虚寒滑脱之患。既得是脉，当默悟其故。据脉论症之时，先以言挑之，则患此者，自必实以相告，则便可按法施治。然是症惟近而暴者，数剂便可获效；若久延之候，要非累月药之不可也。司命者，莫谓症不多见而遗之弗论也。

# 种子

天有不生之时，地有不毛之域。则人之无子，事关定数；在医之种玉，岂属讹为？但不毛不生，出自先天禀赋；顾瘘男石女，原为人世虚生瘘男石女者，筋骨不束，齿发不更，天癸不至，故不能生育，虚生人世。外此乏嗣，多由人事。纵遗泽之有眼，讵修德之难回。如其考功省过，戒杀戒淫，乐善好生，敦伦慎独；自可斡旋造化，变易吉凶，逾数集祥，降嗣延祚。是皆立命功程，藉作衍宗人事。虽非药石，当愈金丹。况乎可嗣不育，每多负病欠调。或命火衰微而男精清冷，或冲任不足而胞气不收。或纵欲暗产而花随雨落。

暗产者，男子之失机也，恒有纵欲精滑，不能成孕。或已孕不节，随得随失，有如花随雨落，受胎复堕，则自一而再，自再而三，则胞气损而不摄，有终身如斯而已者。

或经脉寒热而淋浊滑遗有因寒因热经期先后不调者，有带浊崩淋、虚滑遗精不禁者。或壮衰强弱相凌，或迟速盈虚失度。不识阖辟动静之机，不知寡欲多男之理。是皆失调人事，岂云数定天成？

《广嗣录·十机篇》云：人有少壮衰老，体有长短实虚，当此强弱相凌，欲情和而神合者鲜矣。阳强阴弱，则避如戈矛，畏如蜂虿①；阴强

---

① 虿（chài）：蛇蝎类毒虫的古称。

阳弱，则闻风而靡，望尘而北。或长材排闼<sup>①</sup>，唐突<sup>②</sup>难堪，或跽<sup>③</sup>门列阶，偷觑<sup>④</sup>堂室。相凌之顷，情势必然。如是者，无药可投，何方可种？要在处之有道，事在机通。克强固难，惟聚精会神，亦可相当制胜；抚弱有道，则平心敛性，亦能妙合凝神。

又曰：盈虚者，男女之生机也。盈则易泄，虚则能受。经净之后，三日之期，正虚而能受之时也，过此，则失其时度矣。

又曰：迟速者，男女之合机也。迟宜得迟，速宜见速。但阴阳情质，禀有不齐，能固者迟，不固者速。迟者遇速，则犹饥待食，及咽不能；速者遇迟，则犹醉添杯，欲吐不得。迟速不侔<sup>⑤</sup>，安望两精相搏，合而成形也哉？要在迟者出奇由径，弗逞先声；速者静以自持，挑而后战。能返其机，适逢其会矣。

又曰：阖辟者，妇人之动机也。气静则阖，气动则辟。动者不能自持，精随气至之候，斯时得两精相搏，如长鲸之饮川，如巨觥<sup>⑥</sup>之无滴，吸以自然，莫知其入，故未有辟而不受者。要在不可骤离，阳毋反吸，未有受而不孕者。但此机在瞬息之间，若未辟而投，失之太早，辟已而投，失之太迟。当此之际，自别有影响情状，可以默会，不可以言尽也。此得令有心栽植者觉之，则带雨施云，鲜不谷矣。

又曰：多交接而纵欲者，精不满而气不固，故多蓄姬妾者，恒不能得子，即所得亦女。盖乾道成男，坤道成女，此阳不胜阴故也。惟寡欲，则气充精满，则乾道得，而多男可庆矣。此五条皆系人事，纵药石调和疾病，恢复真元，而临事失宜，亦归何有？是当令求嗣者，得晰此机，庶乎其可也。

故种子无一定之方，而赞化有机宜之要。贵在因材而笃，匪徒执法而求。

详列汤方，敢云种玉。气血虚而经脉不调，毓麟珠还少；脏腑寒而

---

① 排闼（tà 踏）：推门，撞开门。闼，小门。
② 唐突：莽撞，冒失。
③ 跽（jì 忌）：长跪，长时间双膝着地，上身挺直。
④ 觑（qù 去）：偷看，窥探。
⑤ 侔（móu 牟）：相等，齐。
⑥ 觥（gōng 公）：古代酒器。

气滞不孕，续嗣降生丹。精血不足于男，则进全鹿丸美髯丹；命火不足于肾，则投右归丸八味桂附八味丸。衰癃虚寒年迈，右归丸赞化血余丹鸦参丸；阴虚不足精亏，补天育嗣丹都气丸。火盛水亏不育，滋阴大补丸六味地黄丸堪尝；冲任失守不生，补元煎养营人参养营汤为最。金锁思仙丹鸦参丸参蚧丸，纵滑不孕者参投；四物汤或加姜桂或加芩连，经脉寒热者酌与。火游不降痿阳，黑锡丹镇阴煎可起；亏损真元艰子，河车种玉丸能生。绝阴阳而不兴不长，苁蓉羊藿可加肉苁蓉、淫羊藿；真火弱而不久不坚，海马冬虫夏草也酌佐。肝虚不孕者，乌鸡丸必进；肺肾多火者，白凤乃投。消长盈虚，候栽培之时日；疾迟强弱，在扶抑之功夫。种子汤方，选酌敢希衍庆；广嗣机理，得来可卜螽斯①。

　　以上汤方，有因寒因热，因虚衰，因滞滑，及经脉不调，冲任失守之不同，当因人因症施方，得养得机为妙。如是则其效如鼓应桴，抑何艰嗣之虑哉！兹编可补《广嗣录》之所未逮。

---

　　① 螽（zhōng 中）斯：昆虫，繁殖能力强，象征多子。

## 伤寒类方卷之七

## 方说

医有不易之理，则有一定之法；有一定之法，即有不易之方。乃景岳子云：医不执方，合宜而治。此又言方之不必拘也。而苏子瞻则云：药虽进于医手，方多传于古人。景岳则又云：方以立法，法以制宜。是又可见方之不可不论也。盖方者，比方之谓。论道者，医理既明，必立法以施治，要在制方当理，有一定不移之治法，诚以施治之法，非方无以进步也。医之治病处方，如命题行文，然惟在合旨合法，纯正精妙，乃为入毂。若病不论方，将何以施其法哉？仲师为立法之祖，考其遗方，轻重增减间，则方亦更名而治亦异病。此即示当理制宜之义，垂教后世之深心也。迨后起诸家，推广其义，复制方以充之，而后用无不藏。是以高明治病，方出心裁，而理法相当，已无不先见用于古人，特所见未周，未可以管窥自是也。顾方有大小缓急、宣通补泻、寒热重轻、奇偶简复等剂，非博采讨论，不能尽其善。高氏集二十五方，错综变化以应诸病之变，而后人非之，此实守十一之不及，而妄以自是者也。予之集此，悉采成方，已尽十剂七方之义，而治病可无遗憾。其有嫌过繁过简者，殆不执方而无不宜者也，亦惟听之而已。

凡伤寒时感，古今利用成方汇集此卷，其有载明杂症女科者，各归本卷，查目便得，兹不复载。

## 三字类方

### 汤

**桂枝汤**　治太阳中风，身热头项强痛，恶风自汗。

桂枝　芍药　甘草　生姜　大枣

**麻黄汤**　治太阳伤寒，体痛恶寒，身热头疼，无汗。

麻黄　桂枝　杏仁　甘草

**羌活汤**　治太阳伤寒无汗，用此可代麻黄。

羌活　独活　荆芥　防风　广皮　甘草

**防风汤**　治太阳中风，身热头痛自汗，用此以代桂枝。

即羌活汤去广皮，加芍药是也。

**葛根汤**　治太阳无汗，恶风恶寒，或太阳阳明合病，拘急项强等症。

即桂枝汤加麻黄、葛根是也。

**桔梗汤**　治外袭风寒，肺胃火郁，致喉痹咽疼，咳逆诸候。

甘草　桔梗

此即甘桔汤也。

**如圣汤**　治时感风寒，头疼身热及咽痛等症。

荆芥　防风　桔梗　甘草　连翘

**越婢汤**　治表有风寒及经有郁热之候。

麻黄　桂枝　芍药　甘草　大枣　生姜　石膏

**白虎汤**　治阳明经热，烦渴恶热，脉洪大有力之症。若脉虚无力，多属里虚及戴阳格阳，慎勿妄投。

石膏　知母　甘草　粳米

**黄芩汤**　治太阴少阳合病，协热下利之候。

黄芩　芍药　甘草　大枣

或加生姜、半夏。

**黄连汤**　治肺热作呕，胃寒作痛，或胸中有热，丹田有寒，用此汤以升降阴阳，亦可和解太阳、阳明之邪。

黄连　干姜　甘草　大枣　人参　半夏　桂枝

**左金汤**　治肝胆火逆热烦，呕吐胁痛之症。

黄连　吴萸

**枳桔汤**　治表邪侵膈，痞闷不通，或涎气内结，不得升降。

枳壳　桔梗

**清震汤**　治风热上壅，三阳热盛，脑似雷鸣，头额核结如疙瘩状，名雷头风者。

升麻　苍术　荷叶

**藿薷汤**　治伤暑吐泻及霍乱转筋，此藿香正气散合香薷饮也。

藿香　腹皮　苏叶　甘草　桔梗　广皮　茯苓　白术　夏曲　白芷
生姜　大枣　扁豆　香薷　厚朴

**香葛汤**　治暑风郁闷，胸膈不舒，或作呕泄。

香薷　葛根　厚朴　扁豆

**六和汤**　治夏月饮食不调，内伤生冷，外感暑邪，霍乱吐泻，寒热
烦闷等症。

藿香　厚朴　杏仁　砂仁　人参　白术<sub>如湿甚则以苍术代之</sub>　制夏　茯
苓　甘草　扁豆　木瓜　生姜　大枣　香薷<sub>伤暑则加之</sub>　紫苏<sub>伤冷则加之</sub>

**二陈汤**　治风寒痰嗽，乃利气和胃去湿，一切痰饮之剂。

半夏　广皮　茯苓　甘草

**陈平汤**　治风寒风湿所伤致痰嗽满闷，用此以祛邪逐痰。

苍术　厚朴　广皮　甘草　茯苓　半夏　生姜　大枣

**胃苓汤**　治太阳阳明风湿饮咳满闷之候。

苍术　厚朴　茯苓　甘草　泽泻　猪苓　桂枝　广皮

**胜湿汤**<sub>即羌活胜湿汤</sub>　治风湿所伤，自汗身热，头痛腰疼，肿浮等症。

羌活　独活　川芎　甘草　蔓荆子　防风　藁本

**白薇汤**　治阴虚火旺，身热支满，及热入血室，传热归阴，冲任受
邪，潮热烦谵，或昼明夜乱等症。

白薇　生地　丹皮　丹参　沙参　芍药　甘草　麦冬　石斛

**萎蕤汤**　治春温时感，头痛身热，酸疼少气。此方得柴北溟先生春
温条中。

萎蕤　甘草　荆芥　防风　桔梗　枳壳　柴胡　薄荷　黄芩　连翘

**参附汤**　治寒中三阴及虚寒，大汗大衄亡阳危候。

人参　附子

**术附汤**　治寒袭太阴，四肢厥逆，或伤冷伤中吐泻等候。

白术　附子

**四逆汤**　治三阴寒中，厥疼吐沫，下利脉绝。

甘草　干姜　附子

倍姜，加葱白，名通脉四逆汤。

**真武汤**　治多汗亡阳，筋惕肉瞤，或少阴火虚，致水气上凌，为心悸、头眩、厥逆等症。

白术　茯苓　附子　芍药　生姜　甘澜水

**理中汤**　治太阴感寒，厥利腹痛，或霍乱吐蛔，脉来细沉而无力。寒厥甚者，加附子；动气，去术，加桂；动蛔者，去甘草，加川椒、乌梅。

人参　白术　炮姜　甘草

**连理汤**　治伤暑泄泻，寒热交侵于内，腹痛作渴，或上热下寒等症。即理中汤加黄连、茯苓也炮姜当易干姜。

**白通汤**　治中寒身热，或厥逆无脉，清泄咽疼，为阴盛格阳之候。即四逆汤加猪胆汁、童便也从其性而治之，反佐之义也。

**化斑汤**　治斑疹已现，身热不减，色赤热渴。

荆芥　防风　桔梗　甘草　牛蒡子　蝉蜕　黄连　石膏　黄芩　连翘　葛根　知母

**茅花汤**即茅根汤　治伤寒经热炽甚，衄血吐血不止。

茅根

**三黄汤**　治三焦实热，吐衄斑黄，谵狂烦渴。

黄连　黄芩　黄柏

**猪苓汤**　治热甚渴闭，用此利湿清热。

猪苓　茯苓　泽泻　滑石　阿胶

**苦酒汤**　治伏热喉痹，势欲成痈，用此噙漱劫涎。

苦酒　半夏　鸡子青

**猪肤汤**　治少阴阴火，咽痛喉痹，用此滋肾润肺坠痰。

猪肤　白粉①　白蜜

**桃花汤**　治少阴虚寒，下利脓血，兼治久痢泄澼之候。

赤石脂　干姜　粳米

---

① 白粉：米粉。

**十枣汤** 治膈胁积饮内痛，用此攻决以下之。

甘遂　芫花　大戟　大枣

**抵当汤** 治身黄胀满屎黑，乃蓄血之候，用此下之。

虻虫　水蛭　大黄　桃仁

**温脾汤** 治虚中挟实，寒热支结胀满，或脏结休息等症。

人参　附子　甘草　干姜　当归　芒硝　大黄

**定喘汤** 治外感寒邪，膈留伏热，外寒内热，动痰咳喘，脉紧而滑，气盛声洪，肺寒膈热者，用此以两解之。

麻黄　银杏　款冬　半夏　桑皮　苏子　杏仁　黄芩　炙草

**四物汤** 此方生血养血，为理血之通剂，随症加减。

生地　当归　川芎　芍药

**通幽汤** 治阴血不足，肠胃液涸，大便燥坚，腹痛难出之候。

熟地　生地　归尾　红花　桃仁　大黄　升麻

**黄龙汤** 治热邪传里，腹满妄谵，肢厥无热，利下纯清，燥渴引饮。此虚中挟实之候，用此补而攻之。

人参　当归　甘草　大黄　芒硝　枳实　厚朴

## 饮

**芎苏饮** 治三时时感，身热头痛，呕逆眩晕，咳嗽多痰，及泄泻等症。

川芎　苏叶　桔梗　枳壳　广皮　半夏　茯苓　甘草　柴胡　葛根　木香

此方去川芎、柴胡，加人参、前胡，即名参苏饮，质弱感邪者用之。

**钩藤饮** 治时感风寒、风湿等症。热甚加黄芩、栀子，湿甚加苍术，痰多加半夏、南星，风胜加僵蚕、全蝎。

钩藤　天麻　柴胡　当归　茯神　甘草　桑寄生

**香薷饮** 治伤暑闭闷或泄泻等症。此三物香薷饮也。热甚者加黄连，名四物香薷饮；痛泻者加茯苓、甘草，名五物香薷饮；转筋加木瓜，名六物香薷饮；挟虚里不足者加人参、黄芪、陈皮、白术，名十味香薷饮。

香薷　厚朴　扁豆

**疏邪饮** 治温暑时邪，肤疼身热，或寒热烦呕，化斑化疹之候。

柴胡 葛根 荆芥 苏叶 黄芩 连翘 芍药 甘草

**柴归饮** 治时邪疹斑，疑似未形，用此和平养营之剂随症加减。

柴胡 荆芥穗 芍药 当归 甘草

**追疟饮** 凡疟疾屡散之候，血气渐衰，而疟犹不止者，用此截之甚效。

首乌<sub>制</sub>，一两 当归 甘草 半夏 青皮 陈皮 柴胡<sub>各三钱</sub>

用井水、河水各半煎，露一宿。

**清脾饮** 治肝脾受邪，寒热为疟，咳痰呕恶，胸膈不舒等症。

青皮 厚朴 柴胡 黄芩 半夏 白术 茯苓 甘草 草蔻 生姜

**温胃饮** 治中寒，呕吐吞酸，泄泻，脾胃虚寒等症。

人参 白术 干姜 甘草 当归 扁豆 陈皮

表有热加羌活、葛根，内有滞痛用木香、丁香、砂仁、豆蔻。

**安胃饮** 治胃火挟滞，冲逆发呃。

钗斛 黄芩 木通 泽泻 山楂 麦芽

**分清饮** 治小便癃闭，及湿滞肿胀，不能受补。

茯苓 泽泻 米仁 猪苓 厚朴 枳壳 木通 栀子 车前

**徒薪饮** 治一切内热，三焦火候渐形，烦渴而未甚者，以此清之，甚者宜抽薪饮。

黄芩 麦冬 芍药 黄柏 陈皮 茯苓 丹皮

**香连饮** 治热郁太阴致腹痛下利。

黄连 木香

**抽薪饮** 治火热内盛。热在经加连翘、忍冬藤，热在肠胃加黄连、石膏。

黄芩 石斛 木通 栀子 黄柏 枳壳 泽泻 甘草

**丹栀饮** 治肝火胁痛，经脉热伤等症。

丹皮 栀子 丹参 忍冬藤 生草

**太清饮** 治胃火烦热，斑黄等症。

石膏 知母 石斛 麦冬 木通

**清流饮**　治阴虚挟热泻痢，或发热，或喜冷，或下纯红鲜血，或小水痛涩等症。

生地　白芍　茯苓　泽泻　当归　甘草　黄芩　黄连　枳壳

**清肺饮**　治肺热小便不利。

栀子　黄芩

**清胃饮**　治一切风热湿火，及牙痛、牙痈等症。

石膏　栀子　黄芩　黄连　生地　丹皮　白芍　甘草　升麻　当归　苍术　青皮　细辛　藿香　荆芥<sub>穗</sub>

**参连饮**　治热伤元气，或暑火干心之候。

人参　黄连

**参姜饮**　治中虚胃寒，或劳极生寒热，或虚疟不已。

人参　生姜

**茵陈饮**　治热利烦渴，喜冷恶热，溺涩发黄之候。

茵陈　山栀　青皮　泽泻　甘草　甘菊

**回阳饮**　治寒中三阴，亡阳欲脱。

人参　甘草　干姜　附子

**绿豆饮**　治热邪内侵，或传热内火烦渴等症。

绿豆

**归柴饮**　治营虚感寒，不能化汗。

当归　柴胡　甘草

**消毒饮**　即普济消毒饮。治大头时疾，面赤浮肿，并热毒上壅之候。

黄芩　黄连　牛蒡子　玄参　甘草　桔梗　升麻　蓝板根　柴胡　马勃　连翘　陈皮　僵蚕　薄荷

**生脉饮**　治肺虚多汗，喘促脉绝，或暑火刑金，以致喘汗者，皆以此主之。

人参　麦冬　五味子

# 煎

**柴芩煎**　治伤寒表里有邪，热烦渴饮，气壮脉滑，协热下利。

柴胡　黄芩　栀子　木通　泽泻　枳壳

如下利鲜血者，加芍药、甘草。

**透邪煎** 治症类斑疹未出之时，用此解利则毒易散而势轻。

荆芥 防风 升麻 芍药 当归 甘草 柴胡

**柴苓煎** 治体痛，寒热发黄，脉数，小水不利，或中寒泄泻。

柴胡 白术 茯苓 猪苓 泽泻 肉桂

**化肝煎** 治肝胆气火逆满，胁痛烦热，及吐衄等症。

青皮 广皮 丹皮 芍药 栀子 泽泻 土贝 木通

表邪盛者加柴胡。

**钩蝎煎** 治时感，风热头痛，筋挛胁疼，溺赤烦渴等症。

柴胡 薄荷 钩藤 全蝎 当归 芍药 广皮 甘草 木通 黄芩

**佐关煎** 治生冷伤中，泻利未久，肾气未损者，以此祛寒湿，安脾胃。

厚朴 陈皮 山药 扁豆 甘草 肉桂 台姜 猪苓 泽泻

**木贼煎** 凡疟痠，形气强实，多湿痰者，用此方越之。

木贼 苍术 厚朴 槟榔 半夏 青皮

**归葛煎** 治湿暑时邪，热渴液枯，阴虚不能作汗。

当归 干葛

凉水浸服。

**六安煎** 治时感咳嗽。

即二陈汤加杏仁、芥子也。

**服蛮煎** 治心肝有热，热郁气滞，用此以养心除邪，清火开郁。

生地 丹皮 麦冬 石斛 广皮 茯神 芍药 知母 木通 石菖蒲

**一阴煎** 治水亏火胜，真阴亏损，火炎烦渴，潮热夜热，及动血等症。

生地 熟地 麦冬 丹参 芍药 甘草 牛膝 龟胶

或加知母、骨皮。

**玉女煎** 治少阴不足，阳明有余，烦渴闭结，潮热等症。

熟地 石膏 知母 牛膝 麦冬

**化阴煎**　治水亏阴涸，阳火有余，淋浊闭癃，疼痛等症。

生地　熟地　猪苓　泽泻　牛膝　车前子　知母　黄柏　胆草　绿豆

**柴葛煎**　治少阳阳明受邪，表里皆热。凡温疫斑疹俱宜。

柴胡　干葛　芍药　黄芩　连翘　甘草

**柴陈煎**　治外感风寒，咳嗽发热，多痰痞满。

柴胡　苏叶　细辛　广皮　半夏　茯苓　甘草　杏仁　白芥子

**搜毒煎**　治斑疹，热毒炽盛，黑紫干枯，烦渴便结，谵渴神昏。

牛蒡子　连翘　黄芩　木通　犀角　山栀　蝉蜕　紫草　地骨　芍药

## 散

**平胃散**　治外感风湿，胸膈滞闷，泄泻等症。

苍术　厚朴　陈皮　甘草

**双解散**　治表邪外盛，三焦经热内淫，此外彻表邪，内清经热。

羌活　葛根　防风　荆芥　柴胡　桔梗　石膏　黄芩　滑石　山栀　连翘　知母　甘草

**五苓散**　治太阳经热传于膀胱，表寒未除，烦渴溺涩等症。服汤后多饮暖水为当。

白术　茯苓　泽泻　猪苓　肉桂

**四苓散**　即五苓散减桂，治同。

右尺大者宜此方。

**五淋散**　治肝火内淫，溺涩痛癃。

栀子　芍药　当归　赤苓　甘草

**消风散**　治风热上攻，头目昏眩，鼻塞声重，及顽麻燥痒，斑疹等症。

人参　甘草　羌活　防风　荆芥　川芎　僵蚕　蝉蜕　陈皮　茯苓　厚朴　薄荷

**葱苏散**　治妊娠胎前产后感邪，表症悉具者，以此散之最妙。

苏叶　葱白　生姜　川芎

**四逆散** 治伤寒传邪入里，手足厥逆，而表热未罢，腹满痛者宜之。

柴胡　枳实　芍药　甘草

**犀角散** 治时疫瘟毒，斑黄咽痛等症。

犀角<sub>尖</sub>　生地<sub>新鲜</sub>　丹皮　赤芍　桔梗　甘草　连翘　羚羊角

**蟠葱散** 治寒犯三阴，腹痛胀绝，肢冷。

葱一握炒热，熨关元气海。

**导赤散** 治热结下焦，溺涩烦渴，凡内火盛者，用此捷效。

生地　木通　草梢　竹叶

**凉膈散** 治膈中实热，烦渴，咽疼引饮等症。

芒硝　大黄　栀子　连翘　黄芩　甘草　薄荷

**六一散** 治时暑烦渴溺闭，或温疟霍乱吐泻，诸淋等候。

滑石　甘草

**泻白散** 治肺火咳逆诸症，凡虚实之候，皆可随症酌加补泻。

桑皮　地骨皮　甘草　粳米

**玉泉散** 治阳明实热，烦渴闭涩，瘟疫斑黄喘咳等症。

石膏　甘草

**鳖甲散** 治伤寒汗吐下后不瘥，此为坏病，以此养阴清热，升阳导滞。

鳖甲　升麻　前胡　乌梅　黄芩　犀角　枳实　生地　甘草

**地榆散** 治伤寒热毒不解，身热，腹痛便脓血。

地榆　犀角　黄连　茜草　黄芩　栀子

**雄锐散** 治狐惑，唇疮声哑。

雄黄　桃仁　青葙子　苦参　黄连

**二妙散** 治湿热内郁。

苍术　黄柏

**瓜蒂散** 治膈上留滞痰食，寒热之邪，用此吐之。

瓜蒂　赤小豆

等分为末，热水调服。

**屏风散** 治表虚多汗，易感外邪。

黄芪　防风　白术

**烧裈散**　治女劳复之候。

用本妇裈裆一块，烧研为末，用滚汤或参汤调下。

**神术散**　治六经风寒泄泻等症。

苍术　甘草　细辛　藁本　川芎　白芷　羌活

**五积散**　治外感风寒，内伤生冷，身热无汗，头项痛，背拘急，胸满呕吐，寒热往来，一切阴寒之候。

麻黄　苍术　白芷　芍药　当归　川芎　枳壳　桔梗　肉桂　干姜　甘草　陈皮　半夏　葱白　生姜

# 丸

**左金丸**　治肝火胁痛，呕不得食，吐酸冲疝等症。

吴茱萸一两　黄连六两

**保和丸**　治酒食所伤，身热郁闷。凡吞酸吐呕，胸膈痞满，饮食不甘等症宜此。

半夏　茯苓　陈皮　连翘　神曲　麦芽　山楂　莱菔子每丸三钱

**香连丸**　治邪袭太阴，腹痛下痢，赤白相杂，里急后重。

木香　黄连

**山梅丸**　治疟疾屡散，发作已微，作则多痰，此方截之神效。

乌梅蒸，去核　常山炒，为末

等分，捣作丸，每服二钱。

**鳖甲丸**　疟疾屡散，取汗既多，发于昼者，用此截之。

鳖甲酒炙　乌梅去核蒸

作丸，每服三钱。

**脾约丸**　治肠燥便闭，脾气约而津液不行。

麻仁　芍药　杏仁　大黄　厚朴　枳实

**麻仁丸**　治大便闭结，胃实能食，小便热赤。

芝麻　杏仁各四两　大黄五两　山栀十两

蜜为丸。

**五仁丸**　治肠胃热结，燥闭不便。

郁李仁　瓜子仁　柏子仁　松子仁　麻仁

同捣烂，滑石为丸。

**润肠丸**　治胃有伏火，风秘血结，肠中枯燥者。

羌活　当归尾　大黄煨　各五钱　麻仁　桃仁各一两

共末蜜丸。

**乌梅圆**　治蛔厥，腹热渴，肢寒，唇赤环青，时作昏晕。

乌梅　细辛　干姜　附子　桂枝　川椒　黄连　黄柏　人参　当归

## 子

**圣散子**　治山岚瘴疟，时行疫气，三时伤寒风湿等症，有非常之功。凡内寒外热，上实下虚之候尤效。

羌活　独活　细辛　藁本　枳壳　茯苓　吴茱萸　升麻　麻黄以上各七钱　苍术　防风　厚朴　猪苓　泽泻　白芷　川芎　赤芍　藿香　柴胡以上各五钱　石菖蒲　草蔻　良姜以上各四钱　甘草一两三钱　附子一枚

为末，每服三钱，枣一枚，煎服。

# 四字方

## 汤

**小柴胡汤**　治少阳受邪，寒热，呕苦，胸满胁疼，耳聋，咳渴。

柴胡　半夏　人参　甘草　黄芩　生姜　大枣

**大柴胡汤**　治表邪未罢，腹满闭坚。

柴胡　黄芩　半夏　生姜　大枣　白芍　大黄　枳实

**小青龙汤**　治太阳邪壅于上，水气内停，致喘咳呕渴者用。

桂枝　麻黄　芍药　甘草　生姜　细辛　半夏　五味子

**大青龙汤**　治营卫两伤，经热甚而烦躁，或伤寒间风，伤风间寒者用之。即麻黄加枣、姜、石膏。

麻黄　桂枝　杏仁　甘草　石膏　生姜　大枣

**小陷胸汤**　治邪结胸中，按之则痛。有因误下而结，有因邪渐内侵而结，若邪未全结，不可早陷。

枳壳　蒌仁　黄连　半夏

**大陷胸汤**　治邪结胸腹硬痛，手不可按者用此陷之，苟脉浮，短气挟虚者勿投。

大黄　芒硝　甘遂

**小承气汤**　治痞满而实，不甚燥坚者。

枳实　厚朴　大黄

**大承气汤**　治伤寒实邪传腑，痞、满、燥、实、坚五者全具，或杂症三焦实热壅结皆用之。

即前方加芒硝是也。

**小半夏汤**　治饮结胸下痞闷。

半夏　生姜

如加茯苓，即名小半夏加茯苓汤

**大羌活汤**　治外感表邪，内有积热，内外两解之剂，义同冲和汤。

羌活　防风　细辛　苍术　白芷　川芎　黄芩　生地　甘草　防己
独活　知母　黄连　白术　葱白　生姜

**小建中汤**　治中虚自汗腹痛，及汗后身反痛者。

芍药　桂枝　甘草　生姜　大枣　饴糖

此方若去饴糖加黄芪，名黄芪建中汤，治表虚多汗。

**大葛根汤**　治阳明经表未解，里热内结，渴闭等症。

葛根　石膏　知母　甘草　枳壳　广皮　大黄

**栀子豉汤**　治伤寒汗后，表邪未罢，虚烦者。

栀子　香豉　甘草

**吴茱萸汤**　治厥阴感寒，厥痛呕利，兼治少阴、阳明寒症。凡阴寒内犯，食谷欲呕者，皆可用。

吴茱萸　人参　生姜　大枣

**茵陈蒿汤**　治热郁发黄便闭。

茵陈　栀子　大黄

**白头翁汤**　治郁热下利。

白头翁　黄连　黄柏　秦皮

**炙甘草汤**　治营血衰微，脉来结代，动悸心悸。

甘草　生姜　桂枝　人参　阿胶　麦冬　生地　麻子仁

**郁李仁汤**<small>治结热肠燥不便。</small>

郁李仁　枳实　秦艽　麻仁　当归<small>尾</small>　生地　苍术　大黄　泽泻
皂角<small>仁</small>

**瓜子仁汤**　治腹痛钓足，身皮甲错，肠痈便脓之候。

冬瓜子　败酱草　银花　甘草　肉葵根　钩藤　蒂丁　当归<small>尾</small>
滑石

或加大黄。

**酸枣仁汤**　治心肾水火不交，精神虚耗，痰饮内蓄，怔忡恍惚，夜
卧不安。

枣仁　远志　黄芪　莲肉　罗参　当归　茯苓　茯神　陈皮　粉草

**四君子汤**　和胃升阳，补中益气。

人参　白术　茯苓　甘草

**六君子汤**　补正除痰，和中补气。

即前方加半夏、陈皮是也。

**麦门冬汤**　治火逆上气，咽喉不利，用此以益胃生津。

麦冬　人参　甘草　半夏　大枣　粳米

## 饮

**正柴胡饮**　治感邪，寒热头痛。

柴胡　防风　陈皮　芍药　甘草　生姜

**一柴胡饮**　治时感后阴虚未复，余邪潮热之候。

柴胡　黄芩　生地　芍药　广皮　甘草　<small>或加</small>丹皮　连翘　麦冬
知母

**二柴胡饮**　凡遇四时外感，其人元气充实，脏气和平，无火或时逢
寒胜之令，本无内热等症者，皆不宜妄用凉药，以致寒滞不散而为害，宜
用此主之。

柴胡　陈皮　半夏　细辛　厚朴　甘草　生姜

**三柴胡饮**　凡人素禀阴分不足，或肝经血少而偶感风寒者，或感邪
不深可从养而散者，或病后产后感冒有不得不从解散而血气虚弱不能外达

者，宜此主之。

柴胡　当归　芍药　甘草<sub>炙</sub>　陈皮　生姜

**四柴胡饮**　凡元气不足，或忍饥劳倦，而外感风寒，正不胜邪者，必须用此培助元气，以解散之。

柴胡　甘草<sub>炙</sub>　生姜　当归　人参

**五柴胡饮**　治中气不足，感受时邪，用此培气血以逐邪，神效。

柴胡　当归　熟地　白术　芍药　甘草<sub>炙</sub>　陈皮

**小和中饮**　治胸膈胀闷，或痰邪、胎气滞满。

陈皮　茯苓　厚朴　甘草　山楂　扁豆　生姜

如麦冬、砂仁、栀子、苏梗、香附、姜、桂之属，皆随症加减。

**大和中饮**　治饮食留滞，积聚等症。

陈皮　枳实　砂仁　山楂　麦芽　厚朴　泽泻

如半夏、芥子、木香、乌药、香附等味，皆可随症加用。

## 煎

**大补元煎**　治气血大伤，精神失守，危败将至之候，急宜与此。

人参　熟地　山药　杜仲　当归　枸杞　萸肉　甘草<sub>炙</sub>

如姜、附、桂、芙、芪、术等，皆可随症加用。

## 散

**三物白散**　治寒闭膈胸，痰结不行。

桔梗　贝母　巴豆

**金沸草散**　治风寒外束，内动痰涎，咳嗽等症。

金沸草　前胡　细辛　半夏　荆芥　赤茯苓　甘草

《局方》去细辛、茯苓，加麻黄、赤芍，治肺寒肝热之候。

**猳鼠矢散**　治易病房劳。

猳鼠矢<sub>一名两头尖，十四粒</sub>　韭根<sub>一束</sub>

**黑逍遥散**　治肾水不足，肝胆挟邪，郁火寒热之候。

当归　芍药　柴胡　茯苓　白术　甘草　生姜　丹皮　栀子　熟地

此方去熟地，名加味逍遥散，治肝火血热经早。再去丹皮、栀子，名逍遥散，治肝郁不舒之候。

**冷香饮子**　治阴暑伤中，霍乱吐泻，脉气沉微或伏，畏寒肢厥，全无渴饮，或感瘴岚，胸膈痞闷而吐泻。

附子　广皮　草蔻　炙草　良姜　白檀香<sup>以上各一钱</sup>　丁香<sup>七粒</sup>

此方即名冷香汤，井水煎浸服之。或为细末，水调作丸，如芡实来大，以新汲水磨服一丸亦可。

**鳖甲饮子**　治疟久不愈，胁下痞结，腹中硬块，名曰疟母。

鳖甲<sup>醋炙</sup>　川芎　黄芪　草蔻　槟榔　白术　橘红　芍药　甘草　厚朴　大枣　乌梅

## 法

**刺期门法**

期门，肝经之穴，巨阙旁四寸五分，刺之以泄肝邪。

**针池府法**

风池、风府，少阳、督脉经穴，在项后。府在中，池在两旁，皆太阳经脉所过，刺此以泄邪，不致传变于别经。

**按溪冲法**

凡伤寒时感，气口脉绝不现，脱与伏必按大溪、冲阳。大溪在核踝后，冲阳在足跗凹中，如二脉尚在，先后天犹未绝也，尚可望生。

**擦舌苔法**

凡舌现黑苔，危候也，非火极似水，即肾气凌心。然有因食物之色所致者，擦之可以辨真伪。其法用生姜一块，切一平面，出舌擦之，如食物染色，则随擦随去，若病深所致，虽擦不退也。

**罨胸熨法**　治胸下闭闷结痛之候。

生姜　葱白　莱菔　食盐　丁香　香附　麸皮　酒曲

切捣炒热，以帕包之，乘热熨胸下。

**蜜箭导法**　凡胃腑已实，坚满当下，若形气脉气俱虚，难于攻下者，以此法导之，不致攻伐伤戕也。

白蜜半斤许，熬干乘热作梃，候冷则坚硬，涂以葱涎纳谷道中，得热则软润，结当自下。

# 五字方

## 汤

**桂麻各半汤**　治风寒两伤，身热恶寒而自汗。

即桂枝汤、麻黄汤合并为一汤也。

**桂枝甘草汤**　主缓中益气，汗后心悸，叉手冒心者，以此与之。

桂枝　甘草

**桂枝大黄汤**　治太阳误下转属太阴，表未罢而腹中实痛者。

芍药　桂枝　甘草　大黄

**桂枝加附汤**　治伤寒发汗，汗漏不止。

即桂枝汤加附子是也。

**桂苓甘枣汤**　治奔豚上逆，水气凌心。

茯苓　桂枝　甘草　大枣

**瓜蒌桂枝汤**　治类伤发痉，痰逆及喉痹之候。

即桂枝汤加瓜蒌仁是也。

**麻杏甘石汤**　治伤寒表热不彻，热复内侵，汗出而喘，恶寒烦渴。

麻黄　杏仁　甘草　石膏

**麻杏薏甘汤**　治风湿一身尽痛，发热，日晡则剧，此由汗出当风，或久伤阴冷所致。

麻黄　薏仁　甘草　杏仁

**羌活细辛汤**　治寒邪伤营，恶寒肢厥，齿连脑痛，身如被杖。

羌活　细辛　附子　生姜　桂枝　甘草

**羌活葛根汤**　治太阳阳明合病。

羌活　防风　广皮　甘草　葛根　生姜

**羌活冲和汤**　治太阳受邪，里有积热，用此两解之。

羌活　防风　白芷　川芎　甘草　细辛　苍术　黄芩　生地　生姜

**葛根葱白汤**　治阳明感邪，额颅痛，微恶寒而无汗。

葛根　防风　白芷　葱白　生姜

此即葛根解肌汤也。若兼烦渴，则加石膏、黄芩。

**葛根黄芩汤** 治阳明受邪，经热如渴不引饮者，或因风动泄等症。

葛根　防风　黄芩　广皮　甘草

**葛根白虎汤** 治阳明自汗恶热，外犹恶风寒而内已烦渴者。

葛根　石膏　知母　防风　甘草　粳米

此即防葛石膏汤也。

**阳毒升麻汤** 治阳毒赤斑狂言，吐脓血，咽痛热甚，伤气神倦，脉虚。

升麻　犀角　射干　黄芩　人参　甘草

**升麻葛根汤** 治阳明表邪，额疼身热，及时疫阳斑等候。凡阳明有汗者，皆宜用此。

升麻　葛根　芍药　甘草

**升麻鳖甲汤** 治阳毒赤斑如锦，吐脓咽痛；亦治阴毒，面目青，身如被杖。咽疼者，当去雄，倍椒。

升麻　鳖甲　当归　甘草　雄黄　川椒

大论此汤兼治阳毒阴毒二症，阳毒用此方治疗，阴毒亦以此方去雄黄、倍川椒为治。以阴毒不吐脓血，故去雄黄；阴盛则阳衰，故倍川椒也。大抵亢阳之岁多阳毒，流衍之纪多阴毒也。但每遇此症，按法施治，曾无一验。凡遇此症，多以不治之症视之。百岁老人袁云龙曰：细详此二症，俱有咽喉痛三字。窃论疡科书有锁喉风、缠喉风、铁哦缠三症，其状相似，有面色赤如斑者，有面色凄惨而青黑者，有吐脓血者，有身痛如杖，有气喘息促谵语烦躁者，总以咽喉痹痛为苦。一发之间，三五日不减，即无生理，岂非阳毒阴毒之类乎？再详其脉，缓大者生，细促者死。予见此二症，先用咽喉科劫痰方治之，全活甚众。方见杂症。

**柴胡加豉汤** 治瘥后劳感复病。

即小柴胡汤加淡豆豉是也。

**柴胡四物汤** 治中风，寒热火盛错经，致热入血室，昼则了了，夜则谵妄，此热归血分，当滋其阴，令津液不致涸竭，阴渐充实则邪必复出，少阳病始得解。

生地　当归　川芎　柴胡　芍药

即柴芍地黄汤也，亦即四物汤加柴胡是也。若气分亦虚者，当以小柴四物合剂为更当。其有虚剧并不能施柴胡者，但当加熟地以培补真阴，真阴既足，则与柴胡引而出之，热甚则加丹、栀、忍冬藤。

**柴防二陈汤**　治外感寒热，胸闷胁疼，痰咳。

柴胡　防风　桔梗　枳壳　陈皮　半夏　茯苓　甘草

**柴葛解肌汤**　治阳明症，目痛眶疼，额颅痛，身热鼻干，不眠，或兼太少二经，未见渴烦者，以此解之。

柴胡　葛根　羌活　桔梗　白芷　甘草　生姜　芍药　黄芩　大枣

如无汗恶寒者，去黄芩加苏叶。

**柴胡芒硝汤**　治太阳如疟，胁痛潮热，腹满。

即小柴胡汤加芒硝是也。

**苍术白虎汤**　暑湿相并，症成湿温，面晦身青，耳聋昏默，胫冷之候。

苍术　石膏　甘草

**清暑益气汤**　治暑令湿热，火旺金衰，用此益气生津，燥湿清热，上升下渗，以保脾肺。

人参　甘草　黄芪　麦冬　五味子　苍术　白术　黄柏　泽泻　青皮　陈皮　当归　神曲　升麻　葛根　生姜　大枣

**防己黄芪汤**　治风湿脉浮，身重汗出，恶风等症。此方去姜、枣、术，加桂、苓，即防己茯苓汤。

防己　黄芪　甘草　白术　生姜　大枣

喘加麻黄，气冲加桂枝、厚朴，胃不和加广皮、半夏、芍药，寒加细辛以取汗。

**清热渗湿汤**　治湿热浮肿，肢节疼痛，小便不利。

黄柏　黄连　苍术　白术　茯苓　泽泻　甘草

如但用去湿，当去连、柏。

**独活寄生汤**　治风寒湿气，寒热痰嗽。兼治上下痛痹诸症。

秦艽　防风　细辛　独活　当归　川芎　生地　芍药　桂枝　茯苓　杜仲　牛膝　人参　甘草　桑寄生

**竹叶石膏汤**　治伤寒脉洪，经热内侵，或解后余热，呕渴少气，以及温暑热渴等症。

竹叶　石膏　半夏　人参　麦冬　甘草　粳米

**栀子生姜汤**　治表热未汗，干呕烦渴，此热已内侵，以此汤两解之。

栀子　生姜

**栀子干姜汤**　治木火犯中，呕吐等症。

栀子　干姜

**栀子厚朴汤**　治热留胸腹，肠胃烦而满胀。

栀子　厚朴　枳实

**栀子柏皮汤**　治湿热发黄，及肝脾多火之候。

栀子　柏皮

**香砂二陈汤**　治风寒咳嗽，中寒呕恶等症。

木香　砂仁　广皮　半夏　茯苓　甘草

**导赤各半汤**　治伤寒热瘥后，胸腹无硬满，二便燥赤，身无寒热，渐变神昏不语，或睡中独语，目赤口干不饮，与粥则咽，忽与不思，形如醉人，此邪自足传手，名越经症，以此清解。

黄连　黄芩　犀角　知母　山栀　滑石　麦冬　人参　茯神　甘草灯心　生姜　大枣

**七味渗湿汤**　治寒湿所伤，身体重着，如坐水中，溺赤便溏，并胸膈郁闷，呕恶等症。

苍术　白术　茯苓　甘草　干姜　丁香　橘皮　生姜

**橘皮竹茹汤**　治肝胆胃火致呕恶、吐逆、气逆等症。

橘皮　竹茹　人参　甘草　生姜　大枣

后人加半夏、麦冬、赤茯苓、枇杷叶，并治呃逆。盖呃由火制金而肺气不降，兹以竹茹、麦冬、枇杷叶清降和胃，而以半夏除痰涎，则金自清而呃逆自宁矣。

**苏子降气汤**　治虚阳上攻，气不升降，上盛下虚，痰涎壅塞，喘嗽呕逆，俱以此降之。

苏子　前胡　广皮　半夏　当归　肉桂　厚朴　甘草　生姜

一方无肉桂有沉香，如气虚者，可加人参。

**代赭旋覆汤**　治痰胶胸痞，噫气脉弱。

代赭石　旋覆花　人参　半夏　甘草　生姜　大枣

**半夏秫米汤**　治阴阳不和，卫强不寐。

半夏　秫米

**半夏泻心汤**　治伤寒胸下痞闷，或因下早，或因邪渐侵胸而致，皆以此泻之。

半夏　黄芩　黄连　人参　甘草　生姜　大枣

**生姜泻心汤**　治痞而有表，腹中雷引。

即前方倍用生姜是也。

**甘草泻心汤**　治痞因伤中过甚，短气息促者用。

即半夏泻心汤去人参倍甘草是也。

**黄连解毒汤**　治大热狂躁，渴饮不解，及汗下后热甚，脉洪喘急等症。

黄连　黄芩　黄柏　栀子

**附子泻心汤**　治胸下痞而恶寒，渴而便闭者，以此泻之。

黄连　黄芩　大黄　附子

**黄连阿胶汤**　治血虚内热，致动衄血等症。

黄连　黄芩　白芍　阿胶　鸡子黄

**红桃四物汤**　治血滞经闭，或吐衄屎黑，喜忘瘀痛，及下利脓血等症。此即元戎四物汤也。

红花　桃仁　生地　当归　白芍　川芎

**犀角地黄汤**　治温暑时热，传阴动血，凡汗出不解，肝胃火逆，吐衄者，皆宜与之。

犀角　生地　芍药　丹皮　柴胡　黄芩

**百合知母汤**　此清金滋肾之剂。

百合　知母

**百合滑石汤**　治里热溺赤，用此利溺，釜底抽薪法也。凡用百合，以水浸一宿，去白沫，用之。

百合　滑石

**百合地黄汤**　治积热在中，热伤血分，用以养脉凉血滋阴也。

百合　地黄

**百合固金汤**　治肺受火刑咳红痰，成肺痿之候。

百合　熟地　生地　玄参　贝母　甘草　桔梗　麦冬　芍药　当归

**当归四逆汤**　治厥寒脉细欲绝，吐沫腹疼等症。

当归　芍药　桂枝　细辛　通草　吴萸　甘草　大枣　生姜

**茵陈四逆汤**　治阴黄厥冷之症。

茵陈　附子　甘草　干姜

**甘草附子汤**　治风湿相搏，骨节烦疼，掣痛不能屈伸，汗出短气，小便不利，大便反快，恶风微肿。

甘草　附子　白术　桂枝

**甘芍附子汤**　治汗出过多，阳虚营竭。

甘草　白芍　附子

**干姜甘草汤**　治少阴伤寒，小便色白，吐逆而渴，动气因下反剧，身热倦怠；或肺痿吐涎，不咳不满；或遗尿眩晕，多痰吐沫，上虚不能制下；及寒中失血，阳虚不能收约营血等症咸宜。

甘草　干姜

**丁香柿蒂汤**　治呕逆中虚，肢厥脉弱。若因痰食之滞者，不宜此方。

丁香　柿蒂　人参　生姜

**黄芪建中汤**　治中虚表疏自汗，及汗后身反痛者。

即建中汤加黄芪是也。

**升阳益胃汤**　此方补气固胃，升阳除痰，泻阴火而利湿。凡脾胃不足，感邪内郁，致生肌热、咳嗽、泻利等症，皆可酌用。

人参　白术　黄芪　黄连　半夏　甘草　陈皮　茯苓　泽泻　防风　羌活　独活　柴胡　白芍　大枣　生姜

**补中益气汤**　治劳倦内伤，阳虚生热，或疟久致虚，中虚挟邪，中气不足等症。

黄芪　白术　人参　陈皮　升麻　柴胡　当归　甘草

此方去白术、当归，加苍术、木香，名调中益气汤。

**六味地黄汤** 治肾阴不足，精血枯弱，腰脚沉重，自汗盗汗，水泛痰嗽，眩晕淋沥，精遗失血诸候。

熟地 萸肉 山药 茯苓 丹皮 泽泻

此汤钱仲阳以仲师八味去桂附治小儿，以小儿之肾气未足也。余以之治男妇虚损，无不效者，阴虚之体多也。而赵养葵[①]以之治伤寒，其说亦当，其论以伤寒渴症，因邪热入于胃腑，消耗津液所致，胃液干涸，故急下之以存阴气也。其次者，但云欲饮水者，不可不与，不可多与，别无治法，纵有治者，但以芩、连、知、柏、石膏、知母之类，此皆以有形之水沃无形之火，安能滋肾中之真阴乎？若以地黄汤大剂与之，其渴立愈，何致传三阴而成燥实之症乎？此说虽赵氏之创见，于理亦当。若伤寒无有形之滞，热邪内传，以此意酌服之亦可得效。尝见目许者，每以赵氏为不足论，余谓此实赵氏之所长，可师而参用者也，景岳子所立一阴五阴诸方，未始非此意而错综者也。

**调胃承气汤** 治腑邪燥实在中焦者。虽亦属下剂，然用甘草，乃缓攻之义也。

芒硝 大黄 甘草

**桃仁承气汤** 治利下瘀血，蓄血等症。加红花，兼治少阴便脓血。

大黄 芒硝 甘草 桂枝 桃仁

**三乙承气汤**

即调胃大承气合方也。

## 饮

**十味芎苏饮** 治三阳感邪，少阳为甚，以此兼解之。

芎䓖 苏叶 枳壳 桔梗 柴胡 葛根 广皮 半夏 茯苓 甘草

**黄连香薷饮** 治伤暑热甚。

即香薷饮加黄连是也。

**芎归鳖甲饮** 治伤寒如疟，表里俱虚，寒热暂止，少劳复作。

当归 川芎 鳖甲 半夏 茯苓 青皮 陈皮 白芍各等分

---

① 葵：原作"揆"，据文义改。

加姜、枣煎。

**四顺清凉饮**　治伤寒热结。

当归　白芍　玄参　薄荷　甘草　黄芩　黄连　大黄

**升连清胃饮**　治肝脾积热，外兼风热，咽疼喉痹等症。咽疼咽食痛者，用此方；语言痛者，用甘桔汤。

丹皮　山栀　生地　甘草　升麻　黄连

**桂苓甘露饮**　治阳暑热燥渴烦，小便不利。

滑石四两　石膏　寒水石　白术各二两　茯苓　泽泻各一两　肉桂猪苓各五钱

每服三钱，温水调。

**升玄清胃饮**　治发斑咽痛。

升麻　玄参　甘草　石膏　桔梗

**消斑青黛饮**　治伤寒热邪传里发斑。

黄连　青黛　犀角　石膏　知母　玄参　栀子　生地　柴胡　人参甘草

### 煎

**柴胡白虎煎**　治少明温热干呕，表里双解之剂。

柴胡　石膏　黄芩　麦冬　甘草　竹叶

**桑桔杏仁煎**　治肺经感邪，郁热化火，或木火刑金，痰中见血。

桑皮　桔梗　杏仁　甘草　栀子

**桔梗杏仁煎**　治肺受火刑，咳吐脓血，胸膈隐痛。

桔梗　杏仁　阿胶　甘草　银花　枳壳　瓜蒌　花粉　连翘　象贝百合　麦冬　夏枯草

**芍药蒺藜煎**　治肝脾湿热，并疮疥，及下部红肿热痛诸疮。

龙胆草　栀子　黄芩　木通　泽泻　生地　芍药　白蒺藜　米仁土茯苓

**金水六君煎**　治阴血不足，衰老感邪咳嗽等症。若见头痛身热，则羌、细、荆、蔓、苏、芎皆可加用。

熟地　当归　茯苓　半夏　甘草　广皮

**苓术二陈煎**　治痰饮水气停蓄心下，呕吐吞酸等症。

白术　茯苓　猪苓　半夏　广皮　甘草　泽泻　干姜

## 散

**藿香正气散**　治四时一切不正之气，身热头疼，胸腹胀满。

藿香　大腹皮　苏叶　甘草　桔梗　广皮　茯苓　枳壳　厚朴　半夏　白芷　生姜　大枣

**防风通圣散**　治邪风潮搐，手足瘛疭，热渴痰惊，便结；凡邪热暴甚，肌肉蠕动，一切风热，疥癞等候。

当归　芍药　防风　川芎　麻黄　薄荷以上各五钱　桔梗一两　甘草二两　荆芥二钱　连翘五钱　白术二钱半　黄芩一两　石膏一两　滑石三两栀子二钱五　大黄五钱　芒硝五钱

咳加半夏，破伤加羌活、全蝎。一方有白芷、蒺藜、鼠粘子。

**人参败毒散**　治四时感冒，一切风寒疫疠等症。

茯苓　甘草　人参　桔梗　枳壳　柴胡　前胡　羌活　独活　川芎

**柴胡清肝散**　治肝胆三焦风热，致头身酸痛，憎寒发热；或内动肝火致发疮痍。凡耳前后肿赤，结核痰瘰，及身侧、胸、乳、腋下、腿足、肘、膝内外侧风毒马刀等症。

柴胡　黄芩　人参各一钱　山栀　川芎各八分　桔梗　甘草

如天虫、全蝎、钩藤、忍冬、胆星、贝母，可随症加用；若角刺、甲片，攻痈可加使。

**桂苓木通散**　治肝胆火逆，饮停胸胁，治节不行，小便不利。

赤茯苓　猪苓　桂枝　半夏制　桔梗　枳壳　山栀　甘草梢　木通

**菖连导赤散**　治传热内侵心包，烦渴昏沉，小便不利。

石菖蒲　黄连　生地　木通　甘草梢　竹叶　灯心

**人参清肌散**　治恶风潮热，无汗倦怠，脉浮空而不渴，此劳伤兼感微风，阳虚浮于外也。虚则不作汗，以此甘温除热之法兼解微邪。若以发表清热为治症必反剧，将见戴格亡阳矣。

人参　白术　茯苓　甘草　当归　芍药　半夏　柴胡　葛根　生姜大枣

**牡蛎鳖甲散**　治邪留胁下，或水气内结，以及痞硬而痛。

牡蛎　鳖甲

**牡蛎泽泻散**　治瘥后水气不行，流注下焦，以致腰足肿浮。

牡蛎　泽泻　葽根　莘苈　川椒　商陆　海藻

**杏银瓜蒌散**　治胃脘成痈，胸下拒按，呕脓之候。

蒌仁　银杏　甘草　银花　连翘　贝母　黄芩　石斛　花粉　蒂丁

法

**龙蛎扑汗法**　治汗出不止，宜此。

龙骨　牡蛎　麻黄根

等分为末，用绢袋盛，扑之。

# 六字方

汤

**白虎加人参汤**　治阳明经热烦渴，脉虚不能食者，用此以补虚清热。
即白虎汤加人参是也。

**白虎加白术汤**　治伤暑烦渴自汗，非黄连香薷症者，用此生津除热。
即白虎汤加白术是也。

**四逆加人参汤**　治亡阳厥逆危败之症。
即四逆汤加人参是也，即回阳饮。

**柴胡加桂枝汤**　治伤寒六七当解之期复发寒，胸下满支结，此邪未得解，故以柴桂合方与之。

桂枝　芍药　甘草　柴胡　半夏　人参　黄芩　生姜　大枣

散

**不换金正气散**　治风湿岚瘴，寒热不调之气，致身热胸满等候。

苍术　藿香　广皮　半夏　厚朴　甘草

# 七字方

汤

**桂枝厚朴杏子汤**　治太阳中风，自汗身热，而兼见喘逆者。

即桂枝汤加厚朴、杏仁是也。

**麻黄附子细辛汤**　治少阴反热，用此温经发表。

麻黄　附子　细辛

**葛根黄芩黄连汤**　治太阳阳明邪盛不解，协热下利，喘汗烦渴，以此两解之。

葛根　黄芩　黄连　甘草

**柴胡龙骨牡蛎汤**　治寒热往来，胸胁满硬，烦渴，恍惚惊悸，小便不利，用此以镇惊除邪。

柴胡　半夏　人参　生姜　大枣　桂枝　茯苓　龙骨　牡蛎　铅丹　大黄

**柴胡去芩加芍汤**　治少阳寒热腹痛。

即柴胡汤去黄芩加芍药是也。

**理中去术加桂汤**　治动气。

即理中汤去白术加桂枝是也。

**葶苈大枣泻肺汤**　治水气胁满，喘逆不得卧。

葶苈甜苦各半　大枣

**米仁防己木瓜汤**　治湿热风湿，脚气水肿。

米仁　防己　木瓜

**麻黄连翘赤豆汤**　治热闭于表，湿留于中，而不汗者，以此汤分消之。

麻黄　杏仁　生姜　大枣　赤小豆　连翘　梓白皮生用

**赤石脂禹余粮汤**　治下利滑脱。

赤石脂　禹余粮


## 补遗三字方汤字

**萎蕤汤又方**　此《千金》方也。治风温自汗身重，及冬温发热咳嗽。

萎蕤一钱五分　石膏二钱　白薇　青木香　麻黄　杏仁　炙甘草　独活　川芎各一钱

一方有葛根。

此仲景麻黄升麻汤变方也。原为冬温咳嗽、咽干痰喘、身热自利之专药，以冬时非时之暖，由阳气不藏，少阴受病，故用萎蕤苦咸泄降以润燥利咳，用麻杏芎活以开表祛邪也。即春时伏气时温之候，可仿此加减为用。前方柴氏手抄，乃凉解之剂，此方系治冬温寒热互结之邪，取用膏、麻、芎、活双解之义。张路玉云：如治春温伏气之候，莫若以葱、豉易去膏、麻，则亦系从温开而无过峻之虑。此说似更有当于时用焉。

**驻车丸**　治冷热不调，下利赤白，里急后重，脐腹瘀痛，口燥烦渴，小便不利。

黄连二两　阿胶一两，炒　当归一两　台姜一两

为末，水熬阿胶为丸，空心米饮下。此方升清降浊，解寒热互结之邪，益血利肠，调里急后重之气，与姜连木香饮同一法也。

## 杂病类方卷之八

凡目录中所有汤方，如已见伤寒、女科者，兹不更赘。

# 三字方

## 汤

**六物汤** 治男妇气血不足，寒滞食减，或阴虚气陷，腹痛滞下，及妇人胞宫虚冷，带浊崩堕，难产经闭，及疝瘕瘀蓄，痘疮等症。

当归 熟地 川芎 白芍 肉桂 黄芪炙

胃寒呕恶加干姜；水道不利加茯苓、泽泻、猪苓；气滞气逆加香附、木香、丁香、砂仁、乌药；阴虚疝痛楝实、吴萸、茴香；瘀蓄胀痛，经闭不行，去黄芪加红花、桃仁、茜草、牛膝、益母；疮痘虚寒，或表寒闭滞，加麻黄、细辛、紫苏、羌、防之类。

**独活汤** 治虚风卒感，表病寒热，或袭经瘛疭，或内闭昏不知人宜此。

独活 羌活 防风 细辛 当归 川芎 桂心 白薇 半夏 人参 茯神 远志 菖蒲各五钱 甘草二钱五分

每服一两加姜、枣煎。

**省风汤** 治壮实人忽感冲风，霎时口眼㖞邪，痰涎壅盛。

胆星 白附子 半夏 防风 木香 甘草 川乌 全蝎 水煎服

**升麻汤** 治风痹血脉，烦心悸眩，肌肉热极。

升麻 羌活 防风 人参 茯苓 羚羊 犀角各一钱 官桂三分 竹沥七匙 姜汁三匙

**当归汤** 治风痹血脉，筋酸热痛。

当归 赤芍 独活 防风 秦艽 茯苓 黄芩 甘草 桂心 生姜

酸痛甚者，加钩藤、全蝎、忍冬藤。

医
一
级

238

**三痹汤**　治风寒湿三气为痹，手足肢体拘挛酸痛，或为寒热，形胀虚者，用此补托。

人参　黄芪　茯苓　甘草　杜仲　当归　川芎　白芍　生地　牛膝川断　桂心　细辛　秦艽　防风　独活等分

加姜、枣煎。

**蠲痹汤**　治中风合痹之候，骨节烦疼，四肢腰背偏见沉着，而痛不能举动，或顽麻不仁。

黄芪蜜炙　当归　赤芍俱酒炒　甘草炙　姜黄酒炒　羌活　防风

加姜、枣煎。

《准绳》曰：凡风痹偏枯，皆由真气不周而致，故当以黄芪为君，参、归、地、芍为臣，然后以桂枝、钩藤、羌活、独活、竹沥等为佐，此至当之良规也。若徒以乌、附、羌、独、星、夏为治，则耗卫涸营，实所以促其败也。

**三化汤**　治中风内实胀满，外热炽甚不得便。

厚朴　枳实　大黄　羌活

水煎服。

**胜湿汤**　即羌活胜湿汤。治湿气在表，身体四肢腰脊重痛如僵，微热汗濡脉细。

羌活　独活各一钱　川芎　藁本　防风　甘草各五分　蔓荆子三分

或加汉防己、附子。

**除湿汤**　治风湿相搏，一身尽痛。

羌活　升麻　苍术　藁本　防风

或加附子。

**导痰汤**　治顽痰胶固，滞碍胸膈。

广皮　半夏　茯苓　甘草　南星　枳实

加姜煎。

**涤痰汤**　治中风痰迷心窍，舌强不能言。

半夏　胆星各二钱半　橘红　枳实　茯苓各二钱　人参　菖蒲各一钱竹茹七分　甘草五分

加姜煎。

**千缗汤**　治痰喘不得卧，症属实痰者，一服可安。

半夏七个　甘草三分　皂角一寸，炙　生姜一片

水煎服。

**温胆汤**　治气郁日甚，变生痰涎，怔忡惊悸，梦寐不宁，胆虚不眠，心虚神怯等症。

竹茹　枳实　半夏制　广皮　茯苓　甘草炙

加姜煎。

**五饮汤**　治五饮留滞于心胸膈下。

旋覆　人参　陈皮　枳实　白术　茯苓　泽泻　猪苓　厚朴　半夏前胡　桂心　芍药　甘草

加姜煎。

**紫菀汤**　治肺劳咳嗽，失血痰血。

紫菀　知母　贝母　人参　茯苓　五味　阿胶　甘草　桔梗

水煎服。

**甘草汤**　治咽喉痛痹，并表散寒邪。

甘草　桔梗

水煎服。又名甘桔汤。

**射干汤**　治内火喉痹，赤肿成痈。

射干　豆根　玄参　犀角　银花

或加甘草、桔梗。

**又方**　治肝经逆症，多汗恶风厥痉；善悲善怒，目下青黑者不治。

射干　芍药各一两　米仁二两　桂心　牡蛎　石膏各五钱

每服五钱，水煎。

**甘豆汤**　此方凉心泻火，利水下气，活血消肿，祛风散热，解一切药石毒。

生甘草五钱　黑大豆一两

水煎服。

**导气汤**　治肝气滞逆，攻痛胁肋，并肠气寒疝诸候。

川楝子五钱　茴香二钱　木香三钱　吴萸一钱

长流水煎服。

**四七汤**　亦名七气汤。治寒、热、喜、怒、忧、思、恚七气郁结，以至痰涎呕痛等症神效。

姜夏五钱　厚朴姜炒，三钱　茯苓四钱　紫苏二钱

加姜煎。

**局方四七汤**　治七情虚气之逆，此方补气平肝，通阴阳而和胃除痰。

人参　肉桂　半夏　甘草

**木瓜汤**　治风湿脚气。

木瓜　腹皮　紫苏　木香　羌活　炙草各一钱　茯苓　陈皮各八分

水煎，食前服。

**七珍汤**　浴洗疠风妙方。皮色紫赤者，热毒甚也，加苦参；色不赤者，湿毒热也，加草乌。

青蒿　艾叶　忍冬藤　苍耳子　桑条　槐条　柳条各等分

上药十余两，煎水一桶，入炒盐三四两，间日一浴，于密室中以簟席围好，久洗得汗为度，水凉再搀热水，十余次自瘥。

**韭子汤**　治牙。

韭子五钱

浓煎汤，漱之，虫自出。或用天仙子一撮置火续烧，以竹筒抵牙引烟薰之，虫自死。

**芍药汤**　治协热下利及滞下瘀积。

芍药　甘草　黄芩　木香　槟榔　黄连　大黄　当归　官桂

加大枣，煎服。

**周卫汤**　治湿胜自汗，补卫气虚弱，表虚不任外寒。

麻黄根　黄芪各一钱　甘草生　当归尾　黄芩生　半夏各五分　猪苓羌活各七分　麦冬去心　生地各二分　五味七粒　苏木　红花各一分

上药水煎热服。

**益胃汤**　即升阳益胃汤。治中气不足，不得升降，或胸腹胀闷，或二便失化，下利遗溺，头眩耳鸣等候。

人参一钱　白术三钱　黄芪二两　黄连二钱　半夏一钱　甘草一钱　陈皮四钱　茯苓　泽泻各三钱　防风　羌活　独活各五钱　柴胡三钱　白芍五钱　生姜　大枣

上为末，每服三钱，水煎加姜、枣。

**养心汤**　治心气不足，神志不安，用此培中益气，养肝脾，通肾气，宁心神。

人参　黄芪　茯苓　茯神　当归　川芎　柏子仁　枣仁　远志　甘草

有烦渴，加麦冬、五味子、桂圆。

**八珍汤**　治气血两虚阴阳不足。

人参　白术　茯苓　甘草　生地　当归　川芎　白芍

**归脾汤**　治心脾不足，怔忡健忘，伤中吐血之候，及肠风崩漏，用此培养心脾，嘘血归经。

人参　白术　茯神　枣仁　龙眼各二钱　黄芪　当归各钱半　远志一钱　木香　甘草各五①分

加姜、枣，煎。

**七疝汤**　治七种疝气，并奔豚、小肠气。

延胡　茴香　川楝子　全蝎　人参　附子　山栀　木香等分

上为细末，每服三钱，空心温酒调下。

饮

**四草饮**　治酒浆过度，发黄肿胀，湿热侵脾，大小便不利。

荷包草②　平地蘑　三白草③　神仙对坐草④

水煎服，甚效。

**铁烙饮**一名烧锤饮，又名淬铁饮　治肝经相火之逆为痛为厥者，用此制

---

①五：原脱，据《证治汇补》补。

②荷包草：又名马蹄金，为旋花科多年生常绿草本植物。功能清热、利湿、解毒。主治黄疸、痢疾、砂淋、白浊、水肿、疔疮肿毒、跌打损伤、毒蛇咬伤。

③三白草：为三白草科多年生草本植物。功能清热利水、解毒消肿。主治热淋、血淋、水肿、脚气、黄疸、痢疾、带下、痈肿疮毒、湿疹、蛇咬伤。

④神仙对坐草：又名合掌草，为萝藦科植物合掌消的根或全草。功能清热、祛风湿、消肿解毒。主治黄疸、风湿痛、头痛便血、痈肿、湿疹。

而镇之。

铁称锤一个，重三四两者

洗净，以此煎汤，煎药取重镇意。

**廓清饮** 治三焦壅滞，胸膈胀满，气道不清，小水不利，年力未衰，或通身肚胀急胀，凡气实非水者宜之。

枳壳 腹皮 泽泻各二钱 厚朴一钱半 白芥子 陈皮各一钱 茯苓三钱 卜子一钱，生捣，如不甚胀，能食者，不必用之

水煎，食远服。如内热多火，小便热数而痛，加栀子、木通；身黄者，加茵陈；胁痛，加青皮；气滞胸腹疼痛者，加乌药、香附；食滞者，加山楂、麦芽；如小腹胀满，便结不通者，加生大黄三五钱。

**休疟饮** 治疟疾，汗热既多，元气不复，或衰老质弱，日久疟不止者，用此最妙；痎疟常服自愈。

人参 白术 当归各钱半 首乌五七钱 甘草八分炙

阴阳水煎，露一宿，晓温服寒多阳虚，加肉桂、姜、附；阴虚多火，加熟地、知母、丹、栀。

**疏凿饮** 治水气通身，浮肿喘呼，气急烦渴，大小便不利。

泽泻 茯苓 木通 商陆 腹皮 槟榔 羌活 秦艽 椒目 赤小豆炒

加姜、水煎服。

**五皮饮** 治风湿袭脾，面目四肢浮肿，心腹膨胀，上气急促，并治胎水、皮水。

五加皮 地骨皮 大腹皮 茯苓皮 生姜皮

**又方**

即前方去加皮、骨皮，加桑白皮、陈皮，用治病后气因虚滞，致饮溢皮肤，而为肿喘之候。

**三豆饮** 治水肿胀满，胀数而虚细，小便不利，不堪行水者用。

赤小豆 绿豆 大豆黄卷等分

水煎服，或为末作散服。

**五福饮** 凡五脏气血亏损者，此能兼治之，足称王道之最。

人参　熟地　当归　白术　炙草

水煎，食远温服，或加生姜三五片。凡气血俱虚等症，以此为主，或宜温者加姜、附，宜散者加升麻、柴、葛，左右逢源无不可也。

**七福饮**　治气血俱虚，而心脾为甚者。

即五福饮，加枣仁二钱，远志三五分。

**贞元饮**　治肝肾亏损，子午不交，气短似喘，呼吸促急，提不能升，咽不能下，脉细虚数，气道噎塞，势剧垂危之候。用此济之缓之，是称神剂。若误作痰滞气逆，是促其危矣。

熟地轻则五七钱，重则一二两　炙草一二三钱　当归三钱

水煎，温服。恶寒呕恶，加煨姜；手足厥冷加肉桂；阳虚脉微甚者，加参、附。

**左归饮**　治真水不足，阴衰阳胜，宜以此壮水为主。

熟地重用　山药　萸肉　枸杞　茯苓　甘草

如烦渴加麦冬，血滞加丹皮，热躁加玄参，易饥加芍药，骨蒸多汗加骨皮，血热妄动加生地，阴虚不宁加女贞，上实下虚加牛膝，血燥而滞加当归。

**右归饮**　此益火之剂，治真寒假热，戴阳格阳。凡阳衰阴胜，命火不足者，俱宜此方。

熟地　山药　萸肉　枸杞　甘草　杜仲　肉桂　附子

如气虚血脱，昏汗厥晕，或虚狂短气者，加人参、白术；中虚呕恶，加炮姜；泄泻腹痛，厥寒，加肉蔻、参、术；少腹痛，加吴萸；淋浊，加故纸；腰膝痛，加当归。

**甘露饮**　治胃中热盛，口舌生疮，咽喉肿痛，牙齿浮烂，或脾胃湿热相传，或瘀留发黄热肿，二便不利。

生地　熟地　天冬　麦冬　石斛　黄芩　茵陈　枳壳各一钱　枇杷叶三片　甘草

《本事方》无麦冬、茵陈，有豆根、犀角，治口齿症神效。

**归气饮**　治脾肾虚寒，气逆不顺，或食减呕吐呃逆。

熟地　茯苓　扁豆　干姜　丁香　陈皮　藿香　甘草

或加姜、枣，煎服。

**生肝饮** 即滋肾生肝饮。治肝火郁于胃中，致倦怠嗜卧，饮食不思，口渴咽燥，及妇人小便自遗，频数无度。凡伤寒后热已退而见口渴者用之。

熟地　山药　萸肉　丹皮　茯苓　泽泻　柴胡　当归　五味　白术　甘草

水煎服。

上方去柴胡、白术、甘草，加生地，名益阴地黄汤。

**逍遥饮** 治男妇思郁过度，致伤心脾冲任之源，气血日枯，及妇人经脉不调。

当归二三钱　芍药钱半　熟地三五钱　枣仁　茯神各钱半　远志制，三五分　陈皮八分　炙草一钱

水煎服。

如脉微气虚，加人参；如经脉不调，过期腹痛者，血滞也，加酒炒香附。

**清心饮** 即莲子清心饮。治热在气分，口干作渴，小便淋浊，或口舌生疮，咽疼烦躁等症。

黄芩　麦冬　骨皮　车前　甘草各钱半　人参　黄芪　石莲子　柴胡　茯苓各一钱

上每服五钱，水煎服。

**三生饮** 治卒中昏仆，握手咬牙，此由邪闭。若见遗尿绝候，宜用此配参服，间有得生者。

南星生　川乌生　附子生　木香

此方乃攻邪峻剂，卒中者多虚，恐难承受，故用参以驾御之，则仁以济勇，庶无误焉。

**三气饮** 治血气亏损，风寒湿三气乘虚内侵筋骨，历节痹痛之极，及痢后鹤膝风痛等症。

当归　枸杞　杜仲各二钱　熟地五钱　牛膝　茯苓　芍药酒炒　肉桂各一钱　细辛五分　白芷　炙草　附子各一钱

加生姜，煎。

如气虚者加人参、白术，风寒胜者加麻黄。此饮亦可浸酒，大约每药一斤，可用烧酒六七升，浸十余日徐徐服之。

**归鳢饮**　治血虚挟风成痉，或厥气肝风眩晕，及破损经风等症。

当归三五钱　熟地四钱　川芎　乌药各一钱　红花五七分　女贞子　钩藤各三钱　全蝎二个　鳢鱼头一个　指甲灰调服

水、酒各半煎服。

**通心饮**　治诸腹内热胀痛，及小便不利而渴。

木通　栀子　黄芩　瞿麦　连翘　枳壳　川楝子　甘草各等分　车前草五茎　灯草二十根

水煎服。

**四磨饮**　治七情失调，气逆不顺。

人参　乌药　槟榔　沉香等分

水磨服。

**排气饮**　治诸气逆结胀痛，及痰食诸滞之候。

陈皮　木香　藿香　香附　厚朴　枳壳　泽泻　乌药

水煎服。

## 煎

**清膈煎**　治烦渴内热，火动痰生，气壅喘满，咳吐稠浊。

陈皮钱半　贝母二三钱　胆星钱半　海石三钱　芥子五七分　木通钱半

如火盛痰不降，可加苏子、卜子，掺童便一杯服。

**黛蝎煎**　治肝经风热，挛搐惊悸，及郁火疹斑，疝瘕疮疟，厥阴风火之候。

青黛一钱　钩藤　荆芥　赤芍　连翘各钱半　羚羊　甘草各八分　山栀　木通各一钱　全蝎三个

水煎服。

**抑扶煎**　治寒湿袭脾，吐泻霍乱、腹痛呕恶，或暴伤生冷，吐利等症。

厚朴　陈皮　乌药各钱半　猪苓　泽泻各二钱　甘草　干姜各一钱　吴

黄五七分

水煎服。

如气滞痛甚者，加木香、砂仁；血虚之体，霍乱多痛，加当归；如因寒湿，或表有邪者，加藿香、苍术。

**解肝煎** 治暴怒伤肝，气逆胀滞，胸膈闭闷，胁肋疼痛。

陈皮 半夏 茯苓 厚朴各钱半 苏叶 芍药各一钱 砂仁七八分

加姜煎。如胁肋痛，加白芥子；胸膈气闷，加枳壳、香附、藿香之属。

**二辛煎** 治胃热龈浮，肾热齿蛀，肿胀疼痛。

石膏两许 细辛三钱

煎汤含漱，其痛自瘥。

**扫虫煎** 治诸虫内攻，胸腹作痛。

青皮 茴香 吴萸各一钱 槟榔 乌药各钱半 榧肉三钱 乌梅二个 甘草八分 朱砂 雄黄各五分

上药水煎，朱、雄研细搅匀，徐徐服之。如呕恶甚而多吐，加干姜；如渴烦，水不得入，加黄连。

**理阴煎** 治真阴亏损，格阳戴阳，胀满呕恶，痛泻痰饮，及妇人血滞经迟等症。

熟地 当归 干姜 甘草

水煎服。

气虚加人参；寒厥蜷怯，命火衰微，加附子、肉桂；如兼外感风寒，则加羌活、细辛、麻黄、柴胡之类。

**镇阴煎** 治阴盛格阳，真火失位，吐衄，脉脱，厥利，喉痹，火不归原等候。

熟地一两 牛膝三钱 炙草一钱 泽泻钱半 肉桂一钱 附子一钱

如心烦不宁，加枣仁、茯神。

**约营煎** 治血热便血、溺血诸症。

生地 芍药 甘草 续断 地榆 黄芩 槐花 荆芥炒 乌梅

水煎服。

下焦火甚，加栀子、黄连、胆草；气虚，加人参、白术；气陷，加升麻、葛根。

**保阴煎** 治男妇带浊遗淋，色赤多热，便血下血，或经期太早，一切阴虚内热之症。

生地　熟地　芍药　山药　续断　黄芩　黄柏　栀子　丹皮　生甘草

水煎，食远服。小水热涩，加木通、葵子；夜热，加骨皮；肺热，加麦冬、枣仁；热甚者，加黄连；血虚滞者，加当归、丹皮；气滞痛者，加青、陈、香附；血虚血滑，加地榆、乌梅、百药煎、文蛤之属。

**二阴煎** 治肝脾虚损，精血不足等症。凡中风血不养筋，及疟疾汗多，屡散而不能止者，是皆少阳厥阴阴虚血少之候。有火者宜一阴煎，无火者宜此。

熟地三五钱　当归二三钱　枣仁　酒芍各二钱　甘草一钱　人参随用

呕恶甚，加生姜；多汗气虚，加黄芪、五味；小腹痛，加枸杞；腰膝无力，加杜仲、牛膝；胸闷，加广皮。

**四阴煎** 治服虚劳损，相火炽盛，津枯烦渴，及咳吐衄血，并一切多热之候。

生地三四钱　麦冬　白芍　百合　沙参各二钱　茯苓钱半　甘草一钱

水煎，食远服。夜热盗汗，加骨皮；痰多气盛，加贝母、花粉、阿胶；干燥喘嗽，加大熟地；多汗不眠，加枣仁；多汗兼渴，加五味子；热甚，加黄柏、玄参；妇人血燥经迟，加牛膝；吐血衄血，加茜根、茅花；大便燥，肺焦咳吐，或加麦冬、童便；火戴血上者，加栀子。

**五阴煎** 治真阴亏损，脾虚失血等症。

熟地两许　扁豆　山药各三钱　甘草一钱　茯苓钱半　酒芍二钱　五味二十粒　人参　白术一二钱　莲肉二十粒

**小营煎** 治血少阴虚，用此平补。

熟地三四钱　当归　酒芍　山药　枸杞各二钱　炙草一钱

如营虚于上，而为惊恐怔忡，多汗不眠者，加枣仁、茯神；营虚兼寒者，去芍药，加生姜；气滞，加香附。

**大营煎** 治精血亏损，及妇人血少经迟，腰膝筋骨疼痛，或虚寒腹痛等症。

熟地五七钱 当归 枸杞 杜仲各二钱 甘草一钱 牛膝钱半 肉桂一钱

如气虚者，加人参、白术；虚寒呕恶者，加干姜；如寒滞于经，而不能流通者，加附子；如带浊腹痛者，加破故纸。

**秘元煎** 治心脾气虚，精滑久病，遗精带浊，不痛不止者。

山药 芡实 枣仁 金樱子 白术各二钱 茯苓钱半 人参 甘草各一钱 远志七八分 五味十四粒

如觉热涩有火者，加苦参；气虚甚者，加黄芪。

**胃风煎** 治肝脾气虚，风客肠胃，泄泻之候。

人参 白术 茯苓 归身 白芍 川芎 肉桂 粟米

如小便不利，加泽泻；胃阳不升，加米炒葛根，或升麻、荷叶蒂。

**寿脾煎** 治忧思恐怒，积劳伤中，或食减而呕恶泄泻，或气不摄血，崩淋便血。

人参 甘草 炮姜各一钱 山药 莲肉各三钱 枣仁 当归各钱半 远志 白术

如泻不止，倍山药，加黄芪、肉果；下血不止，加地榆；滑脱不禁，加乌梅炭、文蛤；气陷，加鹿角霜、黄芪、升麻；寒厥腹痛，加附子、故纸、木香。

**胃关煎** 治脾肾虚寒作泻，时发时止，或甚至久泻腹痛，冷痢刮肠等症。

熟地 白术 山药 扁豆 炙草 木香无痛不用 干姜 吴萸 肉果霜 故纸

气虚气陷，加人参、黄芪；升阳举陷，少加升麻或葛根；虚滑不固，加附子或乌梅、五味；少腹痛甚，加肉桂；胸闷，加广皮、厚朴。

## 散

**败毒散** 治四时感冒风寒湿，寒热头痛，胸膈微闷，用此养正祛邪，神效。

人参　茯苓　羌活　独活　川芎　柴胡　前胡各一两　炙草五钱　枳壳　桔梗

每服一两，加薄荷五七分，生姜三片，水煎服。

本方去参，名败毒散。

**消风散**　治时感风邪，寒热恶风，头痛目昏，背项强急，胸闷，顽麻瘾疹等候。

羌活　防风　厚朴　川芎　藿香各五钱　人参　荆芥　茯苓　陈皮　僵蚕　蝉蜕各二两　甘草

上为末，每服三钱，茶调下；如疮癣，酒调下。

**再造散**　治感受外邪，寒热头痛，脉浮大而气微，服汗剂而不得汗者，此阳虚故也，宜进此方。

人参　黄芪　甘草　桂枝　附子　羌活　防风　川芎　芍药　细辛

加生姜、大枣，煎服。

**鸡肝散**　治小儿疳积害眼，及一切童稚翳障。

决明子晒燥为极细末，勿见火　骟鸡肝生者不落水

上将鸡肝捣烂，和决明末，小儿一钱，大者二钱，同酒酿一杯，饭上蒸服。目昏无翳，腹胀如鼓，芜荑一钱同鸡肝、酒蒸服。翳障腹胀，鸡内金、芜荑、决明末、鸡肝、酒蒸服。小便如泔，黄蜡同鸡肝、酒蒸服。风热翳障，加白蒺藜一钱日服。轻者数服，重者数十服，无不愈也。

**通顶散**　治中风卒仆，及诸昏厥不省之候，用此相反之药以激嚏。亦名透顶散。

藜芦　甘草　人参　川芎　石膏

上为末，吹鼻探嚏，以验肺气。有嚏可治，无嚏不治。

**通关散**　治卒中壅闭，握手咬牙，不省人事，用此探嚏。

细辛　牙皂等分

上末，吹鼻取嚏，以验肺气之绝否。

**矾皂散**　治卒中痰嘶壅闭会厌，汤饮不得入口，以此灌之，得吐痰涎，可商投剂。

白矾　牙皂等分

煎灌取痰。

**参芦散** 治脉形不足，卒仆昏瞆，痰涎壅塞者，用此吐之。

参芦二三钱

煎服取吐。

**牵正散** 治风中经络，口眼歪邪。

白附子　僵蚕　全蝎等分

为末，酒调下二钱。

**蝉冠散** 亦名蝉花散。治偏正头风，不拘久暂皆神效。欲常服者，每逢甲乙日服之。

蝉头一对　青蒿蠹二个　荆芥穗　川芎各三分　当归　白芷各五分

上末痛时服之即效，年久者如年服之，无不效。

**逍遥散** 治肝经受邪，气郁内变，以此解散之，邪散而郁自解。

当归　白芍　柴胡　白术　茯苓　甘草　生姜　赵氏加薄荷

水煎服。此养肝解郁之剂，肝郁解，诸郁皆解矣。肝火盛而溺频短赤者，加丹皮、栀子，名加味逍遥散；若肾虚木困者，加熟地，名黑逍遥散肝为生气，故郁解，诸郁自平。

**异功散** 即四君子加广皮是也。用此调理脾胃，治中气不足。

**白术散** 此四味白术散也。治中气虚寒，嗳腐食减，及妇人恶阻不食等症。

人参　白术　甘草　丁香

加姜、枣，煎服。

**白术散** 治盗汗。

白术生，一斤　浮麦一升

用水五升，煮干取出，去麦不用，切作片，焙干研末，每服二三钱，不拘时服。另用浮麦煎汤，调下。

**大顺散** 治暑月贪凉啖冷致伤脾胃者，需之。

甘草白糖拌炒　杏仁去皮尖，炒　干姜炒。各为末　肉桂另研

合研匀，每服二钱，白汤下。

**嘉禾散** 治脾胃不和，胸膈不舒，气逆生痰，不进饮食，五心烦郁

等症。

人参　白术　茯苓　甘草　砂仁　米仁　沉香　丁香　豆蔻　五味子　桑皮　枇杷叶以上各五分　青皮　陈皮　木香　槟榔　藿香　谷芽　夏曲　神曲　杜仲　石斛　腹皮　随风子以上各三分　生姜三片　大枣二枚　柿干五噎者加用　薤白五膈者加用

**浮萍散**　治疯癣、疥癞。

浮萍晒干　黄芩　白芷各一钱

四物汤同煎调下，汗出病瘥。

**又方**

浮萍四钱　荆芥　麻黄　川芎　甘草　当归　赤芍各二钱　葱二茎

水煎服。

**醉仙散**　治风疠遍身麻木。

胡麻　牛蒡子　栀子　蔓荆子以上各一两　白蒺藜　苦参　花粉　防风以上各五钱

共为末，每两五钱，入轻粉二钱拌匀，每服一钱，清茶调下，晨午各服一钱，五七日，齿缝出臭涎令人如醉，或下脓血，病根乃去，仍量人虚实用之。病重者，先以再造散下之，候元气复，可用之。忌一切醋盐炙煿厚味。

**桦皮散**　治肺壅风毒，遍身瘾疹发痒。

桦皮　枳壳各四两。烧存性　荆芥穗一两　炙甘草五钱　杏仁二两，去皮尖

共为末，每服二钱，食后温酒下。

**二圣散**　祛风和血，去疠毒。

皂刺烧存性，二钱　大黄五钱　煎汤调下，早服桦皮散，午服泻青丸，晚服二圣散。

**换肌散**　治疠风久不愈，并眉脱鼻坏者神效。

白花蛇　黑花蛇各三两　地龙　当归　赤芍　天冬　甘草　首乌　沙参　川芎　升麻　天麻　苦参　紫参　白蒺藜　细辛　白芷　蔓荆子　灵仙　木贼　荆芥穗　不灰木　石菖蒲　苍术　木鳖子　定风草即草乌茎。

各一两

为末和匀，每服四五钱，食后温酒调下，加饮尤妙。

**松精散**　治疠风神效。

疠风恶症手足麻木，毛落眉脱，遍身瘾疹成疮，有血无脓，肌肉溃烂，鼻梁损坏，面如虫行，甚则声哑指堕，足穿秽臭，不堪形容变换，且能传染，亲属俱厌恶远辟，岭南颇多，烟瘴毒疠所致，因设麻风院以另居之。如卑湿之地，湿热之人亦间有之。大抵由凤孽之故，宜自省过，戒淫欲忿怒，及一切鲜发、猪、羊、鸡、鹅、鱼、蟹、肉食之类。此方久服自愈，但此病深重，服药宜久，若不久终无益也。不守一切禁忌之物，亦无益也。

上方取松香明净者一块，不拘多少，去滓。取溪河淡水或天落水，用净锅将松香煮化，不住手搅，视水色如米泔，尝之极苦，即倾冷水内，乘热扯拔。冷定坚硬，换水再煮，再拔，如此几十次，以松香体质松脆洁白，所煮之水澄清不苦为度。阴干为末，重罗①极细。凡服此者，每料二斤，日将白米煮粥，候温量投药末，和匀，任意食之，不可多嚼，饥则再食，日进数餐，但可常食干淡，只以菜干、笋干之类少许过口，一切油、盐、酱、醋、荤、腥、酒、果、糖、面等物，概行禁忌。渴时不可吃茶，以白滚水候温饮之。每日约服数钱，以渐而进，不可太多。服至旬日，或作呕或嘈逆，或便下诸毒物，此药力盛行也，必须日服，不可中止。远年痼疾，尽料全愈。轻浅者，止需半料，须眉再生，肌肤筋骨自然完好。此后饮食，惟猪首、鹅菌及湿毒发物，终身忌食。药虽平常，效应如神。

**妙香散**　治梦遗失精，惊悸郁结。

山药二两，姜制　人参　黄芪　远志炒　茯神　茯苓一两　桔梗二钱　甘草二钱　木香二钱五分　麝香一钱　辰砂二钱，另研

上为末，每服二钱，酒调下。

**劫劳散**　治咳血吐血，势欲成劳。

白芍六两　黄芪　甘草　人参　当归　半夏　茯苓　熟地　五味　阿胶炒各二两

---

① 重罗：器具名。即细罗筛。

上为末，每服五钱，加姜、枣煎。

**抑气散** 治气道壅滞不得升降，脉盛气粗，或胸膈痰饮窒碍，或胁肋肝邪逆滞。凡气实诸痛，用此抑之。

乌药二两 紫苏 广皮 槟榔 枳壳 砂仁各一两 沉香五钱 香附半斤

上为末，每服一钱，白汤调服。

**失笑散** 治气血凝滞，结聚攻疼。凡妇人血滞瘀留，上攻胸肺，下流胁肋，少腹切痛不解者，宜之。

五灵脂 蒲黄各一钱

上为末，醋调膏，入水一杯，煎服。

**夜灵散** 治目风内障，肝肺热深，至夜目昏。

石决明取九孔者，水煮一伏时用 夜明砂淘净，另研等分

上末每服三钱，猪肝二两，竹刀批开入药于内，用线扎好，水煮一二时，临卧连药及汁嚼服，服七日愈。

**碧云散** 治外障攀睛，眦泪稠黏。

鹅不食草一两，嗅之作嚏者真 青黛 川芎各五钱

为末，先噙水一口，用少许搐鼻，以取嚏泪，搐无时。一方用搐冷翳，加全蝎、附子尖、姜黄，搐之自愈。

**趁痛散** 此兼理内外气血凝滞诸痛，主痛风、五痹、一切挟邪痛症。

乳香 没药 羌活 香附 地龙去泥，酒炙 当归 桃仁 红花 牛膝 灵脂 甘草各等分

为末，每服二钱，酒调下。如症多烦热者，加黄芩、黄柏、栀子之属。

**鸡鸣散** 治脚气第一方，男女皆可服，如感风湿流脚，痛不可忍，及浮肿者，宜先亟与此方。

槟榔七枚 橘红 木瓜各一两 吴萸 苏叶各三钱 桔梗五钱

上为末，每服五钱，加姜煎，宜五更空心服，服后宜食干物压之，天明当下黑水，此寒湿之毒邪下泄也。

**神香散** 治胸膈胃脘逆气呕哕，胀满疼痛等症。凡因寒阻膈者，唯

此方最妙。

白豆蔻　丁香

等分为末，沸汤调服七八分。

**荔香散**　治气逆诸痛，及小肠攻冲，凡痛在气分者，无不神效。

荔枝核　大茴香

等分为细末，每服二钱，酒调下。

**又方**　凡心腹胃脘久痛，屡触屡发者，用此数服可效。

荔枝核一钱　木香八分

为末，白汤调下。如病在血分者，酌加灵脂、没药；挟火呕吐者，加栀子、萸、莲；挟寒者，加姜、桂。

**烧皂散**　治胃脘痛剧，诸药不效者。

牙皂烧尽烟存性

为末，沸汤调服一钱，烧酒尤效。

**五膈散**　治五膈五噎，由虚痰寒气闭膈。

人参　白术　甘草　白豆蔻　半夏　桔梗　干姜　荜澄茄　杵头糠　枇杷叶　沉香各三分

加生姜，水煎服。

**十膈散**　治忧、思、喜、怒、气、水、食、痰、风、冷诸膈。

人参　白术　茯苓　甘草　陈皮　枳壳　神曲　麦芽　干姜　官桂　诃子　三棱　莪术各一两　厚朴　槟榔　木香各一钱

上为末，每服二钱，淡盐汤下。如脾胃不和，加生姜三片，大枣二枚，煎汤送下。

**七香散**　治脾胃虚冷，胸膈噎塞，泄泻呕吐，渐成膈气。

香附二两　陈皮　甘草　官桂　藿香　砂仁各二两半　丁香皮，三两　麦芽一两　甘松　乌药各六钱半

上为末，每服二钱，或酒或汤调下。

**碧玉散**　治感受暑湿，表里热盛，烦汗泻利，用此清解。

滑石六两　甘草一两　青黛五钱　为末，灯心汤下

**益元散**　即前方去青黛，加辰砂也。前方清足厥阴，此方清手厥阴。

**木通散** 治男妇内疝攻痛腹胁。

木通去节　川楝肉巴豆拌炒，去豆　萝卜子　青皮　茴香各一两　滑石

莪术　木香各五钱

为末，每服三钱，开水下。

**清骨散** 治骨蒸劳热。

银柴胡钱半　胡黄连　秦艽　鳖甲童便炙　地骨皮　青蒿　知母各

二钱

水煎服。

**泻黄散** 治脾胃伏火，咽燥唇干，口疮口臭，烦渴易饥。此子实泻

母之剂。

防风四两　藿香七钱　山栀炒，一两　石膏五钱　甘草二两

上为末，每服三钱，蜜酒调下。

**黄芪散** 治热痢下脓血，下后腹痛转甚，虚滑之症。

黄芪　当归各七钱半　黄连微炒，一两　黄柏　黄芩　犀角屑　生地

地榆各半两　龙骨三钱，虚者始可用

上为细末，每服二钱，粥饮调下。

**三黄散** 治三焦积热，头项肿痛，目赤口疮，并烦躁，胸腹闭结，

二便赤涩，消渴羸瘦。

黄连　黄芩俱酒炒　大黄酒蒸九次

等分为末，每服二钱，白汤下。

**归魂散** 凡初中蛊，在膈上者，当用此方吐之。

白矾　建茶各一两

上为细末，每服五钱，新汲水调下。服一时许，当吐以泄毒。此药

入口，其味甘甜，不觉苦涩者是也。

**雄麝散** 即雄朱散。治蛊毒从酒食中受者，服此下之，端午合。

麝香研，二钱半　雄黄　朱砂研，水飞　赤足蜈蚣微炙，去足　续随子

各一两

上为细末，研匀，糯米粥为丸，如芡实大，每服一丸，熟酒吞下，

毒当与药俱下。

**五黑散**　治吐血，衄血，及下血不止，用此补正兼清，消瘀止血。

白术五钱　生地五钱　荆芥一钱　蒲黄　栀子各一钱半

上各炒成炭，水煎，和童便一杯，服，或加旱莲草、藕节。

**十灰散**　治血病日久，微甚不休，凡吐血、咳血、咯血，及溲血、便血、妇人崩淋，一切宜止者与此。

藕节　败棕　男发　百草霜　蒲黄　荆芥　侧柏　姜灰　苎麻　茅草根

上各炒炭，等分，研匀，每服二钱，大枣五枚，煎汤调下。

**地榆散**　治血痢、便血、肠风。

地榆　当归　阿胶　菖蒲　诃子肉　乌梅肉　木香各五钱

为末，每服二三钱，开水下。

**七正散**　治心经郁热，火盛烁津，致小便赤涩，淋闭不通，及血淋等症。

车前子　赤茯苓　山栀　木通　扁蓄各一钱半　甘草梢　龙胆各八钱

加灯心一团、竹叶三十片，水煎服。

**八正散**　治同前症，腹坚满而便闭者宜之。

车前子　木通　滑石　山栀　大黄　瞿麦　萹蓄　甘草各等分

每服五钱，灯心三十枝、竹叶三十片，水煎服。

**槐花散**　治五种肠风血泄，或痔漏、脱肛等症。

当归　防风　枳壳面炒　槐花　黄芩　地榆

上为末，每服二钱，米饮下。

**发灰散**　治血淋、尿血、鼻衄等症。

乱发洗净烧灰

血淋尿血者，每服一钱，入麝少许，淡醋汤调下；衄不止者，以胎发烧灰，搐鼻，神效。

**榴灰散**　治血泄窍滑。

石榴一个，连壳烧灰存性

衄者吹之，下血者服之。

**蒲茸散**　治尿血日夜不止而不痛者。

鹿茸<sub>酥炙</sub> 生地 当归各一两 蒲黄<sub>生炒，一合</sub> 冬葵子二两，炒

上为末，研匀，每服一钱，温酒下。如蜜丸梧子大，每服二十丸，淡盐汤下。

**蒲灰散** 治血泄不止，及舌衄鼻衄，重舌木舌，并下部诸血。

蒲黄<sub>炒黑</sub>

清火止血，可填、可掺、可服。柴氏方用旱莲灰各半为散，治同。加青盐擦牙，治牙宣。

**辛夷散** 治肺受四气所伤，鼻内壅塞，或涕出不已，或气不通，不闻香臭。

辛夷 川芎 细辛 白芷 升麻 防风 羌活 藁本 炙草 木通等分

为末，每服两钱，食后清茶调下。一方有苍耳半分。

**苍耳散** 治鼻流浊涕，腥秽不止，名曰鼻渊，俗名脑漏。

苍耳二钱半，炒 辛夷仁五钱 薄荷叶，五钱 白芷一两

为末，每服二钱，或清茶或葱汤调下。

**矾硫散** 治肺风酒齇鼻。

白矾 硫黄 乳香各等分

为末，用茄汁调敷。如无①茄时，以荔枝壳煎汁代之，或用绵裹末擦之亦可。

**雄矾散** 治鼻痛、鼻瘜及鼻内生疮。

雄黄五分 瓜蒂二个 明矾 绿矾各一钱 细辛五分 麝香一分

为末，绵裹塞鼻，数日自平。

**又方** 此《东坡集》祝由科雄矾散也。治蛇毒及畜兽诸毒，皆效。

雄黄 生矾等分

各研末，端午日合研匀，溶黄蜡为丸，梧子大，每服七丸，服时念药王菩萨七遍，温酒下。

**还睛散** 治翳膜遮睛，昏涩泪出，及赤努贯睛，一切目疾。

川芎 龙胆 草决明 石决明 荆芥<sub>穗</sub> 茺蔚子 楮实子 白茯苓

---

① 如无：原作"无如"，据文义乙正。

甘菊各一两　白蒺藜　甘草　木贼各七钱　川椒炒出汁，一钱

末服二钱，清茶调下。

**神功散**　治疹斑疮入目起星生障，以此用猪肝片开糁末，扎好蒸服。

谷精草　蝉蜕　绿豆皮　猪蹄壳酥炙　蒺藜等分，为末

**蝉花散**　治肝经风热上攻，头目赤痛，及一切内外翳障。

蝉蜕　甘菊　谷精草　羌活　甘草　白蒺藜　草决明　栀子　蒙花
荆芥穗　防风　木贼　蔓荆子　川芎　黄芩

上等分为末，每服二钱，食后茶清调下。

**决明散**　治赤努攀睛。

石决明取九孔者煅研，水飞净，一钱　冰片一分

共细研，点眼角中。

**石燕散**　治目疾损弦，拳毛倒睫。

石燕一对，圆大者为雄，长小者为雌　麝香少许

将石燕以灯心汤磨，下入麝，搅匀，钳去拳毛，然后点弦角中，洗
用茶清。

**冰芦散**　治目赤肿痛，及一切星障。

鹅管芦甘石敲碎，浸童便七日，取起洗净，入倾银罐煅，浸煅三五次　冰片

每甘石粉一两，入冰片一钱，研极细，以无声为度。入人乳粉三钱，
研匀，收贮，勿令泄气，日用茶清调些少，点眼角内，少瞑即爽。

**水龙散**　治肾热上冲，耳内生脓肿痛，或因浴水入耳，留湿生脓，
名聤耳，久不愈则聋。

枯矾　黄丹各五分　麝香一分　水龙骨一钱，即船底老油灰，煅研

上共细末，以棉梃子搅尽耳内脓水，用药一字，糁灌耳中，勿令风
入，日二次。

**红玉散**　治聤耳流脓。

即前方去麝，加海螵蛸也。治同前法。

**樟雄散**　治蛀牙虫痛。

樟脑　风化灰　雄黄等分

为末，糁擦牙缝。

**三香散**　治牙根肿痛。

丁香　川椒<sub>等分</sub>　冰片<sub>少许</sub>

上为末，敷擦。如无川椒，以荜茇代之。

**葡硝散**　治邪酿肿痛，势欲成痈者，宜此散。

葡萄干　焰硝

将葡萄去核，填满焰硝煅之，焰过，取置地上，成炭，研末，擦之涎出，任吐自瘥。

**如神散**　治风牙、虫牙攻蛀疼痛，牙齿动摇，连颊肿浮。

川椒<sub>炒出汗</sub>　蜂房<sub>炙</sub>

等分为末，每用二钱，水煎数沸，乘热漱之，痛即止。

**麝矾散**　治走马牙疳危恶等症。

麝香<sub>少许</sub>　胆矾一<sup>①</sup><sub>钱</sub>　铜绿<sub>五钱</sub>　白矾<sub>五分</sub>

为末，敷患处。

**擦牙散**　治齿衄牙宣，动摇不固。

大黄<sub>四两</sub>　旱莲草　杜仲<sub>各十两</sub>　腌猪骨<sub>煅</sub>　青盐<sub>四两</sub>

上为末，每日清晨擦之，久则齿自固。

**冰玉散**　亦名冰硼散。治牙痛、牙疳、口疮、齿衄、喉痹皆效。

石膏<sub>一两</sub>　月石<sub>七钱</sub>　冰片<sub>三分</sub>　僵蚕<sub>一钱</sub>

上为末，小瓷罐盛贮，或敷或吹。亦可加薄荷、青黛。

**冰白散**　治口糜舌烂，及走马牙疳等症。

人中白<sub>水浸五七日煅研，二钱</sub>　冰片<sub>少许</sub>　铜绿<sub>醋炒制</sub>　杏仁<sub>各一钱</sub>

上为细末，敷患处。按：此方古法有以人中白七分、枯矾三分同用者，有以蜜炙黄柏与人中白等分仍加冰片同用者。

**珠黄散**　治风痰火毒喉痹，及小儿痰搐惊风。

珍珠<sub>三分</sub>　牛黄<sub>一分</sub>

上研极细，或吹或糁。治小儿痰痉，以灯心调服二三分。

**代匙散**　治风火喉痹。

月石　石膏<sub>各一钱</sub>　薄荷　胆矾　僵蚕　皂角<sub>炭，五分</sub>　甘草<sub>三分</sub>　冰

260

---

① 一：原脱，据《景岳全书·古方八阵》补。

片一分

上为细末，用竹管频吹喉中。加牛黄五分，更佳。

**螵蛸散** 治夜卧遗尿。

桑螵蛸炙燥

为末，糯米饭捣丸，空腹米饮下。

**定风散** 治诸犬伤毒。

生南星 防风

等分为末，凡被犬咬处，先以浆水洗捏，再以童便洗净，用绵纸拭干，将药末敷下自瘥。若疯犬伤，当另服炒糯丸方见女科。

凡虫畜所伤，痛极危急，或因伤经风而牙关紧闭，角弓反张，不省人事者，此毒流经络也，急用蒜切片，以艾灸之，令伤处着火痛裂，则气聚而毒随气返，返则毒提伤处，得火而散，即随火疮而泄，不致内攻矣。若灸十余壮不应，即加至三五十壮，无不应手而愈者。故治痈毒者，以隔蒜灸法，有回生之功也。古人有淋洗灸刺等法，正以引导经络祛邪解散之意，予遇施此法，而应手者比比，故附记之。

**珠窝散** 治汤泡火烧溃烂，并敷下部恶疮。

大蚌一二个，用文武火一盆，上架铁楞，置蚌煅之 冰片每散一两，加片三分

为末，研匀，湿烂者用筛，筛上自然收燥，如湿再加，不可剥去，燥则用麻油调涂，痂落自愈。如治恶疮，亦用麻油调搽。

**刀豆散** 治气滞呃逆，膈闷不舒。

刀豆取老而绽者，切，炒，研用

每服二三钱，开水下。

**露桑散** 治多汗、盗汗等症。

桑叶带露者采，晒，炙炒研用

每服三钱，米饮调下。

**猫胞散** 治反胃噎膈，食不下。

猫胞一个，酒洗 胡桃隔十片

俱煅研为末，丁香汤调下。

**金蝉散** 治瘀涎内积，胀满疼痛，面目肿浮，爪甲皆黄者。

虾蟆<sub>大者一个</sub> 雄黄<sub>一钱</sub> 砂仁<sub>五钱</sub>

端午日将雄黄、砂仁和匀，填塞虾蟆口内，用麻线扎口，悬挂风处，俟干，黄泥涂煅，研末，广皮汤调下，作三日服。

**鸡金散** 治腹胀气急，肢面肿浮。

鸡肫皮<sub>三具，洗净焙干</sub> 沉香<sub>二钱</sub> 香橼皮<sub>去白，五钱，陈久者良</sub> 砂仁<sub>三钱</sub>

为末，研匀，每用一钱五分，姜汤下。虚者，参汤下之。

**土狗散** 治水肿胀满，阳水实症。

土狗<sub>即蝼蛄也</sub>

焙干为末，白汤调服，水自泄，末尽再进二三次，无不愈。但须即服培中丸料，免致复发。虚者须用补剂同服。

**禹功散** 治水肿胀满。

黑丑<sub>头末，四两</sub> 茴香<sub>一两</sub> 木香<sub>一两</sub>

为末，用生姜自然汁调二钱，临卧服。

**实脾散** 治水气肿胀，便多溏泄，此为阴水，宜先与此。

附子 炮姜 木香 厚朴 腹皮 草蔻 木瓜<sub>各一钱半</sub> 炙草<sub>五分</sub>

加姜三五片，枣二枚，水煎服。严氏加白术、茯苓。

**金枣散** 治水肿胀满，多便而泄者。

北枣<sub>五十枚</sub> 红芽大戟<sub>一斤</sub>

先将大戟一半置筐内，上置北枣，再以大戟一半盖好，隔水蒸三炷香取起，将枣晒干，日服三五枚。

**乌珀散** 治血分肿胀，溺涩短少，面目肢体尽皆浮肿者。

乌鲤鱼<sub>斤许者，一尾</sub> 琥珀<sub>真者，六钱</sub> 砂仁<sub>一两</sub>

先将鱼用竹条二根从腮内取出肠杂，以琥珀、砂仁填灌腹内，用黄泥厚涂，以火围煅，俟烟将尽，即退火，俟冷，敲去泥。取药研末，每服钱半，木香汤调下。如腹胀硬，先病水后病经者，对沉香、木香、香橼末各二钱，研匀，开水下。

**调敷散** 治腹满如石，或阴囊肿大，先用甘草嚼，后用此。

大戟　芫花　甘遂　海藻

等分为细末，用酽醋调面和药，摊于纸上，覆贴痛处，以软绵缚之。

**皂矾散**　治黄疸肿满。

皂矾<sub></sub>醋炒红色

研末，将竹范纸剪寸许纸条，每条裹药半分，卷好，每用二三分，和饭吞服，则黄渐退，肿满渐平。

**煅蒌散**　治痰积腹满，窒碍胸膈。

黄瓜蒌一个　苏子　莱菔子　芥子各三钱　人中黄二钱

将瓜蒌切去盖，倾出其仁，取三钱，和前药拌匀，纳瓜蒌中，将原盖盖好，用桑皮纸糊之，以黄泥厚涂作团，用文武火煅至烟将尽，取起俟冷，去泥，将药研细末，每服二钱，神曲汤调下。

**蓖梳散**　治嚼虱成癥，下虫不止。

蓖箕　木梳各一具

洗净，截一半煅研为末，一半煎药汤调服。

**葵根散**　治肠痈腹痛钩腿，身皮甲错之候。

蜀葵根　冬瓜仁　槐米　败酱草即苦菜也　忍冬藤　当归尾　赤芍生地　大黄　米仁

水煎服。

# 丸

**越鞠丸**　此方已载伤寒，今更附加减。治气血痰火湿食诸郁，为治郁之总剂。

香附　苍术米泔浸炒　川芎各二两　山栀炒　神曲各一两半

为末，滴水成丸，如绿豆大，每服百丸，白汤下。

如脉沉而涩，胸满胁痛，此气郁之甚也，加紫苏、槟榔、木香、橘红之类；脉沉细缓，身重体倦，声如瓮中出，遇寒即发，则湿郁之甚也，加二陈、羌独之类。若脉芤而涩，胸胁常有痛攻注，面黄屎黑，此血郁也，减用苍术，加丹参、红曲、苏木、红桃之属。经络钩痛者，加通草、山甲、紫降；若脉数而饫食，常觉蒸蒸微汗，善食反瘦，此热郁也，当用薄荷、连翘、酒芩、麦冬、甘草，当减用苍术、川芎；如痰食内郁之甚者，当合导痰、清膈、和中、保和等汤兼治。

**枳术丸** 治中虚挟滞难进攻消，用此消补兼行。

白术 枳实视邪正轻重缓急，为增减分两多寡

上为末，用老黄米置荷叶蒸饭捣丸，每服二三钱，白汤送下，日二服。调气，加木香、砂仁。

**大安丸** 治脾胃不盛，饮食轻伤。

即保和丸加白术是也，亦消补兼行之义。

**桑麻丸** 治肝肾不足，时发目疾，皮肤燥涩，大便闭坚，服此自安。

桑叶经霜者，去梗筋，晒枯 黑芝麻炒

等分为末，糯米饮捣丸，日服四五钱，弗间断自效。

**豨莶丸** 治五风八痹，痛风等症。

豨莶以五月五日、七月七日、九月九日和根采取，用酒九蒸九晒

为末作丸，日服二钱，开水或酒下，宜间服补养汤丸。

**虎骨丸** 治风邪偏着，肢体不遂，致肌消肉削，以此丸润养祛风。

当归二两 乌蛇肉，二两 白术 川断 赤芍 藁本 虎骨各一两

为末，酒法丸，每服二钱，酒下亦可作散服。骨中烦疼加生地，脏寒加附子。

**又方** 治痛风走注酸疼麻木。

虎骨四两 灵脂 僵蚕 地龙 白胶香 灵仙各一两 川乌二两 胡桃四两

为末，酒煮面糊为丸，桐子大，每服十五丸，酒下。

**铁弹丸** 治瘫痪偏枯，麻木瘙痒，或㖞僻牵钩，多痰疼痛，用此止痛通经。

乳香 没药各一两 川乌一两五钱 灵脂四两 麝香一钱

上将乳、没去油，俱各研细，再合研诸药，滴水和丸，如弹子大，每服一丸，临卧酒磨调下。

**半夏丸** 治痰饮停滞胸膈，呕吐恶心，吞酸嗳腐，不思饮食。

大半夏一斤

泉水浸七日，逐日换水，搅动渐去其涎，晒干，再以芒硝、文蛤、

大黄各五钱，甘草、明矾各一两，姜四两，煎药汤二碗，再入半夏，缓火煮干，晒燥为末。另研丁香五钱，茯苓末四两，和匀，水法为丸，每服一钱五分，开水下。

**茯苓丸** 即指迷茯苓丸，治伏痰在中，气滞不得流行，或胸闷嗳膨，或四肢钓牵掣痛。

半夏<sub>二两</sub> 茯苓<sub>一两</sub> 枳壳<sub>五钱</sub> 风化硝<sub>一钱五分</sub>

为末，姜汁为丸，梧子大，每服三五十丸，姜汤下。

**白螺丸** 治痰饮停积，胃脘疼痛。

螺蛳壳<sub>取墙上久经风雨，其色白者，洗净，炒</sub> 滑石<sub>炒</sub> 苍术 山栀 香附 南枣<sub>各一两</sub> 枳壳 青皮 木香 半夏 砂仁<sub>各五钱</sub>

上为末，生姜汁浸，蒸饼为丸，绿豆大，每服三四十丸，姜汤下。春加川芎，夏加黄连，冬加吴萸各五钱，尤妙。

**五子丸** 治痰饮水气，面浮气短，似喘之候。

苏子 葶苈子 车前子 大腹子 卜子<sub>等分</sub>

为末，茯苓汤作丸，每服一钱五分，淡姜汤下。

**牛黄丸** 治外邪饮食，郁热生痰，或猝惊伤胆，火动痰聚，迷心则昏不知人，窜经络则搐。

胆星 全蝎 蝉蜕<sub>各二钱半</sub> 牛黄 白附子 天麻<sub>各一钱半</sub> 麝香<sub>五分</sub> 水银<sub>三分</sub>

上为末，先将枣肉同水银研不星，后入诸药为丸，每丸三分，或淡姜汤或钩藤汤下。

**白金丸** 治伏痰发癫痫，忽尔昏仆，有作禽畜声者，少顷气降，口出白沫而苏，常宜服此。

明矾 川郁金

等分为末，先将矾熔化入末，搅匀，乘热作丸，日服钱许，白汤下。

**括痰丸** 治一切停痰积饮，吞酸呕酸，胸胁胀闷，攻注上下疼痛。

半夏<sub>姜制</sub> 芥子 猪苓<sub>各二两</sub> 干姜<sub>炒，一两</sub> 炙草<sub>五钱</sub> 广皮<sub>四两，切碎，用盐二钱，入水不拌，浸一宿，晒干</sub> 乌药<sub>二两</sub>

为末，汤浸蒸饼为丸，绿豆大，每服二钱，白汤送下。

**葶苈丸**　治肺经聚饮，喘逆不得卧。

甜葶苈<sub>隔纸焙燥</sub>　贝母　防己　杏仁　木通<sub>等分</sub>

为末，枣肉为丸，每服二三钱，白汤下。

**苍术丸**　治痰饮蓄聚渐成窠囊，用此渗而除之，是实足阳明太阳留湿汗剂。

茅术<sub>一斤，米泔水浸一宿，去皮，切片，焙干为末</sub>　生芝麻<sub>一两，研细，入水一盏取浆</sub>

大枣十六枚，煮去皮核，研烂，入麻浆和匀，入末作丸桐子大，晒干，每服五、七十丸，食远温酒下。

**百花丸**　治痰嗽不已而见血。

百合<sub>蒸焙干</sub>　款冬花<sub>蜜炙</sub>

为末，炼蜜为丸，如圆眼大，临卧细嚼一丸，白汤下。

**连贝丸**　治木火刑金，痰随火动，多怒咳烦，声嘶气促，脉洪数者。

黄连<sub>制</sub>　贝母　茯苓　玄参　甘草

为末，蜜丸弹子大，每用一丸，白汤调下。

**三痫丸**　治一切惊痫。

荆芥穗，二两　白矾<sub>二两五钱，半生半枯</sub>

上末，朱砂为衣，姜汤送下一钱。

**神应丸**　即杨氏五痫丸。治癫痫潮发，不省人事。

大附子<sub>五钱，炮</sub>　半夏<sub>二两，汤洗</sub>　南星　乌蛇<sub>酒浸</sub>　人参<sub>各一两</sub>　全蝎<sub>二钱，炒</sub>　蜈蚣<sub>半条，去足</sub>　麝香<sub>三字</sub>　朱砂<sub>二钱五分</sub>　僵蚕　皂角<sub>二两，捣碎，用水半升，揉汁去渣，同矾熬干，为末</sub>

上末，姜汁煮面为丸，每服三十丸，白汤下。

**寿星丸**　治惊气入心舍空，痰聚神不守舍，致昏迷不省人事者，宜此丸治之。

南星<sub>一斤，掘地坑二尺，用炭五斤，烧坑令热红，扫净炭灰，以酒一升浇之，将南星趁热下坑，急用盆盖，用泥壅好，弗令泄气，经宿取出，再焙干为末</sub>　琥珀<sub>四两，另研</sub>　朱砂<sub>一两，飞研，以一半和药，一半为衣</sub>　猪心血<sub>三个</sub>

生姜汁打面搅稠，入血药捣丸，桐子大，每五十丸，空心人参汤下。

**椒仁丸** 治先因经水断绝，继而四肢浮肿，小便不通，血化为水者。

椒仁 甘遂 续随子研 附子 郁李仁 黑牵牛 当归 五灵脂 吴茱萸延胡各五钱 芫花一钱，醋浸 斑蝥十枚，去足 蚖青十枚，去头、足、翅，同米炒黄，去米 人言①绿豆汤煮 胆矾各一钱 石膏二钱

此方系峻厉之剂，所用不多，存之以见古法。上为末，面糊作丸，如黄豆大，每服一丸，橘皮汤下。

**都梁丸** 治风邪上攻致首风，攻痛昏重。

白芷汤泡七次

炒为末，蜜丸弹子大，以荆芥、蜡茶送一丸。

**化滞丸** 即感应丸。理气化积，夺造化有通塞之攻，调阴阳有补泻之妙，消久坚沉痼而去暴滞积留。

南木香 丁香 青皮 橘红 沉香 檀香 砂仁 香附 黄连各二钱半 莪术煨 三棱各五钱 夏曲三钱。以上十二味共为细末，听用 巴豆去壳，滚汤炮去心膜，用好醋浸少顷，漫火熬至醋干，用五钱研细入前药，又研匀再入后乌梅膏、巴豆干，止用梅四钱五分 乌梅肉焙干为末，用五钱以米醋调略清，慢火熬成膏，和入前药

上和匀，用白面八钱，调厚糊为丸，萝卜子大，每服四五丸，壮实者加二三丸，五更空心用陈皮汤下。不欲通者，以津下；知所积物，取本汁冷下；停食饱闷，枳壳汤下；因食吐不止，以津咽下即止；妇人血气痛，当归汤下；赤冷痢，甘草汤下；白冷痢，干姜汤下；心痛，石菖蒲汤下；诸气痛，生姜陈皮汤下；肠气，茴香酒下；若欲推荡积滞，热姜汤下，仍加数丸，未利再服；利多不止，饮冷水一二口即止。此药得热即行，得冷即止。小儿疳积，量大小酌服之，妊娠勿服。

**三棱丸** 治癥瘕痃癖，食痰诸积，坚硬痞满，饮食不下。

三棱 莪术各二两 木香 槟榔各五钱 砂仁 青皮 半夏 麦芽各一两 老黄米三两，以巴豆十五粒同炒焦色，去豆不用

上末醋糊为丸，如绿豆大，每服二十丸，量人虚实加减。痰食之积，姜汤下；癥瘕痞积，淡盐汤或白汤下；挟虚者，白术当归汤下。

---

① 人言：即砒霜。

**导滞丸** 此名枳实导滞丸。加木香、槟榔，即名木香导滞丸，治湿热痰食诸积。

大黄一两 枳实面炒 黄芩 黄连俱酒炒 神曲炒。各五钱 白术土炒 茯苓各三钱 泽泻二钱

为末，蒸饼作丸，每服二三钱，量虚实增减，白汤下。

**蟠桃丸** 治男妇肿胀，头面肢体浮肿，肚腹胀疼，上气喘急。

沉香 木香 乳香去油 没药去油。各三钱 白丑生用，取头末八钱，晒 黑丑用牙皂煎汁浸半日，一半生用，晒；一半焙熟，共八钱 槟榔一两，一半生用，一半用牙皂汁浸炒

为末，牙皂水入面，打糊为丸，如桐子大，每服二钱，空腹时砂糖作汤下。

**解毒丸** 治误食毒草，或中蛊毒，并百物毒，救人于必死。

蓝板根洗净晒干，四两 贯众去毛 生草 青黛各一两

上末蜜丸，如桐子大，青黛为衣。如中毒用十五丸，嚼服，新汲水下。

**丹砂丸**又名保灵丹 治蛊毒诸毒，一切药毒，皆神效。

朱砂一两，飞研 山豆根五钱 续随子生杵 黄药子 黄丹 雄黄 麝香各二钱半 巴豆不去油 斑蝥去头足，半生用，半米炒，二钱半 赤蜈蚣二条，一生一炙

上药各修治，乳钵研匀，于端午七夕重阳腊日修合，勿令鸡、犬、妇人见，用糯米稀糊为丸，如芡实大，瓷瓶收贮，每用一丸，清茶囫囵吞下，不可嚼破。须臾病人自宽，心头作破裂声，则毒物将出，或自口出，或从便出，轻则瘀血，久则如鳖或如诸虫形。如吐泻时，毒与药并出，即拣药烧炭，研服，剧者三服。如中毒口噤，将牙撬开下药。若蛇蝎诸毒，以醋磨涂患处立解。

**七宝丸** 治蛊毒。

败鼓皮 蚕退纸各烧存性，研 猬皮 五倍子 续随子 朱砂 雄黄各等分研

上末，糯米糊丸，如桐子大，每服七丸，空心开水下。

**化虫丸** 治诸般虫积。

雷丸二粒 槟榔二枚 鹤虱一钱 使君子七粒 轻粉少许

上末，水法为丸，分三服，候晚刻将生猪肉一两切片，用皂角泡浆浸一宿，至五更将肉用慢火炙之，以香油刷于肉上，用药一服，和肉嚼下，已刻虫下始进食。

**追虫丸** 治一切虫积。

黑丑研，去头末 槟榔各八分 雷丸 南木香各二钱

上末用茵陈二两，大皂角、苦楝皮各一两，浓煎取汁为丸，如绿豆大，每服三钱，砂糖水调下。

**猎虫丸** 治诸般虫积，胀痛黄瘦等病。

芜荑 雷丸 桃仁 干漆炒烟尽 雄黄微炒 锡灰 皂角烧烟尽 使君子 槟榔各等分 榧实加倍 轻粉四分之一

为末，汤浸蒸饼作丸，每服五七分，白滚汤下，陆续服之。若虫积坚固者，用巴霜与轻粉等。

**芜荑丸** 治蛔厥心痛，血癥血积者。

芜荑 雷丸各一两 干漆二两

水丸，开水下二钱。

**万应丸** 下诸虫痰水食诸积。

槟榔五两 大黄八两 黑丑头末，四两 皂角十条 楝根皮一斤①

先将楝皮、皂角二味，用水两大碗，熬成膏，和前三味作丸，如桐子大，以沉香、雷丸、木香各一两为衣，每服三钱，砂糖水送下。

**椒梅丸** 治胸腹扛痛，脉气浮弦，环青唇红，此蛔痛之候。

川椒一钱 黄连二钱 吴萸一钱 乌梅肉三钱，用水作膏

上末和乌梅膏为丸，如桐子大，每服一钱，姜汤下。

**神授丸** 治痨损传尸，气血未全衰者，服此神效。若痨虫蚀髓，已形羸骨立者，不必治。

川椒一斤，拣去闭口者，微炒出汗

为末，以糯米和猪脊髓蒸捣，入椒末为丸，如桐子大，初服三十丸，

---

① 斤：原脱，据《医学正传》补。

逐加至五六十丸，或汤或酒送下，却宜兼服补养气血汤剂。

**消痞丸** 治一切心下痞满，积年久不愈者。

白术 姜黄各一两 黄芩 黄连各六钱 枳实五钱 半夏 广皮 人参各四钱 泽泻 厚朴 砂仁各三钱 猪苓 干姜 神曲 炙草各三钱

为末，汤浸蒸饼作丸，桐子大，每服五七十丸，白汤下。

**积块丸** 治癥瘕痃癖，及食痰虫血诸积久不化消者，用此化消无不神效，且不伤元气。

三棱 莪术俱醋炒 自然铜 蛇含石各醋淬七次。各二钱 雄黄 蜈蚣全用，炙燥。各一钱五分 木香钱半 冰片五分 辰砂 沉香各八分 天竺黄芦荟 阿魏 全蝎洗，全用，焙干。各四钱 铁华粉①醋炒，一钱

上为细末，用雄猪胆汁为丸，或用黑犬胆汁更佳，如桐子大，每服七八分，重者一钱，五更酒送下。

**流气丸** 治五积六聚，癥瘕痞块，留饮诸疾。凡郁气客于肠胃之间，皮肤之内，久停为痞，此丸逐而散之，虽年高气弱，亦可续服之。

木香 茴香 橘红 菖蒲 青皮 广茂 槟榔 卜子 神曲 麦芽枳壳 补骨脂 澄茄 砂仁各一两 白蔻仁，一两

共末，面糊丸，桐子大，每服五十丸，食远白汤下。

**獭肝丸** 治传尸鬼疰，大有神效。

獭肝一具，竹刀切片，蒸炒为末

每服二钱，白汤下。

**小红丸** 下诸般痨虫从大便出，黄白者可治，青黑者不治。

真牛黄一钱 真阿魏一钱 南木香五钱 真雷丸五钱 鸡肫皮用线鸡②肫皮，洗净焙干，二钱

上为末，用大黄一两，用前末七钱，炼蜜为丸，如黍米大，先服黑虎丹，次日五更以白糖水吞四五十丸。黑虎丹方见三字丹，即前末七钱，用使君子肉二两，以飞罗面作丸，第三日服后方化积丸。

**化积丸** 治诸般虫积。

大黄五两半 槟榔三两 黑丑头末，三两五钱

---

① 铁华粉：为铁与醋酸作用后生成的锈末。

② 线鸡：指阉割过的鸡。

上为末，面糊作丸，每服三钱，白汤下，以虫下为验。如无虫，越三日再服黑虎丹，如前法加芦荟、使君，又名消疳丸。

**芦荟丸** 治疳热消肌，潮热夜热，饮食少思，口干作渴，或肝火热积，口舌生疮，牙根溃烂等候。

芦荟　胡黄连　黄连炒焦　木香　白芜荑炒　青皮各五钱　当归　茯苓　陈皮各两半　甘草七钱

为末，米糊丸，桐子大，每服七八十丸，米汤下。

**胰楞丸** 治痃癖、痞积肠覃等症，积之结于肠外募原者，宜与此丸疗之。

瓦楞子　海石各一两。二味先浸净烘燥，同芒硝五钱煮半日，醋煅　红曲　酒曲各七钱　半夏曲五钱　鸡内金十付，洗炙　延胡　猪胰三个，蒸捣

为末，熬糯米浓汁杵丸，如桐子大，每服一钱五分，渐加至三钱，空心米饮下。若治石瘕，加斑蝥四个米炒。服是丸，当间服芎归六君子汤尤妙。

**百顺丸** 治一切阳邪积滞。凡气虫食诸积，及伤寒寒热等症，邪暴结者宜此。

川大黄取锦纹者，一斤　牙皂角一两六钱，微炒黄色

为末，汤浸蒸饼打丸，绿豆大，每用一钱或二三钱，酌宜汤引送下。气宜木香，血宜归尾，食宜神曲，虫宜使君子，痰宜卜子等药。

**备急丸** 治胃中停滞，心腹锥痛。凡服满结气不通，及暴中寒邪，中恶客忤，昏噤卒死，皆可先用此。

巴霜　大黄　干姜俱等分

为末，和匀炼蜜为丸，捣如泥丸，如小豆，温水吞下一丸。气实者，可加一二丸；卒死气未绝口噤者，折牙灌之，孕妇忌服。

**温白丸** 治心腹积聚，癥瘕痞块，大如杯碗，胀满呕吐，胸下坚结，攻痛上下。此丸治三十六种遁尸疰忤，十种水病及风症顽麻，腹中一切诸滞，但服此药无不验。

川乌制，二两　皂角去皮、弦　吴萸汤泡浸，炒　石菖蒲　柴胡　桔梗

厚朴姜制　紫菀　人参　黄连去芦[1]　茯苓　干姜炒　肉桂　川椒去目，炒　巴霜去油，五钱

　　为末，搅炼蜜捣千杵，丸如桐子大，每服三丸，淡姜汤下。此方与海藏万病紫菀丸同，但彼多羌活、独活、防风三味，止用巴霜三钱，而群药加倍，随症用引，与此为异耳。

　　洁古治五积　肝积肥气，以此加柴胡、川芎；心积伏梁，加菖蒲、黄连、桃仁；脾积痞气，加吴茱萸、干姜；肺积息奔，倍人参、紫菀；肾积奔豚，加丁香、茯苓、远志肉。

　　**泻青丸**　治肝火郁结，用此升降上下以分清。

　　羌活　防风　当归　川芎　栀子　龙胆　大黄

　　上末蜜丸，每服一二钱，白汤下。

　　**香连丸**　治热泻痢疾，赤白脓血，湿热侵脾，里急后重。

　　黄连十两　吴茱萸五两。将连切如豆大，用水少润，和吴萸拌匀，隔水蒸一日，去吴萸用　木香制连两许，用木香三五分

　　为末，醋糊丸，桐子大，每服五七十丸，食前米饮下。

　　**槐角丸**　治肠风下血，及脾胃虚而不调，粪后带红，脱肛等症。

　　槐角四两　侧柏叶炒　荆芥炒　白术炒。各二两　枳壳　黄芩　地榆　当归　防风各一两

　　米糊丸，米汤下三钱。

　　**猪脏丸**　治下血日久、多食易饥，或肠风便血，但腹不痛、里不急者，宜此清之。

　　黄连二两，炒末　嫩猪肠尺余。将连末填灌，两头扎紧，煮烂捣

　　上以炒米粉收捣作丸，桐子大，每服三五十丸，米饮下。

　　**术连丸**　治肝火侵中，嗳酸嘈杂。

　　白术土炒，四两　黄连吴茱萸汤浸，炒，一两

　　为末，神曲糊作丸，每服五六十丸，姜汤下。

　　**聚金丸**　治酒毒留肠，蓄热下血。

　　黄芩酒炒　防风各二两　黄连四两，半生晒，半酒炒

---

①芦：原脱，据《外台秘要》卷十二补。

为末，醋糊丸，如梧子大，每服五七十丸，空心米饮下。

**脏连丸** 治远年近日肠风脏毒下血。

黄连八两，炒 槐米二两，炒 防风 枳壳 粉草 香附 木香各五钱
牙皂三钱，烧 槐角

上为末，用猪大肠二尺填灌药末，两头扎好，用水二大碗，和肠置砂锅内，缓火煮极烂，捣如泥，用陈仓米粉拌杵收丸，每服五七十丸，米饮下。忌食煎炙、生冷之物。

**四生丸** 治吐血、衄血、血热妄行。

生荷叶 生艾叶 侧柏叶 生地黄各等分

捣烂，丸如鸡子大，每用一丸水煎去渣服。

**栀附丸** 治疝痛，攻冲胸胁，呕吐不止。

栀子炒 附子制

等分为末，米糊作丸，每服一钱五分，茴香、木香汤下。

**滋肾丸** 治肝火逆而不降，小便不利。

肉桂二钱 黄柏 知母各一两

为末，蜜丸如桐子大，每服一钱五分开水下。

**橘核丸** 治湿水癫疝，顽麻胀痛。

橘核 昆布 桃仁 海藻 川楝子 海带各二两 桂心 厚朴 枳实
延胡 木通 木香各五钱

为末，酒糊作丸，盐汤或酒下。

**七香丸**即七香散 治脾胃虚冷，心膈噎塞，渐成隔气，及脾泄泻利，反胃呕吐。

香附二两 麦芽一两 砂仁 藿香 官桂 甘草 陈皮各二两 丁香
三两五钱，另研极细 甘松 乌药各六钱五分

为末，蜜丸如弹子大，每服一丸，嚼碎，盐汤或温酒下，忌生冷油腻。

**沉珀丸**即沉香虎珀丸也 治水肿及一切小便不通难治之症。

沉香 郁李仁去皮 葶苈炒。各半两 琥珀 杏仁去皮尖 苏叶 赤茯苓 泽泻各五钱 橘红 防己各七钱半

为末，蜜丸，桐子大，麝香为衣，每服二十五丸，渐加至五十丸，空心人参汤下。

**丹蒜丸**　治疟疾多痰，及胃脘疼痛等候。

独蒜去衣，五十个，捣烂　黄丹炒研飞过

二味和匀，作丸如芡实大，每服一丸，用淡醋汤调下，宜端午日合。

**黄卷丸**　治水气为病，小便不利，通身浮肿。

大豆黄卷一升，炒，勿令焦

为末，水法为丸，每早晚服二钱，开水下，食淡为妙。

**乌沉丸**　治气逆攻疼，或便血不止。

乌药一两　炙草一两　香附醋炒，四两　沉香五钱

上为末，每服二钱，食前淡盐汤下。

**川楝丸**　治奔豚，小腹痛，神效。

川楝子　茴香各二两　附子一两

三味用酒一升，煮尽为度，焙晒干炒为末，每药末一两，用延胡半两、全蝎十八个、丁香十六粒，别为末，与前末和匀，酒糊丸，梧子大，每服五十丸，温酒下。痛甚者，当归煎汤下。

**芦巴丸**　治小肠气、蟠肠气、奔豚、疝气、偏坠阴肿，小腹有形如卵、上下来去、痛不可忍，或流结攻刺吐呕。

芦巴一斤　川乌泡，去皮　巴戟各六两　川楝十八两　茴香二十两　吴茱萸十两，汤浸七次，炒

炒磨为末，酒糊丸，如桐子大，每服十五丸，空心酒下。

**通真丸**　治瘀停血积，妇可通经，男可活血。

大黄末醋煮　桃仁研。各四两　益元散四两　干漆二两，瓦上焙令烟尽　牛膝生用，二两

为末，醋糊丸，每服五六十丸，丹参汤下。

**闭管丸**　治肠风，内痔脓血成管不愈。此系外症无他疾者宜之。

胡连一两　石决明　山甲炙黄　槐米各五钱　晚蚕茧二十

为末，蜜丸，桐子大，每日食前服一钱，米饮下。管不愈者，久服必效。服后脓水多，正药效也。外贴长拔膏。

**四斤丸** 治肝肾气血不足，足膝酸痛，步履不遂等症，或感风寒湿三气之毒，以致脚气者最宜。

木瓜去穰 苁蓉煮 牛膝各四两 虎胫一对，酥炙 川乌泡，去皮 天麻各一两 乳香 没药各五钱。去油

为末，将木瓜、苁蓉捣膏入末，加酒搋为丸，桐子大，每服六七十丸，空心时温酒或盐汤送下。一方加熟地、菟丝、鹿茸、五味，无乳、没、胫、乌四味，治同。

**固精丸** 治肾虚有火，梦遗，精滑，心神不安。

黄柏酒炒 知母炒。各一两 牡蛎煅 龙骨煅 莲蕊 芡实 萸肉 远志甘草水炒 茯苓各三钱

为末，山药糊作丸，每服五十丸，空心温酒下。

**牛脑丸** 治脑鸣眩晕，髓枯精涸。

熟地四两 杞子 萸肉 山药各二两 鹿胶 菟丝各两半 龙齿一两 牛脑一个，蒸 黄芪二两

为末，先将前地黄和牛脑捣烂，入末为丸，每服六七十丸，空心白汤下。

**荠苨丸** 治强中为病，茎长兴盛，不交精溢。此由劳欲过甚，多为消渴痈疽，或由服食丹砂之故，宜与此。

荠苨 大豆去皮 茯神 磁石煅，研细 玄参 钗斛 沉香磨 人参各五钱

为末，用猪肾一具，如食法煮，杵烂和蜜为丸，每服六七十丸，空心淡盐汤下。

**猪肚丸** 治小便频数。

莲子一斤 猪肚一具，同莲煮一日，将莲剥去心、衣，焙炒为末，肚捣烂 茴香 故纸 川楝 母丁香各一两

上为末，蜜丸，桐子大，每服五十丸，空心温酒下。

**斑龙丸** 补精神，除百病，养气血，益百损。老年虚人，常服延年。

鹿胶 鹿解霜 柏子仁 菟丝制 熟地各八两 茯苓 补骨脂各四两

先将鹿胶溶化，量入无灰酒，打糊为丸，如桐子大，每早晚服

六七十丸，盐汤或酒任下。

**蛤蚧丸** 治肺有邪气，胸有积血，作痛失音，并治久咳喑哑。

蛤蚧一对，去头足，刷洗，乳酥炙　诃子煨，去核　真阿胶　生地　麦冬　细辛去毛　炙草各五钱

为末，蜜丸，如芡实大，每食后含化一丸。

**枣矾丸** 治食劳成疸，身目皆黄者宜此。

皂矾炒红，醋淬七次

为末，枣肉捣丸，每服二十丸，食后姜汤下。

**三仁丸** 治大肠有热，津液涸竭，大便涩。

柏子仁　松子仁　火麻仁各一两

上研匀，用黄蜡半两，熔化和丸，如桐子大，每服二十丸，食前米饮下，效迟加数服之。

**青娥丸** 治肾虚腰痛，益精助阳，乌须，壮脚力，下虚之症，用此吞送神效。

故纸四两　杜仲八两　核桃肉十两

共末，炼蜜为丸，每服三钱白汤下。此方巴戟、茴香、苁蓉等，皆可加入。

**补阴丸**即虎潜丸　治精血不足，筋骨痿弱，及骨蒸劳热。

熟地二两　黄柏　知母　当归各三两　虎胫骨一对　陈皮一两五钱　龟板四两　白芍　锁阳　牛膝各二两　羯[①]羊肉八两

为末，酒煮羊肉捣烂，入炼蜜作丸，每服五六十丸，温酒送下。

**圣术丸** 治中虚食减，牙长出口。

白术一斤

为末，米糊作丸，如桐子大，每服三钱，开水送下。

**茯菟丸** 治思虑太过，心肾虚损，真阳不固，尿有余沥，或小便白浊，梦遗精泄等症。

菟丝五两　茯苓三两　石莲肉二两

酒糊丸，桐子大，每服三五十丸，开水下。

---

① 羯（jié 节）：指骟过的公羊。

**巩堤丸** 治膀胱不藏，水泉不止，凡命门火衰，小便不禁等症。

熟地二两 菟丝酒煮，二两 白术二两 五味子 益智仁 故纸 附子 茯苓 韭子各一两

上为末，山药糊作丸，如桐子大，每服百余丸，空心滚汤或温酒下。如兼气虚，必加人参一二两更妙。

**玉关丸** 治肠风、血脱、崩漏、带浊，诸药不效者由此丸兼煎药治之。并治泻痢滑泄不止。

白面炒熟，四两 枯矾二两 文蛤 诃子各二两 五味一两

上为末，和熟汤作丸，如桐子大，以温补脾胃等药，随症加减，煎汤送下或人参汤亦可。如血热妄行者，须以凉药煎汤送下。

**断红丸** 治下血日久，经虚隧滑，气陷不能摄血者宜之。

侧柏叶炒 川续断酒炒 鹿茸火上去毛，乳酥涂炙，切片 附子制 阿胶蛤粉炒 黄芪炙 当归各一两 枯矾三五钱

上为末，醋气蒸透，米糊作丸桐子大，每服六七十丸，米饮下。

**缩泉丸** 治脬气不足，小便频多。

乌药 益智等分

共末，山药糊为丸，每服五十丸，空心米饮下。

**肾气丸** 凡六味、八味皆名肾气丸，此方乃丹溪治诸疝痛。

小茴香 破故纸 吴茱萸各五钱。盐水泡炒 芦巴七钱五分 木香二钱五分

上共末，萝卜汁作丸，如桐子大，淡盐汤下五十丸。

**都气丸** 治肾气不足，气浮气急，不得归根。

即六味丸加五味子二两是也。

**七味丸** 治阴虚火不归根，及吐衄因虚火者。

即六味丸加附子是也。

**大造丸** 治阴虚血热，能使耳目聪明，有返老还童之功，故名大造。尤宜心风失志，虚损水亏等症。

紫河车一具，头生者佳，米泔洗净，或炙干，或煮捣 黄柏一两五钱，盐酒炒 败龟板二两，酥炙 天冬一两 牛膝酒洗，一两 杜仲两半，酥炙 麦冬

一两二钱　熟地二两五钱。以砂仁六钱、茯苓二两许，贮稀绢袋中，酒煮七九次，去茯苓

上为末，或蜜，或米糊作丸，每服七八十丸，淡盐汤送下。遗滑带浊，加牡蛎；夏，加五味子七钱；妇人，加当归，去龟板。

**蓉参丸**　治气虚气滞，强脾胃进饮食，涩精气，暖丹田，聚精神，止泻利，愈肝胃心脾诸痛，起痿，种子续嗣。

鸦片取净膏　人参三钱　肉桂钱半　沉香钱半　枸杞三钱

上为末，以鸦片泥五两，煎净膏和研作丸，如绿豆大，每晨晚开水送下一丸。方中鸦片乃外方之物，有反化之妙，闽粤多藉以恣欲，故为禁物，且被李氏误评，又煎炼甚难，人罕用之，然其功不可没也又名鸦参丸。

**虎潜丸**

即前补阴丸是也。

**续断丸**　治风寒湿三气为病，筋挛骨痛。

续断　萆薢　牛膝　木瓜　杜仲各二两

为末，蜜丸，每服三钱，食远温酒送下。

**温脏丸**　治虫积既逐复生，多由脏气虚寒，宜此杜其源。

人参随宜　白术　茯苓　当归各四两　白芍　川椒　榧实　使君子　槟榔各二两　台姜　吴茱萸各一两

脏寒，加附子一二两；脏热，加黄连一二两。

上为末，神曲糊作丸，每早晚服三四钱，白汤下。

**宁志丸**　治心风癫痫。

朱砂一两　人参　茯苓　当归　石菖蒲　乳香另研　枣仁各五钱　豮①猪心一个，将朱砂填孔窍空处，用无灰酒煮干，取朱砂另研，将猪心薄切入沙盆内，烂研如膏

上为末子，先入猪心膏内拌匀，以红枣四两，煮去皮核，捣烂作丸，朱砂为衣，每服五七十丸，或参汤或米饮送下。

**定志丸**　补心神，安魂魄，定志除痰。

人参一两　石菖蒲　茯神　远志各一两　麦冬　白术各五钱　朱砂

---

①豮（fén 坟）：阉割。

牛黄各一钱，研

为末，蜜丸，朱砂为衣，每服五十丸，米饮下。

**安神丸** 治热渴心闷，脉实，颊赤，口燥。

麦冬 马牙硝 白茯苓 寒水石 山药 甘草各五钱 朱砂一两 龙脑一字

为末，蜜丸如芡实大，每服一丸，砂糖水化下。

**左归丸** 治真阴不足，营卫失养，渐至衰弱；或虚热往来，自汗盗汗；或神不守舍，血不归原；或精不化气，气虚昏晕，眼花耳聋；或口燥舌干，腰酸腿软。凡精髓内伤津液枯极等症，速宜用此以培元阴。

熟地八两 山药 萸肉 枸杞各四两 菟丝 鹿胶 龟胶各四两 牛膝三两

为末，蜜丸，如桐子大，每食前，白汤送下百丸。如真阴失守，虚火上炎者，本方去枸杞、鹿胶，加女贞子、麦冬各三两；如火烁肺金，干枯多嗽者，再加百合三两；夜热骨蒸，加骨皮；小水不利，加茯苓各三两；大便燥结，去菟丝，加苁蓉；气虚食减，加人参各三两；血虚血滞，加当归；腰膝酸疼，加杜仲；若脏平无火，当去龟胶，加故纸、胡桃、莲肉等，皆可加入，此元阴不足之剂，故曰左归。

**右归丸** 治元阳不足，先天禀衰，或劳伤过度，以致命门火衰，不能生土，而脾胃虚寒，饮食减少，或呕恶膨胀，或反胃噎膈，或怯寒而脐腹多痛，或多泄而小便自遗，或阴邪凝闭，肢节痹疼，或寒湿下留而水多浮肿，如遗淋寒疝，阳衰无子。凡元阳不足，诸症悉宜，此方以培命火为主。

熟地八两 山药 萸肉 枸杞各四两 鹿胶 菟丝 杜仲各三两 肉桂 附子各二两，可加至四两 当归二两，便溏者勿用

为末，蜜丸，如桐子大，每日用开水吞下百丸。若命门火衰，元阳久虚者，必加人参三四两，则捷效；如阳虚精滑，带浊便溏者，加故纸；脾肾虚泻，加五味子、肉果霜；呕恶食减，加干姜；腹胁时痛，加吴萸；腰膝酸痛，加胡桃；阴虚阳痿，加苁蓉、巴戟、淫羊藿及紫河车，蛤蚧、故纸、狗脊等皆可加用，则元气自复而元阳自壮矣。此补命门峻剂，故曰

右归。

**坎离丸** 治劳心伤神，纵欲伤肾，真阴枯竭，心肾不交，渐成劳瘵，急与此方调治，得养心节欲自起。

熟地　生地　柏子仁　枸杞各二两　茯神　枣仁　当归　麦冬　天冬　萸肉　山药　黄柏　知母各一两　龙齿　败龟板　石菖蒲　远志　人参　五味子各五钱

为末，勿犯铁器，蜜丸桐子大，每早晚，未饭时服百丸，或开水，或盐汤送下。

**全鹿丸** 此方能补诸虚，百损五劳七伤，功效不能尽述，制一料服之可以延年一纪，其法须四人共制，一鹿分服之，四年则每人得一全鹿。若一人独制全料，则药多日久，恐致变坏而药力不效矣。

中鹿一只，缚杀之，退去毛，将肚杂洗净，同鹿肉加酒煮熟，肉横切焙干为末，取皮同肚杂仍入原汤熬膏，和药末、肉末，加炼蜜，和捣为丸其骨须炙，以酥为末，同入之。

人参焙　白术炒　茯苓乳拌蒸炒　炙草　当归　川芎　生地俱酒炒　熟地　黄芪蜜炙　天冬　麦冬　枸杞炒　杜仲盐水炒　牛膝酒拌蒸　山药炒　芡实炒　菟丝制炒　五味子炒　锁阳酒拌蒸　肉苁蓉　故纸酒炒　巴戟肉　胡芦巴　川断　覆盆子　楮实酒炒　秋石研　陈皮各一斤　川椒去目，炒　小茴炒　沉香镑研　青盐各半斤

先须精制诸药为末，和匀一处，候鹿胶成，就和捣作丸，梧桐子大，焙干，用生黄绢作小袋五十条，每条约贮一斤，悬于透风处，用尽一袋又取一袋。阴湿天须用火烘一二次为妙，每服八九十丸，空心临卧，姜汤、盐汤、白滚汤任下，冬月用温酒下亦可。

**磁朱丸** 治火动怔忡，耳鸣悸眩。

活磁石醋淬　朱砂研，水飞

**乌鸡丸** 男妇阴虚不足，精气不固，胃气渐减，或夜热而无寒，热咳嗽者，宜此方。

熟地　山药　萸肉　白术　当归　枣肉　柿饼　莲肉各四两　黄芪　鹿胶　狗脊　杜仲　枸杞　莲须　阿胶　香附　川芎各二两　乌药两半

乌骨鸡二斤余者，干去毛杂

先以诸药作末，将鸡用竹刀破腹去杂肠，二肝破洗仍填腹内，又用药末填满缚好，以酒和鸡入钵内慢火煮干，取出剔骨煅研，将鸡先捣烂，后入诸药及骨末，加炼蜜作丸，每早晚服四五钱，白汤下。

**又方**唐氏　症治同上而夜热已甚者。

人参　生地　熟地　青蒿子　香附制　鳖甲各三两　白术　枣仁去壳　枸杞　麦冬　茯苓　骨皮去骨　丹皮　白芍各二两　归身二两五钱　川芎　甘草各一两

先将诸药制讫，乃择丝毛乌骨白公鸡一只，约斤许者，扑倒去毛秒、头足、肠杂不用，将鸡切作四块，先以鳖甲铺铜锅底，次入杂药，以免焦腐，渐渐加童便约至斗许，煮极烂捞起晒干为末，将鳖甲与剔出鸡骨，俱以原汁醮炙，至干为末，同前药炼蜜为丸，如桐子大，每空心用清汤送下百余丸。

**已寒丸**　治脏腑虚寒，心腹疼痛，肠鸣泄泻，自利自汗，米谷不化，手足厥冷，阴盛阳衰等症。

荜茇　肉桂各四两　干姜　良姜各六两

上为末，水煮面糊为丸，每服二三十丸，食前米饮下。

**半硫丸**　治年高冷秘、虚秘及疹癖冷气。《简易》曰此润剂也。

半夏汤泡七次焙干为末　硫黄明净者，研极细，用柳木槌子杀过

等分为末，生姜汁打糊为丸，每服三五十丸，温酒送下。

**补天丸**　治男妇虚损劳伤，形体羸乏，腰背疼痛，遗精带浊。

紫河车初胎者一具，米泔洗净，入砂锅内，用水一碗煮沸，候冷取起，放小竹篮中，用纸审糊，烘干　黄柏蜜炒　知母乳炒　龟板酥炙，三两　熟地五两，煮　牛膝酒洗　苁蓉酒洗　麦冬　山药　虎胫骨酥炙　茯神各两半　杜仲　首乌　人参　白芍　生地　天冬　当归　五味各三两　枸杞二两　冬加干姜

上为末，猪脊髓三条蒸熟，同炼蜜捣和为丸，每服七八十丸，空心淡盐汤下。

**左经圆**　治右瘫左痪，拘挛强急，遍身酸痛，携步艰难，或跌仆挫闪，外伤内损者。

黑豆一升，同斑螯二十一枚，去头足，同煮，豆胀为度，取起晒干，去螯　川乌二两　乳香一两　没药一两五钱　草乌四两

为末，醋糊丸如桐子大，每服三十丸，温酒下。

## 膏

**改容膏**　治口眼歪斜。

石灰醋炒红

再入醋熬如膏，左歪涂左，右歪涂右。

**金露膏**　治赤目肿痛，翳障诸候。

天竺黄择辛香者　海螵蛸不必浸洗，研　硼砂各一两　朱砂飞　炉甘石片子者佳，童便浸煅七次，飞。各八钱

为细末，瓷瓶收贮，用时取数分，入冰片，研匀和茶清点之。若治内外眦障，取一钱加珍珠八厘，胆矾三厘，研匀点之珍珠须置豆腐中蒸过；烂弦风眼，每钱加铜绿、飞丹各八厘；赤眼肿痛，加乳、没。

**草花膏**　治目赤肿痛。

羊胆一具　蜂蜜二钱

蜜入胆内搅匀，点两眼角，或研冰片一分加入。

**琼玉膏**　治酒劳干咳，或嗜酒久嗽。

人参十二两　茯苓十五两　白蜜五斤，熬去沫　琥珀　沉香各五钱　鲜生地十斤，用石臼杵取自然汁

先将地黄汁同蜜熬掠，过后将参、茯、沉、珀为细末，和蜜汁搅匀，用瓶盛贮，箸纸重重扎口，隔水煮三昼夜，宜用长流水桑柴火煮过，用黄蜡封扎瓶口，悬井中半日出火，再煮半日出水气，每二三匙清汤化服，制时勿令妇人、鸡、犬见。

**二①美膏**　治阴虚火炎，咳嗽颧红，骨蒸夜热。

生地　熟地　沙参　玄参　知母　贝母　丹皮　骨皮　天冬　麦冬杏仁　枣仁各等分

上药熬汁三次，滤去渣，熬膏将成，加白蜜四两为膏，以米仁末收之，不时挑二三匙含化或点汤服。

---

①二：原作"一"，据目录改。

**清金膏** 治久嗽痰喘，经年不瘥。

天冬<sub>八两</sub> 麦冬 杏仁 半夏<sub>制</sub> 贝母<sub>各四两</sub>

上水熬二次，去渣，再熬至碗余，入葛粉四两，白蜜一斤搅匀，重汤煮，一日成膏，取出频服二三匙。

**猪脂膏** 经曰：痈发于嗌中，名曰猛疽，不治。化为脓，脓不泻，塞咽，半日死。脓泻者，服豕膏冷食，三日自已。

猪板油<sub>炼净服之</sub>

万氏加白蜜对熬，治老年痰嗽肠燥。

**五汁膏** 治痰火咳嗽，燥结咯艰。

梨汁 藕汁 萝卜汁 荸荠汁 姜汁

上取自然汁各一钟，或入人乳、白蜜各钟许，熬膏，不时挑服二三匙。

**霞天膏** 治脏腑沉痼痰积。

黄牛肉<sub>熬膏</sub> 制半夏<sub>为末收之，燥则成曲。有加入南星、荞麦、牙皂者，有合六神曲者</sub>

上入蜜搅熬，重汤煮，三炷香即成膏矣，不时挑服。

**清宁膏** 治肺受火刑，咳嗽暗烁。

即清金膏加桔梗、甘草、诃子、北沙参同等分，加桑皮、牛蒡子为使，熬膏法同上。

**三圣膏** 此膏药也。贴积聚诸痞。

石灰<sub>十两</sub> 官桂<sub>五钱</sub> 大黄<sub>锦纹者，一两，为末</sub>

上将石灰细筛炒红，以醋熬成膏，入桂黄二末搅匀，瓷瓶收贮，以柿漆纸或布摊贴患处。

**五香膏** 治气聚块疼，并一切无名肿毒。

槐枝 柽枝 桃枝 桑枝 柳枝<sub>各二两</sub>

用麻油一斤熬枝，色枯黑滤净，以水飞净，黄丹八两收之，膏成复加入丁香三钱、乳香三钱、木香三钱、麝香三钱、没药三钱，各研细末搅匀，须软硬得中为度，如块结痛痞及一切诸疮无不应效。

**化铁膏** 治积块久不愈者。

肥皂　姜各四两　葱半斤　独蒜半斤　皮硝半斤化水　大黄末四两

先将肥皂熬膏，入硝水再熬，次入葱蒜生姜熬至三炷香，取出绞滤去渣，后入大黄末搅匀膏成。另以醋炒飞萝面黑色，再入醋，并前膏一处，熬极匀，收贮瓷器，用纸布摊贴积块上，神效。

**阿魏膏**　贴一切痞块。

羌活　独活　白芷　天麻　生地　玄参　红花　赤芍　官桂　川甲　两头尖　大黄各五钱　木鳖去壳，十枚　槐枝　桃枝　柳枝各五钱　乱发一团

用麻油二斤四两，煎药滤渣，净入发再熬，发化复滤渣净，入黄丹煎收，软硬得中，然复入细药搅匀。

阿魏　芒硝　苏合油　乳香　没药各五钱　麝香三钱

凡贴膏药，先用朴硝于患处铺半指厚，以纸盖其上，用熨斗熨之。若属肝积，再加芦荟末，硝耗再熨，随后贴之。

**蓼子膏**　贴一切痞块。

水红花子一碗，用水三碗，以桑柴文武火熬成膏，量痞大小，用纸布摊贴，仍将膏用酒调服。

**蟾酥膏**　治风蛀一切诸牙疼痛。

蟾酥少许　巴豆一粒去油　杏仁去皮烧焦

上共研如泥，以绵裹如粟米大，若蛀牙塞入蛀孔，风牙寒牙贴之，吐涎即愈。

**三七膏**　治蛇咬伤。

土三七捣膏，先用童便洗净伤处，然后敷之。

# 丹

**伏虎丹**　治左瘫右痪。

生地　蔓荆子　僵蚕各二钱半　灵脂去皮，五钱　踯躅花　南星　白胶香　草乌泡炙，一钱

上末酒煮半夏末为丸，黄豆大，酒吞一丸，日二服。

**愈风丹**　治三阴亏损，内袭风邪，肢体麻木，手足不仁。

当归　熟地　生地各一斤　羌活十四两　杜仲七两　天麻　萆薢　牛

膝　玄参各六两　独活五两　肉桂三两

　　蜜丸，每温酒下五七十丸。

　　**活络丹**　治中风，手足不用，久不愈，经络中有湿痰死血者。

　　川乌　草乌俱泡去皮　胆星各六两　地龙去土，焙干　乳香　没药俱去油。各二两二钱

　　蜜丸，桐子大，每服十五丸，渐加至三十丸，温酒送下。

　　**换骨丹**　治风痹并鹤膝风。

　　虎骨　防风　牛膝　当归　羌活　独活　败龟板　秦艽　蚕砂　萆薢　松节　枸杞各一两半　茄根二两

　　酒糊丸，或酒浸，或为散俱可。

　　**控涎丹**　凡胸背、手足、腰膝牵钓疼痛，或走注攻疼吐逆，或痛不可当，手足冷痹，气脉不通，皆痰涎凝闭所致，宜与此丹。

　　甘遂面裹煨　大戟　白芥子

　　等分为末，神曲糊作丸，如桐子大，每服五七丸至三十丸，白汤下，痰甚体实者谅加之。

　　**小胃丹**　治痰饮留滞膈胁，或膜缓成囊，不时攻疼吐逆，宜以此下之。

　　芫花一两五钱，醋拌透，瓷器瓦器炒，不住手搅，弗令焦　甘遂面裹煨，长流水浸七日，煮晒干　大黄湿纸裹煨，勿焦，焙干，再以酒炒。各一两半　大戟长流水煮一时，晒干用，五钱　黄柏炒，三两

　　白术膏为丸，如芡子大，临卧津咽或白汤下二三十丸，欲利者空心服一方加木香、槟榔各五钱。

　　**吴仙丹**　治头痛背寒呕酸不食或胸膈闷痛。

　　吴茱萸浸泡去黄水七次　白茯苓切，同吴萸拌匀

　　上等分制炒为末，蜜丸白汤下一二钱。

　　**矾倍丹**　治汗多不止并脐淋之候。

　　白矾　五倍子

　　等分为末，米糊作丸，或填贴脐中，或吞服亦可。

　　**蛤苓丹**　治遗精白浊，久不能止者。

茯苓　车前子　文蛤　白莲蕊

等分为末，糯米糊作丸，每服二三钱，空心开水下。

**炼雄丹**　治疟疾、痢疾、暑湿诸候。

雄黄一斤，水煮七次　菖蒲一两六钱

为末，水法，每服五分，白汤下，端午日修合尤佳。

**遇仙丹**　追虫逐积消痞，利痰除水肿满胀。

黑丑头末　槟榔各一斤　大黄半斤　三棱四两　莪术四两，醋炒　木香二两

上为末，用皂角去子杵碎，煎浓汁去渣，面糊为丸，每服四五十丸，量人加减，五更温茶下，积既下，白粥补之，后与调补。

**黑虎丹**　治诸般痨虫，从大便出其虫，黄白者可治，青黑者难治。

牛黄一钱　阿魏一钱　南木香五钱　雷丸五钱　线鸡肫皮洗净焙干，二钱　使君子四两，研末

为极细末，飞箩面①打糊作丸，桐子大，每服二钱，五更砂糖水下，次日五更宜服小红丸，又次日五更宜化积丸，俱用糖汤下二方俱见前。

**通隧丹**　治败精阻经隧，以致前后不通。

川楝　茴香　川甲　牙皂炭　冬葵子等分　甘草梢减半　黑丑加倍

为末，蜜丸，如桐子大，每服一二钱，开水下。

**北枣丹**　治走马牙疳神效。

北枣一个，入信一厘，去核烧存性，研末，每用些少敷患处

**归神丹**　治五痫，诸风痰壅惊悸，神不守舍。

人参　当归　枣仁　茯苓各二两　朱砂　琥珀　远志姜汤制　龙齿各一两　全蝎　金箔各十二张

为末，酒糊作丸，每饮食之先用五十丸，麦冬汤下。

**玉真丹**　治跌损刀伤，经风昏绝，垂死者神效。

南星酒浸三宿　防风

等分为末，酒糊丸，每二钱，酒调下，昏闷欲死者，童便调灌，亦可敷疮口。又名定风散，南星生用治犬伤。

---

①飞箩面：指加工得很细的面粉。古代面粉加工用箩子筛，能飞散的面粉最细。

**玉枢丹** 即太乙紫金锭也。治时感惊痫诸毒。

**玄精丹** 治肝肾不足，精血枯涸，凡虚损在真阴水火者宜此。

血余取少壮男女发，拣去黄白者，灰汤洗二三次，再以皂角四两煎汤洗净，以无油气为佳。将发扯开晒干，每发一斤用川椒四两，拣去梗核，于大锅内铺发一层，椒一层，和匀，将盖盖好，盐泥封固，慢火煅三炷香，退火待冷取出。宜于无风处研取四两　何首乌取赤白各半斤，净末　黑芝麻九蒸九晒，净末，八两　女贞酒制，四两　故纸净末，四两　生地八两，略炒　熟地八两，九蒸九晒，煮杵　旱莲草桑椹各熬膏，四两　胡桃肉　北枣各二两。去核煮　槐角四两，入牛胆内一日

为末，蜜丸，每服五七十丸，开水下。

**既济丹** 治诸虚百损，五劳七伤，滋肾水，降心火，温命门，培脾土，添精补髓，益气和血，润肌壮筋，聪耳明目，开心定志，强阴壮阳，久服则坎离相济，阴阳和平。

人参　鹿茸　黄肉　枸杞　黄芪　山药　巴戟　苁蓉　牛膝　杜仲茯神　生地　熟地　天冬　麦冬　菟丝　当归　柏子仁　枣仁各二两　菖蒲　远志　黄柏　知母　茴香　五味各一两

为末，蜜丸，每早晚服百丸，开水送下。

**镇心丹** 治心血不足，时或怔忡惊悸，夜多乱梦，恐怯健忘等症。

人参　龙齿各二两半　茯苓　茯神　麦冬　五味子各一两二钱半　车前远志　天冬　山药　熟地各一两半　朱砂一两五钱，为衣　枣仁一两

为末，蜜丸，桐子大，每服七八十丸，米饮下。一方有肉桂，一方有当归、柏子仁、石菖蒲。

**还少丹** 治心肾脾胃虚寒，食减遗浊，肢体羸瘦，倦怠，真阳亏损。

山药　黄肉　茯苓　苁蓉　巴戟　楮实　杜仲　茴香　石菖蒲　五味　远志　牛膝各一两　杞子　熟地各二两

为末，蜜丸，或枣肉为丸，每服三五十丸，淡盐汤下，日三服。肝有热者，加山栀；心气不宁，加麦冬；久服则精神健强，有返老还童之效。

此宝鉴所定方，考杨氏、薛氏分两俱别。

**黑锡丹** 治上盛下虚，真正头痛，肾水亏损，心火炎盛，及一切阴

寒下虚，妇人血海，久冷无子，赤白带下。

黑锡二两，去渣，炒为末　硫黄二两煮　肉桂五钱　附子　木香　沉香　茴香　阳起石水飞　芦巴酒炒　肉蔻面裹煨　金铃子蒸，去皮核

上药先将锡化开，入硫于内，研极细，再入诸药末研一日，至起黑光为度，酒糊作丸阴干，每服四十丸，空心姜汤下。

**金锁丹**　治梦泄遗精，关锁不固。

茴香　芦巴　白龙骨煅　故纸各一两　木香五钱　胡桃三十枚，研　羊肾三对，切开，用盐五钱擦，炙热杵膏

为末，二膏加酒蒸饼，丸如桐子，每服五十丸，盐汤下。

**正元丹**　治真气不足，遗精盗汗，目暗耳鸣，吸吸[①]短气，四肢瘦损。

故纸一两，酒浸　苁蓉酒洗　巴戟　芦巴各一斤　文蛤八两　茯苓六两　龙骨　朱砂各二两

为末，蜜丸，每服三十丸，空心温酒下。

**思仙丹**　治男子嗜欲太过，精血不固而多热。

莲须　芡实　石莲各十两　金樱子三斤，熬膏

为末，以金樱膏作丸，空心时盐水下三五十丸。

**固真丹**　治遗精久浊，精隧不固，或膀胱不约，小水频多。

菟丝　茯苓各四两　牡蛎煅　龙骨煅　桑螵蛸　白石脂飞　金樱去毛子　芡实　莲须各一两　五味子同上

为末，山药糊作丸，每晨晚服三钱，开水下。

**美髯丹**　治精气不足，羸弱无子，消渴淋沥，遗浊风痹，及疮疡等症。

何首乌取大者，赤白各一斤，用竹刀去皮切片，黑豆拌，九蒸九晒　白茯苓乳拌　杞子酒炒　菟丝子酒炒　牛膝酒浸，同首乌第七次上蒸起，蒸至九次。各八两　破故纸四两，黑芝麻拌炒

上为末，并忌铁器，蜜丸桐子大，每早晚服三四钱，或酒或淡盐汤下。

---

① 吸吸：指气息短少而不能接续状。

**至宝丹** 治热闭胸膈，邪留不出，昏谵妄乱，不省人事。

犀角镑 朱砂研，水飞 雄黄研，水飞 琥珀研 玳瑁镑。各一两 水安息香一两，无灰酒熬成膏，如无此，以旱安息香代之 牛黄五钱 麝香一钱 龙脑一钱 金箔 银箔各十五片

上为极细末，将安息香膏重汤煮，入诸药搅和为丸，作一百二十丸，外护以蜡丸，临服剖用，以参汤化下。

**复元丹** 治脾肾虚寒，发为水肿，肢体肿浮，胸腹胀满，目肿溺涩。

附子二两，炮 木香 茴香 川椒炒，出汗 厚朴 独活 白术 橘红 吴萸 桂心各一两 泽泻一两五钱 肉蔻 槟榔各五钱

为末，米糊作丸，每服五十丸，紫苏汤或白汤下。

**养真丹** 治四气袭肝，脚膝无力，或手足顽麻，半身不遂，遍身疼痛，及痛风脚气。

熟地 当归 川芎 白芍 羌活 天麻 菟丝 木瓜

为末，蜜丸，每服六七十丸，温酒下。

## 方

**游山方** 治胃脘心腹诸痛。

即前手拈散是也。

**简易方** 治下痢白脓，日百余行，汤药不效者。

白面炒热[①]揉筛

煮粥内一小杯，食之自瘥。

**又方** 治久痢赤白，症属肝脾者。

鸡子醋煮

空腹食之效。

**又方** 治久痢赤白，因于寒者。

干姜炮，不可成炭

为末，米饮调服一钱。

**又方** 治热毒血痢久不已。

当归 黄连各三钱 乌梅二枚

———

① 热：疑作"熟"。

水煎空心服。

**血淋方**　治血淋不止。

牛膝　黄柏　知母　泽泻各一两　麦冬　山栀各两半　生地二两

为末，粥丸，空心白汤下八十丸。

**敷疬方**　治疬风疼痒。

雄黄　硫黄　白矾　草乌　蛇床烧存性

等分，为末，蜜水调敷。

## 子

**红丸子**　治食疟积滞，痞嗳胀膨。

胡椒一两　阿魏一钱，醋　青皮三两　三棱醋煮　莪术各二两

为末，陈仓米蛀屑作糊，和阿魏捣丸，朱砂为衣，如绿豆大，每服五七十丸，姜汤下。

## 酒

**豨莶酒**　治诸风五痹。

豨莶以端午七日重九采煮，九蒸九晒，研为末用

约末三两，用陈酒一斤浸服，或重汤煮服。

**加皮酒**　治劳伤血风，男妇脚气，及骨节皮肤疼痛。

加皮八两　当归　牛膝　白芍　川断各二两　木瓜　远志各一两

用酒十斤和药，纳瓷瓶内，重汤煮三炷香，日服之。

**忍冬酒**　治痈毒，初起寒热，色赤未成形者。

忍冬花二两

酒煎服，连进二三服，得微利即消。如色白不赤，漫肿无头者，不可妄投。

**常山酒**　截疟神效。

常山三钱，烧酒炒透

以陈酒一盏，煎半盏，先时热服，偶作吐泻亦无害。

**归圆酒**　补气养血，宣畅百络。

黄芪炙，三两　当归二两　忍冬藤二两　甘草五钱　桂圆四两　川断一两　香附五钱

用酒五六斤和药，入瓷瓶内，重汤煮三炷香出火，日随饮。

## 法<sub>附杂方</sub>

**扑汗法**　治大汗不止。

龙骨　牡蛎　麻黄节

等分为末，以绢袋盛扑之。

**水灸法**　治男妇元虚不足，痨咳骨蒸，形瘦食减，肢节腰脚皆痛。

白凤仙<sub>和根捣，烘热后拌药末</sub>　麝香<sub>二钱</sub>　雄黄<sub>三钱</sub>　鸡子清

烧酒研匀，涂背上三炷香，灸七日，勿间断，宜子午时。

**蒸脐法**　治胸腹结痛不可忍，以此蒸之。

丁香　木香　茴香　肉桂<sub>各一钱</sub>　香附<sub>五钱</sub>

用半寸高毛竹圈一个，一头糊绢，圈内密排葱管，灌以药末，置脐上结痛等处，以荔核大艾圆灸之，令药气内通，则痛随已。

**灸痞法**　治有形痞显突形层郭廓之间者，宜此法。

荞麦面　南星末　丁香　红曲　香附

等分为末，用竹圈填药于内，上薄盖以盐，用艾绒拌麝少许作艾圆如桂圆大，置痞上灸二七壮，未消日灸之，痞大用面圈填药，多作艾炷灸之。

**鸡矢醴**　治内滞实热鼓胀。

鸡矢白<sub>晒燥，三合</sub>

用无灰酒三盏煎一盏，热服得利即消，否则再服。如虚胀无积滞者，禁服。

**硫黄兜**　治鼓胀神效。

制硫法宜用莱菔、豆腐、甘草、黑大豆等。

硫黄<sub>水煮七次，去臭气白色用</sub>　巴霜<sub>一两，去油净</sub>　轻粉<sub>一两</sub>

为细末，用棉布二幅，量腹大小作夹肚兜一个，先以绵衬①之，筛药于上，令匀，再绷绵盖覆，用针密行之，系腹上，则气泄劲水走滞自通。宜戒咸味。

**西瓜蒜**　治水气胀满浮肿候。

---

① 衬：原作"襟"，据文义改。

西瓜一个，切去盖，纳大独蒜五十枚，黄泥和涂围，火煅令赤，敲泥服之，则水泄气走而胀自愈，作三日服。

**冬瓜豆**　治水肿便闭。

大冬瓜一个，切盖去子

将赤豆填满，盖好和泥厚涂，火煅令透，烟将尽为度，俟冷敲泥，取出研末，每服三钱，车前木香汤下。

二方寻常食物，妙在取火土之力以为功。

**鸦片烟**　治膈气胀闷。

鸦片泥一块，水熬化，约一两，用水一大碗，用纸滤去泥，熬至半碗，以艾绒四两，丁香、沉香末各一钱，拌匀烘晒燥，用时置炉火病人前，烧艾少许，以筒吸之。

**麻苏粥**　治老人肠燥便难，及产后多汗燥结，阴虚风秘，脾约。

家苏子　大麻子各五钱　白米一合

煮粥食之便自利。

**二仁粥**　治脾肺燥涩，便难瘙痒。

柏子仁　松子仁　甜杏仁等分

糯白稻煮粥，日食之。

# 四字方

## 汤

**小续命汤**　治中风昏沉卒仆，身热无汗，指尖微厥，脉弦或数，气急声嘶，痰涎壅塞，或口眼㖞僻，或搐搦不遂，凡八风五痹之候，虚中挟邪之症，自古名医法从此出。

麻黄　桂枝　杏仁　甘草　防风　人参　附子　芍药　川芎　防己　黄芩　生姜

水煎，热服取汗。

**大秦艽汤**　治中风邪留血脉，声喑肢废，风邪袭虚者，用此养阴除邪。

熟地　当归　川芎　白芍　生地　羌活　独活　北细辛　白芷　甘

草　石膏　黄芩　茯苓　白术　防风　秦艽　生姜

水煎服此四物冲和二汤加味也。痞甚加枳实，热甚加知母。

**大防风汤**　治三阴亏损，外邪三气内侵诸候，凡邪结成痈，及附骨鹤膝，不问已溃未溃，宜先用此，并治痢后风，脚膝软痛，用此神效。

人参　白术　防风　羌活　杜仲　熟地各二钱　黄芪　白芍　牛膝
附子各一钱　官桂　甘草各五分　川芎一钱五分

加姜七片，水煎。一方有当归而无官桂。

**小降气汤**　治表邪汗咳，痰涎壅盛。

紫苏　乌药　白芍　陈皮各二钱　炙草五分

加枣、姜煎服。

**冬葵子汤**　治膀胱积热，腹胀溺痛涩，口燥舌干及太阳腑候。

冬葵子　猪苓　赤苓　枳实　瞿麦　车前　木通　黄芩　滑石　甘草

加姜水煎服。

**栀子仁汤**　治发躁潮热，狂谵面赤，咽痛。

栀子　赤芍　大青　知母各一钱　升麻　柴胡　黄芩　石膏　杏仁
甘草各二钱　豆豉百粒

水煎温服。

**乌鲤鱼汤**　治水气四肢浮肿。

乌鲤鱼一尾　赤小豆　桑白皮　白术　陈皮各三钱　葱白五茎
水四盏同煮，先吃鱼，后啜药，不可用盐酱。

## 饮

**大温中饮**　治正气内虚，或劳役之后，继感风寒，阴暑之邪，身虽壮热，时为恶寒，恶心吐泻，喜热怯寒，但六脉无力，或虚大不实。此元虚正不胜邪，非补托不可，服后燥热乃阳回作汗也。

人参　白术　熟地　当归　甘草　柴胡　麻黄　肉桂　干姜

水煎服。寒盛阳虚，加附子；头痛加白芷、川芎、细辛；气陷加升麻；如泄泻，减柴胡加细辛之类；此景岳邪从营解补托法也。

# 散

**伏龙肝散** 治阴症脱肛。

伏龙肝一两 鳖颈骨五钱 百药煎二钱五分

为末，每用一二钱，先煎紫苏汤，洗过再以清麻油调药敷之。

**又方** 治呕吐不止厥逆。

伏龙肝三钱 丁香十四粒 半夏制 姜炭各一钱 藿香五分

水煎服。

**地骨皮散** 治潮热夜热燥渴。

骨皮 茯苓 甘草 柴胡 半夏 人参 知母各一钱 生地四两

为末，每一两，水煎服。

**桑螵蛸散** 治便数遗精健忘。

桑螵蛸 人参 茯神 龙骨 龟板 远志 石菖蒲 当归

等分为末，临卧时服二钱，米饮下。

**密蒙花散** 治风邪攻注，眼目昏暗，多泪羞明，并暴赤痛翳障。

密蒙花 羌活 白蒺藜 石决明 木贼各一两 甘菊三两

为末，每服三钱，食后茶清调下。

**香佛手散** 治耳出血水诸症。

人牙煅过存性出火毒 麝香少许

为细末，用少许吹耳内，即干痘疮倒靥①者，服之即出。

**七星草散** 治诸般目疾，未②盲者无不效。

七星草生于松柏、冬青、鸡枫树上者为佳，余不选 活鲫鱼去鳞杂，将草置腹中

用无灰酒蒸食。

**海金沙散** 治膏淋。

海金沙 滑石各一两 甘草二钱五分

为末，每服二钱，灯草汤空心调下。

**牡丹皮散** 治肠痈腹满，痛时或下脓。

---

① 倒靥（yè 页）：病证名，指痘疮不能结痂。《证治准绳·幼科》："痘疮遍身溃烂，不结痂者，倒靥也。"靥，酒窝儿。

② 未：原作"末"，据文义改。

丹皮　茯苓　米仁　人参　天麻　黄芪　桃仁　白芷　当归　川芎
各一钱　肉桂　甘草炙。各五分　木香三分

水煎续服。

## 丸

**青州白丸**　治男妇手足瘫痪，风痰壅盛呕吐涎沫，及小儿惊风，妇人血风等症。

生半夏一两，水浸洗　生南星三两　白附子一两　生川乌五钱

上药俱生磨为末，盛绢袋中，用井花水三五碗，倾瓷盆，以绢袋入水，摆搅令末出，沉盆底撇去，宿水换新水，日日摆搅，更水以春五、夏三、秋七、冬十日为度，日足晒干，研极细，以糯米粥清为丸，如绿豆大，痰病者姜汤下二十丸，瘫痪者酒下，小儿惊痰薄荷汤下三五丸。

**青礞石丸**　治食积痰涎等症。

南星二两，切片用白矾五钱，泡水浸一二日晒干　半夏一两，汤泡切，皂角水浸透晒干　青礞石二两，槌碎，焰硝二两，用入砂瓶内，瓦片盖好，铁线扎定，盐泥封固晒干，火煅红，候冷取出　芒硝用萝卜煮，化去卜，令结霜后刮起，入腊月牛胆内风干者，其效尤捷　黄芩姜汁炒　茯苓　枳实各一两

为末，神曲糊作丸，桐子大，每服三五十丸，白汤下。

**又方**　治中虚痰滞之候。

半夏　白术　礞石各一两　黄芩五钱　茯苓　广皮各七钱半　风化硝二钱

为末，丸服如前法。

**苏合香丸**　治中风，卒暴气逆痰壅，心痛昏厥，鬼魅恶气，以此开之。

麝香　沉香　丁香　白檀香　香附　荜茇　白术　诃子煨，去皮　朱砂水飞　青木香　乌犀角各二两　安息香一两，另炮化，以无灰酒一升熬膏　薰陆香[①]　龙脑各一两　苏合油二两，入安息香膏内

上为细末，用安息膏和炼蜜作丸，每丸重一钱，蜡封尤妙，或姜汤或开水调服，小儿痰惊钩藤汤调半丸。

---

① 薰陆香：即乳香。

**乌贼骨丸** 治血枯经闭，及带下诸症。

乌贼骨八两 藘茹二两，即茜草也 麻雀卵百枚

为末捣丸，少入炼蜜，日服三四钱，米饮下。

**鹿角胶丸** 治气血亏损，腰足痿弱难动，久卧床褥者，神效。

角胶一斤 角霜 熟地 当归各四两 人参 牛膝 菟丝 茯苓各三两 白术 杜仲各一两 龟板酥炙 虎胫骨酥炙。各一两

为末，蜜丸，每服百丸，空心盐汤下。

**菟丝子丸** 治肾气虚损，五劳七伤，脚膝酸疼，面黎短气，目眩耳鸣，怔忡多汗，遗溺。

菟丝 鹿茸炙酥，去毛 泽泻 石龙芮①去土 桂心 附子各一两 熟地 石斛 茯苓 牛膝 萸肉 续断 防风 杜仲 苁蓉酒浸 补骨脂 巴戟 荜澄茄 沉香 茴香各七钱半 川芎 五味子 桑螵蛸 覆盆子各五钱

为末，酒煮面糊作丸，桐子大，每服三钱，淡盐汤下。

**禹余粮丸** 治十种水气，肢体浮肿，上气喘满，小便不利，症属气水，并皆治之。

蛇含石②三两，置铫③中煅红，倾醋令沸五七次 禹余粮三两，研细水飞 真针砂五两，以水淘净，炒干，入余粮，一处用醋二升，煮干为度，然后再煅红色，倾出候冷，研细 羌活 木香 茯苓 川芎 牛膝 桂心 蔻仁 大茴 蓬术 附子 干姜 青皮 三棱 白蒺藜 当归各五钱

为末，入前药，拌匀，以汤浸蒸饼作丸，桐子大，每食前或白汤或温酒下三十丸至五十丸，切忌盐味，犯之其发必甚。服此前阴泄水，后阴泄气，水气之疾自愈。此方利病而不伤正，真神方也。

**枳椇子丸** 治酒积成热，状似消中，消渴倍食多饮多溺。

枳椇子三两 麝香当门子，一钱

---

① 石龙芮：为毛茛科植物石龙芮的全草。功能清热解毒，消肿散结，止痛，截疟。主治痈疖肿毒、毒蛇咬伤、痰核瘰疬、牙痛、疟疾。

② 蛇含石：为氧化物矿物褐铁矿的结核。功能安神镇惊，止血定痛。主治心悸惊痫、肠风血痢、痈疮肿毒。

③ 铫（diào掉）：一种带柄有嘴的小锅。

为末，酒曲糊作丸，每服一钱，茶送下。

## 子

**地黄饮子** 治阴虚火不归原，发为虚风，良由将息失宜，心火暴盛，则痰随火逆，卒倒声喑，或为风痱。

熟地　萸肉　石斛　麦冬　五味　石菖蒲　远志　茯苓　苁蓉　肉桂　附子　巴戟

等分，每服五钱，薄荷少许煎服。

**又方**《简易》 治阴阳不足，阴火上炎，故为消渴躁烦，以此方清补而降之。

熟地　人参　黄芪　甘草　生地　天冬　麦冬　石斛　枇杷叶　泽泻　枳实

等分，每五钱，水煎服。

**小蓟饮子** 治血热成淋，或吐血衄血。

小蓟　蒲黄炒黑　生地　木通　滑石　当归　甘草　山栀炒黑　淡竹叶　藕节

## 丹

**黑白神丹** 治阴虚劳损。

大鳗鲡一条　积久瓦便壶一个，先用甘草、黑大豆汤浸，七日后再换汤浸，如此七次　鳗须斤外者，清水养三五日，装入壶内，箬①扎口，黄泥厚涂，炭火围煅者为黑神丹，须煅半周时，俟冷敲出，取鳗碌炭，研极细，煮枣去皮核作丸，日服二钱，开水下。若白神丹，以箬扎口后，用重汤②煮两昼夜，取起敲开，将碌研极细，以鳗捣烂，入末为丸，服法同。此医便抄方，服之甚效，若皮聚毛落，骨痿不起者，却亦无益。

## 方

**经验疝方** 治疝瘕攻痛腹胁，溺涩气逆及小肠膀胱气痛。

白术　茯苓　泽泻　猪苓　肉桂　川楝　茴香　橘核　槟榔　木通

水煎服，或加生姜、荔核。

**噎膈仙方** 治噎膈，食不得下。

① 箬（ruò 若）：一种竹子，叶大而宽，可编竹笠，又可用来包棕子。
② 重汤：谓隔水蒸煮。

硼砂<sub>钱半</sub>　青黛<sub>一钱</sub>　乌沉香<sub>二钱</sub>

共为细末，再用白马尿一升<sub>如反胃者，用黑驴尿</sub>，白萝卜一斤，生姜半斤，俱取汁于铜锅内，和尿共熬成膏，每膏三茶匙，加前末药七厘，白汤调下，日三服，当日即能开关进食，诚神验仙方也。

**敷脚气方**　治脚气肿痛。

白芥子　白芷

等分为末，姜汁调敷。

酒

**虎胫骨酒**　治中风偏枯，挛拳诸症。

虎胫骨　石斛　石楠叶　防风　当归　茵芋叶　杜仲　牛膝　川芎　狗脊　川断　巴戟<sub>去心。各一两</sub>

上药盛囊，用酒一斗，浸十日，每热服一盏，不拘时。

**史国公酒**　治瘫痪麻木，骨节酸疼，诸般风气。

当归　羌活　鳖甲<sub>炙</sub>　萆薢　防风　虎胫骨　秦艽　牛膝　松节　蚕砂<sub>各二两</sub>　杞子<sub>五两</sub>　茄根<sub>八两</sub>

上俱蒸熟，贮绢袋中，用无灰酒一斗，瓷瓶浸封十日，后随量饮服，其滓仍晒干作末，米糊丸如桐子，每服五十丸，温酒下，忌发风动气等物。

法

**刺少商法**　治鼻衄不止。

穴在大指内侧，爪甲根一韭许，衄不止者，刺之出血如豆许即止，卒喑昏闭者亦可刺。

**薰醋炭法**　治血崩吐衄大汗不止者，以此薰之。

凡血晕，大汗昏脱者，急以栗炭烧红，置病人前，沃以米醋，令气入鼻，则气收而人渐苏。

**隔蒜灸法**　治虫犬所伤，毒气内侵，及痈疽初起，用此灸之，则毒不致流散。

凡痈疽初起，漫肿不高焮者，用独蒜切片，如三钱厚，置艾壮灸之，蒜片随易，痛者灸至不痛，不痛者灸至痛始止，如此势虽盛大，不致为害。灸虫犬伤者亦如此法。

**灸脱阳法** 治阳亡大汗，厥利谷脱。

凡欲脱之症，急于关元穴<sub>在脐下三寸</sub>，灸七九壮，以固阳气，如脉脱不复者危，肢温者则复。

**灸三脘法** 治脾胃虚寒，中虚食减，噎膈反胃。

三脘，上中下三脘也，皆任脉所主。脐为神关，两乳之中为膻中，自神关至膻中，作八寸六分。脐上五寸，即上脘；四寸为中脘；二寸即下脘。食下咽即吐者，灸上脘；食少倾复出者，灸中脘；朝食暮吐者，灸下脘。若食不得咽下者，当灸天突至膻中、贲门等处，盖以艾火通行闭结之气也。

**灸天枢法** 治腹旁结痛，躯廓微肿，吐逆出食。

天枢，胃经穴也，在脐旁二寸，凡气瘕痞积，积自胃经者，当皆灸此以除之。

**灸㖞僻法** 凡邪风所着，经络猝见眼目歪斜，皆由经脉一缓一急所致，故㖞僻皆当灸之。

凡㖞僻者，于颊车穴<sub>在耳坠下</sub>，灸七九壮，疮肿便正，左灸右，右灸左。

**摩痛风法** 治腰疼痹痛，或流或着，凡邪之结聚，痛于形层者，以此拔之，并贴痛风。

蓖麻子<sub>一两去壳</sub> 川乌<sub>五钱</sub> 南星<sub>三钱</sub> 乳香 丁香 肉桂<sub>各钱半</sub> 麝香<sub>五分</sub>

先将蓖麻捣烂后入诸末拌匀，再以葱涎、猪骨髓捣和为丸，如圆眼大，每用一丸，少加姜汁，置掌上摩痛处自瘥。

# 五字方

## 汤

**升阳除湿汤** 脾胃虚弱，不思饮食，肠鸣腹痛，泻利无度，小便黄，四肢倦怠等症。

升麻 柴胡 羌活 防风 半夏 益智仁 神曲 泽泻<sub>各五分</sub> 麦芽

陈皮　猪苓　甘草各三分　苍术一钱，炒

加姜、枣煎。

**柴桂地黄汤**　治阴虚感时，寒热如疟，其寒如冰，其热如烙者，一剂可已。

即六味地黄汤加柴胡、肉桂是也。此方以六味补肾，以柴桂平肝胆之邪也。

**导水茯苓汤**　治水肿头面肢体皆肿，状如烂瓜，按之塌陷，喘满难卧，饮食不下，溺出痛滴如黑汁。

赤茯苓　泽泻　麦冬　白术各三两　桑皮　紫苏　槟榔　木瓜各一两腹皮　广皮　砂仁　木香各七钱半

上药五两，灯心一大团，用水一斗煮一大碗，再换小砂锅煎至一钟，连进三四服，水自利而渐平。

**槐连四物汤**　治热盛伤阴下血，及内痔肠风等症。

生地　当归　川芎　芍药　槐米　黄连　栀子　甘草

水煎服。

**知柏地黄汤**　治阴虚火炎夜热，咽干舌燥之候。

即六味地黄汤加知母、黄柏是也。

**龙胆泻肝汤**　治肝经湿热，胁胀口苦，小便赤涩，寒热等候。

胆草酒炒　人参　天冬　麦冬　甘草　黄连　栀子　知母各五分　黄芩七分　柴胡一钱　五味子三分，小便痛者勿用

水煎服。

**葛花解醒汤**　治饮酒太过，痰逆呕吐，心神烦乱，胸膈痞塞，手足颤摇，食减溲涩。

人参　白术　茯苓　砂仁　白豆蔻　葛花各一钱　青皮　陈皮　猪苓泽泻各七分　神曲　木香各五分

加姜，水煎服。

**当归拈痛汤**　治湿热为病，肩背沉重，肢节烦疼，胸膈不利及湿热疮肿等症。

羌活　黄芩　甘草　茵陈各五钱　人参　苦参　升麻　干葛　苍术各

二钱　防风　当归　白术　知母　泽泻　猪苓各钱半

　　每服一两，水煎空心服，临卧再服。

　　**甘遂半夏汤**　治胸胁饮气结聚，攻注疼痛之候。

　　甘遂三枚　半夏五枚　芍药一个　甘草寸许

　　水煎和蜜水服。甘遂、甘草性本相反，虽用以缓之，实则激其性以逐散水饮也。

　　**三子养亲汤**　治咳嗽痰壅，胸膈满闷膨嗳。

　　苏子　莱菔子　白芥子各一钱

　　水煎服。

　　**枳术蛎椒汤**　治胸腹痞胀，嗳不食，面浮目黄，心悸胁鸣，漉漉作声，小便短赤。

　　白术　枳实　牡蛎　椒仁　茯苓　半夏　茵陈　广皮　芥子等分

　　加姜，水煎服。

　　**复元活血汤**　治跌打损伤，瘀血流于胁下作痛，或小肠作痛，或痞闷，及便毒初起疼痛。

　　柴胡一钱五分　天花粉　山甲炒　当归　大黄酒炒　桃仁各一钱　红花
甘草各七分

　　水煎，和酒服，以得汗为度。

　　**羌活附子汤**　治感寒，表症悉具，而寒厥疝痛者，宜与此表里兼调。

　　羌活　附子　木香　茴香　干姜

　　加盐少许，水煎热服。

　　**六物附子汤**　治四气流注于脾，骨节烦疼，四肢拘急，自汗短气，小便不利，或手足浮肿。

　　附子　防己　桂枝各四钱　甘草二钱　白术　茯苓各三钱

　　作二剂，加姜，水煎服。

　　**附子理中汤**　治中寒呕吐腹痛，自利寒厥之甚者。

　　即理中汤加附子是也。

　　**丁沉透膈汤**　治脾胃不和，呕吐恶心痰逆，饮食不进，十膈五噎，痞塞不通等症。

白术二两　香附　砂仁　人参各一两　丁香　麦蘖　木香　白豆蔻
肉豆蔻　青皮各五钱　沉香　厚朴　藿香　陈皮各七钱半　甘草一两五钱
半夏　神曲　草果各二钱五分

每服四钱，姜三片，枣一枚，水煎热服。

**乌沉降气汤**　治虚阳上浮，气不升降，上盛下虚，痰涎壅盛，或七
情气逆，胸膈噎塞，远年肺气等候。

苏子　乌药　人参　广皮　半夏　沉香　槟榔　前胡

加姜，水煎服。

**元戎大黄汤**　治热伤阴分，血瘀腹满，昼静夜乱，如狂发黄。

生地　当归　川芎　芍药　红花　桃仁　大黄

水煎服。如满痛甚者，加芒硝、甘草。

**调中益气汤**　治虚劳倦怠，复感外邪，呕泻腹疼，用此益气调中，
升阳达表。

即补中益气汤减当归、白术，加苍术、木香是也，若自汗者，加芍
药、五味。

**曲麦补中汤**　治中虚微滞，饮食减少。

即补中益气汤加神曲、麦芽是也。

**麦味补中汤**　治中气不足，暑令汗多，燥渴脉弱。

即补中益气汤加麦门冬、五味子是也。

**苓夏补中汤**　治中虚挟饮，胸膨嗳气

即补中益气汤加茯苓、半夏是也。

**羊角补中汤**　治中虚兼疝，偏坠胀疼。

即补中益气汤加木香、茴香、羖羊角是也。左偏胀者，加右角；右
偏胀者，加左角。

**姜栀六君汤**　治中虚痰饮，善怒多呕，肝热脾寒之候。

即六君子汤加干姜、栀子是也。

**人参养营汤**　治气血不足，变生诸症，用此则诸病自退。

人参　白术　茯苓　甘草　黄芪　熟地　当归　白芍　肉桂　五味
陈皮　远志

加姜、枣，煎服。

**人参养胃汤** 治外感风寒，内伤饮食，寒热头疼，身体拘急，山岚瘴气，疫疠疟疾等症。

半夏 厚朴 橘红<sub>各八分</sub> 藿香 草果 茯苓 人参<sub>各五分</sub> 苍术<sub>一钱</sub> 甘草<sub>三分</sub> 乌梅<sub>一个</sub>

加姜七片，水煎服。

**当归六黄汤** 治阴虚燥热，骨蒸盗汗。

当归 黄芪 熟地 生地 黄连 黄芩 黄柏

水煎服。

**清离滋坎汤** 治劳欲阴虚发热，咳嗽痰喘，盗汗五心烦热，吐血衄血，咽疮声哑，遗滑眩晕等症。

熟地 生地 天冬 麦冬 芍药 当归 山萸 山药 丹皮 茯苓 白术 泽泻 黄柏 知母 甘草

加姜、枣煎服。痰盛加贝母、米仁；多汗加黄芪、枣仁、白芍；怔忡不寐加龙齿；泄泻去知、柏，加莲肉。

**洁古芍药汤** 治热邪伤阴，下利脓血，腹痛后重，日夜无度，此邪滞莫泄，用此导之。

芍药 黄芩 黄连 甘草 槟榔 官桂 当归 木香 大黄

加枣，水煎服。

**十全大补汤** 治气血两虚阴阳不足。

即人参养营汤去五味、陈皮、远志，加川芎是也。

**秦艽扶羸汤** 治肺痿骨蒸，劳嗽声哑，自汗体倦，寒热食减。

柴胡<sub>一钱</sub> 秦艽 鳖甲 地骨皮 当归 人参<sub>各一钱半</sub> 紫苑 半夏 甘草<sub>各一钱</sub>

加姜、枣，水煎服。

## 饮

**滋肾生肝饮** 即生肝饮，见三字方。

**莲子清心饮** 治热在气分，面赤作渴，小便淋浊，或口舌生疮，咽痛渴烦等症。

黄芩　麦冬　骨皮　车前　甘草各钱半　人参　黄芪　石莲子　柴胡
茯苓各一钱

每服五钱，清水煎。

**五子五皮饮**　治水病肿满，上气咳喘，肤胀者，用此分消。

加皮　广皮　姜皮　茯苓皮　腹皮　萝卜子　白芥子　苏子　葶苈
子　车前子

水煎服。如肺受火刑，不得通调，而致泛溢成水者，当以桑皮、骨
皮易加皮、广皮。

**朱砂消痰饮**　治痰迷心窍，无端歌泣，惊妄昏沉，厥逆痉挛。

胆星六分　朱砂三分　麝香五厘

姜汤调服。

**萆薢分清饮**　治真元不足，下焦虚寒，小便白浊，频数无度，澄①如
膏糊。

益智仁　萆薢　石菖蒲　乌药　甘草梢等分　茯苓加倍

每服七八钱，水煎，空心热服。

**姜连木香饮**　治邪伤太阴，腹痛下利后重，或寒热交结，不得升
降者。

干姜　黄连　木香　甘草

水煎服。两阳合病，致下利者，当合葛根芩连汤服；若内有滞积者，
当合洁古芍药汤服。

# 煎

**补阴益气煎**　治劳倦伤阴，精不化气，或阴虚内乏，以致外感不解，
胃气不伸者，用此升散神效。

人参一二钱　熟地一二两　当归　山药各二三钱　广皮　炙草各一钱
升麻五七分　柴胡一二钱　加姜七片

水煎服。

# 散

**顺风匀气散**　治中风中气，半身不遂，口眼㖞邪②。

---

① 澄（dèng 凳）：使液体中的杂质沉淀分离。
② 㖞邪：义同"㖞斜"，"邪"通"斜"。

人参　白术　天麻各五分　沉香　白芷　青皮　甘草各四分　紫苏
木瓜各三分　乌药钱半

加姜，水煎服。

**乌药顺气散**　治中气厥逆，痰嘶口噤，反张脉伏身温者，以此疏邪
顺气。

乌药　橘红各二钱　川芎　白芷　枳壳　桔梗　麻黄各一钱　僵蚕去
嘴丝炒　炮姜　炙草各五分

加姜、枣煎。

**七味白术散**　治伤寒杂病，一切吐泻烦渴霍乱，因于虚损气弱，以
此保养衰老及酒伤之候。

白术　茯苓　藿香各五钱　葛根一两　木香三钱　甘草一两五钱　人参
五钱

为末，每服二钱，白汤调下。如烦渴，加滑石、生姜。

**天台乌药散**　治小肠疝气，牵引腹胁痛疼。

木香　乌药　茴香　良姜　青皮各五钱　槟榔三个　川楝十个　巴豆
七十粒，打碎同川楝和面，炒黑去豆面

为末，每服一钱，温酒下。

**芍药清肝散**　治风热内侵，渴烦闭结，及感时邪风热，病目羞明多
泪，赤脉贯睛。

白术　川芎　防风　羌活　桔梗　滑石　石膏　芒硝各三分　黄芩
薄荷　荆芥　前胡　甘草　芍药各二分半　柴胡　山栀　知母各二分　大黄
四分

水煎服。

**芎归血余散**　治传尸劳。

室女顶心发一团，井水洗净油腻，用醋浸一宿，日中晒干，用纸燃火烧存性
川芎五钱　当归三钱　木香　桃仁各二钱　安息香　雄黄各一钱　全蝎二个
江上大鲤鱼头一个，生截断，醋炙酥

上为末，分作四服，每服用井水一大碗，于净室中煎七分，入红梗
降香五分，烧北斗符入药，月初五更空心向北，目天祝曰：瘵神害我生

人，吾奉帝救服药保生急急如律令。咒五遍，南面服药，服后向南方吸生气入口，床下烧降香，午刻如前再服。

北斗符式

此方近妄诞，未常试用，但古集详载不删，因念石室载莫考之奇，列国志梦竖之异，是知天下之大，何所不有，姑存此一方，以志异耳。

**当归活血散**　治经留瘀滞，攻疼泄血。

赤芍　当归尾　生地各钱半　香附童便浸　桃仁　红花各一钱　川芎　丹皮　蓬术　延胡各八分　三棱　青皮各七分

水煎服。

**乳香趁痛散**　治跌坠腰痛，并痛风脚气。

虎胫骨　苍耳子　麒麟竭　败龟板各二钱　当归　没药　防风　白芷　白附子　自然铜醋煅　骨碎补　肉桂各二两　牛膝　天麻　槟榔　加皮　羌活各一两　全蝎二十个　赤芍二两

上为末，每服一钱，温酒下。

**牛麝通淋散**　治沙淋、石淋，溺如屑块，胀痛者立通。

牛膝五钱　麝香五厘

先用水煎牛膝，去渣调麝服。

**三因当归散**　治水肿，是症多由火不养土，土不制水，故致水气泛溢，脉道渗溃，闭塞发为浮肿。

当归　赤茯苓　木香　桂心　木通　槟榔　赤芍　丹皮　陈皮　白术各一钱半　木瓜一钱　紫苏五分

水煎服。

**决明夜光散**　治眼目夜昏，不见灯月。

石决明一钱　夜明砂一钱　猪肝一两，切片糁二末，蒸透，米饮嚼服

**谷精夜明散**　治雀目鸡盲。

谷精二钱　夜明砂一钱

为末，甘菊汤调服。

**石髓平渊散**　治肝胆风热，郁脑成渊，时时流臭，黄水久则如漏，头脑苦痛者宜之。

僵蚕去嘴，一钱　石髓黄鱼头中石，醋煅五七次

为末，吹入鼻中，外另取丝瓜近根藤数条，烧存性，研末，白汤送下，日服一钱。

**通天再造散**　治疠风毒壅于内，不得疏泄。

郁金五钱　大黄　皂刺一两　白丑六钱五分，半生半熟

为末，每服五钱，无灰酒下，当利下恶物三五次，效忌荤腥发气等物，犯之再发则不救。

# 丸

**清气化痰丸**

半夏姜制　胆星各两半　橘红　枳实面炒　杏仁　蒌仁去油　黄芩酒炒　茯苓各一两

为末，姜汁糊作丸，每服一钱，淡姜汤下。

**指迷茯苓丸**　治伏痰在内，流注经络，或臂痛胁疼，转移左右，或肢肿面浮，气短喘急，脉长滑疾者。

半夏二两，姜制　茯苓一两　枳壳五钱　风化硝一钱五分

为末，姜汁糊作丸，桐子大，每服三五十丸，淡姜汤下。

**贝母括痰丸**　治久嗽伤金，肺痈肺痿，虽服滋清之剂，当用括痰丸宁肺以治标。

川贝一两　天竺黄　硼砂各一钱　文蛤五分，醋炒

为末，以枇杷叶刷净，蜜炙熬膏作丸，芡实大，噙咽之。

**五痫神应丸**　即神应丸，见三字方。

**三物备急**　即备急丸，见三字方。

**礞石滚痰丸**　治伏痰诸痰怪病，嘈噎胸腹间，时有二气交扭，顷如

烟火上冲，嚏泪喉痒，短气等症。

大黄酒浸蒸　黄芩各八两　青礞石硝煅如金色　沉香　百药煎各五钱。如无则以文蛤醋炒代之

为末，水丸梧子大，临卧时白汤下，服讫[①]即卧，孕妇忌服。凡失心癫狂气盛者百丸；中风瘫痪，闭结痰壅者，五七十丸；呃逆胀闷，冲吐涎沫者，五六十丸；羸瘦呕绿水，胀闷能食，疑似之间者，先服三十丸消息之，妥则续加，当兼服温中化痰，理气培补之剂。服药之法：须于卧时，服后安卧，令药徐下，次早下三五次。不困倦者，仍服前数三五日后，病势顿减，则减数，适可即止，勿过服。

**牛黄攻积丸**　治积气肿胀，水病血积，虫痰食滞，一切壅滞实病。

白丑黑丑各两半　大黄三两　槟榔　木香　陈皮　茴香各七钱半　山甲炙，三钱　肉桂　桃仁　当归尾　雷丸各四钱　牙皂五钱，煎汤一盏，滤出渣炒为末

上末以皂汤煮神曲糊作丸，桐子大，每服钱许，量轻重虚实加减，白汤下。虚中挟实者，间补剂服。

**芍药枳术丸**　治食积痞满，腹胀大，时常疼痛，脾胃不和。

即枳术丸加芍药、甘草是也，丸服同。

**辟恶启脾丸**　治黄胖是症，因受阴霾恶气，病发脾经，通身黄肿，食则胸闷，小便自利，动则气浮。

苍术一两　藿香　茯苓　广皮　半夏　砂仁　甘草　香附　白术　神曲　白蒺藜以上各为末，五钱　绿矾四两，醋炒七次，摊地出火，研　皂角二两　红枣六两，蒸去皮核

将皂角预煎汤一大碗，再投枣熬搅如膏，入前末杵作丸子。

早晚服钱许，姜汤、白滚汤任下，忌油腻煎炒。若服后身现红斑，急煎枣汤或银花甘草汤服之。以后黄退肿消，可不必尽料，若犹未痊，日服减半可也。

**针砂五果丸**　治黄胖肿浮，颈脉动，小便不利，将成水肿。

针砂一两，用水提净　绿矾二两，醋炒七次　杏仁　桂圆肉　胡桃肉

---

① 讫（qì 气）：完结，终了。

莲肉 芡实以上各二两 大枣四两,蒸去皮核

共捣作丸,每晨晚服三钱,白汤送下。

**阴阳攻积丸** 治五积、六聚、七癥、八瘕、痃癖、虫血痰食,不问阴阳皆效。

吴萸泡 干姜炒 官桂去皮 川乌泡。各一两 黄连炒 半夏洗 橘红 茯苓 槟榔 厚朴炒 枳实炒 菖蒲忌铁 延胡炒 人参 沉香 琥珀另研 桔梗各八钱 巴霜另研,五钱

上末用皂角六两煎汁法为丸,如绿豆大,每服八分,渐加至钱半,生姜汤下。

**中满分消丸** 治中满实胀,如挟寒者勿服。

黄芩一两 黄连五钱 姜黄 白术 人参 甘草 猪苓 茯苓 干姜 砂仁各二钱 枳实 半夏泡。各五钱 厚朴一两 知母四钱 泽泻 陈皮各三钱

为末,蒸饼丸,如桐子,每服三钱,白汤下。

**千金化铁丸** 治癥瘕积聚,块硬痞结,时作痛膨,及妇人经候不调,闭结腹满等症。

当归 白芍 生地 三棱 莪术各一两半 川芎 青皮 枳实各七钱半 白术二两五钱 茯苓 陈皮 半夏 香附子各一两 木香 槟榔 卜子 桃仁 干漆 鸡内金 琥珀 硇砂各五钱。为末,入瓷器内醋煅

为末,醋面作糊丸,如桐子,每服三钱,白汤下。

**消痞胡桃丸** 治诸般痞块。

急性子 芥子 当归 莪术 皮硝 海粉①各八两 大核桃百枚,取每个重五钱者

先将前六味用宽水煮时许,再入胡桃同煮一日夜,以桃重一两为妙,取桃晒干,日服一二枚,多止三枚,痞上再以阿魏膏贴之。

**楝根下虫丸** 治虫积胀痛。

苦楝根皮三两,去浮皮 武彝茶一两五钱 槟榔七钱半 冰糖 盐各五钱

为末,荞麦面作丸,每服三五钱,砂糖水下,先嚼服油煎鸡蛋一二

---

① 海粉:为海兔科动物蓝斑背肛海兔的卵群带。功用清热养阴,软坚消痰。主治肺燥喘咳,瘿瘤,瘰疬。

个，然后服药。

**秦川剪红丸** 治嗽痰带血，反胃面黄，得于吐衄跌仆之后，此瘀血留闭使然。并治虫积。

雄黄 木香各五钱 槟榔 三棱 莪术 贯众 干漆 陈皮各一两 大黄一两五钱

为末，面糊作丸，如桐子，每五十丸，米汤下，瘥则减服。

**香榔妙应丸** 治诸虫积，攻痛胸腹。

槟榔一两 木香 鹤虱 贯众 锡灰各五钱 君子八钱 轻粉一钱 巴豆仁二钱五分，去油 雷丸二钱半 干漆五钱，烧净烟

为末，曲糊作丸，如麻子大，每服十丸，或十五丸，空心米饮下。此即木香槟榔丸也。

**七制金铃丸** 治疝气，外形木肿偏坠，内见攻痛，奔冲皆效。

川楝子肥大不蛀者，四十九个，分七处配药法制 配用小茴香 故纸 黑丑 盐各二钱五分，每药配川楝七个，缓火同炒 萝卜子三钱 斑蝥十四个，摘去翅足 巴豆十四粒，每药配七个，同炒，去三味不用 外加大茴 青木香 南木香 辣桂各二钱半

为末，酒糊丸，如桐子，每服三十丸，盐酒下。

**三层茴香丸** 治肝肾虚寒，膀肠留湿，气邪搏结，症成寒疝，脐腹疼痛，睾丸偏坠，肤囊壅肿，瘙痒渗水成疮，或肿胀冷硬如石，大如栲栳①，有妨行步。凡一切疝气用此丸无不神效。

第一料 舶茴香一两，用盐三钱同炒 川楝去核 南沙参洗 木香各一两

为末，米糊丸，如桐子，每服二三十丸，空心温酒或淡盐汤下，病浅者一料可愈；深者再服后方，第二料，即前方加荜茇一两，槟榔五钱，如前法；第三料，即次方加茯苓四两，附子五钱，如前法。凡疝气诸症频发二三十年者，服此可消散捷效。

**丁香楝实丸** 治寒疝攻痛。

当归 附子 川楝 茴香各一两。用酒二升同煮尽，干晒 没药 丁香

① 栲栳（kǎo lǎo 考老）：一种由柳条编成的容器，形状像斗，也叫笆斗。

木香各五分　全蝎十三个　延胡五钱

共末，酒糊丸，如桐子，每服三五十丸，温酒送下。

**沉桂芦巴丸**　治奔豚疝气偏坠，肿硬攻疼冷木。

川楝　芦巴各八两　沉香　肉桂　附子　吴萸滚汤泡浸七日，逐日换水
巴戟各二两　茴香四两

为末，醋糊丸，如桐子，每服二三十丸，空心温酒下。

**沉香桂附丸**　治阴盛阳衰，中寒积冷，心腹疼痛，胁肋胀膨，泄泻
腹鸣，疝冲肢厥，一切痼冷。

附子　川乌　沉香　肉桂　干姜　良姜　吴萸炮七次　茴香各一两

为末，米糊作丸，如桐子，每服三五十丸，米饮下忌生冷。

**调中健脾丸**　治中虚挟滞，病成单腹肿胀，胸膈闭塞，腹胁隐痛，
此方为最。

黄芪　人参　茯苓　苍术各二两　广皮　半夏　香附　楂肉　米仁各
三两　芍药　黄连　苏子　卜子　草蔻　泽泻各一两半　木香　沉香　干
姜各六钱　白术六两　瓜蒌制一两

制瓜蒌法　用大瓜蒌二个，切去盖，去仁，用川椒三钱，多年粪礶
二钱和匀，连仁共纳之，盖好纸糊热黄泥厚涂，煅至烟尽即取起，俟冷敲
出，去净泥，用药炭。

上末以荷叶腹皮汤煮，黄米作丸，桐子大，每服三四钱，白汤下，
日三服。

**沉香快脾丸**　治水气肿胀，表里滞邪，交固不解，用此消补兼行。

青皮　陈皮　三棱　莪术　苍术　白术　茯苓　砂仁　豆蔻　木香
藿香　连翘　商陆　黑丑　神曲　麦芽　益智各四钱　丁香　干姜　肉桂
沉香　腹皮　僵蚕各三钱　附子五钱，体实者不必用

为末，面糊作丸，每服三四十丸。第一次五更时，葱白汤下；第
二次，明日五更，陈皮汤下；第三日，五更紫苏汤下；第四日，桑白皮
汤下。

**栀子金花丸**　治大热狂躁，吐衄不眠，闭结实邪。

即黄连解毒汤加大黄作丸是也见伤寒五字方。

**人参琥珀丸**　治癫痫。

人参　琥珀另研　茯神　茯苓　石菖蒲　远志各五钱　乳香去油　朱砂飞　枣仁酒浸半日，去壳炒。各二钱五分

为末，蜜丸，如桐子大，每服三五十丸，枣汤下，日再服。

**朱砂安神丸**　即黄连安神丸也。治心神烦乱，热渴怔忡不寐，时为悸惕眩旋。

生地　当归　黄连各一钱半　甘草五分　朱砂一钱为衣

汤浸蒸饼为丸，黍米大，每服十五丸或二十丸，白汤送下。

**滋阴八味丸**　治肝肾不足，阴虚火炎。

即六味丸加知母、黄柏是也。

**大补地黄丸**　治精血枯涸燥热。

熟地　黄柏各四两　当归　山药　枸杞各三两　白芍　知母　黄肉各二两　苁蓉　玄参各一两半

为末，蜜丸，每服七八十丸，淡盐汤下。

**八仙长寿丸**　治肾虚阴火痰嗽。

即六味丸加麦冬、五味子是也。

**杞菊地黄汤**　治肾肝不足，生花歧视，或干涩眼痛。

即六味丸加杞子、白菊是也。

**羊肝明目丸**　治肝虚风热，冷泪赤涩，内外障眼。

黄连三两　甘菊　龙胆　石决煅　人参　当归　熟地　枸杞　麦冬　牛膝　青盐　黄柏　柴胡　防风　羌活各八钱　肉桂四钱　羯羊肝一具，蒸捣

上为末，炼蜜和肝捣丸，桐子大，每服三四十丸，白汤下。

**石斛夜光丸**　治神水散大，昏如雾露，眼花黑晕，视物成歧，久而光不收敛，及内障瞳神淡白绿色。

石斛酒洗　羚羊　犀角　川芎　甘草　枳壳面炒　青箱子微炒　五味炒　肉苁蓉酒洗去鳞，炙。各五钱　人参　生地　熟地酒煮　麦冬　天冬　茯苓　防风　草决明　黄连炒。各一两　牛膝酒炒　蒺藜去刺　菟丝　甘菊　山药　杏仁　枸杞各七钱

上末，蜜丸，桐子大，每服三五十丸，温酒盐汤任下。

**桂附八味丸**　治水火不足，脾肾两虚，泻利食减，腰脚沉重。

即六味丸加附子、肉桂是也。

**人参利膈丸**　治胸中不利，痰逆喘满，脾胃壅滞，然必噎膈而大便秘结者可用。

人参　当归　藿香各一两　木香　槟榔各七钱　枳实炒　甘草各八分
厚朴姜制　大黄酒浸。各二两

上为末，滴水作丸，每服三十丸，温汤下。

**人参固本丸**　治脾虚烦热，金水不足，肺燥渴嗽，小便赤色，涩滞如淋，大便燥结，阴虚有火者。

人参二两　天冬　麦冬　生地　熟地各四两

上末，蜜丸，桐子大，每服五六十丸，淡盐汤下。中寒之人不可服。如欲作膏，俟煎成，外加白蜜四两。

**人参鹿茸丸**　治诸虚百损，五劳七伤，补心肾益气血。

人参　鹿茸酥炙　熟地　当归　枸杞　枣仁炒　茯神　附子　牛膝
远志姜汁浸炒　山药　沉香　苁蓉酒浸。各一两

上为末，蜜丸，桐子大，每服五十丸，盐汤下。

## 丹

**三才封髓丹**　降心火，益肾水。

人参　天冬　熟地各一两　黄柏炒，三两　砂仁焙，五钱　甘草炙，七钱

上末糊丸，桐子大，每服五七十丸，以苁蓉五钱切片，酒浸一宿，煎三四沸，空心送下。

**天王补心丹**　宁心保神，固精益血，壮力强志，令人不忘，去烦热除惊悸，清三焦解干渴，培养心气。

生地四两　人参　玄参炒　丹参炒　远志　桔梗　茯苓各五钱　五味
当归　麦冬　天冬　柏子仁　枣仁炒。各一两

上为末，炼蜜作丸，每丸重一钱，金箔为衣，每服一丸，灯心枣汤下，安卧静养时许。

**水陆二仙丹**　治遗精白浊久带。

金樱子<sub>去毛</sub>　芡实

等分，为末，米糊作丸，桐子大，每服三钱，白汤下。

# 膏

**千金封脐膏**　此膏能镇玉池，壮元阳，流通经脉骨节，充填精髓下元，添精神，透三关，能返老还童，延年种子，凡男子元阳虚惫，妇人久不受胎，一切酸疼不遂，疝气癥瘕，及带下等症。

生地　熟地　天冬　麦冬　官桂　鹿茸　菟丝　蛇床子　木鳖子
生附子　杏仁　远志　牛膝　虎胫骨　苁蓉　紫梢花①　肉豆蔻<sub>各二钱</sub>

上用真麻油一斤四两入药，用文武火熬黑色去渣，入黄丹半斤，水提过松香四两，用槐柳枝搅匀，滴水不散为度；再下硫黄、雄黄、朱砂、赤石脂、龙骨诸末各二钱，搅匀即取起；搅去青烟，俟药微冷，再下腽肭脐②一副，鸦片、蟾酥各三钱，麝香一钱，阳起石、母丁香、茴香、乳香、没药、沉香、木香各三钱，缓缓搅匀，不可见火；膏成倾入瓷盆内，浸水中出火气三日，红缎摊贴脐上，一张可贴两月。

# 方

**雄黄瘜肉方**　治鼻中瘜肉，鼻大如杯。

轻粉　雄黄　杏仁<sub>去皮尖研</sub>　细辛<sub>等分</sub>　麝香<sub>少许</sub>

上为末，先将杏仁研烂，后入诸末研极匀，瓷盆收贮。患此者，不拘远近，于卧时用筋头醮末点瘜肉上，日点一次，半月自效，酒齇鼻亦可用津沫调搽。

**又方**　治鼻齆③。

雄黄<sub>五分</sub>　瓜蒂<sub>二个</sub>　绿矾<sub>一钱</sub>　麝香<sub>少许</sub>

上末吹鼻中。

**薰洗痹痛方**　治痹痛呼号，昼夜不止，此邪不得泄，用以薰洗。

灵仙　羌活<sub>各三五钱</sub>　艾叶　生姜　葱白<sub>各两许</sub>　蓖麻叶<sub>三片</sub>　樟木屑

---

①紫梢花：为淡水海绵科动物脆针海绵的干燥群体。功能益阳涩精。治阳痿、遗精、白浊、带下、小便不禁、阴囊湿疹。

②腽肭（wànà 袜那）脐：即海狗肾。

③齆（wèng）：因鼻孔堵塞而发音不清。

半升　红花　乳香　延胡各三五钱

上药用水三二升煎，周痹者，须加药，用水三五斗，煎沸，倾盆内，置痛处，于上用布盖好薰之，薰后绸帕拖水洗之，冷则再搀热汁以通透得津，津汗出为度，揩干复润。其气已透，切宜避风；瘥而未已，可煎汤再治之。若遍身历节痛者，须用大盆倍药煎治，盆内置矮凳坐好，围以荐蓆，露头于外薰之，弗令汤气入眼，通透汗出，其病自瘥。

## 法

**熨顶止衄法**　治鼻衄不止。

用布一方铺顶上，以艾绒拌盐，摊置布上，再以布盖之，用熨斗贮火熨之立效。

**贴引止衄法**

用生附子两大片，贴两足心，引火下行，其衄自止。

**吴萸浸足法**

用吴茱萸七钱，酒脚[①]二碗，入水二碗，煎沸，将两足薰，浸少顷衄自已。

**噙咽参连法**　治怔忡不寐，心虚舌衄。

人参炒研　黄连盐水炒黑

等分为末，用桂圆肉五七层摊好，少置末于内，团裹如丸，卧时噙口中，令其汁自出，徐徐咽之，自能得寐，忡亦渐已。

**喉痹劫涎法**　治咽疼赤肿。

鼓槌风鲜者，连根捣汁，冬日取根用之

冲半温水酒，含口中阿漱之，吐出恶涎则不致成痈。

**吸引通耳法**　治暴聋卒闭。

活磁石一块　山甲末少许　麝香末少许

棉裹塞耳中，口衔生铁少许，觉耳内有声即验。

**头垢通癃法**　治小便不通，胀痛难忍。

头垢　麝香各少许　葱涎一滴，和末作细条，插马口内，少顷气透立通

若加葱管五七根，头垢、麝香各加重，牛膝三五钱，煎汤薰洗亦通。

---

① 酒脚：酒器中的残酒。

**罨螺通癃法**

田螺三五个　冰片少许　牙皂半分

共捣烂，罨脐下三寸，邪热固结者罨此通之。

**搐鼻除黄法**　治黄疸，胸膈满闷，面目浮肿。

瓜蒂晒片，研末

面黄浮闷者，以此搐鼻中，引出黄水，其黄自退；若腹胀溺涩者，又当以利水法治之。

# 六字方

## 方

**上中下痛风方**　痹有风寒湿热之不同，上中下三部之不等，此方可为通治。

苍术　黄柏　南星　川芎　桃仁　胆草　防己　白芷　羌活　灵仙
桂枝　红花　神曲

酒煎服，如作丸，以酒下三钱。

# 七字方

## 汤

**半夏天麻白术汤**　治风虚眩晕，痰厥头疼。

半夏　麦芽各一钱半　白术　神曲各一钱　人参　黄芪　陈皮　苍术
茯苓　天麻　泽泻各五分　干姜三分　黄柏二分

水煎。

## 补遗三字、四字、五字汤散丸丹方

**肾着汤**　治感受湿邪，留痹于腰而痛，用此利气以制之。

干姜　茯苓各四两　白术　甘草各二两

寒厥者加桂附或加延胡、杜仲、泽泻、牛膝之类。

**开噤散**　治卒厥暴扑，口噤不开，药难入咽。

乌梅二钱　牙皂一钱，研

二味同捣作丸，擦牙自开。一法用艾灸两夹车亦开，以苏合丸擦牙亦开。

**阿胶丸**　治肠风下血。

黄连　赤茯苓　阿胶等分

以连、茯作末，熔化阿胶为丸，每日空腹时以米饮下三五十丸。

**化毒丸**　治脏毒、肠痔、脓血淋漓经年不已，服之神效。如气血虚惫者，当日兼服培养气血汤剂。

人乳粉　发膏　地榆　槐米　胡连各二两　石决明　当归各三两　黄蚕茧五十　白芷五钱　蜣螂去翅，五对　防风　粉草各一两　葵花红白各二十朵　生地四两

上为末，蜜丸，以蜡匮之，日空腹时服三钱，银花汤下。

**玉壶丹**　即扁鹊玉壶丸也，治命火衰微，阳气暴绝，及虚寒水肿，寒中等候，服之神效。

硫黄八两研末，糯米粉等分法丸，每服三分，温水下硫须九制。

**龙虎丹**　治跌扑损伤筋骨，服之神效。

白颈蚯蚓取韮地上者，清水去泥，五十条煅研　䗪虫选取大者，百数十个，以坛贮之，用红花、延胡、乳香、没药、川断、杜仲、黄芪、当归、桃仁、苏木等分为末，拌糖霜少许研匀，与虫食之，如有虫死者，即煅研亦拌入药末内，复与虫食之，候养至二七日后，拣取肥大者五十个煅研　毛竹根节多段烧炭，亦研末如上二末分两　炭末五钱　金不换即胎骨亦可，须减半

上末和匀，葱涎为丸，每丸钱许，朱砂为衣，每服一丸，温酒调下，多饮数杯，温覆取微汗，其效如神。

**坎炁丹**　治阴阳两虚，精神气血皆伤，虚危之候。

坎炁炙末，一两　人参一两　熟地二两　枸杞二两　人乳粉二两

上为末，酒酿白蜜炼作丸，桐子大，每服二钱，米饮下。

**紫金丹**　治虚痰结气内闭胸膈，噎膈不食而涎噫。

牛黄　冰片　狗宝　鸦片各六分　木香一两

上为末，人乳丸，每丸五厘，金箔为衣，百沸汤下。

**鳖甲煎丸** 治疟邪伏阴，久不得出，以此除之。

鳖甲十分，炙　乌扇[①]三分，烧　黄芩三分　柴胡六分　鼠妇三分　干姜三分　大黄三分　芍药五分　桂枝三分　葶苈一分　石苇三分　厚朴三分　牡丹五分　瞿麦二分　紫葳[②]三分　半夏一分　人参一分　䗪虫五分　阿胶三分，炙　蜂窠四分，炙　赤硝十二分　蜣螂六分，熬　桃仁二分

上二十三味，为末，取煅灶[③]下灰一斗，清酒一斛五斗，浸灰候酒尽一半，着鳖甲于中煮，令泛烂如胶漆，绞去渣取汁，纳诸药煎为丸，桐子大，每服七丸，空心先服一服，日再二服。

此方治疟邪搏于脏腑气血，滞而成积，则内结癥瘕，往来寒热。经曰：坚者削之，结者行之。鳖甲主癥瘕寒热，故以为君；其邪结于气分者，以厚朴、葶苈、乌扇之类以泄之，以半夏、石苇等通之；邪结于血分者，以桃仁、大黄、牡丹、紫葳以导之；其邪留阴分深固难通者，以䗪虫、鼠妇潜阴蠢动之物，旋转而相引之；复以蜣螂之入阴出阳，蜂窠之由内达外，善于飞升之物以类引而出之；更以姜、芩调其寒热阴阳，以柴、桂和其营卫气血；而复以参、胶益其虚，以芍药和其阴，以硝黄导其滞；则血中留邪乌有不相感而通泄者。至于用灰之温，酒之行汇群药之力，以为除结辅正之用，亦何结聚之虑哉？此仲师论治之大方也，详列方旨以便论道者就症取义而仿效焉。

**花蕊石散**此葛氏方也　治血伤、血结、血瘀滞痛之候。

花蕊石煅存性，细研如粉

每服用末三钱，以童便一盏，男子入酒少许，妇人入醋少许煎，温食后调服。此能令瘀血化为黄水；甚者服五钱，瘀消后用独参汤补之。

**截疟七宝丹**　治脉实实疟，屡发不已者，凡痰疟、食疟并皆治之，脉虚者弗用。

常山酒炒透　草果煨　青皮　陈皮　槟榔　厚朴　甘草等分

上药用酒水各盏许，绵盖露一宿，于当发日之早面东服；若夜发者，宜加灵脂、桃仁。

---

① 乌扇：即射干。
② 紫葳：即凌霄花。
③ 煅灶：锻铁炉。

凡方目已见伤寒与杂症者，兹不复赘。

# 三字方

## 汤

**滋血汤** 治妇人气血亏损，冲任不足，月事愆期不至。

熟地 当归 川芎 芍药 山药 黄芪 人参 茯苓

**温经汤** 治月事不行，绕脐切痛，或少腹块结，瘀滞不行，或素有瘕疝，腹痛之候，脉情弦紧或见沉微。

当归 川芎 芍药 官桂 丹皮 蓬术 牛膝 人参 炙草

**泽兰汤** 治气血损伤，或思虑多郁，致夜热阴亏，渐至经脉不行，宜与此。

泽兰二钱 当归 白芍一钱 甘草五分

**生津汤** 治血虚有火，经脉耗损，渐至不行；或由思虑成劳，经闭羸瘦，内外燥涩，慎勿以毒药通之。

熟地 当归 白芍各一钱 天冬 麦冬 蒌根各八分 桃仁 红花各五分

**独参汤** 治气虚不能化精，怯寒减食，经少枯闭，或因崩淋所伤，气不能摄，久不能已，及崩冲血晕等症。

人参三五钱或两许

水煎服。

**如神汤** 治届经腰腹疼痛，涩滞不畅，即男子气血痹痛寒拘。

当归 肉桂 延胡各等分

如脉浮畏风者，加羌活、细辛；挟饮溲涩者，合五苓散服。

**甘麦汤**　治妇人脏燥，悲伤欲泣，时伸欠欲哭，善惊状，如神灵所作，用此凉心泻火，补土生金。

甘草三两　小麦一升　大枣十枚

水六升煮三升，温服。常见娠妇悲伤，为肺病脏伤致气血不足，肺脏燥而不能充润，胎元失养，故为是症，用此方以清心补脾，则火不制金而金得土生矣；又当从八珍交补气血，则症自平矣。是症之脉，当见虚涩，若滑数而昏清不一，非喜无常，时作厥痉者，又当从痰症子痫治之。

**竹叶汤**　治妊娠心惊胆怯，烦闷不安，时面赤名曰子烦，此心经火炎之象，宜此汤。

茯苓　麦冬　黄芩　竹叶

一方有当归、防风、栀子，若因血虚生烦，宜兼四物；若因中虚生烦，宜兼四君。

**胶艾汤**　治妊娠顿仆，胎动不安，腰酸腹痛，或胎气上抢，或渗血漏血等症。

阿胶一两　艾叶数茎

水五升煮取二升，分三服。

**又附方**　治劳伤气血，冲任虚损，月水过多，淋漓不止，及妊娠损胎漏血。

艾叶　当归各两半　阿胶　川芎　甘草各一两　白芍　熟地各二两

上咬咀，每五钱，水煎服此金匮方也，加地榆、黄芪即名安胎散。

**桂桃汤**　治经行偶感风寒，身热腹痛无拘急者。

桂枝　芍药　甘草　桃仁　生地　生姜　大枣

此方去生地为稳当，或加芎、苏更妙。

**断下汤**　治冲任气虚，经脉不调，崩中漏下，或行经腹胁，腰腿先痛，饮食减，四肢倦，及带下遗淋等症。

人参　熟地　艾叶醋煅　阿胶各一钱　海螵蛸　当归各二钱　川芎七分炮姜五分

**清魂汤**　治产后恶露已尽，忽昏晕不知人，此气血虚弱，卒感风邪，内袭肝脏之候。

人参　甘草　荆芥　川芎　泽兰

**钩藤汤**　治娠妇胎动，腹疼面青，冷汗气微，如欲绝，或风邪袭肝作痉，及子痫等症。

钩藤　桑寄生　人参　当归　茯神　桔梗

有烦热，酌加黄芩与石膏。

**桃仁汤**　治产后伤内，瘀滞腹痛，大小便闭涩，先服温行不瘥，脉情洪数，此肠痈也，用是攻之。

桃仁　丹皮　冬瓜仁　犀角　大黄　芒硝

**猪腰汤**　治产后蓐劳，寒热如疟，自汗无力，头疼腹痛，及咳嗽夜热等症。

猪腰一对　当归　白芍各一两

上药二味，用水三碗，煮取二碗，去渣，将猪腰切细如骰子大，同晚米一合，香豉一钱，加盐花、葱、椒煮成稀粥，每晨空心，日服一次，神效若加人参更妙。

**猪蹄汤**　治气血不足乳汁不下。

雄猪蹄一只，煮汁二碗，用八珍汤料一剂，加黄芪、漏芦、陈皮、木通煎服八珍汤见杂症。

**又方**

猪蹄一只煮汁，土瓜根、木通、漏芦各三钱，入汁内煎，去渣，入晚米煮稀粥，加葱、豉少许服之，服后以木梳梳乳房乳目下。

**归神汤**　治妇人梦与鬼交，心神恍惚，四肢乏力，饮食少进而羸瘦。

圆眼肉，七枚　枣仁　陈皮各八分　归身　人参　白术　茯苓各一钱
甘草　羚角镑　琥珀各五分

上除羚羊、琥珀，余煎熟去渣，入二末，调匀食前服。一方有辰砂、鹿角。

**漏芦汤**　治妇人肥盛，脉气壅结，乳滞不下。

漏芦二两　蛇蜕一条　土瓜根五钱

上为末，酒调服二钱。

**萱麦汤**　治内吹外吹，结而肿痛，谓之乳妒，其脉滑实，必作寒热。

萱草根　瓜蒌壳　麦芽　连翘　银花　草节<sup>①</sup>　钩藤

**水杨汤**　治妇人阴中生疮，痒痛牵引腰膝，多由房事太过，或因有欲不遂，或因非理房事，致伤阴户，痒痛挺突，名曰阴挺，用此汤薰洗，再服汤药。

狗脊　五倍子　枯矾　鱼腥草　黄连　水杨柳

上各三钱，用嘴罐煎汤，先以竹筒去节，接罐口引热气薰入阴户，或透挺上，俟温洗沃之，再服治挺汤剂。

**椒茱汤**　治妇人阴痒不可忍，非以热汤泡洗有不能已者，以此汤洗之。

花椒　吴萸　蛇床各一两　藜芦五钱　陈茶一撮　烧盐二两

水煎，薰洗。

**甘菊汤**　治阴肿。

甘菊连根叶一握，捣烂，以百沸汤淋汁薰洗。

## 饮

**当归饮**　治妇人月水过多，别无余症，用此调理经脉，抑阳助阴。

当归　川芎　熟地　白芍　白术　黄芩

水煎服。若久不止而作崩冲者，加阿胶、栀子、地榆、黑荆芥、甘草等味。

**逍遥饮**　治妇人思虑过度，致伤心脾，冲任之源血气日枯，渐致经脉不调。

熟地　当归　芍药　枣仁　炙草　茯神　远志　陈皮

水煎，食远服。

气虚加参；经水过期兼滞痛者，加酒炒香附或肉桂。

**调经饮**　治败血不行，停积日久，腐烂成水，变为浮肿，忌用利水之药，宜与此方，即产后浮肿者，亦宜之。

当归　芍药　桂心各二钱　没药　琥珀　甘草各一钱　细辛　麝香各五分

为末，每服五分，用温酒入姜汁少许调服。

---

① 草节：即甘草节。

**胎元饮** 治妇人冲任失守，胎元不安不固者，用此方随症加减之，可以常服多服。

人参　熟地　当归　白术　甘草　杜仲　芍药　广皮

水煎，食远服。若下元不固，多带浊者，加山药、五味子、破故纸之类；若气不足者，加芪倍术；若胸有满闷者，则不必用；呕恶者，加炮姜；若内有热者，去杜仲，加黄芩、生地；阴虚腹痛者，加枸杞；如多怒者，加香附、砂仁；若有所感触而伤胎动血者，加阿胶、川断；如呕吐者，加半夏无妨。

**凉胎饮** 治胎气内热不安。

生地　芍药　当归　黄芩　甘草　枳壳　石斛　茯苓

内热盛者，加黄柏。

**安胎饮** 治妊娠五七个月上用，数服可保全产。

人参　白术　陈皮　甘草　黄芩　熟地　当归　川芎　白芍　紫苏

上等分，水煎服。一方有砂仁。

**紫苏饮** 治妊娠失调，胎气不安，上逆作痛，名曰子悬，宜此汤，兼治临产气结不下之候。

当归　川芎　白芍　苏叶　陈皮　腹皮　香附　甘草

上等分，每服一两，加葱、姜。一方有人参无香附，当审气之虚实为用；若肝脾虚而有火不安，宜逍遥散；若肝气虚弱不安者，宜四君芎归。

**参苏饮** 治外感内伤，身热头痛呕逆，咳嗽痰滞，或饮聚中焦，眩晕嘈烦，凡妊娠感邪，咳泻诸候皆可服。

人参　苏叶　桔梗　枳壳　干葛　广皮　半夏　茯苓　甘草　前胡　木香

加姜、葱，煎服。

肺有火者，去参加桑皮、杏仁；泄泻加白术、扁豆、莲肉。此方外以解表，内以安中，凡脾肺受邪，或咳或泻者，皆宜之。故娠妇感邪用之尤效。

**猪胞饮** 治妇人因产伤脬，致作交肠之候，及太阳经虚，小便欠利者，凡用汤药当以此汤为引，神效。

猪胞一具

煎汤煎药即尿脬也。

# 煎

**固阴煎**　治虚损滑泄，带浊遗淋，及经水因虚不固等症，此方专主肝肾。

人参　熟地　山药　萸肉　远志　甘草　五味　菟丝

遗精加金樱、文蛤；阴虚不固加川续断；腹痛溏泄加破故纸、吴茱萸；小腹痛加当归、枸杞；不眠加枣仁；呕恶加生姜、白术；气陷加黄芪、升麻；若服此痛泄不减，加吴茱萸、白术、赤石脂，去萸肉、五味子，此脾土亦虚，不能承受酸味也。

**固胎煎**　治肝脾多火，而致屡堕胎者。

黄芩二钱　白术二钱　当归　赤芍　阿胶各钱半　陈皮一钱　砂仁五分

**暖肝煎**　治肝肾阴寒，小腹疼痛，男疝女瘕，虚寒不孕等候。

当归　枸杞　茯苓　茴香　肉桂　乌药　沉香

凡虚寒者，如参、术、熟地、山药、吴萸、附子等，俱可加配。

**济川煎**　凡病涉虚损，便结不通，则硝黄攻伐之药，断不可用，此方用通于补之剂，神妙之极。

当归　牛膝　苁蓉　泽泻　枳壳　升麻

气虚加人参；精血亏加熟地；内有火加黄芩。

**滑胎煎**　凡妊娠临月，宜服数剂，则易产。

当归三五钱　川芎七分　杜仲二钱　熟地三钱　枳壳七分　山药二钱

体气虚加人参、白术；便实多滞加牛膝。

**三棱煎**　凡血癥气痞，疝瘕痃癖，痰滞食积，坚结不散，用之亦可丸。

三棱　白术　蓬术　当归　槟榔　木香　青皮　半夏　麦芽

酌量虚实以定分两，如作丸用醋糊丸。

**决津煎**　治妇人血虚经滞，不能流畅而切痛，当以水济，水若决江河而积垢皆去，此方加减用之。

当归两许　泽泻钱半　牛膝二钱　肉桂一二钱　乌药一钱　熟地三五钱

水煎服。呕厥加焦姜；阴滞不行加附子；气滞胀痛加香附、木香；血滞加红花；小腹冷加吴茱萸；便闭加苁蓉、山楂、麻仁。

**脱花煎**　凡妊娠将产，宜先服此药催生最佳，并治难产经日，或胎死不下等症。

当归两许　肉桂三钱　川芎　牛膝各二钱　红花八分　车前子钱半

水煎服服后加酒数杯更妙，弗饮者莫强。

若气虚者加人参；阴虚者加熟地；若胎死腹中，坚滞不下者，加朴硝三五钱即下。

**殿胞煎**　治产后血积疼痛等症如神，即欲所云儿枕痛也。

当归两许　川芎　甘草各一钱　茯苓钱许　肉桂钱许

如脉细寒呕者，加焦姜；血热多火者，去桂，加炒芍；阴虚者加熟地；气滞者加香附。

**通瘀煎**　治妇人气滞血积，经脉不利，痛切拒按，以及产后瘀滞实痛，并男妇血逆血厥等症。

归尾三五钱　山楂　香附　红花各二钱　乌药二钱　青皮钱半　木香七分　泽泻钱半

水煎加酒，食前服。兼寒呕厥加肉桂、吴茱萸；内热烦渴加栀子、黄芩；血虚加芍药；血滞加牛膝；瘀结痛而不行，加桃仁、苏木、延胡；坚满便闭实加大黄、芒硝亦可。

## 散

**安营散**　治妊娠小便涩少，遂成淋漓，名曰子淋，此方神效。

麦冬　通草　滑石　当归　人参　甘草　细辛　灯心等分

若肺受火刑，治节失职，宜黄芩清肺饮。若膏粱厚味宜清胃饮；肝怒气逆，湿热滞停，宜加味逍遥散。

**青蒿散**　治肝虚劳热，体倦食减，或夜自汗。

青蒿九月采　芥穗

等分，童便浸三日，晒燥，乌梅汤丸，日二钱，酒下。

**丹参散**　《良方》云：丹参一味，其治颇类四物。能破宿血生新血，能安生胎落死胎，止崩中带下，调经安产，兼治寒热，腰脊痛骨节烦疼。

丹参酒炒为末，每服二钱，温酒调下。

**补肝散** 治肝肾二经，气血亏损，胁胀作痛，或腹胀头晕，寒热并发热，或遍身作痛，经水不调。

熟地 白术<sub>各一两</sub> 枣仁 独活<sub>各四两</sub> 当归 川芎 黄芪 山药 五味 茰肉 木瓜<sub>各五钱</sub>

上㕮咀，每服一钱，枣一枚，水煎。

**防风散** 治肝经受风，留伏不散，以致血得风而溢泄倒经，或发咳微甚，缠绵不已，先投以此方。

防风<sub>去芦</sub>

每二钱，用酒煮，白面清饮空心调服极效。

**灵仙散** 治妇人月水不来，或动经多日，气血冲心，及产后经风闭塞，并治癥瘕痃癖，气块痛风诸症，凡病因于风而变生者，皆可酌寒热虚实，间服之。

威灵仙洗焙为末，以酒噀①之，勿令过湿，拌匀入竹筒内，用箬扎口，九蒸九晒，如过干，再以酒洒之，蒸晒已足，复研为末，或作丸，每服钱许，温酒下。病挟虚者，酌服补益汤丸，以此间服，一切因风变病，服之甚效。

**子芩散** 治壮热，崩中下血之症，因阳盛热深，致经血泛溢，宜清其热自平，又名黄芩散。

条芩 木耳<sub>等分</sub>

用莲杆酒调下二钱<sub>莲杆酒，将莲杆寸断酒煎，以酒调此服</sub>。一方有单用条芩者，一方有用条芩、生姜、白芷三味者。

**玄归散** 即延胡索散。一名玄胡当归散。治血瘀成积，小腹块硬疼痛，或气阻腹胀，切痛之极者。

当归 赤芍 没药 延胡 枳壳 寄奴

等分，每服二钱许，酒下<sub>一方止用当归、延胡</sub>。

**验胎散** 妇人二三月，月事不行，疑似重月，更疑血滞，及烦心寒

---

① 噀（xùn）：将含在口中的水喷出。

热，恍惚等症。

雀脑芎一两　全当归五钱

为末，蕲艾汤下，上药作二服，服后二三时觉腹中渐动，即是胎也，动罢即已，安稳无虞；如不动者，乃所滞恶物，当导之；至素有积气者，又当审其素来聚结之处，移动之情为的也。

**山甲散**　治内吹外吹，此肝胃热邪壅滞，寒热胀痛，热肿势欲成痈者，宜此以通其壅滞。

山甲　通草　橘叶　蒌仁　荆子　麦芽　公英　钩藤　王不留行

**皂蛤散**　治妇人乳疼赤肿，将成痈者。

牙皂蜜炙为末，一钱　蛤粉三分

酒调服。

**除痛散**　治产后骨节烦疼，发热头重，胸闷气微，腹胀恶露不行，四肢不举。

当归　川芎　黄芪　肉桂　独活　牛膝　没药　灵脂　甘草

一方有白术。

**姜黄散**　即蓬桂姜黄散。治瘀血凝滞，肚腹刺痛，或腹胀发热冲逆。

姜黄　当归各二钱　蓬术　延胡　丹皮　红花　肉桂　川芎

水酒各半煎服。

**荔香散**　治男疝女瘕，攻冲腹胁，及肝脾气痛，胃脘结疼。

荔核湿纸裹煨　小茴

等分为末，每服三钱，开水调下。

**桂香散**　治妇人经脉虚滞，瘕气攻疼。加灵脂、沉香名桂珀散。

桂心　琥珀　当归　川芎以上各五钱　没药　香附　茴香　川楝子木香　吴萸

为末，每服一钱，开水调下。

**桂心散**　治妊娠多病，胎不能安，欲下者，宜与此方下之。

桂心　蒌仁　牛膝　瞿麦以上各一钱　归尾二钱

水煎服。一方加桃仁、朴硝、麝香。

**安胎散**　治妊娠猝然腰痛下血。

熟地　当归　川芎　芍药　阿胶　艾叶　黄芪　甘草　地榆

加姜、枣，水煎服。

**又方**　妊娠常服安胎。

白术　当归　黄芩　炙甘草

如腹胀加神曲、麦芽；气虚加人参、茯苓；寒热加柴胡；气逆加枳壳。

**如圣散**　治血崩。

棕榈子　乌梅肉　姜灰

每服二钱，乌梅汤下。

**十圣散**　治妊娠气血半衰，不能护养胎元，腰腹时疼时坠，或漏红，宜此保养。

人参　白术　甘草　黄芪　砂仁　熟地　当归　芍药　川芎　川断

**四维散**　治脾肾虚寒，滑脱不禁，或泻利不止，或气虚下陷，或二阴脱血，遗淋等症。

人参一两　附子　干姜　甘草各二钱　乌梅炭，五分

为末，和匀，饭锅内蒸透，晒干研末，每服一钱，沸汤下。

**二母散**　治产后热邪上侵，留滞肺经，咳嗽喘促。

知母　贝母　桃仁　杏仁　人参　茯苓

等分，每服五钱，姜水煎服。

**佛手散**　即芎归汤，一名当归汤。治产后去血过多，烦晕不省，一切胎气不安俱宜之。

川芎钱半　当归

水煎服。

若腹痛加肉桂；自汗头痛，少气，加羊肉，如不应，需八珍汤。为末，酒调服，可下死胎。

**二黄散**　治胎漏下血，或内热晡热，或头痛头晕，或烦躁作渴，或胁肋胀痛，或自汗盗汗。

生地　熟地

为末，每服三钱，白术枳壳汤下。

**泽泻散**　治妊娠遍身浮肿，上气喘急，大便或闭或通，小便赤涩，饮食犹可，名子满。

泽泻　木通　槟榔　枳壳　桑皮　赤苓　黄芩　生姜

**枳壳散**　治妇人血热气滞，经候不调，胸膈烦热，及寒热便红等症。

枳壳　夏曲　赤芍　黄芩　柴胡　生姜　大枣

**交加散**　治经脉不调，腹中撮痛，或结聚癥瘕，产后中风。

生地二斤　生姜十二两

各取汁，将姜汁炒地黄渣，以地黄汁炒姜渣，各为末，加当归、芍药、延胡、蒲黄、桂心各两许，没药、红花各五钱，为末和匀，温酒下三钱。

**定风散**　治产后因风搐搦，口吐痰涎，不省人事。

当归　荆芥穗

等末，灌服。

**牛膝散**　凡瘀滞腹疼，块硬癥瘕，及死胎胞衣不下，皆可酌用。

牛膝　川芎　朴硝　蒲黄各三两　当归两半　桂心五钱　生地一两,酒炒

为末，每服五钱。

**黑神散**　治产后恶露不尽，胎衣不下，血气攻刺，胸腹疼痛，并治脾肾阴虚，血不归经，吐衄崩淋。

黑豆二两　当归两半　熟地　蒲黄　白芍　甘草　炮姜　肉桂各一两

上为末，每服二钱，酒、童便各半调下。

**红蓝散**　治堕胎恶血不泄，内逆奔心，闷绝不省人事，此血晕也，亟宜与此汤。

红蓝花焙　男子发　陈墨　血竭　蒲黄

等分为末，每服二三钱，童便酒调服。

**琥珀散**　治心膈迷闷，脐腹撮痛，月经不调等症。

乌药二两　当归一两　蓬术醋炒,一两

每服酒调二钱。

**起枕散**　治产后恶血留滞于胞宫，心腹切痛，俗名儿枕痛。水煎，

入童便一杯服。

川芎　当归　芍药　官桂　延胡　丹皮　蒲黄　灵脂　没药　白芷

**清白散**　治妇人带下赤白，日久不已。

当归　川芎　生地　白芍　黄柏　樗根皮　贝母各一钱　炮姜　甘草各五分

肥白人多湿痰，加苍术、半夏；赤带加条芩；久下气血虚，加人参、黄芪、熟地、芡实、鹿胶、牡蛎；气陷加升麻、柴胡。

**玉烛散**　治三焦火盛，善食而瘦，腹坚而硬满，津液为热耗竭，血海干枯，宜此补攻之剂。

熟地　当归　川芎　白芍　芒硝　大黄　甘草

**乌金散**　治产后血晕，败血不止，脐腹撮痛，头目昏眩，多汗无力，及崩中带下。

松墨醋煅　当归　赤芍　百草霜　男发灰　延胡　麒麟竭　鲤鱼鳞烧存性, 等分　肉桂减半

共为末，每服二钱，温酒下。

**棕灰散**　治血崩不止。

败棕一握，烧灰二钱，百沸汤调服。

**七灰散**　治血崩神效。

莲蓬壳　罂粟壳　腌蟹壳　益母草　旱莲草　棕榈叶　藕节

俱烧灰为末，以开水入醋一二匙，调服三钱。

**槐榆散**　治血崩及肠风内痔便红等症。

槐花　地榆等分, 炒黑

开水调服二钱。

**葵花散**　治带下臭秽如脓。

赤白葵花各十朵，烧炭为末，用苍术、黄柏汤调服。

**白芷散**　治带下日久，清腥如水。

白芷　乌贼骨　白术　米仁　赤苓　芡实各一两

为末，每服五钱，米饮下。

**排脓散**　治产后少腹切痛，温导不瘥，脉来滑数，寒热后重，腹疼

牵钓腿足，此肠痈内结之候。

生地　当归　白芷　防风　银花　连翘　蒌仁　山甲　草节

**龙骨散**　治血崩不止。

龙骨<sub>醋煅</sub>　当归　香附<sub>各一两</sub>　棕毛灰

共末，每服三钱，空心米汤下，忌油腻鸡鱼炙煿之物。

**补脬散**　治产后伤动脬肠，大小便互易而出，或不能小便而淋沥，谓之交肠，实脬肠破损也。

生黄丝绢<sub>一尺，剪碎，如黄蚕茧亦可</sub>　白牡丹根皮　白及<sub>各一钱五分</sub>

为末，用水一碗，入绢末同煮如饴，以木槌研烂，空腹时顿服，服时不得作声，作声则不效，服五七日；兼服八珍补元汤剂。

**涌泉散**　治产后乳汁不下。

瞿麦　麦冬　王不留行<sub>以上各二钱</sub>　龙骨<sub>一钱</sub>

用猪蹄汤一碗，酒一杯煎服，服后以木梳梳乳房效。

**白矾散**　治阴中肿痛。

白矾　朴硝<sub>各三钱</sub>　小麦<sub>一合</sub>　五倍子<sub>一钱五分</sub>

同葱白煎汤薰洗。

**杏灰散**　治阴疮。

苦杏烧灰，麻油调搽。

**蛇退散**　治阴疮痛痒，先以荆芥、蛇床子汤薰洗，再用此散。

蛇退<sub>一条，烧存性</sub>　枯矾　黄丹　扁蓄　藁本<sub>各一两</sub>　硫黄　荆芥<sub>穗</sub>
蛇床子<sub>各五钱</sub>

上为细末，香油调搽，湿则干糁。

**螵蛸散**　治阴疮。

海螵蛸<sub>一两</sub>　枯矾　雄黄<sub>各三钱</sub>

为末，油调搽。

**烧馗散**　治妇人梦与鬼交，消耗真阴，古法有此散为治，故纪之。

灵朱判钟仙画一幅，先以香纸祝以病因，然后将画焚化取灰。此等症候，或夙孽，或邪心所致也<sub>百沸汤调服</sub>。

**蚕退散**　断孕下胎神效。

蚕退纸一尺

烧灰，酒调服。

**麦曲散** 下胎方。

大麦曲五升 清酒一斗

煮一炷香，去渣，将此酒分作五服，调桂心散一服，隔宿弗食，日服之，胎自下。

丸

**固经丸** 治经水过多，潮热眩晕，燥渴盗汗，此阴虚内火动而烁阴宜此。

黄芪三两 当归二两 白芍二两 黄芩二两 黄柏二两 生地四两 龟板四两，炙 香附二两，童便炒 樗皮二两

为末，酒丸，每服三钱，白滚汤下。

**固真丸** 治久带不止，或经后淋沥，并治男子久浊遗滑，精气不固等症。

菟丝子一斤，淘洗净，好酒浸三日，布包蒸透，晒干炒 牡蛎四两，煅 金樱肉 茯苓各四两，酒拌蒸

蜜丸，每服三钱，淡盐汤下。

**鱼鳔丸** 治带下日久，经脉渐少，形气脉气不足，饮食不甘，渐将枯闭等症。

白鱼鳔一条，取大白鱼重七八斤者，取其白 乌贼骨四两 茜草二两 当归四两 白芍 川芎各二两 生地 川断 阿胶 黄芪各三两 鸽蛋二十个，如有麻雀蛋更妙

上为末，蜜丸，每服三四钱，米饮下，日二服。

**保孕丸** 凡妇人受孕，经三月而堕胎者，虽气血不足，乃中冲有伤所致。中冲为阳明胃脉，主供应胎孕，中有所逆则中冲伤而不能供给胎元，要在节饮食，戒恼怒，绝嗜欲静养，此丸可保。

熟地 当归 川断 白术各四两 阿胶 香附各二两 陈皮 艾叶益母 川芎 黄芩各一两 砂仁五钱

枣肉为丸，每服三四钱，米饮下。

**醋附丸** 治脏气多滞，月候不调腹痛，带下寒热，及胎气壅滞不安。

大香附半斤，醋煮，焙干为末

黏米汤为丸，每服二钱，米饮下。

**菖蒲丸** 治妇人血滞血积，上逆攻冲心腹，绞痛阻隔，面黄羸瘦，腹胁块硬，或心下坚筑，或期前酸胀，或久带久淋，癥瘕积聚等症。

石菖蒲八钱　丹参四两　五灵脂　没药一两二钱　当归　芍药各二两　延胡　香附　红花　牛膝　桃仁各八钱

上为末，洒法为丸，用温酒下三钱，日二服。

**琥珀丸** 治妇人胎前产后百病，并治七疝八瘕，心腹刺痛，卒中瘫痪，半身不遂，八风十二痹，手足酸疼，乳中结核，结毒伤胎不安，并死胎不下诸症并效。

琥珀　辰砂　沉香　阿胶　附子　川芎　肉桂　五味　石斛以上各五钱　牛膝　人参　当归　熟地　肉苁蓉　续断　没药　木香各一两　牛黄　珍珠各五钱　乳香　延胡各一两

上末蜜丸，弹子大，每服一丸，随各症汤饮送下。

**知母丸** 治胎动因热不能安，顿仆酸坠欲堕。

知母炒为末，枣肉作丸，弹子大，每服一丸白汤调下，参汤亦可。

**樗皮丸** 治妇人湿热过甚，赤白带下。

芍药五钱　良姜三钱，烧灰　黄柏二钱，烧灰　椿根皮一两五钱，酒炒

为末，米饮丸，桐子大，每服四五十丸，米饮下。

**济阴丸** 又名补阴丸。治阴虚火动，此方泻火补阴。

黄柏　知母　龟板各三两　熟地五两　锁阳　枸杞　天冬　芍药各二两　五味一两　干姜五钱

上末猪脊髓五七条，捣炼蜜为丸，每服五钱，淡盐汤下。

**全鳖丸** 治肝肾阴虚，骨蒸劳嗽。

生地　熟地　知母　贝母　杏仁　款冬　沙参　丹皮　紫菀各一两　青蒿　前胡　柴胡各五钱

用团鱼一个，斤外者佳，清水漾七日，将麻扎其头足，和药纳坛内，用水三碗，将箬扎坛，隔水煮一日，取起鱼，剔去甲骨，炙燥鱼肉，捣烂

如泥；所存之药，另置砂锅煮干炒，和骨甲为末；外用米仁、莲肉粉各四两，以糯米为丸，如桐子大，每服三钱，黄芪麦冬汤下。

**四神丸**　治脾肾虚寒，大便不实，饮食减少，泄泻腹痛，及气陷阴吹等症。

故纸四两　肉蔻面煨　五味各二两　吴萸汤泡，一两

上为末，大枣百枚，姜八两，同煮烂，取枣肉去皮核捣丸，每服七八十丸，食前白汤下。

**补宫丸**　治妇人诸虚不足，久不受孕，骨蒸形瘦，崩中带下等候。

白薇　牡蛎　白芍　山药　鹿角霜　茯苓　白术　乌贼骨　白芷

等分为末，面糊作丸，桐子大，每服五十丸，米饮下。

**鱼肚丸**　治胎元不固，每致半产，或见漏红，腹胀等症。

熟地四两　山药二两　杜仲　归身　川断　白芍　阿胶　菟丝子　白术以上各两五钱　黄芩　香附一两　鱼肚四两

为末，蜜丸，每服三钱，白滚汤下。

**鹿茸丸**　治经候过多，其色瘀黑，甚者崩下，呼吸少气，脐腹冷极，则冷汗出，脉来细小空数。此冲任虚衰，风冷之气乘于胞中，则胎气不能固。可亟灸关元，继进是丸，则犹可冀挽也。

鹿茸　赤石脂各一两　当归　熟地　川续断各二两　人参　附子　艾叶　柏叶各五钱

上末，饴糖为丸，桐子大，每服三钱，白汤送下。

是症若非脉虚少气，多有因火错经而致崩者，此又从清火为治也。

**启宫丸**　治妇人肥盛，子宫脂满，壅滞不能受孕者宜之。

白术　川芎　半夏曲　香附各一两　茯苓　神曲各五钱　橘红　甘草各三钱

上为末，以荞麦曲作糊为丸，如桐子大，每空腹时服三钱，开水下。血气肥盛必多痰滞，故以二陈为主，加术芎曲附以资健运，而调气血，因虚弗孕者忌用。

**乌鸡丸**　治妇人羸弱，血虚有热，经水不调，咳嗽寒热，崩漏带下，骨蒸盗汗，肝肺肾三经将成损症。

人参　熟地　生地　当归　川芎　白芍各三两　黄芪　白术　牛膝

柴胡　知母　丹皮各二两　鳖甲　茯苓各四两　秦艽一两五钱　黄连　骨皮

贝母　延胡　干姜各一两　大香附一斤，去毛净，分四分，用米泔、童便、酒、

醋各浸一分，春秋一二日，夏一日，冬四五日，晒干，炒

　　白毛乌骨雄鸡，重二斤十余两者，干去毛杂，以艾叶、青蒿各四两，切碎，一半纳鸡腹扎好，一半置小坛内同鸡及肝与心，以童便和水灌满，令没鸡二寸许，煮干取出，剔肉取骨杵碎炒，同诸药为末，将肉及所煮之药先入臼内，杵膏入末，蜜丸，早晚服三钱，开水下。

　　**兔脑丸**　治横生逆产。

　　兔脑取腊月者，去皮膜，研成膏　乳香三钱五分　母丁香一钱　麝香分许

　　上三味研匀，和兔脑为丸，如芡实大，阴干封固，每用一丸，试水后温酒下即产。

　　**矾蜡丸**　治痈疽肿毒，服此可护肠膜。

　　白矾　黄蜡

　　等分溶化，乘热作丸，白汤下，凡内痈交肠俱宜间服。

　　**炒糯丸**　此乃下胎之峻剂，不可妄施。

　　糯米一合　斑蝥二十一个，去翅足用

　　先用七个同米炒，改色去蝥；再用七个同炒，令米色黄，再去蝥；又用七个同炒，令起烟，复去之；复用鸡胞肠一个，将炒过蝥同煮烂，去蝥，同米研捣作丸，分三服，用牛膝红花酒下。服后腹痛胎落即止后服，若未下，三日尽三服，无不下者。

# 膏

　　**白凤膏**　治阴虚成劳，咳嗽痰血，夜热盗汗等症。

　　白鸭一只，取纯白黑嘴凤头者　京枣一升，去核，或嵌参苓末，或嵌八珍料末

　　将鸭缚定，量病人饮酒多少，以酒荡热，剖鸭顶，滴血入酒先饮之。再去毛，于翅旁开一孔，出肚杂洗净，用药枣填满鸭腹，麻扎置砂锅内，用醇酒一二斤浸，着慢火炖极烂。或啜汤及鸭与枣，存骨炒磨对八珍枣及药末作丸；或啜膏汤，外即将鸭剔肉，并枣及药末、鸭骨，炒为末捣丸，

每日早晚以开水送下三五钱。

**牛黄膏** 治时感届期，热入血室，昏乱躁扰，痰瘀结滞，谵狂不省人事，遗尿厥痉等症。

牛黄　胆星　丹皮　琥珀　郁金　朱砂各三钱　蝎尾二十一条　冰片　麝香各三分　甘草五分　竹沥七分　姜汁三分

前十味为极细末，用沥汁调研作丸，如黄豆大，每服一丸，钩藤汤调化服。

## 丹

**胜金丹** 治妇人久虚无子，胎前产后一切病患。此方补虚调滞，安胎利产，手足不遂，带浊崩淋，产后腹痛吐逆，烦满血晕血滞，凡产后伤寒中风，虚烦劳瘦，妇人诸疾，并宜服之，无不收效。

人参　白术　茯苓　炙草　肉桂　熟地　当归　川芎　白芍　白薇　丹皮　延胡　没药去油　赤石脂　藁本　白芷各一两　香附一斤，醋浸，三日炒用

上末蜜丸，如弹子大，瓷瓶收固，每服一丸，空心温酒化下，食干物压之，服至四十九丸为一剂，以癸水平调受孕为度。妊娠三五日，服一丸，产后二三日，服一丸，白汤下亦可。

**夺命丹** 治瘀血入胞，胀满难下，急服此丹，瘀滞即消，胞衣自下，此方功同回生丹。

附子炮，五钱　干漆烧烟净　丹皮　当归各一两

上为末，用大黄一两，陈酒升许，投大黄末熬膏，膏成和前药作丸，如桐子大，每服或五丸或七丸，温酒送下，壮盛者宜之。

**白凤丹** 治男妇五劳七伤，骨蒸烦热，及崩漏遗浊，骨疼筋痛食减。

白丝毛乌骨鸡一只，男用雌女用雄，先将黄芪、当归末各两余，甘草末五钱，和米粉拌作块饼，敲碎与鸡食六七日，后缚杀之，勿令出血，干去毛杂不用。

当归　白芍各二两　川芎一两　生地四两，酒炒　天冬　麦冬　丹参　人参各一两　知母　秦艽　胡连　鳖甲　柴胡　甘草各五钱　鹿角霜四两　小茴　木瓜　牛膝各八钱　山萸　山药各二两

上为末，先将鸡切作小块，入坛内，用酒水各二碗，醋一碗，箬扎坛口，重汤慢火炖一昼夜，再用武火收汁，将干剔骨炙研，和药末汁肉捣丸，早晚开水下三钱。

**回生丹** 治产后诸疾，凡污秽未净，一切实邪疼痛，及死胎瘀血冲逆诸症。

大黄膏一斤为末，用好醋八碗熬成膏，用苏木三两，河水五碗，煎至三碗，去滓；又用红花三两，炒黄色，用酒斤八两煮十余沸去渣听用；再用黑豆三升，煮熟存汁三碗，去豆，将皮晒干为末听用；然后将大黄汁和苏木水、红花酒及豆汁并和匀，搅熬成膏，收贮瓷器内，再用锅焦焙为末，并豆皮末俱入膏内复用。

人参 白术 青皮 木瓜各三钱 当归 川芎 延胡 苍术 香附童便浸，炒 蒲黄 赤苓 桃仁 熟地各一两 牛膝 三棱 黄肉 灵脂 地榆 甘草 羌活 陈皮 白芍各五钱 良姜四钱 乌药一两五钱 木香 乳香 没药各一钱

上为末，用前大黄膏为丸，弹子大，金箔为衣，不拘时，每服一丸，或汤或开水下。

**毓麟丹** 即毓麟珠。治气血两虚，经脉不调，或先断续，或带浊崩淋，或腰疼腹痛，或饮食不甘，瘦弱不孕，服一二斤后即可受胎种子，诸方无以加此。

人参 白术土炒 茯苓 芍药各二两 甘草 川芎各一两 熟地 当归 菟丝各四两 杜仲 鹿角霜 川椒各二两

上为末，炼蜜丸，弹子大，每空腹时嚼一二丸，或白汤或酒下，或作小丸吞服亦可。

如男子阳衰，可加桂、附、苁蓉、胡桃、故纸、枸杞、山萸、山药、巴戟、羊霍、鹿茸、蚧蛤、河车等药；如女子经期腹痛，过期怯寒，宜加故纸、肉桂、吴萸；带多腹痛，可加乌贼、龙骨、五味、故纸、雀蛋；子宫寒冷，腹冷肢寒，可加附子、炮姜；多怒气郁气逆，而为胀为痛者，宜加香附、沉香；血热多火，经早内热者，可加续断、骨皮、白薇、石斛，或另以汤剂清其火，或酌汤饮之，适宜者以送下。

# 方

**产宝方**　治产后大渴烦心。

芦根一两　麦冬三钱　花粉　人参各二钱　茯苓一钱　甘草五分　大枣三枚

水煎服。

**汗渴方**　治妊娠多汗烦渴。

天精草三钱　麦冬心三十根　参须五分　浮小麦三钱

水煎代饮。此方用参叶代参须亦妙。

# 四字方

## 汤

**生地黄汤**　即益母地黄汤。治妊娠跌坠伤胞，腹痛下血等症。

生地　益母各二钱　当归　黄芪各一钱

加姜、枣，煎服

**薏苡仁汤**　治肠痈腹痛，牵钓足膝，胀满不食，小便涩，脉数，潮热，产后多有此症。

苡仁三钱　蒌仁三钱　桃仁二钱　丹皮二钱

**柏子仁汤**　治忧思过度，劳伤心脾，不能藏摄，遂至崩中下血不止。

柏子仁　香附各钱半　川芎八分　鹿茸　茯神　当归各钱半　川断二钱阿胶　远志各一钱　甘草五分

**黄雌鸡汤**　治产后虚羸腹痛。

黄芪　白术　当归　熟地　桂心各五钱

用小黄雌鸡一只，去毛，洗净肠杂，用水七碗煎水三碗余。每汁一碗，用药四钱煎，日二服。

## 散

**羚羊角散**　治妊娠虚风，头项强直，筋脉挛急，语言蹇涩，痰涎不利，不省人事，名曰子痫，宜此方。

羚羊角　独活　枣仁　五加皮　薏仁　防风　当归　川芎　茯神杏仁各五分　炙草　木香各一分　姜五片　水煎服。

若因肝经风热，或怒火所致，宜加味逍遥散

**天仙藤散**　治妊娠三月后足指发肿，渐至腿膝，饮食不下，状如水气，或脚指间出黄水，名曰子气。

天仙藤　香附<sub>俱炒</sub>　陈皮　甘草　乌药　紫苏　木瓜　生姜

水煎，食前日进三服。并疗㿀气胁疼。

若因脾胃虚弱，当用六君；气虚陷者，须用补中。

**金花子散**　凡体弱不欲孕者，用此方于经后日服之，即不受胎，如体渐实，仍可受孕，故佳。

金花子<sub>五钱</sub>

四物汤一剂，煎服。

## 子

**连翘饮子**　治乳痈。

连翘　蒌仁　川芎　皂刺　橘叶　青皮　甘草节　桃仁<sub>各二钱</sub>

未破者，加荆芥、柴防己；破者加当归、黄芪。

**桃奴饮子**　治妇人室女月信不通，渐成腹满，及男子跌损以致瘀积停滞，欲成血蛊者。

桃奴<sub>树上嫩桃干枯不落者，冬月收之</sub>　雄鼠粪<sub>两头尖者是，不尖者弗入</sub>　延胡　灵脂　肉桂　香附　桃仁　木香　苏木　红花　干漆<sub>烧尽烟</sub>　益母草

等分为末，每服三钱，空腹温酒下。

## 丸

**柏子仁丸**　治血虚有火，月经耗损，渐至不通，潮热羸瘦，慎勿以毒药通之，须用此丸或泽兰汤。

柏仁<sub>炒研</sub>　牛膝<sub>酒炒</sub>　卷柏<sub>各五钱</sub>　泽兰　续断<sub>各二两</sub>　熟地<sub>三两，蒸捣</sub>

上为末，捣地黄膏，和炼蜜作丸，梧子大，每服百丸，空心米饮下。

**乌贼骨丸**　治血枯经闭。

乌鲗鱼骨<sub>四两，去膜甲</sub>　茜草根<sub>一两</sub>

为末，用麻雀卵捣丸，小豆大，每服十丸，鲍鱼汤下<sub>即今之白鲞也</sub>，服后以美膳压之<sub>雀卵，鸟之胎也，能飞之鸟皆从阳化，故取此生阴之义。然雀卵过</sub>

春难得，以鸽蛋代之亦可。

**八赤毒丸** 治一切邪祟鬼击鬼疰。

雄黄 朱砂 矾石 附子炮 藜芦 丹皮 巴豆各一两 蜈蚣一条

蜜丸，小豆大，每服三五丸，滚水下。

《名医录》云：李子豫八赤毒丸，名为杀鬼杖子。凡病非外感，又非内伤，或痛或痞满谵妄，或歌哭不常，悲喜无时，如有晤对状，此必邪祟相侵，此丸治之。吐下之后，再为调理，若已形瘦色败者，勿用。

# 五字方

## 汤

**二连四物汤** 治妇人血虚发热，或口舌生疮，或昼安夜热。

当归 川芎 芍药 熟地 黄连 胡连各一钱

**加减四物汤** 治妇人血积胀疼，块硬腹痛。

四物汤加干漆，烧烟尽 三棱 蓬术 肉桂

**芎归六君汤** 治中虚痰嗽，经血不能充盛。

六君子汤加当归、川芎是也。

**香砂六君汤** 治中虚胃寒。

六君子汤加木香、砂仁是也。

**当归补血汤** 治肌热躁热目赤，面红烦渴思饮，脉气浮大，空而无力，此血虚之热，宜此汤以补益。

当归三钱 黄芪一两

水煎。

**姜桂六君汤** 治中土虚寒，肝脾不足，痰嗽泄泻，经少愆期。

六君子汤加干姜、肉桂是也。

**防风黄芩汤** 治肝经风热以致血崩及便血尿血。亦可作丸。

条芩炒黑 防风等分

或汤或丸皆可。

**千金鲤鱼汤** 治妊娠腹胀，胎中有水气，遍身浮肿，小便不利，或胎死腹中皆效。

当归　芍药　白术各一钱　茯苓钱半　橘红五分　鲤鱼一尾，斤余大小，去鳞及肠杂

上药作一剂，将鱼煮汤，去鱼用汁，钟半入前药，加生姜三五片，煎好空心服，如未效再服。

**仓公下气汤**　治妊娠心腹胀满。

白芍　陈皮　茯苓　川芎　腹皮　当归　香附　前胡　厚朴　乌药　木香　苏梗

**当归羊肉汤**　治产妇腹痛，气血不足，寒气入胞宫，小腹胀痛，手不可犯，此产后寒症也，宜此；并治寒疝腹胁疼痛，及产后蓐劳等症，惟大便不实者弗用。

羯羊肉四两　当归五钱　生姜一两

《良方》加川芎。

用水十盏，煎四盏，加葱、椒、盐少许，空心温服，日二次。痛多而呕者，加白术、橘皮；一方加人参、黄芪，寒加桂，滞加川芎。

**人参当归汤**　治去血过多，内热短气，头痛闷乱，骨节烦疼，或腹痛咽干，多汗而渴。

人参　生地　当归　白芍　桂心　麦冬等分　粳米一撮　竹叶十片

先将米、竹叶煎汤一碗，加枣二枚，入药五钱，煎服。虚甚者，用熟地黄。

**良方桃承汤**　即前三字桃仁汤。良方桃承汤见伤寒。

**妊娠六合汤**　此王海藏方也，以四物汤为主。凡伤寒时感，随症加减。药有犯胎者，以四物养血安胎，则佐用祛邪之药，其有不宜于胎气而复用之者，正赖以祛邪也，审症既的，不妨用之。经曰：有故无殒亦无殒也。邪去胎自安也。

**表实六合汤**　治太阳经症，治头项强痛，恶寒腰脊痛，身热无汗体痛，脉紧而浮之候。

即四物汤加麻黄、细辛是也三时代以羌活。

**表虚六合汤**　治太阳经症，脉浮缓，恶风头痛，身热自汗或项强。

即四物汤加桂枝、骨皮是也桂枝攻风，骨皮凉血止汗，然方中有芍药似可

弗用。三时代以防风，若症属阳明恶寒者，配葛根、葱白。

**风湿六合汤** 治妊娠感风湿之邪，肢节烦疼自汗，其首如裹，或痛，脉浮濡，身热，声如瓮中出。

即四物汤加苍术、羌活是也。

**升翘六合汤** 治妊娠时感经热，郁而不解，咽疼耳聋，咳逆热渴，见疹见斑，及热欲传而表仍在者。

即四物汤加升麻、连翘是也。

凡柴、葛、羚羊、芦、栝，疏邪搜毒泻火等治，皆宜酌用。

**柴胡六合汤** 治邪在少阳，寒热呕苦，脉弦且数，胸胁疼痛，头眩耳聋，有汗无汗。

即四物加柴胡、黄芩是也<small>如虚而呕甚，加参、夏、茹、橘。</small>

**大黄六合汤** 治妊娠伤寒，大便秘满，小便赤涩，脉沉数而渴烦谵妄，此太阳阳明症也，急下之。

即四物汤加大黄、桃仁是也。

**人参六合汤** 治妊妇伤寒汗下后咳嗽不止，此元气虚所致也，加此以补虚。

即四物汤加人参、五味子是也。

**朴实六合汤** 治妊妇时感，阳明挟滞，满闷痞胀者。

即四物汤加枳实、厚朴是也。

**栀子六合汤** 治妊妇时感，烦热不眠。

即四物汤加栀子、黄芩是也<small>内热盛者亦可合三黄。</small>

**茯苓六合汤** 治小便涩赤不利，乃太阳热归本腑之候。

即四物汤加茯苓、泽泻是也<small>五苓、导赤、猪苓皆可加用。</small>

**石膏六合汤** 治妊娠阳明经热内甚，大渴而烦，脉长而洪大，谵语不眠等候。

即四物汤加石膏、知母是也。

**胶艾六合汤** 治妊娠伤寒，汗下后漏血不止，腹痛。

即四物汤加阿胶、艾叶是也。

一方加甘草，一方加黄芪、炮姜，此汗下伤元，中气虚而不能摄血，故宜从温，若因热而漏血者，姜未可概用也。

**附子六合汤** 治妊娠感寒，肢厥身冷，胎动微汗，脉气沉迟。

即四物汤加附子、肉桂是也。

二药犯胎，固妊娠所忌，然寒犯三阴，非此莫疗，是亦不得已而用之者。

**四物大黄汤** 治妊妇伤寒蓄血等症，代抵当、桃仁。

即四物汤加生地、大黄是也。

附 产后论

吴绶曰：产后伤寒类似之候，不可轻易发汗。盖产后发热，诸因不同：有因产伤力发热者，有去血过多发热者，有恶露不尽，有三日蒸乳发热者，或早起劳动发热，或饮食停滞，或过于温暖发热者，所因不同，一皆发热，状类伤寒，最当详辨。大抵产后血室空虚，若妄汗之，则为筋惕肉瞤，或昏迷不醒，或搐搦不定，大便闭涩，其害非轻。故凡有发热，总当以四物为主，而四物之中，又以归、芎为君，地芍为佐，必炒之以酒。确有表邪，加柴、荆、人参、干姜等药，盖姜性温热，能引气药入气分，血药入血分，且能去恶生新，有阳生阴长之道，以热治热，深合内经之旨。如恶露不净者，以益母丸、黑神散兼调之；胃虚食减者，加白术、茯苓，呕恶多痰者，加广皮、半夏。其余六经治法，果确审是表邪时感，然后用六合汤方为治，其出入加减，必圆通活变，慎毋胶柱鼓瑟，而反致误也，总在审形胀盛衰，酌其先后重轻为的也。

## 饮

**萆薢分清饮** 已见杂病。

**六味回阳饮** 即伤寒回阳饮加熟地、当归也。

**滋肾生肝饮** 已见杂症。

**二味参苏饮** 治产后瘀血流入肺经，咳逆喘满。

人参一两 苏木二两

作一剂，水煎服。服此得瘥即当用六君子以扶脾胃，若口鼻黑气起，急用此方加附子一二钱服之，间有得生者。

**清热凉血饮** 治阴虚血燥，复风热丹毒，大便闭结等症。

归身　川芎　生地　白芍　大黄炒　银花　丹皮　栀子等分

水煎，入白蜜二三匙服。

**梅地柴胡饮**　治师尼少寡，萌欲不遂，经气逆而阴阳从乘，发为寒热，状如疟，当疏肝清降为法。

柴胡　当归　芍药　丹皮　黑栀　生地　甘草　泽泻　乌梅

**莲子清心饮**　即清心饮，见三字方。

## 煎

**固真秘元煎**　治久带久淋，梦与鬼交，并治男子梦遗精滑。

人参一钱　菟丝三钱　龙齿一钱　五味五分　茯苓钱半　芡实　金樱子二钱　桑螵蛸　车前各钱五分

**连翘金贝煎**　治阳分痈毒，乳痈乳妒，结于胸膈之间者，此方捷效，初起服之必散。

金银花　土贝母　蒲公英　夏枯草　连翘　钩藤

烦渴者，加花粉；便闭胸闷者，加蒌仁、荆竹沥。

## 散

**人参荆芥散**　治血虚客风，或感邪泄血，症属血风寒热盗汗，久渐成痨者，宜此方。

当归　川芎　肉桂　炙甘草　防风各五钱　人参　荆芥　熟地　柴胡枳壳　枣仁　鳖甲童便炙　羚羊　白术各一钱

加姜、枣煎。

**子芩防风散**　治肝经风热，以致血崩、便血，及尿血、血淋等症。

条芩酒炒　防风等分

为末，食前温酒调下二钱。

**人参蛤蚧散**　治痨嗽痰血，日久声暗，咯吐脓血，经年不瘥，或头面生疮，遍身浮肿。

蛤蚧全者一对，去浮鳞头足，河水浸五日，换水浸洗去腥，晒燥酥炙　甜杏五两，去皮　炙草三两　人参　茯苓　知母　贝母　桑皮各二两

细末，瓷瓿收贮，每日清茶点服，或用饴糖、石蜜月各四两，入末四两熬收，不时噙咽亦妙。

一方加　款冬　百合各三两　桔梗　诃子一两

**泰山磐石散**　治妊娠气血两虚，或肥而不实，或瘦而多火，或肝脾素虚，倦怠食少，屡有堕胎之患。此方性味和平，阴阳两治，调养脾胃，滋培气血，脉症有热加芩，有寒倍砂，节养谨慎，孕后三五日常进一服，可保无虞。

人参　黄芪　当归　川断　黄芩各一钱　川芎　芍药　熟地各八分白术三钱　甘草　砂仁各五分　糯米一撮

水煎服，过四月后可无虑也。

**保生无忧散**　此方补血顺气，临产宜服，凡胞胎肥厚，根蒂坚牢者，皆可使之易产，并治产后瘀疼。

当归　川芎　白芍　乳香　枳壳　南木香　血余

等分为末，每服二三钱，水煎日二服。若胞水既破，其血已涸，元气困惫者，急用八珍料斤许，亟煎药与服，续饮续煎，服尽再制，亦有得生者。

**良方血竭散**　治妇人血癥，腹痛胀满，发热体倦，经脉不行。

当归一钱　芍药　桂心　血竭　蒲黄各七分　延胡五分

为末，每服二钱，酒调下。

**神效消核散**　治妇人肝经郁火，注流颈项，结核久则成串。

全蝎三十个　守宫一对，煅末　雄黄三钱，飞研　蛤粉一两　丝瓜筋三个，炒炭，研

先将全蝎内胡桃壳内，用麻扎合，和黄泥作泥丸，火煅去泥取炭，合诸药末研匀，瓷瓶收贮，每服三分，于食后用夏枯草汤调下，当间服加味逍遥散。

**神效瓜蒌散**　治痈岩瘰疬等疡。

瓜蒌子多者，不去皮，焙干杵　当归　甘草各五钱　乳香去油，一钱　没药去油，一钱

将三味煎水酒各半，煎好调乳没末服。

**五气天香散**　治气一切诸气上凑心胸，胁肋攻筑刺痛，月候不调，服此通行郁逆诸气，则经自调矣。凡因气郁逆而致经候不调者，毋徒求

血药。

香附八钱　乌药二钱　陈皮　苏叶各一钱　干姜五分

为末，每服三二钱，水煎服。

## 丸

**九味香附丸**　治妇人百病皆宜。

香附四两　当归　川芎　白芍　生地　陈皮各一两　白术二两　黄芩两半　小茴五钱

上为末，醋糊作丸，如梧子大，空心酒下八九十丸，如有潮热夜热，加地骨皮、柴胡各一两。

**十味香附丸**　治妇人经候不调。

香附一斤，用姜、酒、醋、童便各浸四两，浸三日，炒

白芍　熟地各四两　白术　泽兰　陈皮各二两　黄柏　甘草各一两　当归　川芎各二两

上为末①，醋糊作丸，桐子大，每服七十丸，空心开水下。

此二方乃阴中快气之药，妇人多郁，故宜此，在无滞而虚者，亦非所宜。

**桂枝茯苓丸**　治妇人癥瘕，腹胁攻痛，或挟癥受孕，经断三月而漏下不止，脐上动筑，皆由癥痼为害，当治其癥。盖癥不平则胎不安。方中虽有犯胎药味，亦有故无殒，故仲师制此方。

桂枝　芍药　茯苓　桃仁　丹皮等分

上末炼蜜为丸，如兔屎大，食前服一丸，不效，加至三丸。

**当归灵没丸**　当归没药丸也。治血瘀腹痛，胁痛血风筋挛骨痹，手足麻痹等症。

当归　灵脂各一两　没药五钱

上为末，醋糊丸，每丸钱许，姜汤或酒下。

**当归泽兰丸**　治经脉不调，赤白带下，久无生育。

香附一斤，探取大者去毛，用酒、醋、童便、米泔各浸四两，浸三宿取起，晒干再炒　熟地　当归　川芎　白芍各二两　生地　艾叶　泽兰　白术各两半

---

① 末：原作"味"，据上下文改。

黄芩一两

上末醋糊丸，如赤豆大，每服六十丸，白汤下。

**交加地黄丸** 治月经不调，癥瘕积聚，凡气血滞留，结聚疼痛。

生地新鲜者 老姜各一斤。各捣汁，以地黄汁浸姜渣，以姜汁浸地黄渣，晒干为度，再炒燥 延胡 当归 川芎 芍药各二两 乳香 木香各一两 桃仁 人参各五钱 香附八两，四制

上为末，醋糊丸，桐子大，每服六七十丸，姜汤下。

**琥珀地黄丸** 治产后恶露未尽，胸腹作痛，小便不利等症。

生地新鲜者 生姜各一斤，如交加制法 延胡一两，米拌，同炒赤去米 当归一两，酒炒 蒲黄四两，炒香 琥珀一两，研

上末，蜜丸，弹子大，每服一丸，当归汤下。

**益阴肾气丸** 治脾肾不足，肝郁气膹，头目昏晕，用此益阴以升清解郁。

熟地二两 山药 山萸 丹皮 归尾 五味子 柴胡各五钱 茯神 泽泻各二钱半 朱砂为衣用

上末，蜜丸，每服三钱，白汤下

**调元固系丸** 治妊娠气血不足，屡孕屡堕，凡冲任虚而胎系不固，用此安保无虞，但宜慎房劳。

熟地六两，蒸晒 当归 白芍 川断俱酒炒 阿胶各三两 人参一两，片，焙 白术土炒 茯苓人乳拌蒸 甘草蜜炙 杜仲盐水炒 山药米泔制 菟丝酒制 香附酒醋分制 麦冬 血余真者片研 燕窝煮捣 藕节各二两。片二蚕绵四两，剪炒另研

上药先将地黄、燕窝捣烂，后入炒制诸药，以糯米粥饮浓汁打糊作丸，捣千杵令极匀，作丸如桐子，每晨晚服三四钱，龙眼汤下，白汤米饮亦可，忌食发气助火生痰生冷等物。

**河车种玉丸** 治脏气亏，不能孕育，服此滋培，自能受孕。

熟地八两，九蒸九晒，酒煮 香附四两，酒、醋各浸二三日，晒，杵，炒 川芎二两，酒炒 枸杞五两，烘燥 阿胶四两，炒珠 人参片，焙，研 茯苓人乳拌炒 当归酒炒 菟丝各三两。酒拌蒸炒 丹皮酒炒 白薇各二两。炒 沉

香　肉桂<sub>去皮，片，研</sub>　萸肉<sub>各二两。炒</sub>

如带浊多者，加赤白石脂<sub>各二两。用米泔飞过用，无者不用。</sub>

先将河车一具，选取壮盛新鲜者，但去胞内瘀血，不必挑去鲜红血脉，以米泔水浸，洗净，不必浸多日，用布绞干，石臼生杵如糊，然后用山药末四五两收干，作饼八九个，用砂锅焙干，香如肉脯为妙。

上为末，炼白蜜作丸，如梧桐子大，每服百丸，白汤米饮皆可送下，忌食生藕、萝卜、豆粉、寒凉发气等物。

**千金保孕丸**　治妊娠腰肾酸疼，常多半产，服此可免堕胎。即《良方》杜仲丸。

杜仲<sub>八两，同糯米炒，断丝为度</sub>　续断<sub>四两，酒炒</sub>

上为末，山药糊为丸，每空心服六七十丸，米饮下，忌酒、醋、恼怒。

**海藻散坚丸**　治肝经湿火流注，经络颈项结聚，结核小瘿，用此消散之。

全蝎<sub>二十个</sub>　蛤粉<sub>一两</sub>　土贝<sub>一两</sub>　没药<sub>去油，一两</sub>　丹皮<sub>一两</sub>　夏枯草<sub>熬膏</sub>　毛藤<sub>各一斤，熬膏听用</sub>　海藻<sub>四两，用斑蝥二十一个醋煮，去蝥</sub>

为末，以二膏为丸，食后服，初服十五丸，渐至三十丸，白汤下。

**楞莪煅蒌丸**　治癥瘕痰食，积滞留着，以致不时冲逆胸胁，攻注腹胁切痛等候。

瓦楞子<sub>醋煅</sub>　鸡内金<sub>一两</sub>　延胡　没药　香附<sub>各五钱</sub>　桃仁　蒌仁　苏子　白芥子　萝卜子　薤白<sub>各三钱</sub>

先用顶大瓜蒌一个，开一孔去仁，将香附、桃仁、三子、薤白、蒌仁七味和匀，装入蒌壳内，将孔盖好，麻扎纸糊，外和熟黄泥厚涂，火煅三炷香，候烟将尽，即取起，置泥地候冷出火，然后打开泥，取炭药，研极细，再将楞肫延没四味研极匀，以荞麦面糊作丸，如桐子大，每服三十丸，白汤送下。

**人参蛤蚧丸**　治气血不足，胞宫虚冷，精滑不能受孕，并男子衰滑易遗等症，用之神效。

人参<sub>一两</sub>　胡桃<sub>取紫衣者</sub>　补骨脂　菟丝子　芡实<sub>各二两</sub>　龙骨　牡

蛎　益智仁　川椒各一两　首乌　萸肉　山药各三两　鹿鞭一条，横切　雀脑五十个，煮　蛤蚧一对

将蛤蚧刷去浮鳞，除头足，浸一日，洗净炙用，先将胡桃、雀脑捣，再入末，溶鹿胶作丸，每服三四钱，白汤下。

## 丹

**神仙聚宝丹**　治血海虚寒外乘，风冷搏结不散，积聚成块，为痞为癖，或癥或瘕，以致攻注上下腹胁疼痛，呕吐涎沫，头旋眼花，面色痿黄，肢体浮肿，或腹鸣急胀，或腰脚酸重，届月当期，先如重病，或多或少，带下赤白，崩漏不止，惊怖健忘，小便频数，时见虚热盗汗。

当归　木香　琥珀　没药各一两　乳香二钱五分　麝香　净辰砂各一钱

上各研细末，再合一处，研匀水丸，如芡实大，每用一丸，温酒磨下。经脉不顺疼痛，癥瘕积气，酒磨服。产后血晕瘀疼，酒和童便磨服。凡经病，俱用酒服。

**续嗣降生丹**　治妇人五脏虚损，子宫冷惫不孕，并治男子精寒不固，阳事衰弱，及带浊诸虚百损。

当归　杜仲　茯神　益智　龙骨　桂心　吴萸　干姜生熟各半　川椒　乌药各一两　白芍　牛膝　半夏　防风　秦芁　石菖蒲　北细辛　桔梗各五钱　附子一枚，重一两者，脐下作一孔，入朱砂一钱，面裹煨熟，取出朱砂留为衣　牡蛎取大片者，以童便浸四十九日，五日一换，取出用硫黄一两为末，酒和涂牡蛎上，令遍，用皮纸糊实，米醋浸湿，外以盐泥厚固之，候干，用炭五斤煅为末，每料只用二两，余者收贮再用

上为末，以酒煮，糯米糊为丸，以前朱砂为衣，每服三五十丸，渐至七八十丸，空心或开水或盐汤下。

介宾论是方，温力有余，补力不足，酌加参、术、熟地、甘草、川芎，配合八珍之意，因名加味续嗣降生丹。

**续嗣壮元丹**　种子第一方。

鹿茸酥炙　沉香　苁蓉酒洗去甲用　天冬去心　麦冬去心　拣参　熟地酒蒸　巴戟去心　枸杞　茯苓　五味　当归酒洗　杜仲酒炒　牛膝去芦，酒洗　菟丝酒洗令净，晒半干，捣成饼后晒干为末　小茴盐炒　鳖甲酥炙　故纸炒

首乌米泔浸　石菖蒲去毛。以上各一两　山药　柏子仁　萸肉酒蒸去核。以上各四两　朱砂五钱

上为细末，酒打面糊丸，如桐子大，每服四十丸，空心温盐汤下，忌烧酒、胡椒、干姜、煎炒之物。专治虚损，阳事不举，少壮纵情痼冷，心肾不交，难成子嗣，遗精白浊，五劳七伤，一切虚损，无不应验，临卧再进一服。

**补天育嗣丹**　大方伯王如水传。

鹿茸酥炙，一两　虎胫骨酥炙　补骨脂盐水微炒　泽泻去毛　天冬去心。以上各二两　生地去轻浮者不用，取沉实者八两，好酒浸一宿，入砂锅内蒸一日，极黑　萸肉酒蒸，去核　山药各四两　茯苓去皮，切片，乳汁浸，晒干再浸再晒，共三次　丹皮去骨。各三两　枸杞　当归酒洗，四两

上忌铁器，共为细末。用紫河车一具，此乃混沌皮也，又名混元衣，取首男胎者佳。先用米泔水洗净，再入长流水浸一时，以取生气，用酒三碗，同放砂锅中，蒸一日，极烂如糊，取出，先倾自然汁在药末内，略和匀，将河车放石臼内，杵如泥，却将药末汁同杵匀为丸，如干则加炼蜜。丸如桐子大，每服三钱，空心温酒下，忌三白。此培先天元真之气，亦种子无尚之方也。

**赞化血余丹**　此方大补元气，乌须黑发，返老还少，其培元赞育之功，言难尽述。

血余　熟地各八两　枸杞　当归　鹿胶　菟丝　杜仲　巴戟俱酒拌炒　小茴　茯苓　苁蓉　胡桃各四两　首乌四两，人乳或牛乳拌蒸　人参随用

上为末，蜜丸，早晚食前三服钱，开水下。精滑者，加白术、山药、芡实各三两；便溏者，去苁蓉，加补骨脂四两，酒炒用；火虚者加附子、肉桂。

**芙蓉海马丹**　治阳痿精衰，不能生育，或精滑不摄，不能交接。

熟地三两，煮捣　山药炒　枸杞炒。各两半　萸肉炒，二两　茴香炒　巴戟酒炒　苁蓉洗蒸　淫羊藿焙　茯神人乳拌蒸　续断酒炒　杜仲盐水炒　故纸炒。各一两　胡桃肉，二两　桂心研，五钱　海马一对，切焙　阿芙蓉三钱，须去泥清膏　蛤蚧一对，去头足，清水浸五宿，逐日换水，拭去浮鳞，炙黄

上为末，先将熟地、苁蓉、胡桃三味，捣膏令匀，然后用鹿胶八两溶化，入诸末捣丸，大如桐子，每日早晚用开水送下三钱，服药静养，不妄作强劳，待时交接，再迟速得宜，自无不孕。妇有病者，宜先调理之。

## 膏

**阿魏五香膏** 贴一切痞块。

羌活　独活　玄参　官桂　赤芍　山甲　生地　两头尖　大黄　白芷　天麻　红花各五钱　木鳖十个　乱发一团　芒硝　桃枝　柳枝　槐枝各五钱

用麻油二斤四两，煎药色枯去渣，再入发煎化滤净，煎至滴水成珠，入飞过净黄丹一斤一二两煎收，软硬得中，再搅入后药。

阿魏　芒硝　苏合油　母丁香　木香　乳香　没药各五钱　麝香三钱

凡贴膏药，先将牙硝，用纸包数两，置患处，约半指厚，用熨斗熨良久，如硝耗，再加熨之，熨一二时许，方贴膏药。若系肝积，加芦荟末熨之。

## 法

**醋炭收气法**

新产之后，用栗炭烧红，置产妇之前，以醋沃之，令气入鼻，以收敛浮越之气，可免血晕喘汗之虞。

**薰洗温通法**

临产坐草不谨，胞宫受寒，则胀塞不出，或先沥胞水，干涩不出，急用葱一握，姜一块，俱切捣，艾绒一两，葵子两许，煎浓汤倾盆中，薰洗令其气温通，则胞宫暖而润；更服脱花煎，则易产。

**灸洗收脱法**

产后子肠脱出不收，外用枳壳、诃子、五倍子、白矾，煎汤薰洗即收；如不收，以艾灸百会穴数壮，即收上。

又法，以蛇床子三四两，乌梅肉十四个，煎汤薰洗，日三四次；或以蓖麻子二十一粒，捣涂顶心百会穴，少顷即收上，上则急洗去之。

**洗乳散结法**

凡乳肿色赤，势欲成痈者，内虽服药，外必薰洗之，则经络通而易散，用葱白、生姜、橘核、橘叶、萱草根、芦笋之类，煎汤薰洗令透，外以木梳轻梳乳上。

### 薰洗前阴法

凡阴肿而痛者，用菊花根叶一握，葱白十余茎，小麦一撮，朴硝二三钱，食盐少许，煎汤薰洗之。

阴痒突出者，用臭椿皮、荆芥穗、鹤虱草根、藿香叶等分，煎汤薰洗。

又法阴痒，因虫痒极难忍，用蛇床子一两，白矾五钱，煎汤浸洗自瘥，外用蒲黄和水银研匀，纳阴中。

### 引嚏提气法

凡胎压膀胱，小便不利，以通关散引嚏，则胎举而溺自利。

又法以本妇发梢，探喉引吐，则呕作而气上，溺自通。或以四君四物汤，多饮取吐，则提气上而胞自举，溺亦自利。

### 熨顶收脱法

产后子肠脱出者，以蓖麻子二三十粒，捣烂涂顶，上覆以油纸及布一二层，以熨斗生火熨之，脱之甚者，用此熨法即上，即去之。

### 灸鬼哭穴法

凡有癫痫者，须灸鬼哭鬼眼穴：用圈椅一张，将本妇身用布缚椅背上，复以靠手横闩一条，圈档两边扎牢，然后将本妇手缚横闩上，将手合掌缚住，再以带一条，将大指并排扎好，令不能动摇。再用布缚其腿，穿座身之下，令不能挣动，再将两小腿并缚其膝，将两足缚踏脚档上，亦将足两大指并排扎好。然后以豆大艾圆，置手足大指甲肉相连处，此即鬼哭鬼眼正穴，艾灸五七壮，令甲肉两指四边着火，灸后以药渐调之，自愈。

### 附 妊娠药禁词

水蛭虻虫野葛，蚖<sub>青</sub>斑乌附天雄，水银巴豆麝蜈蚣，牛膝薏仁弗用。代赭芫花肉桂，龙衣大戟莪蓬<sub>术</sub>，三棱牙皂大黄通<sub>通草也</sub>，二丑二硝<sub>牙硝、朴硝害重</sub>。黑锡蟾蜍地胆，石黄并忌雌雄<sub>雌黄、雄黄也</sub>；茅根瞿麦牡丹<sub>皮</sub>红花，半夏南星莫动。干漆槐花山甲，硇砂蟹爪相同，干姜商陆亦多凶，红曲麦芽休共。花乳石千金子滑石，姜黄甘遂青礞<sub>石</sub>，牛黄卷柏伏龙<sub>肝</sub>从，阿魏桃仁禁求。苏木蓖麻没药，瓦楞荞麦难供。六十四味用需工，学浅幸毋试用。

## 补遗 三字丹

**返魂丹** 即益母丸也。治月经迟早不调，不能受孕，及产后一切诸病。

益母草 不拘多少，以五月五日，六月六日，或小暑日，其花盛开之时，连根采取，阴干，将花叶及子摘下修合弗用，铁器于石臼内捣末，洒酒九蒸九晒，将梗用砂锅煎汁熬膏，和末炼匀，入蜜捣丸，每丸二钱。凡经候不调，当期腹痛，崩带寒热，产后血晕，恶露不行等症，俱用温酒送下，经病者可日服之。

**化阴煎** 治水亏阴涸，阳火有余，小便癃闭，淋沥疼痛等症。
生地　熟地　牛膝　猪苓　泽泻　黄柏　知母　龙胆　车前　绿豆
水煎，加盐少许服。

## 脉诀卷之十

## 序

脉学之道，由来尚①矣。《素问》定脏腑上下部位，以合运气色诊之生克；越人晰经脉源流问难，以明阴阳疾病之变常。仲师就脉状以论症，《玉函》决死生于歌词。前有王氏注作《脉经》，后继诸家括以口诀。则钩其元者，复挈其纲；俾诊视者，在在逢源。扼宜忌死生之略，其义以备，固无容多赘。历考诸家口诀，惟李氏②独详，诊治可无遗义。但各家诀中，可师理解颇多，李氏俱不详载。余论脉以来，读诀七篇，皆有得心处，因汇而一之，令前哲玩索深心，同昭于后学。此中论症部位，论脉常变，一皆考经求里，切实不虚，即附管窥之见，非考验不敢附录，惟冀有当于实用，不徒悬迹其空名。要不外乎《脉经》，而亦不囿③于其说。尤当详四诊以合其义，庶得原始要终之全学焉。

西园魏如识

---

① 尚：久远。
② 李氏：指李濒湖《脉诀》。
③ 囿（yòu 又）：局限，被限制。

# 脉学源流

**脉为气血先机,凭察盛衰。**

脉者,血之府也。血充脉中,缘气流行,肢体百骸,无所不到,故为气血之先机,凭此可以察气血之盛衰。疾病未形,脉先昭著,故云先机。所谓脉者,即经脉也。若专以经为脉,则反遗言气血。但言血则遗气,但言气则遗血,故以脉明之。凡邪正虚实寒热,凭此可推而得焉。

**诊于两寸太渊,藉参宜否。**

脉有大会之地,两气口太渊穴也。太渊为肺经动脉,脉主气,血必藉气流行,诸经之气,无不见于气口,所以脉形之变现于气口者,可以察病之所在也。然脉情不一,以脉合症,必有宜否。有宜见者,有不宜见者。脉症相宜,其症顺而易为,否则逆而难愈,故必诊之以察宜否焉。

**位分三部,明尺寸以列三才。**

三部,寸关尺也。三才,天地人也。寸以象天,阳也;尺以象地,阴也。关居阴阳之中,以象人也。

**候以九推,按浮沉而求四诊。**

诊有浮中沉三候,寸关尺三部各有浮中沉,三三而成九候。然浮沉随病变更,病在表者脉必浮,病在里者脉必沉,不浮不沉、中候而得者,病在半表半里也。皮脉肌筋骨,浅深逐候之,病无遁情矣。四诊者,春弦、夏洪、秋毛、冬石也。石即沉也,冬脉也,水也,象万物之闭藏也;弦者,东方之生气,端直而平,木也,象万物之生荣也;洪者,滑大之形,夏脉也,火也,象万物之长茂也;毛即浮之义,秋脉也,金也,象爽肃之气下临,而万物成实也。更有缓脉随时而见,土也,万物之母,所以生成万物者也,生长收藏之气,必由此以化之,四诊中得此脉,始为平脉也。

**关以界乎尺寸,中以别乎浮沉。**

寸者,阳也,候在上在外;尺者,阴也,候在下在内;关为尺寸之中,阴阳之界也,候在中。浮者,轻按即得;沉者,重按始得;中者,中候而得也。

男左大而女右大，男尺多虚而女尺常盛。

男女之脉各异，男脉左大为顺，女脉右大为顺，阴阳之理也。男尺常虚，女尺常盛，因月事之异也。反者皆为病。

瘦者浮而肥者沉，六阳禀厚而六阴清平。

瘦者，肌肉薄，其脉轻手可得，应如浮状；肥者，肌肉丰，其脉重按乃见，当如沉类。反者必病。浮大动数滑，阳也，人无疾病，六部见此，谓之六阳脉，非病脉也，其人禀气必厚，多阳少阴，病则多火。沉弱涩弦微，阴也，人无所苦，六部皆然，谓之六阴脉，其人禀气清平，多阴少阳，病则多寒。但六阴六阳之脉不多见，偏见而不全见者多有之。

呼吸定息，和平得四至之半。

十二经中，皆有动脉，大会于太渊，始于肺经，一呼一吸为一息。呼者阳也，呼出心与肺；吸者阴也，吸入肝与肾。呼吸之中，脾转谷味，一息脉行六寸，二百七十息脉行十六丈二尺，为一周于身，一日一夜，一万三千五百息，其脉五十周于身，其行八百一十丈，此为和平之脉。四至半者，半至转谷味也。然形质有长短盛衰，性有缓急，情有动静，是又不可以常度论也。

出阳入阴，去来通五脏之神。

凡呼出，则气中分而侧合，上气升而下气降，左右之气，乃升而上合；其吸入，则气中合而侧分，上气降而下气升，左右之气，则分而下降。其出去入来，而内气因之分合，五脏之神无不随息之出入而感通也。

关前脉变，关后脉变，互参上下之疾。

关前，阳之位也。脉变者，病在上。关后，阴之位也。脉变者，病在下。有病在下而脉变于关前者，有病在上而脉变于关后者，又当以脉症参合互论。决宜否吉凶之的焉。

阴反见阳，阳反见阴，细推越竭之因。

阳症则见阳脉，而反有见阴脉者，此为伏阳。如伤寒传邪入里，其症渴闭妄谵，而见沉数且细之脉。脉虽阴象，按之不空，实则阳邪内伏，以致真阴耗竭而然。阴症则见阴脉，而反有见阳脉者，此为伏阴。如格阳戴阳，厥泄躁热，而见浮洪弦数之脉。脉虽阳象，重按全无，实则阴邪内伏，以致孤阳脱越而然。此皆物极反现之义也。

求先后之本，则候太溪冲阳。

太溪，肾之动脉，在足内踝后，先天之本也。冲阳，胃之动脉，在足跗中，后天之本也。如脉伏而不见者，求此二脉，二脉尚在，二天之气未绝也。

探脾肾之源，则在神门气口。

神门，尺脉也。尺为人生根本，水火之宅，万化之源，所以生土者也。气口，寸口也。寸为宗气出入，君相之位，神明宣化，所以生水者也。此脾肾二天之母也。

候五十而脉不一止，病无远虑。

大衍之数五十，故天地之数皆五，而脉亦应之。施诊者，每部以五十至为准，而参脉之形状以断病。五十而不一止，五脏之气无损。若不满五十而辄止者，脏已损也。

按时令而忽形生克，症将变生。

时令之脉，春弦夏洪，秋毛冬石也。若春得冬脉，夏得春脉，此虽受生之脉，然母来抑子，病难卒已。秋得夏脉，冬得长夏脉，此为受克，其病必甚。

太过兮，脉强实，病因外至。

脉来强实太过，此有余之象也，病多自表而受。

不及兮，脉虚微，症自内生。

脉来虚微不及，此不足之象也，病多自里而生。

因乎外者因乎天，阴阳六气相搏。

因乎外者，乃阴阳寒热之邪，无过风、寒、暑、湿、燥、火六气为病，因乎天之灾眚也。

因乎内者因乎人，劳食七情感兴。

因乎内者，乃饮食、劳郁、喜、怒、忧、思、悲、恐、惊之咎，若因此为病，由乎人事之失调也。

## 部位

脉有定位，诊有部分。上下阴阳，寻按逆从。部位本诸圣贤，凭理立则。

左右六部，列诸脏腑之位，以测某位某经，亦不过凭上中下三部之理，因心立则耳。

脉象昭乎后学，拟状更名。

脉之形象，先圣贤业已比拟详言，但苦深奥难明，迨自叔和《脉经》，拟状命名，觉较前为易晓。

心君象火列左寸，脉见浮洪，正君象之昭著。

心为君主，居膈上，故于左寸候之，南方丁火也。其脉浮洪而搏指，君象之昭明也。

肝胆象木位关中，脉形弦耎①，见木气之冲森。

肝胆东方木气，位乎左关中，其脉弦耎，端直而长，象木气之冲森也。

左尺真阴寒木，象水德而潜藏。

膀胱，壬水也；肾，癸水也。阴精津液所藏，左尺候之，其脉沉而静，象水德之渊深也。

右寸肺主西金，喜轻清而爽肃。

肺为辛金，西方金气，位居膈上，故于右寸候。其脉如毛而浮，轻而且清，爽肃之气也。

右关万物之母，以和缓，为中土之元神。

脾胃居中央，为戊己土，万物之母也，位于右关。其脉缓而和，静顺生化之德也。

右尺万化之原，得沉滑，识真火之根柢。

三焦位乎右尺，根乎命门，万化之原也。其脉沉而且滑，火位乎下之象也。天非此火，不能生物；人非此火，不能有生。所以为性命之本，真元之根柢也三焦命门两论详《无问录》中。小肠丙火，泌阑门而右尺

---

① 耎（ruǎn 软）：柔软，弱。

惟推。

小肠丙火也，偏居腹右，故于右尺候之。小肠之病，非火盛即火衰。下接阑门，通焦气，而泌别清浊，候于右尺，可与三焦真火同候大小二肠左右论详《无问录》中。

大肠庚金，通后阴而左尺同断。

大肠，庚金也，居腹之左，当于左尺候之。凡二肠之病，叔和候之寸中，但居腹之中下，当于尺中审察为是。

包络从心而诊。

包络，膻中也。为心主之宫城，当于左寸候之。

三焦三部分评。

三焦者，上中下三部也。上部心肺，自胸至头，候于寸；中部脾胃肝胆，胸至脐，候于关中；下部肾肠焦膀，脐至足，候于尺中。三部为三焦之用，其本体护肾于脊，候于右尺。

内情变现，气口先征；外气交侵，六经求应。

凡七情为病，自内而出，则脏腑之气先病于内，其脉形先现于气口。外来六气之伤，则就六经推求。伤三阳者，脉多浮；伤三阴者，脉多沉。风则多弦以应肝，寒则必紧以应肾。暑火应心而洪数，湿病应脾而缓细。浮涩则燥淫于肺，数洪乃内外火邪。逐经求之，脉之应症与否；参其宜否，而吉凶了如矣。

寸上尺下别阴阳，浮表沉里测深浅。上竟上而下竟下，膈胸腹三应不偾。

上者，寸中也，由胸上而上竟头面，寸之所主，上竟上之候也。中以候胸下中焦也，关中之所主也。下者，尺中也，自腹而下竟足膝，尺中之所主，下竟下之候也。

半部后而半部前，尺关寸内外详尽。

尺内两旁为季胁，尺之所主，外以候肾，里以候腹。中跗上，左外以候肝，内以候膈；右外以候胃，内以候脾。上跗上，左外以候心，内以候膻中，右外以候肺，内以候胸中。外者，一部中之前半部也。内者，后半部也。三部中，各分前后，必逐为详尽焉。

从阴阳者病浅，逆阴阳者难痊。

左为阳，故男宜左大，春夏之诊，洪大则顺；右为阴，故女宜右盛，秋冬之诊，沉细则顺。外感之候，阳病见阳为顺，即阴见阳无害；阴病见阴犹可，阳病见阴则逆。内伤之候，阳病见阳为顺，见阴为逆；阴病见阴为顺，见阳亦为逆。顺者易愈，逆者难痊。

脉合四时，病无远虑；脉反四时，症必变生。

## 疑似机理

独是言传匪易，神脉难求。

脉之理微，自古记之。昔在黄帝，神灵绝世，犹即若窥深渊而迎浮云。许叔微曰：脉理幽而难明，吾意所解，口莫能宣。故凡可以笔墨载口舌言者，皆象迹也。至于神理，非心领神会，乌能尽其玄微？如古人形容胃气之脉，而曰不浮不沉，此中候也。又曰：不疾不徐，此至数也，皆以象迹求也，独所谓意思欣欣，悠悠扬扬，难以名状者，非古人秘而不言，欲名状之而不可得，而其意已跃于言辞之表，以待能者之自从耳。在东垣亦穷于词说而但云脉贵有神。惟其神也，故不以迹象可求，言语可告也。论脉者，其留意于求神之学乎？

似是难详，论形莫误。

洪与虚，皆浮也，洪则有力，虚则无力。沉与伏，皆沉也，沉则重按即见，伏则重按不见，必推筋着骨，乃得见也。数与紧皆疾也，数则六至得名，紧则坚弹搏指，状如转绳。迟与缓，皆慢也，迟则三至迟慢，缓则四至徐和。实与牢，皆兼弦大实长四脉，实则沉中浮三取皆然，牢则但于沉候。洪与实，皆有力也，洪则重按少衰，实则重按亦强也。革与牢，皆弦大，革得浮取而得，牢则沉取而得。濡与弱，皆细小也，濡则浮而弱则沉，皆不任按也。细与微，皆无力也，细则指下分明，微则似有似无者也。结促涩代，皆歇至不节也，结则缓而止，促则数而止，涩则似止不止，代则循序而止。此皆脉之相似，而实不相同者也，辨之能详，庶不致误。

长短之形，莫藉关中之诊。

夫脉以过于本位为长，如溢出鱼际，过寸之本位，覆入尺泽，过尺之本位，是为长脉。至于关中，稍上则寸稍下则尺，从何见本部之长乎。或以长为肝家之脉，则尺寸之长者，皆肝脉之应也，何必关部求之？脉以不及本位为短，寸可短也，尺可短也。若必求之关部，则上不通寸，阳绝之脉也；下不通尺，阴绝之脉也，皆死脉也，岂可以死脉为短脉乎？故长短之脉，不藉关中之诊也。

**无根之脉，宜防阴脱于先。**

夫寸为阳脉，尺为阴脉，浮者阳脉，沉者阴也，一定之理也。若脉来有浮无沉，此阴气不足于内矣。尺脉为先天之本，犹树之有根也。若有寸无尺，则先天之气已绝，所以浮大无根，尺脉空豁者，皆阴绝之脉也。阴既绝矣，阳岂独存乎？故亦为死候。

**人迎气口，辨古宜明。**

人迎者，胃之动脉也，在项前结喉两旁；气口者，两寸口太渊也，乃肺经之动脉也。自叔和撰诀，以左右两手，分左为人迎，右为气口，以左主表，以右主里。盖以风火寒三气，皆主于左，故气自外至者，凭左为断；金土火之气，皆在于右，故气自内变者，凭右为断。所以云人迎紧盛，则伤于寒；气口紧盛，则伤于食也。夫肝肾主风寒之气于左，肺胃主食气之病于右，以此凭断，亦有理而有准。是以至今皆诊两手，不按及喉旁也。李氏《脉说》谓外来六气，皆诊于左；饮食劳倦七情，皆诊于右。是即其义而推广之耳。然以愚见测之，七情之伤，心肝肾皆在左，岂气变于左，左反不凭，而偏凭于右乎？外气之燥湿，脾肺之应，应在右，岂偏应于左而不应于右乎？则是人迎气口紧盛之说，但可凭伤寒伤食二症，余则未可概论也。总之以脉合病，论有专重。诊表里，必重浮沉；诊寒热，必凭迟数；诊虚实，必在力之有无；诊气血水火，必凭左右；诊饮食停滞，则凭脉之盛滑；诊七情内气，必就四时五行之脉色生克为断。执此为诊，庶与施治之实用相合焉。

**老少气形，因人通变。**

老者，气血已衰，脉宜衰弱，过旺则病。若脉盛而不躁，健饭如常，此裹之厚，寿之征也。若强而躁疾，则为孤阳。少壮者，脉宜充实，弱则多病，谓其气血日盈之年，而得此不足故也。若脉体小而和缓，三部相等，此禀之静，养之定也。惟细而劲急者，则为不吉，故执脉审症者一成之矩也。随人变通者，圆机之义也。肥盛之人，气盛于外，而肌肉丰厚，其脉多洪而沉；瘦小之人，气急于中，肌肉浅薄，其脉多数而浮。性急之人，五至方为平脉；性缓之人，四至便作平看。身长之人，下指宜疏；身短之人，下指宜密。北方之脉，强实者多；南方之人，耎弱者多。酒后之脉必数，食后之脉常洪，远行之脉必疾，久饥之脉必空。室女尼姑，脉濡且弱；孩提襁褓，脉数为常。脉与情性相反，必见害灾，脉如三五不调，终成危候。故形气脉情，必相合为得中也。

### 从症从脉，当凭轻重之机。

浮为表症，法当表汗，此其常也，然亦有宜下者。仲景云：若脉浮大，心下硬，有热属脏者，攻之，不令发汗者是也。脉沉属里，治宜从下，而亦有宜汗者，如少阴病，始得之，反发热而脉沉者，麻黄附子细辛汤微汗之是也。脉促为阳盛，当用葛根芩连清之矣。若促而厥冷者，为虚脱，非灸非温不可，此又非促为阳盛之脉也。脉迟为寒，当用姜附温之矣，若阳明脉迟，不恶寒，身体濈濈汗出，则用大承气汤，此又非迟为阴寒之脉矣。四者皆从症不从脉也。至若从脉舍症之治，如表症宜汗，此常法也。仲景曰：病发热头疼而脉反沉，身体疼痛者，当先救里，用四逆汤。此从脉沉为治也此条若无头疼，乃可竟从里治，否则尚宜斟酌。里实用下，此常法也。如日晡发热者，属阳明，若脉浮虚者，宜法汗，用桂枝汤，此从脉浮为治也。结胸症具，自当以大小陷胸治之矣，若脉浮大者，不可陷，陷之则死，是宜从脉症而酌解之也。身疼痛者，当以桂枝发之，若尺中迟者，不可汗，以营血不足故也，是宜从脉而调其营矣。此四者，从脉不从症也。

### 暮变朝更，藉察安危之理。

如外感之症，朝衰而暮盛者，邪干阴分也；朝盛而暮平者，邪盛于阳经也。寅卯巳午申酉，可以辨少阳巨阳阳明之应也。若内伤之候，朝盛暮平者，阴不足也；昼平夜盛者，阳不足也。若内外俱病者，又当辨脉症之孰重孰轻，而酌其先后之治也。若脉气渐更，而病情渐转，将日安而易痉；若朝暮之间，动静无常，盛衰攸忽，病忽瘥而忽盛，此气血乖离，阴阳难复，必日见危亡之兆也。其有症退而脉未平，脉平而症未退，又当就已退已平之脉症，而求其未退未平之故。即当衡脉症之重轻而求尽焉，将自得其平矣。

**九候虽调，形气脱者莫治。**

九候，即三部九候也。形气者，身形之气象也。如肌肉已脱，肌肉为脾之所主，万物之母也，脱则脾败于内矣。根本既失，九候虽调，亦不免于死其皮聚毛落，骨坏筋枯，色夭形消，皆难言愈。

**七诊独现，溪冲和者可为。**

七诊者，浮中沉上下左右也。独现者，乃独大独小，独疾独徐，独陷下也。夫大小疾徐陷下，亦不过病脉耳，何足为怪。若合六部而探七诊，其五部皆平等，惟一部独见大小等脉，是为独见，其症必恶。太溪肾脉，先天之本也；冲阳胃脉，后天之本也。若七诊之脉虽独见，而二本之脉，尚和而无变，症虽恶，犹可有为。更有太冲肝脉，在足大指本节后二寸陷中。东方木也，生生之气也，此脉不衰，生气未绝，病虽危笃，犹可望安。若病在妇人，尤专以此脉为主也。

# 岁运

**惟自南北政分，每致尺寸诊变。**

岁运从干而化，司天从支而更。甲己土运之年，为南政；外四运八年，皆北政。南政年，三阴司天寸不应，在泉尺不应；北政年，三阴司天尺不应，在泉寸不应，司运使然。

**客主胜复，未至难按节而推。**

岁有主气，始于厥阴而终于太阳，此一定不移者也。外此皆为客气，即五运之化气，亦必随主气而行六节。主气客气，皆有太过不及，谓之胜复。胜复者，谓有余而往，不足随之也。若其气未至，亦难凭诊而先断者也。

**岁会天符，中伤可就日而断。**

岁会者，五运之化气，与年支之五气相合也。如木运临卯年，火运临午年，土运临四季，金临酉，水临子，是相临者，适相会合，所以谓之岁会。岁会者，气必平也。若不会，则有太过不及之气矣。天符者，司天之气，与五运相合也。如厥阴司天逢木运，少阳逢火运，太阴逢土运，阳明逢金，太阳逢水，此司天与运气适相符合，故谓之天符。天符岁会并合，又谓之太乙天符，若适届其日而病者，其症必凶。

司天民病，考年多应否之歧。

司天在泉，时气发病，病状吉凶不一，然逐年考之，有应有不应者，未可执司天为准的也。

主气时更，按节察盈虚之变。

四时六节之中，六气周旋，可随时以察其盈虚之变。其气之应至不至，未至而至，至而不去，皆太过不及之气，就此而熟察之，则胜复病民之理，在其中矣。

司运不应，宜推疾病机宜。

司天岁运，有应有不应，则尺寸之脉，亦有应有不应，皆当推求疾病之宜否吉凶焉。

毋伐天和，实为诊治之要。

六气乃四时之主气，其胜复之变，当度寒热宜否之机为诊治之则，所谓必先岁气，毋伐天和，诚要法也。

## 四时生克常变

脉必四时相代，时以得旺为常。

脉以四时更代为常，所以察四时之旺气也。若届时不更，便不从四时，病将至矣。故必得时脉，始知脏腑无亏也。

春脉弦，夏脉洪，木火应时生旺。

春主生，夏主长，木火之令也，春脉宜弦，夏脉宜洪，所以昭木火之气也，肝与心脏之所主也。

秋如毛，冬如石，金水届令收藏。

秋主收，冬主藏，金水之令也。秋脉宜轻浮如毛，冬脉宜沉实如石，所以象金水之气也，肺与肾脏之所主也。

长夏土旺，和缓悠扬，此为化气，附季同行。

土者，万物之母，其气主化，其脉不浮不沉，不徐不疾，其状和缓，旺于长夏，附行于四季，随时宜现，随症宜形，土令也，脾脏之所主也。

五脉推六气之感通，惟就浮沉而凭表里。

五脉，即上五脉也。六气之伤于表者，可就浮沉而测其浅深。如风则应肝，寒则应肾，燥必伤肺，暑火干心，湿应脾脉。浮者，其邪在表而浅，脉沉者其邪入里而深也。

五脉测情气之生克，可拟传变而决灾伤。

七情，脏腑所主，各有所归，怒则伤肝，惊伤胆，喜伤心，思伤脾，忧伤肺，恐伤肾，悲伤神。一经受病，互传不一，就其从生克之机，随时以断其微甚吉凶焉。

但得时而和气全无，即为真脏自至。

和缓之脉，胃中之真气也。有胃气者生，无胃气者死。若虽得时脉，而和气全无，则极弦极数，浮散沉陷之象，皆真脏之脉也。盖脉必受气于胃，而后见于寸口。若和缓之气全无，则胃气已败，脏中真脉之形，自至于气口，故谓之真脏，其病必危。

若无时而鬼贼反现，可知脏气败亡。

鬼贼者，克时之脉也。如春应见弦，而得如毛之秋脉；夏应见洪，而得如石之冬脉。此为鬼贼相临，心肝二脏之气，已败亡于内矣，余脏仿此。

子来扶母者，病则易愈。

脉有母子之义，循序相因者也。如春脉生夏脉，木生火也。春病得洪脉，是母病得子脉也，谓子来扶母。其病易愈，余经类推。

母来抑子者，传变无妨。

母来抑子，谓得生之脉也。如春得冬脉，水生木也，以子病而得母脉，是谓抑子，症多传变，然犹属相生之脉，虽传无害。

得妻时脉不形，主气败而症多险变。

我克者为妻脉，是为微邪。如夏得秋脉也，火旺则金衰，秋脉不应见于夏矣，若偏见于夏，则火令无权，是为主气败，其症必险。

微邪无病独见，鬼得时而病必凶危。

微邪之脉见，虽属无病，亦为败脉。如冬时见洪脉，微邪也。水本克火，而火偏盛于水旺之时，则水气之败可知。若时临长夏，则鬼气旺矣，已败之水，焉能当正旺之土克哉。病虽不形，危亡将至矣。

浮而不沉者，表有邪；沉而不浮者，里有积。

经曰：推而内之，外而不内，身有热也；推而外之，内而不外，心腹有积也。此浮脉沉脉之所以主表主里也。

无表而上盛下虚，腰足必清。

经曰：推而上之，上而不下，腰足清也。此寸盛尺虚之脉，若有表症则寸盛，为阳邪上实，今无表症，故知下虚而腰足清也。

无邪而上虚下盛，头项必痛。

经曰：推而下之，下而不上，头项痛也。此尺盛寸虚之脉，若有表邪，则头项之痛为邪盛，今无表热可凭，而惟见下盛之脉，乃知上虚而头项痛也。

重阴重阳者，阳亢阴隔。

寸脉浮大，阳也，又见洪疾，此阳中之阳也，名曰重阳。尺脉沉细，阴也，又兼迟微，此阴中之阴也，名曰重阴。重阳者，阳亢于上，而阴气不得上营；重阴者，阴气下隔，而阳气不得下降。阳亢则狂疾生，阴隔则癫疾至矣。

脱阴脱阳者，目盲见鬼。

六脉有表无里，如濡脉之类，毫无沉候，此名脱阴；有里无表，如弱脉之类，谓之陷下，此名脱阳。六脉暴绝者，阴阳俱脱也。经曰：脱阴者目盲，脱阳者见鬼，俱脱者死。

阴绝阳绝，关中前后推寻。

寸为上，为阳；尺为下，为阴。关界乎中，阴阳之界，一气贯通而无间绝。若脉关上寸不至，是为阳绝；关下尺不至，是为阴绝，皆死候也。

溢寸覆尺，阴阳气偏泄越。

脉出鱼际，为溢，阳气越于上也。溢久，必现上而不下之疾，如首风吐逆之类。又云：妇脉寸溢者，欲不遂也。脉入尺泽，为覆，阴气泄于下也。覆久，则发下而不上之候，如二便肠风，偏坠足疾之类。此阴阳之气，偏虚偏实，故出入于上下也。越人以是脉为关格之候，引噎膈癃闭二条为论。

人迎气口倍大，为格为关。

人迎之脉，坚强动数，四倍以上者，为外格，三阳之病，阳太盛而阴不能营也。气口脉盛，四倍以上者，为内关，三阴之候，阴太盛而阳不得入也。阴阳俱盛为关格，此属阴阳乖离，其症难愈，此关格大义也。越人仲师以噎膈癃闭为关格，却未见经旨。

阴阳尺寸反常，或乘或伏。

浮取之候，两关之前，皆阳也。若见紧涩短小之脉，是阳不足而阴乘之也。沉取之候，两关之后，皆阴也，若见洪大滑数之脉，是阴不足而阳乘之也。阴脉之中，阳脉间一见焉，此阴中伏阳也；阳脉之中，阴脉间一见焉，是阳中伏阴也。阴乘阳者必寒，阳乘阴者必热。阴中伏阳者，期于夏；阳中伏阴者，期于冬。以五行之理推之，可按节而求也。

凡浮兼滑涩者，肺表两测。

浮为在表，肺主皮毛，故脉浮者，多表候，肺疾。其滑者，气有余也；其涩者，气不足也。

其缓细兼见者，脾病相随。

缓者，脾脉也，表病干太阴，脉乃细缓，皆土病之脉也，故其咎当责之于脾。

洪弗应时，必气浮而知火病。

洪为火脉，宜见于夏，若非时而见，多为火病，火从心论，心主火也。

弦非春现，木象著而作肝推。

弦为木脉，宜见于春，若非时而见，木病于内也，故责肝病为论。

沉而兼紧，肾邪独断。

沉属里，紧属寒，寒乃肾之应，故沉紧之脉当从肾断。

太过不及，时胃同推。

时脉者，脏气之昭著也。胃脉者，人之所赖以资生者也。有时无胃，即为真脏自至，故时脉必得胃脉为中和，而胃脉必得时脉为无病。盖生长收藏四气，必藉土以为化，而土之化气，即默运于四气之中，乃为得中。若虽见时脉，而形太过不及之状，皆为失中也。如经文五脏时胃脉义，春脉微弦曰平，弦多胃少曰肝病，但弦无胃曰死，胃而有毛曰秋病，毛甚曰今病，其五条，皆所以明时胃之太过不及，即生克制化之定理也。

脏腑吉凶，三部浮沉合断。

王宗正曰：诊脉之法，当从心肺俱浮，肝肾俱沉，脾为中候，不必尽拘叔和独守三部之法，以测脏腑吉凶也。大抵从叔和而废此，固非；守此法而不通，亦非。当以三部之浮沉子母，互推生克，合而断之也。

穷通寿夭，清浊动静分推。

杨上善曰：脉形圆净，至数分明，谓之清；脉形散涩，至数模糊，谓之浊。质清脉清者，富贵而多寿；质浊脉浊者，贫贱而多夭。质清脉浊，外富贵而内贫贱，失意处多，得意处少；质浊脉清，外贫贱而内富贵，得意处多，失意处少。脉清而静者，多喜而康；脉浊而躁者，多忧而病。清而躁者，富贵而夭；浊而静者，贫贱而寿。此《太素》脉论可采之句也。

是皆脉理切要，藉为医道成规。

## 脉形

脉理既明，脉形须识；辨形不爽，辨症乃真。浮多不实而得诸轻按。

脉浮者，浮见于皮毛之分也。轻手按之，即鼓动于指下，若重按之，反不如轻按之鼓击也。经曰推而内之，外而不内是也。阳脉也，又秋脉之象也，叔和以如水飘木拟之。

沉则弗浮偏须重切。

沉脉者，沉着于筋骨之中也，必重手按之，始鼓动于指下，若轻按之，不可见也。经曰推而外之，内而不外是也。阴脉也，冬脉之象也，《脉经》以水投石拟之。

芤类浮而指下中空。

芤脉亦浮，但浮则着指而鼓，芤则着指不鼓，反鼓于指下之两旁，故《脉经》以如按葱管比之。按葱管，则按处乃伏而不起，而指之上下不按处，仍起而不伏也。有谓浮沉有而中候无，有谓尺寸有而关中无者，皆非也。此阳脉之虚者也。

牢等沉而复兼弦实。

牢脉亦沉。然沉则沉取而见，牢则必兼弦实，即沉而兼弦，犹非牢脉，必弦实而沉，三者兼备，始为牢脉也。此阴气内变之脉也。

迟三至，数六至，一阴一阳。

脉之至也，由乎气之缓急，故必以息候之。一呼一吸为一息，一息中得四至之半，乃为和平之脉。若一息三至，气行也缓，阴之象也。一息六至，气行也疾，阳之象也。

序止代，数止促，因衰因极。

脉行一身，如环无端，无或止之时也。若至数和平，而忽一止，或十至一止，或五七至一止，循序而不爽，此为代脉，脏气不治也。若不循序，参伍而止者，为结脉，邪滞经络也。若脉本数而忽一止，或数而参伍不调之止，皆为促脉，有因邪气恣极而促，有因正气衰败而促，不可一例论也。此三者，皆为歇至之脉。

动则状如豆摇，滑数兼看。

动脉躁而不静，阳象也，脉形滑而且数，状如豆摇，有见于寸中者，有见于尺中者，有浮而见，有沉而见者。其浮见于寸，为阳动；沉见于尺，为阴动。阳动之脉必汗多，或因于惊；阴动之脉为崩漏，或因失血。若以见于关中，上下无头尾为言，亦何从辨其阳动阴动乎？此阴阳变动，邪正相争之脉也。

革则急大不实，弦芤两得。

革者，皮革之谓，其形大而急，按之不实，如弦急而芤者是也。当以弦芤二脉，并而参之，亦阳脉之虚者也。

洪有力而盛大，长越位而尺寸有余。

洪脉，火象也，其形盛而且大，象夏之旺气，火脉也。若以浮大有力为洪脉，则沉而盛大者，将非洪脉乎？故脉见盛大，即当以洪脉论也。

长脉者，阳气有余之象，其形越尺寸之本位，浮大而盛者是也。

滑流利如露珠，短急小而本位不及。

滑脉者，流利动疾，拟如荷上露珠，替替于指下，其圆绽流动之况，搏拮旋遁，难寻按而求也。拟如盘中走珠，按之旋转不定。阳脉之象也。短脉者，阳不足之象，其形短小而坚急，不及尺寸之本位者是也。

涩如刮竹兮，往来多滞；弦如弓弦兮，去来端直。

涩脉者，谓脉之往来不流利也，如以刀轻刮于竹上，涩滞而不畅。阴脉也。弦脉者，指下如按弓弦，端而且直，其去来不强不弱。春木生荣之象，有阳有阴，从兼见而定也，若坚劲不耎即为真脏。

脉微则似有如无。

微为气血不足之象，以指按之，似有如无，衰败之况也。凡脉之不甚鼓指，脉体损小者，即是微脉。若至有无之间，模糊影响，症已败矣，虚极之脉也。

脉紧则类弦动急。

紧者，寒脉也。其形梗指类弦，更兼坚劲转动，故《脉经》以如按转索之状拟之。此阳中之阴脉，实脉也。

濡则无力，浮微空虚不敛。

脉浮微而无力，不任寻按，空而不敛者，濡脉之象。虚脉也。

细则弦微，细小如缕如丝。

脉体如弦，细小如缕如蛛丝者，细脉之状。虚脉也。

缓脉和匀不爽，弱脉沉小难持。

缓脉属土，其至和而且匀，如春风之拂柳，不疾不徐，恰当四至之半。胃脉也，病复之脉也。有兼见之脉，乃可断为病，弱脉沉而损小，不任寻按。里虚之脉也。

伏则沉极，而推筋着骨。

伏者，隐伏而不见也。沉则重按可得，伏则重按亦不见，必推筋着骨而后乃见也。或因邪盛于外，表气闭拒而伏，或因正虚于内，阳气陷下而伏。

结同代促，而歇至参差。

结者，邪结而脉歇也。歇至有三脉，数而歇者为促。不迟不数，循序而歇者为代。结则参伍不调而歇者也。或因风寒暑湿之邪，而结于外，或因痰饮气血之滞，而结于内也。

弹则劲而且坚。

弹脉之来，状如弹击，坚而且劲，阴气伤而胃气损也。

散则有来无去。

脉之来也，出于阳，其去也，入于阴，能出能入，有来有去，脉之常也。散者，脉来浮豁，能出而不能入，故但有来而无去也，涣散之象也。

虚脉空虚，按之不鼓；实脉坚实，鼓指堪持。

凡脉不论大小，指下不甚鼓击，重按全无者，皆空虚之象也，其症必虚。如应指而鼓，且得重按者，皆坚实之脉也，其症必实。

脉形逐晰，脉神难知，苟能心游其境，自然神会于兹。

脉形既晰，似不难乎诊矣，然脉神难得，岂易言哉。苟能心游其境，自然神而明之，有不言而默喻者矣。

# 三部要略

脉形识别既真，部位先寻显要。

以上脉形，识认既真，则先于三部之位，寻其脉病之显合切要而易见者，各部考察而断病焉。

寸中浮急者，风上攻而头疼，若紧急则心胸闭闷。

寸主上部，可凭头面至胸之病，故寸中浮脉为风，急则邪盛上攻而头痛。若兼紧则为寒邪，寒在上，则阳气内郁而不伸，故心胸满闷。浮急者，治必攻风；紧急者，又当散寒也。

关前沉紧者，寒在表而畏冷，若沉潜则饮聚胸膛。

沉为阴而紧为寒，阴寒之气伤阳，故恶寒畏冷。若沉而潜伏，虽无紧脉可凭，而沉潜之脉，多为水蓄，寸中得此是寒饮聚于胸膛也。寒伤阳者，温散其表；寒饮内聚者，温中行饮。其脉沉潜者，因饮结于中而脉道潜伏也。

缓懈顽麻，则痹作而拘疼目眩。

缓懈者，风之象也，多见顽麻痛酸，皮肉不仁，此风痹之候也。其头面眼目眩痛，肩膊拘急酸疼，皆风气上壅所致，治当养血疏风为法，若无痹痛拘疼专当养正。

缓浮自汗，是风病而营弱卫强。

缓为风脉，浮为在表，风伤卫，故自汗，此为营弱卫强，当解肌。

微是寒虚，上气亏而畏冷；数由邪火，或动泄而伤阳。

微，阴脉也，因寒因虚也。寸中脉微，上气亏也。阳不足，故畏冷，当温中以散寒。数者，热盛之脉也，或由于外邪之火，或由于内动之火，更有协热动泄，而伤脾胃之阳者，是当分别内外，或清或散，或调脾胃为治也。

滑乃痰食上壅，胸膈嗳膨不快；涩本血虚寒滞，肩背拘急疼伤。

痰食上壅，则气盛而脉滑，胸膈有滞，必膨嗳不快，是当以导滞为治也。涩者，不足之脉也，或因精血内虚，而复受寒邪，则寒滞血凝，而肩背拘急酸疼，是当养血温经两治者也。

左右双弦者饮断，两寸洪大者火详。

弦，风脉也。左右皆弦者，多为饮病，此风能鼓水之义也。寸者，阳之位也。洪为火脉，阳位见之，火病之征也。

如其关中细小，必中虚食少多寒；至若中部洪滑，则胃火善饥侜食。

关，中部也。细小之脉，气不足也。中气既虚，则寒从中生，而饮食日减矣。洪滑之脉，气必盛而多火，胃火既盛于中，则善饥而侜食。侜食者，饮食倍进也。

沉则气滞，见于关左，郁在肝；涩则气虚，见于关右，病在胃。

《脉经》云：下手脉沉多病气。故沉脉多因气滞，见于关左者，须详肝气之滞郁。涩本不足之脉，见于右关脾胃之部，须知中气之虚。

紧弦见者寒拘，痛形腹胁；芤革见者崩漏，精血久伤。

紧者寒脉，弦者风脉。风寒之脉，见于关上，故拘急而寒，或腹胁痛也。芤为失血之脉，革主精血之伤，故见崩漏之候。若二脉兼见两关，乃精血久伤之候也。

急促沉着，脐腹成瘕。

弦急而促，沉着附骨，此积聚之脉也。腹中有积，故脉急弦，时或歇至者，因窒碍经络，气道阻滞，而忽不通也。

滑数浮洪，火淫吐衄。

滑数浮洪，皆火脉也。四脉并现关中，火盛之象也。火盛则逼血错经，而为吐衄失血之症。

迟紧寒深，中土虚而形厥泄；微涩血少，左独现而识肝伤。

迟紧皆为寒脉，二者并见，寒之甚也。寒则中虚，为厥逆洞泄之候。微涩之脉，皆不足之阴象。左关者，肝之位也，肝主藏血，而独见是脉，是肝血虚伤也。

弦急右关独见，症必劳伤；坚强中部少神，胃将损败。

右关脾胃之脉，弦急乃肝木之象，见于右关，是中土不足而木气乘之也，必罢极劳伤之候。坚强之脉，固属有余，但无和气，是真脏之脉也，见于中部，胃将损败矣。

至于尺中洪大，症属阴亏；如其尺中涩微，病多遗滑。

尺中者，阴之位也。洪大火脉，而见于水乡，是真阴不足也。微涩不足之脉，而见于下部，则下虚可知矣，遗滑之候，所不免也。

弦者疝瘕，或因寒而厥痛；伏者邪结，或气陷而滞停。

弦者，肝脉也。疝瘕之候，多属于肝，故尺中弦者，以疝瘕度之，或有因于寒，而结痛于腹者。伏者，伏匿不见也。有因邪盛抑遏而伏者，有因泻利气陷而伏者，有因停滞不行而伏者，当兼症而察之，始得识其伏之故也。

涩则反胃呕逆，或火衰而精竭。

涩为迟滞之象，阴寒之脉也。见于尺中，火不生土也。故见反胃呕逆之候，是精气日竭于下也。

滑则小腹急胀，或病经而怀娠。

滑为气盛之象，见于尺中，故小腹气盛而急胀，妇人经期日促者，其脉必滑，气盛血虚也。下部滑疾不散者，又为妊娠之诊。

沉弱腰疼，空则阴衰遗痿。

沉弱之脉，见于尺中，下虚已甚，故腰痛不伸。若尺脉全空者，根本已衰，其形不久，或为遗滑不禁，或痿躄不用。

弦[①]紧腹痛，弦强疝冲及崩。

弦紧寒脉，见于尺中，故为腹痛。若弦强见于尺内，则阴中挟火为病，或见阴疝攻冲，或见崩漏失血等症。

苟能按部推寻，而参以望闻之学；自然逐症识别，而得擅剖断之神。

论诊者，能于逐部逐症推求，而再以望闻之学参考，则剖断自不爽矣。

## 主病篇

又闻脉有主病，尤当逐晰昭彰。

脉之所见，逐脉有所主之病，当逐一考究而详审之。

浮多虚而表论，沉多实而里详。

凡在表之病，其脉必浮，里多不足。沉脉主在里之病，每多实候。

滑由痰食，芤是血伤。

滑脉主痰饮，在右关则主食滞。芤脉之见，必失血已久者也。

濡散者，虚而冷汗；弦紧者，痛而拘僵。

濡乃浮小，散为空豁，皆虚阳浮越之脉，故主冷汗出。弦紧乃风寒之脉，故主拘急寒僵体痛。

迟因寒而厥强，洪因火而躁烦。

迟为寒脉，寒盛则肢厥而腰项强痛。洪为火脉，火盛则躁烦生。

缓见顽麻者风淫，实而闭结者满胀。

缓为无病，或正复而邪衰。若缓脉而见顽麻，此因风邪内舍也。脉实者，其禀多厚，若见闭结，则主满胀。

涩则寒虚血少，长则痫热谵狂。

涩为血少精伤，精血既亏，不能充肌，故病见虚寒。长为有余之脉，火盛生痰，则为痫症，或为谵狂。

沉牢坚实者，多为满结；短小细弱者，必损元阳。

---

① 弦：原作"沉"，据下文改。

沉牢坚实，乃劲急坚大之脉，其为病必气结气满。短小细弱，皆阴脉也，阴盛必阳衰，故为元阳不足之候。

**伏因痛极痹留，或寒暑之抑伏；脱则神清恍惚，因汗泻而危亡。**

伏匿之脉，有因痛极而脉道闭伏，有因闭结而脉络不通，有因邪盛抑闭，痰食内滞而不通者，当随症而测之。若脱脉，亦如伏而不见，然伏则因邪，而脱因正败，其神则清，其情恍惚，或因泄，或因汗，阴阳败亡，故致脱也。

**歇代者，或禀常而或伤脏，或为三月妊娠。**

脉来歇至者有三，有次序而止者，谓之代脉。在《动止歌》云：一动一止两日死，二动一止四日绝，三动一止六日亡，四动一止八日决，五动一止待一旬，十动一止一年去。又云：二十动一止两年亡，三十动止三年死，四十一止殒四年，五十一止五年住。其在五十动之外而止者，可无虑也。其说以五十至之内而止者，谓一脏已无气，故脉见代。代者，谓他脏之气代为续至也。其云十至之内止者，主一年死，谓四脏之气皆伤，惟一脏未绝，故支一年而终。以十至一年考脏气，五十而不一止者，五脏之气无伤，故可无虑。若二十动一止，则三脏无气，惟两脏气未终。其不满五十而一止者，则四脏虽无伤，而一脏已绝于内，故遁至五年而死。然断未有一脏无气，而犹可卜五年之寿者，亦未有四脏无气，而可支一年之久者，言虽如此，未作凭也。伤寒时病，有一动一止，或三五动一止，如其断死之日而应者有之，若杂病则未必尽然也。故脉之代者，脏气必伤，非无气也。脏气之伤，亦可待时而起，一水二火三木四金五土，亦可计年而痊。惟情欲无穷，饮食起居不慎，以致脏气转伤，二天无赖，谷神已亡，无如何矣，此皆坐失机宜之咎也。更有饮食起居如常，毫无疾病，而其脉常代，此则禀气使然，又不可执脉代为病。更有妊娠三月，胚胎长而冲任气滞，间有见代者，又不可不知也。

**结促者，或正虚而或滞邪，或由损伤痰食。**

结脉止不循序，参伍不调而歇至，促亦歇至。但数而止者为促，促多阳邪渗极，而细数厥泄并见者，亦为虚候。结由气血虚滞，而痰食窒碍者，亦为实候。更有跌仆损伤，血去过多，经络损坏而致脉结者，所当察也。

大则病进，而数则烦心；微则气衰，而盛则气旺。

阔大之脉，阴不副阳，气盛而不敛也。若有表病而脉反大者，是邪盛而病进也。数为热盛之脉，热盛故烦心。脉之微盛，由于气。脉微者，气必微；脉盛者，气亦盛也。

浮微则表虚而卫弱，浮盛则阳盛而表强。

微盛之脉，虽有表邪，亦分强弱。浮微者，表虚卫弱，固表解肌；浮盛者，阳盛表强，开玄发表。

浮缓风痛，而浮数风热；浮虚暑袭，而浮紧伤寒。

浮缓风痛，浮数风热，此浮脉之因于风者也。浮虚伤暑，浮紧伤寒，此浮脉之因于寒暑者也。皆表症也。

浮细者，外湿宜识；浮洪者，外火参详。

细者，脾脉也，湿邪干脾，故脉细。浮而细，湿从外至也。洪者心脉，火之应也。浮而洪，火浮于表也。

紧急动疾，必缘泻利；紧弦附骨，癥痞相妨。

紧为寒脉，紧而劲急，且动而疾，寒邪内犯也，故多患痛泻。若紧弦附骨而沉，则肝肾结邪于筋骨，而成癥痞矣。

沉健有力者，积聚之候；沉弦数急者，疝癖之殃。

沉脉主里，为寒为积，无力者气病，健而有力，积聚之候也。若沉而数，且弦急者，亦属癥瘕疝痞之候。其病之初结因寒，脉多弦紧，久留化火，脉必弦数，要皆沉而附骨者也。

沉缓滑大者内热，沉迟紧细者里寒。

沉虽里寒之脉，亦必凭兼见之脉为断。如沉而缓大，便非阴寒，再见滑脉，则是有余之象，故以内热为断。惟沉迟紧细，皆阴寒不足之脉，始为里寒之病。

沉迟而有力兮，多为疼痛；虚数而有痛兮，欲作痈疡。

沉迟之脉，寒脉也。脉虽有力而寒主拘疼，故为疼痛。数为火脉，若虚数不实，则火浮于表，有痛处者，欲作痈疡也。

迟弦数弦兮，疟寒疟热显别；迟滑洪滑兮，胃寒胃热昭彰。

弦为肝木之应，少阳之气也。疟为肝胆之候，惟凭脉之寒热为断。疟脉必弦，以迟数断寒热，则不爽。然要在疟未发时，见迟数为准。当其发作时，则寒来迟热来数又乌可定评乎？滑者，胃中之谷气，若论病，亦必凭兼见之脉而断寒热。紧而滑者胃寒，洪而滑者胃热也。

数见阴脉兮，阴虚发热；数见阳脉兮，阳强汗黄。

数脉主热，而有阴阳之分。如数而沉，或数而细小微弱，是兼阴脉也，其症在阴，多虚热。如数而浮，或数而洪大滑实，是皆阳脉也，其症多热汗黄狂之候。

缓滑弦滑兮，胃火肝火宜别；阴衄阳衄兮，吐血下血须详。

滑者，气盛动痰之候。气有余，便是火，故缓为脾胃之脉。见缓滑，则知其胃火之有余。弦为肝脉，见弦滑，则知其肝火之过盛。衄为失血之脉，而亦有阴阳上下之异。如衄见于寸，是阳络伤也，其失血在上；衄见于尺，是阴络伤也，其失血在下。

盛滑者，外疼可别；实紧者，内痛毕彰。

滑为阳脉，盛则多火。身有痛者，因火盛而痛也。紧为寒脉，实为内痛，其有痛者，因寒盛而痛也。

弱小涩弦，应宜久病；滑浮数疾，必现新殃。

弱小涩弦，皆阴脉不足之候，多发于内，阴之病，来缓去亦缓，故病延久。滑浮数疾，皆阳脉有余之病，多发于外，阳之病，来速去亦速，故知为新殃。

长而滑大者酒病，缓而细豁者湿伤。

长而滑大，气必倍盛。酒气慓悍，气浮于外，故脉见长滑者，知为酒病。缓细皆脾脉，细又主湿，故浮豁而缓细者，知为风湿所伤。

牢现知满结之气，革现知精血之伤。

牢为沉实之脉，沉在里而实有余，故主气满气结。革乃浮衄兼见之脉，衄主失血，故革则主精血内伤也。

阴动兮，崩中发热；阳动兮，热汗惊惶。

脉动者，阴阳交争之象，动则多变。若脉沉而尺中动者，为阴动，主崩中发热；若脉浮而寸中动者，为阳动，主热甚多汗，恶热多惊。

迟而伏匿，必形厥逆；坚而洪疾，应现谵狂。

迟为寒脉，迟而且伏，寒之甚也，故形厥逆。坚乃强实之脉，疾则气火有余，故现谵言狂妄。

微涩且空，亦主衄崩亡血；洪数且实，多形痈肿谵狂。

微涩之脉，精血内伤，空不鼓指，伤亦甚矣，故主崩衄亡血。洪数皆为火脉，复兼强实，火盛极矣，故谵狂痈肿。

尺中倒大浮洪，命门火越；寸中空沉陷下，真元脱亡。

尺中宜静而沉，不宜浮而大，水火之乡，真元之地，宜奠①位而静藏者也。若反大而浮洪过于寸关，是为倒大，因真水虚而命火浮越之象也。寸为阳位，其脉宜浮于关尺。若空而且沉，是为陷下，此真阳不足而脱陷也，将见上不至关，而脱亡于顷矣。

阴阳皆涩数，溲屎必然艰苦；尺寸皆坚涩，肿胀发于虚伤。

涩为精血不足，阴虚之脉也。数为火脉，涩而兼数，非火之有余，实真阴之竭也。若惟见于沉候尺中，则阳脉犹可生阴。倘阴阳同形涩数，则阴何赖而生乎。血竭肠枯，肾阴亏而不化，则溲与屎皆艰苦难出矣。寸为阳，主气；尺为阴，主血。脉得平和，斯阴阳无病。若尺寸皆坚涩如歇，则真元之气，先伤于内矣。中虚则中满，下虚则水胀。

是皆脉之主病，要在切之能详。

以上皆脉之主病，有专主者，有兼主者，学者细心静切，能详察其理而得其真的，庶无误焉。

## 九气篇

更有九气之变，本于七情之伤。脉促气逆，因怒伤肝之咎；脉动气乱，因惊伤胆之殃。脉散由过喜伤心，其气缓而神荡；脉沉因恐惧伤肾，其气怯而张惶。多思伤脾，则脉短气结可测；过忧伤肺，则脉涩气沉可量。若气消而脉亦促，因系绝而过悲伤。脉迟者气收，因寒忖度；脉数者气泄，从热推详。此亦主病脉要，阴阳七气同彰。

此亦脉之主病，因于七情之变，寒热之伤者，采辑而备考焉。九气

---

① 奠（diàn 店）：稳固地安置。

者，七情寒热也。肝主怒，其性急，故脉数急而忽止促者，气逆血菀而不通也，此因怒伤肝之咎也。脉动者，气乱于内，脉随气变也。惊必伤胆，胆伤则意见惑而无决断，故气乱而脉动。散豁之脉，浮大不敛之形也。心主喜，过喜，则伤心而神荡不收，故气缓而脉散。肾主恐惧，沉为肾脉，过恐，则伤肾，伤肾则气亦沉而且怯，气如不续，其情张惶。脾主思，其脉缓，过于思，则气结而不宣畅，故其脉短。肺脉本轻浮充畅，过忧，则脉气愤郁而反涩，故其气亦沉郁而不畅。心为君主，神明之所出，悲哀过甚，则心气散而心系内绝，神明无主，故气消散而脉亦见促，此促因系绝不通，乃危亡之象也。迟脉主寒，寒则气收。数脉主热，热则气泄。故因寒所伤者，必脉迟而气收；因热所伤者，必气泄而脉数。此七情内伤之脉，该寒热为九气也。

## 宜忌篇

脉症两凭，忌宜必晰；原其可否，凶吉乃彰。

脉虽各有主病，然与症有相合者，有不相合者，其中即有宜忌，相宜者多吉，不相宜者多凶，能晰忌宜之理，则凶吉之断，始昭彰不爽矣。

外来之病，阳症怕逢阴脉。

病之自外来者，六气之病也，症属有余，宜见阳脉。阴脉为里虚不足，阳症得阴脉，则攻发难施，故忌而不宜也。

内出之症，阴病亦忌见阳。

内出之病，七情劳役之候，皆为不足，惟饮食伤者为有余。其症之多阳多热，在气分者，则宜见阳脉；其症之多阴多寒，在血分者，则宜见阴脉。若阳病见阴脉，阴病见阳脉，皆为相反，故不吉。

实症脉虚，不任攻消可畏；里病表脉，此中忧喜难量。

实症法必攻消，而脉虚则攻消难进，病必难痊。里症或虚或实，其脉皆阴沉，若见浮洪滑大之阳脉，为阴病见阳，脉虽困无害。或陷邪复出于外，而见是脉，则病必自愈，为可喜。若阴竭于内，而孤阳无附，为格阳戴阳，见是脉者，乃瞬息危亡之候，最可忧也，当合脉症之始终察之，庶无误焉。

症虚脉实，邪实正虚难疗；症寒脉热，病多反现须详。

症虚脉亦虚，症实脉亦实，此为常也。若症虚而脉实，似乎脉犹可恃，不知正虚者，元气已虚，其脉反实，真气内夺也，即真脏之类，故为难疗。脉寒症寒，脉热症热，此亦常也。若其症寒栗过极，而反见洪滑数实等脉，此真热内伏而假寒外现也，此为反现，宜细详之。

伤寒热病兮，洪大易治而沉细难为。

人伤于寒则病为热，时感热病，同类伤寒。此病自外来，皆属有余之邪，脉宜洪大多阳，庶可任发表清攻之治。若见沉微细小之阴脉，则攻发难施，所谓阳症见阴脉者，皆逆险之候。

咳嗽伤风兮，浮缓易祛而沉牢当忌。

伤风咳嗽，皮毛受邪之候，故脉之浮缓、浮滑、浮濡者，表散易于奏效。若沉牢为里脉，邪必内犯精血之分，其病难已，所以为忌也。

躁脉得汗转静，邪衰见吉；汗后脉偏空陷，症败难支。

脉躁因热邪，得汗，则邪散而脉静，若仍躁疾不解，而复见浮空沉陷之脉，则正气已败，无如何矣。

肿胀宜洪大，微细可惊；中恶喜细软，洪大宜避。

肿胀症属有余，宜见洪大有余之脉，若见微细阴脉，则症实脉虚，难为力矣。中恶乃不正之气，细软者，邪犹浅可治，若洪大则邪深重矣。

血分蓄血，忌微涩而喜沉牢<sub>血分，女病腹大也，先病经，后病水。</sub>

蓄血血分，皆有形实症，沉牢实脉，可进攻行之剂。若微涩之脉，是虚而挟实，峻利难施，安能言愈。

下血下利，怕浮洪而宜微细。

失血之脉，应得微细虚脉为顺，若见浮洪，是为邪胜，故为忌见也。

风中痰中，喜见缓滑浮迟，如劲急者堪伤。

风痰卒中，虽由外邪，症必挟虚，故以缓滑浮迟为顺，若劲急，则邪实而正败矣。

劳倦内伤，偏宜缓涩细虚，若躁盛者必死。

伤脾之脉，须虚缓为顺，若反躁盛，则虚阳外现矣，故凶。疟脉必弦，迟则寒而数则热，代散妨生。

疟脉必弦，迟则寒而数则热，代散妨生。

疟有风寒暑湿之不同，其化非寒即热，必因风以为引。风气通肝，其脉弦，故疟脉必弦。弦而迟者多寒，弦而数者多热。暑湿之感，亦无不因风为引也。若见代散，乃正气虚败，邪不能出矣，故致妨生。

火脉败数，表浮洪而里沉实，涩微从治。

凡诸火病，其脉必数，在表则浮数而洪，在里则沉数而实，乃正应也，得清则愈。若见微涩之脉，是无根之火，非清可愈，非峻补引火不痊，必施从治之法。

头疼无怪紧弦，喜浮滑而嫌短涩。

头为诸阳之会，见紧弦寒脉，必因寒袭而疼。然宜浮滑，则邪易解，若短涩者，是阴脉而见阳病也，故嫌忌也。

霍乱弗讶见代，爱浮大而忌沉微。

霍乱之候，因邪内袭，症属有余，故脉宜浮大。若见代脉，乃一时清浊混乱，经脉气滞，故脉歇至，非死脉也。若见沉微之脉，则邪直犯三阴矣，所以为忌也。

疝宜弦急，最忌弱弦。

疝为肝病，疝发则筋急，肝脉弦急，是其常也。若弦而弱，则经气先亏，其病难已。

痫宜缓小，不宜弦急。

痫本虚痰之候，故脉宜虚缓为顺。若见弦急，恐真脏自至，非所宜也。

呕吐反胃者，浮滑为顺而弦涩必凶。

呕吐反胃，脾虚挟痰之候，浮滑之脉，消补堪施，所以为顺。若见弦涩，则元虚饮聚，焉能即愈，败之兆也。

消渴消中者，实大可医，而涩微难起。

渴而多饮为消渴，热在上；善饥消谷为消中，热在中；渴而溲出如膏，热在下：谓之三消。燥热太过之候，脉宜实大洪滑，为可治。若涩而且微，真阴已竭，多不可救。

喘宜浮滑，最畏涩空。

喘属风痰客邪，为治犹易，故脉宜浮滑。若涩而且空，乃真元内脱之候，为治较难，故可畏。

狂欲浮洪，但嫌虚细。

狂为阳盛，得浮洪之脉为顺。若脉来虚细，是阳症阴亏也，多不起。

心腹痛者，细爽易愈而实大久延。

心腹之痛九种，其因不一。若脉得细爽，病气不甚为深重，易于治疗。若实大者邪盛，盛则气难遂平，故其痛延久。

淋闭病者，实大可平而涩微败至。

淋闭之候，湿热之邪也。湿热内闭，脉见实大者，可分清通利而愈。若涩而微者，气不化精也，其症多败。

劳极宜虚软，怕逢左右双弦。

劳极本为虚候，脉宜虚软细缓。弦乃肝脉，病在脾而见肝脉，已得相胜之制，再若左右双弦，是木盛土衰，土病则痰饮内聚，津液不生，病必难愈。

黄疸喜数洪，特怪涩微短急。

疸为湿热之邪，喜见洪数，多热之阳脉，可行分清之治。若见涩弱微细，短小急疾之脉，虚衰已甚，必食减胀泻，无可着手矣。

肠癖脏毒兮，不怕沉微，而洪数可怪。

肠癖脏毒，既泄多而下虚，脉见沉细，始为相合。若反见洪数盛大之脉，则正虚邪实，多不可治。

风痹足痿分，最嫌数急，而弦缓相宜。

痹痿之候，皆因邪气留滞。脉来弦缓，则气和而邪浅；脉如数急，则气悍而邪深。气和易治，悍难遽平也。

骨蒸脉数忌虚，虚涩已败。

骨蒸之候，真水亏而阴火内炎，故脉必数，数则犹可调治。偏虚者，自渐平。若数而且虚，多兼微弱损小之脉，再见涩状，则真阴已竭，气将无所附矣，安得不败。

吐衄脉微忌数，数大堪虞。

吐血衄血，血去脉微，此其常也。若脉见数，则阴火动而将生热咳矣。倘遽①数而浮大，非邪实而正虚，必阴竭而阳亦浮脱矣，故为可虞。

水泻滑弱者吉，实大反为不佳。

水泻乃脾不分清之候，弱则因多泄而见，滑则气犹流畅，而易于转输，故吉。若见实大之脉，是正虚而邪实矣，故不佳。

湿病缓细无妨，细数体烦必剧。

湿病脾之所主，故宜见缓细之脉。缓细而浮，湿由外至，缓细而沉，湿由内生，以缓细为脾之应也。若细而兼数，则脾气内动矣，再见四体烦疼，其症必剧。

金疮跌仆，喜微细而忌坚强。

金疮跌仆损伤，去血已多。脉宜微细为顺，若反见坚强，即同血虚脉实，故忌见也。

斑疹丹瘤，宜滑浮而惊涩急。

凡丹瘤斑疹，多为火候，脉宜浮滑洪数。若见涩急，则气血虚而邪反实，其症必多险变。

外痈内痈，始宜滑数而溃忌急洪，若沉微必形险仄②。

痈疡在外为外痈，在肠胃为内痈。当其始作，气血凝结，其病实，故宜滑数多阳之脉。已溃之后，毒已泄，脉宜缓细，若反见劲急洪大之脉，则正已虚而毒不化，症难愈矣。故洪急之脉溃后所忌见也。若痈疡之脉，无始终先后而沉微者，此里气先亏于内，必险仄而难治。

肺痈肺痿，痿则虚数而痈则数坚，宜短小不利浮洪。

二症皆金受火刑之候，故脉必数。痈为肺实，故脉亦实。痿为肺虚，故脉亦虚。然脉以短小相兼者为顺，盖肺本充畅，病则反小而短也。若见浮洪，则火象正炎，金何能保耶？

妇脉少阴搏指，缠绵坚滑是妊娠。

少阴搏指者，心肾二脉流利坚滑而搏指也。妇人之脉，初娠则如此。然脉滑者，动之象，必得尺中去来，有缠绵不绝之致为吉，否则亦多崩坠之虞。

届生代散离经，小缓偏宜于产后。

---

① 遽（jù 句）：急，仓猝。
② 险仄（zè）：比喻艰难险阻。

妊娠月足，届生产之期，其日之脉情，必先见离经之象。其脉或代或散，变其常脉，即是将产。既产之后，气血亏而未复，其脉宜缓细而小，始为无患，若洪大滑实等脉，概不宜见也。

婴儿六至为率。

婴儿身小气急，故脉至亦数，六七至是其常度，增至为热，减至为寒，以一指候气口拟断之。

鬼祟乍变不齐。

鬼祟犯人之脉，左右两手不一，忽大忽小，忽数忽迟，无一定之形象。其症必见神情改常，语言舛妄之候。

腹中积聚，日久脉虚难疗。

积聚痃癖，里挟实邪，脉宜坚实。若日久而虚者，难进攻消之治。

年深痨瘵，脉情数涩无医。

痨瘵之候，年深月久，本难治疗，其脉虽数，而和气犹存，尚可引日。若和气全无，虚数之脉中，复见涩滞，是模糊欲脱之象，更有何药可医哉！

## 奇经

更有奇经，别无配偶，维跷阴阳，冲任督带。

奇经无表里配合，故谓之奇。有八脉：阳跷、阴跷、阳维、阴维、冲、任、督、带也。冲脉起于气街，挟脐上行，至胸中；任脉起于中极之下，上腹，循关元，上至咽面入目；督脉起于胞中，循背里，贯脊上入，络脑；带脉横围于腰；跷脉为少阴之别脉；阴维，右手手少阳三焦，斜至寸上手厥阴之位；阳维，左手足少阴肾经，斜至寸上手太阳小肠之位。再考冲、任、督三脉，皆起于胞中，一源而三支，古本《图经》多互名之，督脉总督一身之阳，起于少腹下骨中央，女子入系廷孔，出溺孔之端。其络，循阴器，合篡间篡者前后阴之间绕篡后；其别，绕臀至少阴，与巨阳中络，合少阴而行，上股内后廉，贯脊属肾。其上与太阳并行，亦起目内眦，上额交巅，入络脑，还出，别下项，循肩膊外，挟脊抵腰中，内循膂络肾，男子循茎下至篡，与女子等，其少腹直上者，贯脐中央，上心入喉，上颐环唇，上系两目之下中央，此又并任脉而行者也。由此观之，三脉之异名同体也明矣。然冲为血海，任主胞胎，督统诸阳，又各有专主也。

督在背而督诸阳，督病则脉见浮长而厥痉，脊项之疾作。

督统诸阳，其脉循背。脉之形直上直下浮长者，督病之脉也，其病发于背，主腰项厥痉等症。

冲夹脐而为血海，冲病则脉沉牢着，而疝痛逆胀之病兴。

冲为血海，肝胃同出，其脉循腹。脉之形三部皆沉牢者，冲病之脉也，病必发于腹中，主癥瘕逆气痛胀之候。

任病则疝瘕切痛，脉来紧细实长。

任脉主藏精系胞，其脉循腹中上行。若三部中脉形皆紧细实长者，任脉病也，必见瘕疝切痛之候。

带病则带浊胀淋，脉必两关弹指。

带脉横围于腰，主约束津液。两关皆弹指者，带脉病也。实者膜[①]胀，气横腹胁；虚则不能约束津液，为带浊之病。

尺内斜上，尺外斜上，阴阳二维之形，症发癫痫寒热。

二维之脉，其形不由正位，皆斜上。其从外而上者，由尺脉外向大指而上鱼际，是为阴维；其从内而上者，从尺脉内向小指而上鱼际，是为阳维。阳维发痫，阴维发颠，二跷之病，亦与二维等。

寸来弹指，尺来弹指，阴阳二跷脉状，病惟癫疾狂瘨。

弹者，坚劲之象。两寸弹者，阳跷病也；两尺弹者，阴跷病也。其发病多为癫狂之候。

再详反关之脉，得于有生之初。鼓动手掌背侧，无关症候重轻。覆诊可得，诊例无分。

反关之脉，不形于寸口，由尺泽孔最，循臂上廉，上臂侧臂后，谓之反关。有一手反者，有两手反者，是皆得于有生之初，非病脉也。覆手诊之可得，原例测病，与正脉无异也。

---

① 膜：原作"填"，据文义改。

## 常变篇

脉学既明，须参常变；诊宜求尽，贵扼提纲。

脉有常有变，施诊者，当反复求尽，而得提纲挈领之要。

浮为表虚二候，虚则无力而邪凑力强。

浮为虚脉，又主表邪。无力者因虚，力强者，因邪外凑也。

沉为里实同推，实则力强而里虚无力。

沉为阴脉，又主里实，指下有力，固属内实之候，指下无力，乃真气内伤之候，又属里虚。

迟本为寒，而迟偏盛大者，亦为伏热。

迟为寒脉，若迟而盛大，来去有力者，乃伏阳于内之象也，未可概以寒论，其病当闭渴。

数本多热，而数小虚细者，仍作寒看。

数为热脉，然虚而细小之数，阴虚于先而阳衰于继之脉，阳衰火虚，将寒从中生矣，当作虚寒为论。

滑多阳而流利，惟评痰食气火之有余。

滑为气盛多阳之象，故其脉来流利，惟以痰食气火，有余之症为断也。

涩蹇①滞而多阴，又论精气内伤之不足。

涩脉淹蹇涩滞，其象多阴滞无汗。若精血伤，里虚不足之病，亦多见此脉。

数本热也，而汗后不食，泄泻动脾，阴虚戴阳，阴盛格阳者，皆脉数，则数象概难言热。

《脉诀》云：转数转热，数脉正所以评热也。然汗后不食者，胃液虚，脉亦数。泄泻动脾者，脾阴伤，脉亦数。至于格阳戴阳，下真虚而上假热者，脉皆数。此其变也，不可以热为论也。

歇本多虚也，而滞留见结，痛扑跌扑也致代，热极诊促，崇痹乍变者，皆歇至，则歇脉症岂皆虚。

---

① 蹇（jiǎn 拣）：迟钝，不顺利。

歇至之脉，本多虚候。然有痰食之滞，脉道壅结而歇者；有气结气乱，脉闭而歇者；有跌仆经气暴损而歇者；有热邪恣甚，而脉见促歇者；有病风痹祟气，而脉乍见结代者，是歇至非皆虚候也。

故症虽凭脉而论，脉须因症而量。参常度变，两合为的；太过不及，得平为常。

脉虽各有主病，必脉症参合宜否，而后得明病之安危。况症脉皆有常变，非细心研究，不得其真的。至于脉有太过，症见不及，症有太过，脉见不及，其中从脉从症之机，非可一言而尽，总之以得平为常法也。

脉由急疾而渐缓，邪衰正复；脉本虚迟而渐数，由阴化阳。

缓属土脉，无病常脉也。其有脾胃病而见缓脉，或因风虚而见缓脉，此属病脉。若脉本急疾，无论内因外因，而渐转缓脉，此则邪衰正复之佳兆也。数为阴虚有火之脉，亦不宜见。若脉本虚迟，而渐见数大，此由阴化阳，症将转矣。其数不日即平，乃为吉兆，否则终非所宜，故脉必以平为常也。

病宜脉大而反见小，宜转大为吉；症应脉虚而反见实，必渐虚乃安。

以脉合症，宜大宜小，宜虚宜实之理。若不应见而见，必得渐转而返其所宜见，其症始平，否则终有变也。

朝更暮变者不详，察其邪正顺逆之机，而判其吉凶。

脉情多变，总属不详。然朝暮阴阳，各有主气，其更变之故，或因邪盛莫解，或因正虚难挽，必察其轻重，或可为，或不可救，判其吉凶，庶无愧于心焉。

动疾静平者内怯，须求痹虚火饮之故，而辨其安危。

脉因动静而变，故安卧远行，脉形有别，无足怪也。若顷刻之动静，不必远行，即转身起坐，五七步间，其脉即见数疾，坐诊之顷，随即平静，即换诊举手，平疾必形，一动一静，无不变更。此种脉候，非五尸祟气之相干，多真元内虚之明验。惟其内气无主，脏气不治，而后经脉之气，瞬息变更，将见厥晕僵仆之候。故此种脉情，恒有伏风内舍，经络痹留，或火动于中，或饮发于内者，动则气役于邪，而脉随气变也。此皆因邪之善行数变，以致鼓水扬燃，又为虚中挟实之候，当求其因而调之，庶可转危为安也。

凡浮诊乐平，而沉诊乐举。故数至喜减，而迟至喜加。

浮诊之脉，因于表者，邪散则平；因于虚者，正复则平。沉诊之脉，邪实于里者，邪去则举；正虚于内者，气复则举。故诊浮乐其平，诊沉乐其举，即迟数之进退，可以类推矣。

实大太过，乐其和缓；虚微不及，乐其坚强。

实大有力，太过之脉，久而不平，则真脏渐致而危，所以乐其和缓；虚微无力，不及之脉，久而不复，则正气日漓而败，所以乐其坚强。

脉本数而急疾倍增，阴气已脱；脉本迟而代止叠见，阳气败亡。

脉数为火，或由阴气之虚，数而加至，即至极离魂之象，阴已脱矣。迟脉为寒，阳气之虚也，迟而减至，即三迟二败之象，阳已亡矣。

## 死脉

症别死生，脉分凶吉。未明死脉，焉识生痊。惟神难测，先推有力有神；再悉按寻，最怕无根无按。

脉诊之要，必明死脉而后施治无误。脉贵有神，惟神难得，总以有力无力为主。有力而和，便是脉神；按之无根，即是无神。无神固不可治，而有力中当审太过焉。

元气之至，力和而缓；邪气之来，力强而劲。

此辨有力中之善恶，总以和缓而有力者为贵。过于强劲者，不足取也。

弹石兮，硬来辟辟；解索兮，散乱纷纷。

弹石者，象其硬来之状也，其来辟辟；搏指解索者，象其散乱无绪之状也。

屋漏之形，如漏滴来辄止；雀啄之状，急连如啄乍停。

屋漏，一动一止；雀啄，三五连急而止。皆动止垂绝之脉。

鱼翔兮，隐现依稀莫接；虾游兮，静中一跃难寻。

此二脉，似有似无，偶来一止，亦无寻按之绝脉。

症脱脉平，鬼贼已现；土败木贼，真弦可惊。

　　脉症本相合，恒有脉症平和，而症已脱者，此为鬼贼相临，但可凭症为断，更有强弦搏指，全无和气，谓之真弦，乃土败木贼，真脏发现，是皆绝候也。

　　绝脉既明，合症与期不爽；败症已晰，见几毋妄徵名。脉学之要，藉此为凭。

# 六脉图

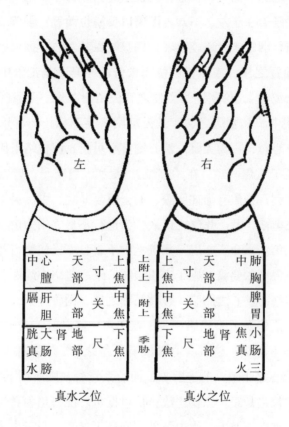

真水之位　　　　真火之位

# 六脉图说

　　经曰：尺内两旁，则季胁也。尺外以候肾，尺内以候腹中。盖肾为先天有生之本，而水火二气，寓乎其中，水火为阴阳之用，肾为水火之宅，万化由此而出。经义以脉分别脏腑，其于尺部，但言尺外候肾，尺内候腹中，未尝申言水火二气。在叔和《脉诀》以水火焦膀，分配左右两尺。火居右而为土母，水居左而为木源，此亦至当之论。中附上，左外以候肝，内以候膈，右外以候胃，内以候脾。上附上，右外以候肺，内以候胸中，左外以候心，内以候膻中，此《内经》分配脏腑之义也。腑不及胆者，附于肝也；不及三焦者，该三部也；不及大小肠膀胱者，统乎腹中也。叔和以二肠分列两寸，是表里同诊之意，非经旨也。大小二肠，诸书之分列，皆以小肠在左，大肠居右为言。然右为真火之寓，小肠应同火位；左为真水之源，而大肠庚金，同位于此，亦得相生之义焉。今考小肠恰在于右，大肠恰在于左，不知古图何以反易位而置？予辨二肠，苦无的据，曾托正典行刑之人，遇凌迟者，剖腹时探其左右，据云小肠偏右，而大肠偏左。前贤之注，或拟置其位而未曾的见耳。至论膻中，即是心包络，在《灵台秘典》，论膻中为臣使之官，而出喜乐。及叙经脉，又只言包络，而无膻中。其主病之文，又云动则喜笑不休，与喜乐出焉之义相合。是膻中、心包，一物无疑。然心则有心可指，而包络果何物乎，自来无人问及。至于三焦一经，在《难经》、叔和、启玄子，皆以三焦为有名无形，陈无择创言三焦有形如脂膜，而士材复非之，引《灵枢经》焦理粗薄细厚，人之勇怯，及三焦气之出入，为运行不息之用为论，盖以谓人之乳廓，即是三焦。张介宾亦以三焦统上中下言，不指何物，乃云如捡物弃囊耳。惟张三锡《六要篇》则于三焦绘图，于心包络亦绘图，谓三焦乃护肾之脂膜，包络乃护心之脂膜，裹撷筋膜之属，循膂上下，与三焦相为表里。及考心包之经脉云下膈络三焦。在三焦之经脉云，乃由缺盆至膻中，散络心包，而下膈属三焦。夫心包既有下络之脉，下膈络焦，则焦固在腹。包络为护心之脂膜，前连脘膈，而后系背膂，则所谓下膈络三焦者，实循背而连护肾之膏膜。三锡之绘，信可据也。况三焦为真气之发源，即肾气化之根，其由下及上，由内及外，回环不息者，乃三焦之用，而三焦经之本体，位固在是也。夫宗气、营气、卫气，上中下各出其部，而三焦一气统周，虽就上中下论治其经脉流行，要非无者而凭虚也。噫！非三锡而三焦之体用表里，几不明于世矣。图《内经》脏腑部位，明上中下之部，诊上中下之病，就脏腑左右上下立言，为诊治之规也。所以肝病必诊于左关，脾胃必寻于右关也。盖两手皆为气口，言肺主一身之气，脏腑之气，无不现于寸口，故气之虚实，病之内外，可由此得也。莫认煞某经之脉，必在某寸某尺中也《难经·一难》曰：十二经中皆有动脉，独取寸口以决五脏六腑死生之法，盖以两手太渊脉之大会，故藉以察周身之病，实则手太阴肺经之一脉也。

# 无问录卷之末

## 序

尝观古来遗刻医书，立言不能无疵，而亦各有所长，后人多受其益。即有议其后者，则能辨是非，必有长可取，辨驳便有俾于后学。乃有浅试轻尝，举一废百，拾人唾余，妄肆议评，是即闻道大笑之伦也，曷足计哉？予也因病问道，辑诸家以笔诵，积年参订，类如传语，不过汇辨审因，固无长可为世取。因及门友谊之赞襄[①]，罔计謩嗤[②]，辄以授诸梓人。刻将竣，有海昌同道故友，徐子昌言：适来相晤，向曾知考订有年。索集观之，叹曰：此集采辑诸论，以一症而汇辨各症之相似，用心良苦，是诚有利后学。但各印之以方，似拘而过繁，自宗一家言者视之，半治于意而半则未惬于心。此其见解功夫不过如是，姑置弗论。独此无问一编，将自古至今，无人道及之隐，无处可问之疑，必欲举而告诸世，纵所论无不当，而欲得此辨古深思之士，恐未能多觏[③]也。余自应世以来，由吴门历淮扬，而知近世医风皆出心裁，而作新奇小缓之剂，至于攻补夺命之方，百无一二。惟在结纳缙绅，弥逢当事，以高其声价，声价既高，则远近舟车，盈门雁集。司阍[④]者，先后挨次纪号；诊视者，方礼有正有副。平人性命，一凭某生杀而无议。如此，则为世尊崇；不如是，则有才莫试。此实于今行道之亟[⑤]务也。而先生并不亟此，乃以古人之所未详，今日之无可问者，欲入潜心而共究之。虽有其人，窃为先生所不取也，恐言于前者，反遭物议于后矣。噫！斯言也，鉴于时事而为予所惜，而实与予之意志，大有不然也。夫医所以寄死生，言之不当，幸驳于后人，则维世深

---

① 襄（xiāng 香）：辅助。
② 嗤（chī）：讥笑。《后汉书·隗嚣传论》："岂多嗤呼。"注："笑也。"
③ 觏（gòu 够）：遇见。
④ 阍（hūn 昏）：守门，守门人。
⑤ 亟（jí 及）：急切。

心，得一白于当世。是否得失，亦惟后人之指摘为快。稽①之前车，岂无所鉴？予之集此，岂望见信于人，而有疑莫晰，于心难安。则臆说生心，惟愿质诸鬼神，一晰疑义，岂虑后人之砭驳哉？且人之历世，虽无功德于人，而心力所逮，不妨作如登之想。予以病学医，而因医得延孱②弱，且得半以养身，则一管之明，即心力俱瘁，其是与非，何妨质诸当世？敢惧指摘之加，而即为缄默乎？夫就症论方，原在得其理耳。意会乎理，即方出心裁，亦无不当，何必拘以成方？然后学步趋之范，不以此绳墨之，则无从入手也。今之会医论症者，十医必十其方，方药同者罕见，以此论之，方亦何定？但认症既明，理则归一，如行文举子，文虽奇正不同，而旨则千篇一律，苟非识辨差讹，所出之方虽不同，亦必同中少异耳。则就症论方，自当采辑以为绳墨③也。惟如此而心诚求之，虽不中，亦不远矣。此予就症论方之义也。至《无问录》一编，积疑至今，模糊不白，苟不的辨破疑，以俟高明之一鉴，将妄于治而反戕④生命矣。予自视病以来，三十余年，检点身心，考功论过，虽不能力行善行，凡心力所及，而向善之忱，无敢怠也。是录也，予久欲告诸世而有志未逮，今得赞勒之力，亦何惧物议之相诋耶？苟有为予诋者，将另有别开之一生面也，不又引一人为援手乎？徐子曰：此先生愿为他人作嫁衣也，予忝⑤相契有年，曷即予言而序之？因为序。

西园魏如识

---

① 稽（jī 积）：考核。

② 孱（chán 蝉）：软弱，弱小。

③ 绳墨：原指木工打直线的墨线，比喻规矩或法度。

④ 戕（qiāng 枪）：伤害。

⑤ 忝（tiǎn 舔）：辱，有愧于，常用作谦辞。

# 伤寒伤中传并伏越两感臆解

　　凡六经受邪，有伤有中，有传有并，有越伏两感之不同。伤者，邪干阳经，病在表也；中者，邪入阴经，病在里也。邪自外来者，必由阳而入阴，阳气虚而卫气不能外卫，至邪直入阴经，故不言伤而言中。中者，较伤为更重也。传者，此经病而传及彼经也；并者，前经之病未已，而后经之病复作，相并为病。盖邪已传及他经，而本病仍在本经不罢也。伏者，先有邪留伏于内，而后发病也。或阴邪内伏，外见热烦；或阳邪内伏，外形寒栗，此伏邪晚发之候。越者，真元内虚，阴邪内犯，而阳越于外也，症虽有热，亦类乎中，即真寒假热，戴阳格阳之属也。两感者，阴阳二经同病也，由阴阳之气皆衰，故犯表者，并中阴经，此内外皆伤，则营卫不行，脏腑不通，故多死少生也。其有二经同病，俱在阳者，或见太少，或见太明，或见明少，或太明少同见，皆为合病，非两感也。此伤寒之大略也。大论中风，即伤风也，风则伤卫，其症则头项强痛，身热自汗而恶风，其脉浮缓。若伤寒者，寒则伤营，其症则无汗恶寒，腰脊颈皆痛，骨节烦疼，其脉浮紧，此同一太阳之病，而风寒之脉症稍异也。邪伤阳明，则额颅痛，目热鼻干，身热，或自汗，微恶风寒，其脉浮长。若自太阳传来，则不甚恶风寒，盖邪由太阳，郁蒸化热，故风寒之气，已经化热，所以不甚恶。若邪伤少阳，则头角痛，胸胁亦痛，寒热呕恶，口苦耳聋，因风则恶风，因寒则恶寒。若自传来者，则惟时寒时热，其脉弦数，此邪伤三阳之候也。若邪中太阴，则寒逆腹疼，吐泻而满胀，其脉细而沉。由阳传来者，其初有热，手足自温。若肢厥而初无热者，直中于阴也。邪犯少阴，则默默蜷卧肢厥，或腹痛清谷，欲吐不吐，或身热躁烦，舌燥口渴咽疼，其脉沉微。若属阳经传来，面颊赤，无欲吐清谷等症。若面黎色惨，无燥渴者，此直中于阴也。若下利清谷，而即有燥渴咽疼者，乃阴盛阳浮，即格阳之属，亦中邪之类也。惟症见少阴，脉虽沉而身热，初病随见者，为少阴症似太阳，非直中比也。邪犯厥阴，则巅顶疼，腹痛下利，吐沫，寒厥过肘膝，或气上冲心，烦满消渴，舌卷囊缩，其脉沉弦。若阳经传来者，无吐沫清谷；若直中者，无气冲消渴。要知所中者寒邪，未经郁热，故无燥渴等症也。经云：邪之所凑，其气必虚。盖三阴中候，邪能直中阴经者，由三阳之气虚也，若三阳之气不虚，则邪乌能直犯三阴乎？惟有传症，在经文虽以挨次循经为论，而实则凑虚而传，不拘经次也。故有邪伤太阳，肾阴内虚者，遂传入少阴而成阴症者；亦有太阳，而倒传厥阴者：此表里首尾急传之候，总由经气之虚，而后邪传得以遽入也。邪虽由阳传来，而未经郁热，故当从阴论也。如阳邪传经，而前经未罢，此为并病，即属阴阳皆病，究非两感危候。若一二日遂并者，其寒邪蒸郁未深，即属并病，亦当从两感法酌治。至于伤寒两感，乃表里一朝同病，故营卫不行，脏腑不通，所以为危败之症。其在前哲论两感症者，谓一日太阳与少阴俱病，故颈项强痛，恶寒烦疼，蜷卧欲寐，口燥舌干咽疼等症。夫燥渴咽疼，由热郁于内所致，所以太阳脉浮有渴者，为温病，谓其内有郁热，外感时邪故也。若言一日间阴阳皆受病，寒邪未经郁热，则燥渴何由而致乎？拟前贤所论两感症状，要惟阴经伏邪在先，复感时邪，为风温暑病等症，或时热袭伤内外，血液陡涸，而为强痛燥渴者有之。故或可用冲和、大羌活、大葛根等两解成法，亦惟不得已而暂为一用。若一日两感者，症属重阴，法惟夺命，若内外攻邪之法，断不可试也，此古法之不可不辨也。若谓两感于寒之候，则应见头项强，腰脊痛，遍身如被杖，厥寒蜷默，而腹痛清谷，才是两感于寒之症。若如前辈所论，则惟伏热感邪，及风温重暍之类耳。予故于邪犯三阴之候，分别传来直中之异，但属臆见，特详录以俟有道之明质焉。

# 伏风

《缪刺篇》曰：邪之客于形也，必先舍于皮毛；留而不去，入舍于孙络；留而不去，舍于脉络；留而不去，舍于经脉。内连五脏，散于肠胃，阴阳俱感，五脏乃伤。此邪自外而内之次也。又曰：邪舍于皮毛，入于孙络，留而不去，闭塞不通，不得入于经，则流溢于大络，而生奇病焉。夫邪客于大络者，左注右，右注左，而布于四末，与经气相干，游溢于上下左右，其气时变，不入于经输，以是之故。其风之伏留于内者，有发于外而有可指者，有伏于内而后乃见者。但风既内留，则外风易召，风气通于肝，由内外之感应故也。考经文首风条云：先风一日则病甚，头痛不可以出内，至其风至日少愈，此亦感应之义也。予集中风条内，有风既留伏，最易招风之说，亦类推首风之义耳。喻氏曰：不知比类，足以自乱，不足以自明。此之谓也。予因集伏风之论，以广其义。夫风者，百病之长也。自皮毛而由表入经，内及脏腑，善行而数变，息伏而难明。其化而外见也：则或见六经，或生寒热，或留于卫，而散于分肉为膜胀；或袭于营，而附于经脉为疮疡；或干于脏，而显变其症形；或流于经，而着结为痈痹。其伏而内息也，或循上而为脑风；或息窍而为目风；或犯酒而成漏风；或因沐而成首风；或客于胃而作胃风；或注于肠而为肠风；或房劳汗感而成内风；或泄血凑邪而为血风；或留伏入阴从阴气上逆而作风厥；或内息日久，深藏溪谷而显风根；或为寒中而衰饮食；或为热中而烁肌肤。故经云：风无常府，随着而留，其变化他病，多由风伏而内变也。故其病之已见于外者，可疏达而急于解散；其息伏之止作无时者，惟治血而相机待时。若欲急攻，适以益其困，未见其有济也。夫邪之伏息，自有浅深；治之宜否，自分难易。其初犯卫而为膜胀者，原可直从表散即羌、葛、柴、防及苏、姜、麻、桂等剂；或干营而已成痈毒，不妨泄毒疏攻即醉仙散、通天再造散、解毒汤、犀角散、桦皮散、泻青丸、泻黄散、二圣散之类。苟干脏而各显症形，当从五脏调疏即肝风、肺风、脾风、心风、肾风等方；如流经而结成痈痹，即推痈疡风痹门汤剂。其为脑风目风漏风，及首风肠风胃风等症，各症有专施利用之方。惟是房劳内风，深留于阴，其气之游溢于上下者，其变迁情状不一：有为面瘫而作风水；有为攻痛而动疝邪；有风起水涌，而为饮痰泻利；有邪留募原，而结痃癖瘕。治难拘执，法在变通。更有血风劳风袭凑，其进退莫定，而递传之渐次至极者，每积损而成危。至若风厥之候，非补逐莫瘳，倘妄攻必成危败。风根之结，惟兼行消补，若误治，必转涩癃。若夫病之变迁无定，缠绵不已者，其初极微，其极必甚，或朝暮微咳数声，或经络不时动惕，或筋骨时见酸疼，或大便乍溏忽结，或头目时为眩晕，或饮食忽尔减增，或时汗而多嚏，或痰嗽而面浮。面色乍变，脉情乍更，或指臂时为麻木；或肢体隐现疹斑；或晴雨更风，而忽增咳嗽；或天时欲变，而忽作汗烦。是皆伏气流变，渐欲发病情状。苟不知留心摄养，或再耽酒色，过分操劳，将陡遇冲风，便成卒中，纵不绝命，必为废人。大凡患是症者，必劳心劳力，纵情竭欲之人，病既及身，要在摄身节欲为主，再调以养血培元药食。妇人逐调经候，男子谨慎滑遗，药毋过敛，治毋亟功。秋冬天气收藏，纵用攻风之剂，亦难捷效。惟春夏气升生长之际，其气上升外达，酌补托渐次调治，则自然渐次达表而愈。其欲愈之状，或多汗常濡，反见神强胃健；或陡形疹斑癣疥之类，则内病外出而无大患矣。喻氏《寓意草》云：凡治病者，当随时令以尽无穷之变，殆先有得于此症之义者也。

# 营卫

黄帝问于岐伯曰：人焉受气，阴阳焉会，何气为营，何气为卫，营安从生，卫于焉会？老壮不同气，阴阳异位，愿闻其说。岐伯对曰：人生受气于谷，谷入于胃，以传于五脏六腑，五脏六腑，皆受其气。其清者为营，浊者为卫，营居脉中，卫居脉外，营周不休，五十而复大会，阴阳相贯，如环无端此详营卫之生会也。又《伤寒论》云：太阳病，身热自汗，脉浮缓者，名曰中风此太阳经风伤卫之脉症也。又云：太阳病，脉浮紧，浮则为风，紧则为寒。风则伤卫，寒则伤营，营卫俱病，骨节烦疼，当发其汗也此太阳经风寒，营卫两伤之脉症也。观此营卫之论，经文与大论，两举而并参之，似有难于合解之处，此由泥于经文字句，而不得其会通也。因志门人之问曰：经云清者为营，浊者为卫。夫卫气属阳，营气属阴。阳清而阴浊，天地之道也。何以反云清者为营，浊者为卫乎？又云：营居脉中，卫居脉外。则凡六阴六阳之经脉，皆营卫之气所周流，而何以《伤寒论》中，但以三阳经有风伤卫、寒伤营之论，而三阴经独置不论乎？且阴经之脉，虽云在里，岂无出入于阳经者？何以三阴之症，但分直中、传阴治法，而营卫受邪之义无一言道及乎？况亦有桂枝、麻附细辛、吴萸等汤，主疗三阴表候，而独不言伤营伤卫之义，何哉？夫同此六经，同此营卫，但言于阳经，不言于阴经，理难通解，敢请其故。余曰：阴阳之道，变化无极，阴阳清浊，颠倒互根。夫营卫二气，一皆出于胃气，谷入于胃，输散而上腾，则上焦开发，宣布谷气，而脏腑皆受其气。营卫之气，虽五脏

无
问
录
卷
之
末
营
卫

397

之所化，同是一气之周流而异名也。惟营气出于中焦，而上接膻中清阳之宗气，故云清者为营，是正阴根于阳也；卫气出于下焦，而气由浊道，故云浊者为卫，下焦为阴，是正阳自阴生也。至于营本阴气，仍走五脏而归六腑，究竟从阴论也；卫气属阳，仍当实四肢而司腠理，究亦从阳论也。若夫营行脉中，卫行脉外之论，不过谓气之所至。流行于内者，营气之所主；其绕护于外者，卫气之所主耳。夫气皆生于胃，输于脾而散津于肺，大气积于胸中，谓之宗气，以司呼吸；其中焦所出营气，其气纯和，随宗气环周流行于经脉之中。其下焦所出卫气，其气慓悍，不循宗气偕行，而自独行于皮毛肌肉之表。故凡病之在皮毛肌腠间者，皆伤营卫之气，此在表阳之病也。但营卫之气，时有盛衰，故壮老不同气也；表里气血，各有专司，故阴阳异位也。东垣云：营气、卫气，皆胃气之别名也。在表即是卫气，故卫从气分论而行乎外；在里即是营气，故营从血分论而守乎内。如卫气入阴，亦难从营用事，并不能施卫外之功；营气出阳，亦难从卫用事，且不能尽内守之职。故卫气盛而营气衰者，则目难合而不能卧；营气盛而卫气衰者，则懒言动而多倦寐。经文惟举脉中、脉外之概为言，而邪之在营卫者，皆以表阳之病为言也。若邪入阴经，虽干营卫，但从经脏论，不从营卫为论矣。

## 气会

天气一日一周天，其生气随时递迁，而见乎斗柄之所指。太阳亦一日一周天，而差天气一度，故年周冬半，则差三百六十五度，与天气仍会于子中。夫气既环周不息，乌知其为日一周天乎？盖周天者，气之大会也。天气会于子，地气会于丑，人气会于寅，此三才之气会，皆生气之始也。故脉法以平旦为准，察其吉凶，正以取其气之会而未漓也。至于营卫之气，日行于阳，夜行于阴，各二十五度，五十周于身，此大衍之数，假以合经脉充行之数也。夫营卫之气，亦环周不休，又乌知其为五十周乎？惟经脉之流行，本乎呼吸，一呼一吸，脉行六寸。人身经脉，长十六丈二尺，二百七十息，已一周于身。日夜呼吸，万三千五百息，以总数计之，则脉行八百十丈，气已五十周，合经脉之总数也。但人气之会，则以平旦为准，一日一会而已，不亦同一日一周天之义乎。

# 疟

疟候皆生于风，多因夏暑感蓄，邪留半表半里，少阳胆经。在经文言邪之所着，有随着头项、腰背之论，必遇卫风鼓动，相引而发，其病蓄作有时，不得遽出。所以为半表半里之所主，缘少阳适当阴阳之界，为出入之枢也。疟病之作先起于毫毛伸欠，寒栗鼓颔，腰背拘痛，寒已则热，头痛呕恶，烦渴引饮。若邪逆于阴而不得出阳，则为痉为厥；邪盛于阳而不得疏泄，则妄谵狂乱，作寒作热：皆蓄伏之邪，出入并争。入与阴争，则阴实阳虚，外无阳，故生寒栗；出与阳争，则阳实阴虚，阳偏盛，故为热渴：此由阴阳相移，更虚更实之故也。得汗则气泄而邪少衰，邪在半表半里，安能遽出？所以余邪复留而屡作也。但其病，何以必由卫气之遇会而后作？况卫气日行于阳，夜行于阴，昼夜五十周于身，在经之邪，宜无周不遇，又何以日仅一会乎？盖邪亦天地之气，其随时而着于经者，亦必届时而出表，出则乃遇卫气，始从其相引而发作。若息伏深，内流于阴，则邪亦伏而难出，卫气虽过其经，而邪伏莫遇，亦不能触引而发作也。在平人之气会，在平旦目开时，其气出于睛明穴，而会于风府，此一日之一会，犹天气之日一周。风府为少阳经穴，乃太阳经气循游之道，惟其为风气之所通，故云风府。第①风无常府，邪之所在，即以名府。风府之会，言无病平人，为卫气所会之处。若有邪在经，则邪留之处，即风之府，即卫气所会之处，卫与邪会，疟则相引而作也。若邪留于半里，或薄伏于阴而不动，卫气亦不能日会也。凡邪留半里者，则横连募原，卫气虽流行其间，亦不能遽会邪而引动。其邪既横连募原，则随阴阳之气化，为逆从出入，一日会于阳者，一日则薄于阴。故会于阳干者，必发于子、寅、辰、午、申、戌之日；其会于阴干者，则发于巳、酉、丑、亥、卯、未之日。发于干支之阳者，气从阳而易愈；发于干支之阴者，气从阴而愈迟。所以日作者愈速，间日者愈迟也。其有日作之疟，屡发不已，而至数十日者，此其邪虽在阳，而气下趋就阴，故日作日晏。凡疟邪由风府而入，其

---

① 第：但。

气下趋，则转入风门，循脊而下，日下一节，二十五日至骶骨，复从后至前，循脊内，由下而上行伏膂，其气始升而上行，至九日出于缺盆。其初下趋，其作日宴；至上行，其作日益早。故日作之疟，有延至三旬外始愈者，由其邪日下，则其府下迁，卫气之会遇日迟，故其作日宴。此即可见风无常府之义，邪随所着而留，气随所遇而会也。其邪之留，着于头项、腰背者，随其所着，即为风府，卫气至而会邪，则邪动而疟作也。凡疟之多热者热㵒①，其无寒者为瘅疟，瘅为阳邪，多热甚而伤阴；多寒者寒盛，其无热者为牝疟，牝疟多阴邪，寒甚必伤阳也。瘅牝二疟，既非寒热互并，而何以云疟？由其邪在表里之间，蓄作起伏有时也。有谓痰疟、食疟者，疟之兼症也。食疟由强食过饱，至经脉之气壅，不得畅达，故缠绵不已。若痰疟者，或先留饮感邪，或感邪而聚饮，气郁而津不行，则邪痰交结而不散，痰由邪甚，邪为痰留，痰留不泄，则病亦屡发不已，故有用劫痰截法而愈者。瘴疟者，地隅之淫气，湿热寒湿之候也。祟疟者，阴邪也，阳气衰而胆怯，或自冷庙古塚得之，症类五尸，但助其阳而壮其胆，亦可愈也。其有虚疟者，伏邪已衰，而阴阳之正气未复也。凡四时平气，及胜复之邪，留着为疟者，无不因风感触，其留连蓄作，邪之浅深，气之遇会，要皆无以异也。

经论疟之感受，多因夏伤于暑，流连至秋而作疟。夫夏为暑火之令，若果系劳役莫避炎蒸，感受时邪而即病者，诚多热病。若谓受暑留连，至秋成疟，则暑火之性暴急，安能留连肌腠，而至秋始病乎？或因暑感寒，而汗不得出，或汗泄表疏，而感凄清水寒之气，始得留连延久而后病疟也。故时虽暑火，其病本则因于寒，未可尽从暑火论也，或郁蒸化热复冒暑者则有之。故诊治之要，当就其脉之阴阳迟数，症之寒热多寡为法。治疟之法，无汗欲其有汗，汗则邪泄也；多汗欲其少汗，过汗恐伤正也。强食者，必成痞，痞既成，另从消补之法；过攻者，致虚危，故久疟多从补养之法。邪未衰而妄截，则为肿胀泻痢。其有疟痢同行者，先治其痢，随其寒热，而用清举温升之治；若寒热交结者，两解而升降之，或寒热并进而调之，痢愈再商治疟。惟三阴痎疟，无捷效之法。盖三日之疟，深留募

医一级
400

---

① 㵒（tū 突）：水流的样子。《集韵》："㵒，流也。"

原，薄于阴而难出。丹溪就六气时日而论，言其发于辰、戌、丑、未之日者，为太阴库疟；其发于寅申巳亥之日者，为厥阴生疟；其发于子、午、卯、酉之日者，为少阴正疟。而马仲化言太阴丑未，辰戌为太阳，厥阴巳亥，寅申属少阳，子午少阴，卯酉属阳明，谓其牵合附会，于理不当。且云疟之来也无定，何尝主于某日为某经之疟乎？然占风审时者，必参甲子移宫[①]；论气考运者，必明天泉五化[②]。即《伤寒论》病解时，亦有从巳至未，从寅至辰，从申至亥等论。则丹溪之言，亦不为悖理。至于辰戌虽属太阳，而亦同为四库；卯酉阳明，亦同为四正；寅申少阳，亦同为四生，此即阴阳错合之义也。观柴氏手抄，言三日之疟，按阴阳六气之日期而发，其发必三日者，以三日乃阴阳更代之期，邪亦随迁，始遇卫气发作，故其症必待时而始愈。此即经文自得其位而起，至其所生而愈之义。余初年读经文《热病论》，以逐日一经详症，而未敢遽信，窃谓人身之气，未必如此其有定也。及论疟至痎疟，始见按期不易，历久如斯，乃知人身阴阳之气，上奉承天，递为更代，而不爽也。始知前三日在表，后三日在里之义，实天人合一之理也。余治痎疟，亦从丹溪所论。考三阴之疟期，待时令生旺之际，或益其水火，而调其金木；或培其中土，而化其四气；总以补托开玄，温经追疟为治，则疟必更期错乱，渐渐应手而愈，由是而益信阴阳气运之通乎人也。在伤寒热病之邪，其死皆六七日，其愈则十日以上，病之安危甚速。至疟邪之病，邪留表里之间，发则寒极如冰，热极如火，其势甚暴，其为痎疟者，缠绵日久，且有连年不已，不致妨命者，何也？以其邪留募原空隙，虽连阴经，却不干脏气也。然历久成虚，变病而殒命者，亦不少也。

# 内景图说

窃谓人身内有脏腑，外有形层，皆有经络，一气贯通，流行内外。则凡经络之起止交接，脏腑之上下左右，其位置之次，即可以考病之所在，为施治凭藉之要领也。但历来所载内景图象，上先脑髓，次及咽喉二

---

① 甲子移宫：指干支纪年和星宿变化。
② 天泉五化：指五运六气。天，司天；泉，在泉；五化，木、火、土、金、水。

窍，再次心肺及膈，肝偏左而肺偏右，再次脾胃及肾，再次三焦命门，并胞中大小二肠，下及膀胱，前后二阴孔窍。其所以载此图者，非虚设而无用也，正以位次之上下左右，所以测病之所在，合脉症而施治也。在针灸科，以经之井、俞、原、合、支、别，疗各经之症。其病之在形层郭廓者，可针灸而得之；即病之在脏腑者，亦从经而用治。以经气之内外，本自相通，自可从经而愈脏腑之疾。故位次所在，断不可不知也。若方脉家，惟用汤药为治疗，其内外症因，亦必明脏腑位次之所在，而后药之，乃可应病，否则指张说李，波及无过矣。则内景之脏腑位次，可不先求详尽哉？余自中年向道，苦无指授，及执疑以就正年高有望之士，而所见亦不过从前人议论。若深扣之，乃云古人尚如此，我辈亦何必过分搜求耶？噫！斯言也，可不言而喻也。盖与其言而无当，不如缄<sup>①</sup>默为得也。特模糊影响之议论，讹传后世而终莫知觉，余实不能安也。夫学者疑必问而后明，今则无可问之处，苟忍安于不识不知，亦何妨申一言，为后人之讥评砭驳哉？余故于内景之三焦、二肠、膀胱、胞中等说，有疑窦而无可问者，附陈臆见，以俟有道之明质，即嬉笑骂辱之来，亦所不计也。

## 三焦

三焦者，孤腑也。所谓孤腑者，不与诸腑同也。诸腑中惟胆无出无入，而膀胃二肠，皆主受物而化物。若三焦虽云决渎之官，水道所出，而实则生气所出之腑，为权衡诸化之总司。前贤以三焦，分列躯廓之上、中、下为言，以膈上为上焦，胸下脐上为中焦，脐下为下焦，且谓三焦有名而无形。即景岳亦云如检物弃囊等语，是直以躯廓为三焦也。在张三锡《经络考》，陈无择《三焦图说》，皆指护肾之脂膜为言，与手厥阴心胞络相为表里，而后人复非之。不知上中下乃三焦气化之所，周流是三焦之用也。而三焦之本体，实即护肾之脂膜也。观《五脏篇》云：肾应骨，密理厚皮者，三焦膀胱厚；粗理薄皮者，三焦膀胱薄。是可见实有形之可据者也。在前贤以三焦、膀胱厚薄之文，而即以焦、膀合为表里，反遗心胞而不言。若是，膀、肾本为表里，复合三焦，是一腑两合矣。况焦、膀皆

---

① 缄（jiān 坚）：封，闭。

腑，岂两腑为表里乎？且焦本有经，起小指次指间关冲穴，循腕出臂，贯肘循臑，上肩交胆经后入缺盆，布膻中，络心包，下膈属三焦，盖膈膜自胸前而斜下两胁，后抵腰脊，则下膈属焦，的是护肾之脂膜明矣。若果有名无形，则三焦经络，当附奇经而并论矣，何必详经络起止，明下膈属焦之文乎？在三焦之施治，同以上中下之虚实寒热为调，而有经有腑，固有本体，实非有名而无形也。且焦为出气之所，生生之气，萃乎其中，则出于一原，而裁成赞化于上下者，实焦之体，上中下焦之用也。岂可言其用，而遗其体乎？其气之所至，虽云如雾如沤如渎，而此生造化之机神，权衡之总宰，无不由此而出。盖上天下泉，无远弗届者矣。故三焦图说表里，当从无择三锡之说为是。

## 大小肠

大小二肠者，乃受盛世传道之官也。其位乎腹中，主化物而出糟粕，似可无容多赘，但小肠接胃之下口幽门，大肠接小肠之下口阑门，却非自上而直下，有回叠左右之分。故自膈膜而下，募原连膈而系于腰脊，二肠则盘旋募原左右，下抵二阴，而复结连于二阴之间。在《内经》但以二肠候之腹中，其脉法候于尺部，而不言左右之分。自叔和《脉经》乃以心与小肠，候之左寸；肺与大肠，候之右寸。盖以表里为论，于理可原，而实非经旨。至《铜人图说》，所载经穴甚详，而《内景》亦以小肠列腹左，以肝反列腹右，下列大肠，则所载似亦有舛错。其他坊刻所载，皆以小肠列腹左，大肠位腹右，由来已久，无人正明。夫肠果无关乎病，亦可姑置弗论矣。乃肠病，则有肠气、肠风、肠痈、覃、痔等症，不一而足，则肠病之见乎腹中者，是当凭其左右，别其大小为要领也。至左右经络位次，其循行于郛廓左右之间者，则有肝气、癥瘕、息积、脚气诸候。病虽同见于左右，但此从躯廓经络而见，而肠病必在躯廓内也。是则左右位次，必当详究真的，而后诊视者，始可凭藉施治也。余每于左胁下，痛连少腹者，以肠气治之而不应，以肝气治之而应。其右胁下之痛彻内外者，以肝气治之不应，以肠气治之而应者；有以肠气治而不应，以肝气治而应者。治虽或应，而究不知病之所在也。转辗维思，莫解其故。因于更衣泄气之时，留心体察之，自觉其气之自右而下者，气不泄而便亦不出；气之自左而下者，其气随下泄，而便亦继出。由是而推，小肠居大肠之上，气至阑门，而犹有大肠承接，故气虽下趋而不泄，惟大肠下连孔肛，则气下随泄，而糟粕亦出。如此，则小肠在右，而大肠在左矣，而何以内景之反置其位耶？自验虽如此而犹不敢自信，因思必得一视，而后疑可释，于是访秋后正典时，闻有凌迟者，往视之，乃才见绑者过，而心如壅闷，气郁不舒，头似昏旋，而人如欲倒，仍不敢临场而归。但疑怀莫破，怅闷难堪。偶见屠者出牲，因思人畜虽殊，而物亦一太极，脏腑位置次序，未必悬绝，因视其剖腹，见二肠果位于腹之左右，而小肠恰在右，大肠恰在左也。后又将鼠剖视之亦然，入屠牛坊视之，亦无不然。因思人之二肠，亦未必不然也。乃知左胁之痛在躯廓者，肝病也；右胁下之雷引，痛在少腹者，小肠病也；左胁下之痛引少腹者，大肠也；其有切痛于右胁躯廓者，亦肝病也；以此论治，无不应也。余推测之臆见固如是，特未的视人肠，是犹不能释然也。在经文既乏详言，而《内景》图像所绘者，陈陈相因，传习者已千百余年，以一人之不然，乌足见信于世？况千百年来，无人道及，予纵堪自喻，亦何敢自是以告人？惟既无问于我先，不妨待质于我后，故列辨于斯，以俟高明之一正。或坊刻舛误相沿，或自予认张作李，一听是否于将来，以见无问之衷。惟求有当于实用，不虑詈[①]辱之相加，岂敢云知我罪我，而故为此不经之说哉！

## 膀胱交肠臆解

膀胱者，州都之官，寒水之经也，主脏气而化气泄水。夫人为一小天，二五之气，备于一身。身犹一国，故有君主臣使中正等官，有将有相，有宫城藏库，有受盛传导之司。而州都如边海附庸，远离宫城藏府，其宣猷[②]传化，所以收川泽之利，而理水道，俾宴清[③]以安中土，故曰州都。然必三焦气化，以为水道决渎之用，斯得化而水无泛停，此即代君宣

---

① 詈（lì 力）：骂，责骂。《说文》："詈，骂也。"
② 宣猷（yóu 尤）：即宣犹。明达而顺乎事理。
③ 宴清：形容国内安定，天下太平。

化之义也。乃膀胱但有下口而无上口，而下口则通乎宗筋。宗筋本为精道，而溺亦同出乎此，则宗筋阴虽一口，其内实精道之两口也。故膀胱虽系于肠旁，而与肠不相通。乃论交肠症者，俱谓阑门不清，以致清浊混乱，故大小便易位而出。夫阑门为大小肠交接之门户，虽曰不清，而二便各有所出之道路，又焉能遽易其位而出乎？窃谓交肠一症，乃屎出前阴，溺出后孔之候。溺出后孔者，水气并入大肠，自阑不能泌别清浊，可以阑门不清为论。若屎出前阴者，乃肠膀并破之候。非肠穿，则屎从何窦而出；膀胱不破，则屎从何窦而入？要必肠穿膀破，而后屎溺得以易位而出也。亦必其肠膀破损之处，其窦贴连，而后得出入之不爽。若非贴连，则肠虽破穿，而屎出亦不过流于肠外募原，夹层之内，纵使膀胱亦损，而其窦不相接连，亦不得出于前阴也。则阑门不清之论，实模糊影响之说，理解不得者也。会见张三锡《经络考》，谓膀胱上口，即小肠下口。以此为论，则小肠之下口，通大肠、膀胱之两口矣。果系两口，则阑门不清可言也。若有下口而无上口，非穿肠破膀，不能易位而交出也。今观兽畜膀胱，皆有下口而无上口，而入岂另有上口哉？至于凡兽之膀胱，皆附于大肠之募，与广肠下连，故肠、膀一通，而便可易位，否则难言其为交也。余治交肠症四五人，皆得于险产之后，其为肠膀破损，可不言而喻矣。在三锡之谓膀胱上口，接小肠下口者，不过裹撷筋膜之属，连募原而附于肠耳。其泌别清浊者，溢于外而渗入膀胱，是膀胱通肠之义也，岂真有口以接连也哉。

## 肠痈胃痈囊痈辨

肠痈之候，多由寒热失调，饮食七情之逆，及产伤跌堕等因，要皆积热留瘀所致。其症腹痛寒热，身体重强，腹微满而皮急如肿，身皮甲错，自汗，足钩牵，小便如淋，其脉洪数沉实，外无红肿之据，所以司命者，尤当细为详辨也。更有胃痈，亦生腹内，痛在心下脐上。其有红肿见于胸下者，此躯廓之伏梁痈，非胃痈也。肠痈，痛在下腹左右少腹间，以此为异。若红肿见于腹上者，乃肚角痈，亦躯廓之痈，非肠痈也。凡内痈脓未成，皆宜从清导之；已成脓者，必溃脓。胃痈之脓，有呕出于口者，有下溃于肛者；肠痈之脓，有从下而溃于孔肛者，有逆上而溃于脐中者。溃于肛者顺，顺则可生；溃于脐者逆，逆则多死。其下出孔肛者，自可并屎而出，脓尽可冀愈也，特未有患肚角痈而屎出者也。自古之论肠痈者，其禁忌之法，言起倒坐卧，必须舒缓，毋卒然惊扰，宜薄粥调养，弗食硬物，否则肠断而死。此拟议理解当如是，未尝有肠破屎流之说，是或古人言不尽意，亦或未经见也。乃今者，余有目击怪症，腹痛流粪者，疑是烂肠痈、蟠肠痈之属，因是论而并记之。

## 拟烂肠蟠肠痈说

余有值班舆人[1]朱姓者，年三十余，素有血疝之疾，年发二三次，遇寒则发，服温降之药随已。其发必攻痛腹肋，甚则攻胸，乃呕血三两口，此手足厥阴之候，习以为常，固无足怪。其年季冬，雨雪多寒，是症陡发，攻痛如常，而忽囊肿如石。时届岁底，服药一二剂，随归家度岁。正月初，疝痛已瘥，而囊痈竟成，随请疡科诊治，不数日痈溃，囊中流粪，大便不行，余未之信。又闻肚腹左右两角，连串肿赤，复成肚角痈，三五日而溃，亦屎脓并出，一囊一腹，其连串洞穿者六。余疑而往视之，见其形虽羸瘦，而语言自若，饮食如常，其所出污秽堆积，皆破絮布块等物，其色黄秽，且内有豆谷菜条之类。问其故，伊母云：乃所食不化之物。启其被，腹左右洞穿者五，其母以手按之，则五孔悉皆流粪。其人犹作生想，问余几时可起？噫！怪亦甚矣，夫是症因寒动疝，而邪结于肠囊之间，其囊痈溃而屎出者，囊睾之系，上连广肠，系损而及肠膜，故膜破而屎出，方书所载已明，无容置喙[2]。若腹痛溃而屎出者，是大小二肠，先结痈而内溃也，要非先腹痛而后及于肠也。盖肠胃之系，上自胸膈，下至腰脊，皆连属膈膜募原，而系于脊膂，其下则连属肛囊二阴。若肚腹之前，惟脐内与肠连，而此外不相连属。若肠损于内，而污秽流于肠外者，乃在躯廓肠募夹层之间，污浊积而莫泄，则气血随所着而壅闭，其躯廓内之肌

---

①舆（yú 于）人：轿夫，车夫。舆，车辆，轿子。

②无容置喙（huì 会）：指不允许别人插嘴说话。容，容许，允许；置，安放；喙，嘴。

肉，先浸淫内烂矣。所以腹痛流粪者，要皆肠痈之秽浊，先积于内而溃烂，复外痈而出也。盖必自内而及外，非若囊痈之由外而内也。非然者，则腹痛虽穿而肠不破，屎亦何从而出乎？则朱役之病，得非烂肠痈、蟠肠痈之属乎？方书之论肠痈者，谓肠断即死。乃朱姓之流粪者，其囊痈初溃在正月七日，腹痛之溃自十二至二十，六口皆齐，其屎日出，食日食，惟人渐枯如骨立。延至三月十七，始不食，十八，屎从口出，三日乃死。始知肠断即死，肠破者未即死也。故交肠、囊痈二症，多有愈者。噫！是症之恶，怪亦甚矣。

# 命门

《内经》之言命门者，目也。今所谓命门者，始于秦越人之《三十六难》，即《内经》所言七节之旁，中有小心者是也。此实先天之祖气，受命之本原，故即命门言之，亦允当也。目之为命门者，五脏之精皆上注于目，此有生精气之所聚也。肾中之所谓命门者，乃五脏之始，性命之根，有生精气之本原也。而越人以为肾有二，以左为肾，右为命门，是直以命门偏位于右也。夫小心之谓命门者，是水火二气之根蒂，乃冲和无尚之气也。肾者，水脏也，先贤以一阳陷乎二阴之义，喻人身之肾，诚以此为立气之神机，万化之一元也。夫天地一太极也，动而生阳，静而生阴，一动静而万物化生。人物亦一太极，而化生之始，肇基于先天，故左右二肾，为元阴元阳，水火二气之所自出。则二肾但可以左为阴，为真水，右为阳，为真火，未可直以左为肾右为命门说也。盖命门为先天之体，二肾为先天之用也。心者，生之本，宰万灵而位乎中者也。命门即小心，亦位乎七节两旁之中者也，是阴阳二气之根也。故水气发乎高原者，由洋溢乎命也；五液藏于肾中者，仍归化乎命也。相火附于肝胆，根藏乎命；焦气彻乎三焦，亦原出乎命也。是命门者，万化之本也，二五之根，有生之始，位乎两肾之中者也，虽藏于肾中，而实无形之可指者也。

# 胞中膀胱

膀胱者，太阳之腑，即尿脬也。太阳经脉，起于目内眦睛明穴，上额交巅，分四道下项，挟脊抵腰中，入络肾，属膀胱，附于肠膜，下贴广肠。其经脉之络肾而属膀胱者，必循募原而下，故上连幽门，以接小肠之化，下抵广肠，而口通乎宗筋。若胞中者，藏精之所，妇人之子宫也。故经云：男以藏精，女以系胞。在经文但言任主胞胎，而不言胞中经脉。然胞既藏精，则其系之通乎肾也明矣。既通乎肾，亦必循募原而傍于肠，亦必与膀胱之系连属，而应在膀胱之上，何也？详妇科胎压膀胱之一症可悟也，则膀胱之与胞中，是为二物也。经文《五味篇》有冲脉、任脉，皆起于胞中之文。《厥论》中有胞移热于膀胱之论。在《灵枢》云：膀胱之胞薄以懦。此虽同一胞字，当作抛字音读，此即尿胞也。乃后之论此者，有谓膀胱为津液之腑，又有胞居其室者，是直以膀胱为胞之室矣。夫膀胱虽曰藏津，而所藏者惟溺；胞中乃藏精系胞之处，岂厕居膀胱之内，而浸渍于溺中者乎？况男女媾精成孕，必先结于此中，而后胎胚渐长。若胞中居膀胱之室，则胎日以长，而膀胱无容溺之处矣，有是理哉？

## 阴络阳络

直者为经，横者为络。故经者自上而下，下而上者也；络者自外而内，内而外者也。六阳六阴，各有经有络，气血流行其间，则所谓阳络阴络者，是即六阳六阴之经脉也。考经文论血症，有阳络伤，则血外溢，外溢者，为吐衄；阴络伤，则血内溢，内溢者，为后血。以此论之，则阳经之络伤，其血应见于口鼻；阴经之络伤，则其血应见于二阴矣。乃太阳经热流腑，为蓄血；阳明热传下痢，为脓血；丙火迫注为屎血；肠火烁阴为肠痔便血；此皆后血之条，并非阴络，一皆阳经之候也。何以阳络之伤，不为吐衄上泄乎？再如包络火淫，流火烁金，大怒血菀，少阴动血等候，皆系阴络之伤，一皆出乎口鼻，则吐衄之候，又非皆阴络之伤矣，而何以经文之必为分别耶？转辗求之，乃生臆解。窃谓阴阳二字，有以脏腑言者，有以上下内外言者。如腑结脏结者，此以在腑在脏言也；结阳结阴，此以气分血分言也。故邪结于阳，病在气分，而症见肢肿，正以见清阳实四肢之征；邪结于阴，病在血分，故症见便血，以见浊阴归六腑之征也。至于阳络阴络之伤，此以上下左右言也。夫人一小天地，腰上象天，阳之位也。人之皮肌四肢，头面清窍，阳之所主。故凡脉络之外向，而亲乎上者，阳络也。阳络伤而溢者，必聚胸膈之中，上出清窍而为吐衄。腰以下象地，阴之位也。人之募原脏腑，前后二阴，皆阴之所主。故凡络脉之内向而亲乎下者，阴络也。阴络伤而血内溢者，必结于腹而下出乎二阴，为便血、溺血之候。至肠风、痔毒，亦皆阴络之伤而下泄也。作如是观，庶结阴、便血之条，可同论矣。

## 伤暑伤寒治难同法

　　天地之道，本乎阴阳；阴阳之化，见乎寒暑。故年周之六气，虽各随阴阳之气候而递迁，惟寒与暑，为阴阳之纲维。顾寒盛于北，自地而升；暑盛乎南，自天而降。一升一降，而五运默应以成岁，天地之道备矣。夫五行各一其性，而寒暑尤水火不同，则感人为病，两气即殊，治亦自当有间也。仲师虑严寒之杀厉，作《伤寒》之大论，以明风寒营卫之伤，示六经症形之异，以为施治大法。其中又申明寒邪留伏之变，有春温夏暑之歧，令后学知六气之感伤，虽各时异气，而亦有因伏气之变者。惟六经证形，凡形层之感伤，要皆与伤寒无异者也。仲景大论，原为伤寒立说，未尝为暑火立说也。后之读是论者，并不细心玩索，辄以春温暑火之邪，悉指为冬寒之所致，凡谓春温暑火时感，悉以伤寒二字该之。始犹为名谓之误，以六经之见症，有类伤寒耳；继则并将伤寒法，概治温暑矣。岂一时暴感时邪，尽可作变温变暑治耶？昔刘河间原有三书，以暑火立论，继仲景之后，实伤寒之对待，惟其治偏攻泻，学者每不专求。然其中得理切当之论，不可泯也。余故举而晰之，以备参考。其论以三焦立法，谓暑邪自天而降，其邪阳气盛，从口鼻入，先干上焦心肺二经，感邪即胸闷头胀，身热烦渴而喜凉饮，或多言自汗，或面垢齿燥。邪在手经，治宜清芳凉解，不同伤寒足经汤药。且暑当化气主令，乃湿土之化，其时大雨时行，多兼湿气。暑胜湿，则上薰化燥伤阴；湿胜暑，则下流伤中洞泄。故有宜清、宜温、宜渗、宜利之异。上焦之邪，宜辛凉清解；中焦之恶，宜辛苦宣通；至若邪流下焦，当辛寒沉降，佐以温行疏泄，此三焦用治之大略。故邪之感人，最忌内闭，闭则昏谵痉厥。其治宜开心通窍泄毒丹丸，以通其闭滞，再斟补泻之治。由此观之，暑家之治，与伤寒六法，迥然不同者也。然亦有必同者，如感风湿之候，阴暑之伤，湿胜寒中，阴邪犯脏等候，此又必需伤寒之治者也。乃今之疗暑伤者，凡所遇风温湿暑之邪，不论时气之太过不及，苟值其时，即投时药。先与柴葛香薷，随进芩连白虎。表闷随施枳朴，罔顾虚中邪陷；胸痹即投小陷，曷思脉至浮沉。不问头痛有无，亦与足经之表药；或遇湿温并变，直投暑中之汤方。投寒不应者，即更大顺；与温不效者，竟酌三黄。伤暑脉虚，反呕温经救里；喘汗已败，才商生脉回阳。嗟嗟！治疗汤方孰非成法，第读书不求甚解，未经厘订，则症昧心裁，杂投妄误，不谓我误古人，反将谓古人误我矣。夫暑候本倏忽变迁，误投过表，则助热燎原，烁津脱液；妄施清泻，则邪凝内闭，犯脏成危。故症无头痛者，难与伤寒之治；脉虚渴垢者，毋施温救之方。顾暑犯上焦，宜轻清而辛凉解达；暑留中下，宜苦辛而寒降温通。法本备乎前贤，治道几同偏废。姑举是说，以俟有识者之鉴照[①]贬驳焉。

医
一级
410

## 中州臆解大略

夫脾胃者，中州上也，一表一里，有阳土、阴土之分焉。自天一生水，地二生火，及三木四金，至五数而土始备。然其数虽次居五，应与天一之气，同肇于太始。盖混沌一分而乾坤奠定，则玄黄已具，若必至五数而土运始全，则金木火之三气，将何着而生耶？惟从生成之数为论，则土数位次于五而括其全，正以见为始终万物之母也。夫天地之定数皆五，故方隅声色臭味，亦各列为五。而黄钟大宫乃为六律之初声，仍起于子半之候，其色黄而其臭香，其味则甘而其位中正，可见戊己合德，诚冲和无尚之气，则天玄而地黄，土德已肇于大始也。人之有生以后，此身之精神气血，惟赖此璇玑之默运，百年之寿命攸系焉。所以李东垣先师，悟彻于此，立《脾胃》之大论，以明有生寿命之本原皆在是，立补中、调中、益胃等汤以垂教后世，实不磨之大法也。乃推其立方之义，虽统言脾胃之治，细测其意，每多以刚健升补之剂治脾脏，以上升下渗和柔之剂治胃

---

① 鉴照：鉴识照察。

腑，又复佐寒热之枢，以防其僭，而后以甘温补中，其妙义诚非浅尝者能取法也。夫脾胃既气别阴阳，阴阳之性则各异，故脾恶湿而胃恶燥。戊为阳土，胃也。胃主纳，其气宜通宜降。若胃阳过亢，则气反上而火生，必得阴以济之，则转为少火而生物。己为阴土，脾也。脾主施，其气宜升宜达。若脾不健运，则气郁困而寒生，必得阳以副之，则枢常转而化自神。《易》云：立天之道，曰阴与阳；立地之道，曰柔与刚。夫脾胃为地道，则脾胃之治，当审气之阴阳，味之刚柔为用，要必刚柔相济，而后得和平之化焉。故脏阴多滞者，必治以辛甘温热之味，如理中、真武、姜桂、六君，皆刚以济柔之方；其腑阳过亢者，宜用清平甘苦之药，如参连、生脉、白薇、甘芍等，皆柔以化阳之剂。上郁宜升，辛甘之轻扬可法；若下逆宜降，苦盐之潜泄堪施。脏藏精而不泻，故脾气宜固，然使固而过甚，则结，可法五仁脾约之方；腑化物而不藏，所以胃气宜通，然过通则陷，可调升阳温胃之剂。在古人之方治未周，则撰方制病，容或见昵于迂腐。今古今心法已大备，则切方论症，何妨质政于大方？因附脾胃之治略，敢以俟有道之折衷焉。

尝考东垣《脾胃论》，言诸病多有从脾胃生者，所以凡病当调理脾胃。人之有生以后，此乃生化之原，必须温养，不可妄行攻泻也，非谓凡病之来，专以温补为事也。观其全论，斯得之矣。其论首言脾胃虚实传变，以明人之有生，皆受气于胃，而后化生气血津液，以流行于经隧，而营养百骸者也。若寒温不调，饮食不节，或喜怒忧忿，伤其中气，则病斯生焉。故列举失调之端，以明诸病从脾胃而生，复明胜衰之义，当法时升降，及浮沉补泻之宜。谓胃病，则脾无所禀受；脾病，则胃津难行。故立论首重脾胃，诸病皆当着意于是，申明外感内伤之候，由于脾胃之虚而致者，当以甘温补中为法也。乃今宗东垣法者，无论病因由来虚实，但以甘温补中为事；而病之有宜于寒凉攻泻者，视为畏途，终身不一用。噫！是岂足以知东垣哉？夫脾胃亦不过一脏腑也，惟其为后天之母，故首重之。然病之寒热虚实，与诸脏腑非有别也。在东垣虽以甘温立法，而其立方之加减等法，则苦寒攻泻之治，亦无不备也。如云火乘土位者，中之实也，其治亦施降泄，亦用芩、连、知、柏；若过虚而下流乘肾，则主温升，补中益气；若木乘土位，而为寒热呕满，则亦用宣风为法，而以羌、防、柴、升，合五苓为用；若所生受病，而咳逆上气，则以开补利气为用，而以参、术、青、陈，合桂、梗施方；若水来反侮，而为寒疼涩满，则温经以泄水，亦用五苓合姜、附同施。其所论君臣佐使，用药宜否禁忌，及加减等法，无不可考。至论气运裹旺，劳伤饮食，及热中寒中等法，皆以明脾胃后天之母，为人生立命之基耳。其立法，虽以甘温补中为论，而清寒消克之治，亦未尝偏废不论。观其补中益气、升阳益胃、调中建中、黄芪人参、清暑益气等汤，固皆益气之治，而此中亦皆有加减等法。至如羌活胜湿、凉血地黄以及和中、枳术、安胃等汤，再如交泰、消积、感应、神应、润肠、三黄等方，亦皆寒热攻消之治，未尝置而不论也，岂祇一甘温补中之法而已哉？

## 名混之候

症必有名，病必有因，即因以定名，随就因以施治。辨之不明，药之不惟无益，且恐有害。夫症固由因而见，名亦因症而定也。顾名不正，则言不顺而事不成，况乎病之为名，攸关生命者乎？独怪今之妄名混听者，习已成风，全不顾名思义，竟相安为固然。夫古人更名易说者，亦常用有之。如积聚癥瘕、脘疼心痛之类，名谓虽易，而义理则合，未有两不相合之因，而可以一名混称者。若风温伤寒、暑风伤寒之称，安得混同立说乎？夫暑是暑，寒是寒，一水一火，迥然不同，岂一病而能兼括者乎？乃今之患温暑病者，即告之以此风温也，此暑风也，若不以伤寒二字继之，似不足以明其症。且更有不介于意而不知慎者，又不得不同声附和曰：此即伤寒类也。此实医者胡混之咎也。斯言也，但混其名，犹可言也，且恐有并混其治而莫知者矣。嗟嗟！若此之类，不仅一端。予欲告诸世而讯其人，不可得也；即欲告诸人而正其名，亦不可得也。奈之何哉！

## 脏气阴阳

天地气运，有正有变，故有平气、太过、不及之分，此运气之因年而变也，人之脏亦然。阳脏之人，喜寒恶热，即啖生饮冷，而一无所害，若服食过温，随见火病，此其阳气之有余也；阴脏之人，喜热恶寒，稍犯寒凉，即见寒中之恙，此其阳之不足也：此脏气之因人而异也。夫脏气之阴阳即异，而其形其脉，或皆见有余不足之状，则即见于外者，亦可知其内矣。乃脏之阳者，亦常见阴脉，而形气亦不见其有余；脏之阴者，脉亦有滑大，而形气亦不见其羸瘦。则病者脏气之阴阳，亦医者心手之所不及尽也。占天者，观云察气，难以定岁气之盈亏；视病者，凭脉辨症，不能晰脏气之偏胜。尝见阳脏病时感，热方盛而内火随生；阴脏病传邪，邪初传而中虚寒变。所以前人论伤寒传邪，其治有偏清偏温之不同，而实则所遇脏气之不同，故立言如是耳。凡论传邪之治，其言宜清者，为平脏者言；而言用温者，是亦阴脏之所宜也。顾视病者，必先考其素禀之体质为准，要不外现在声色神机之动静，素来饮食寒热之好恶也。则传阴伤寒，或清或温，又不可执一而论治矣。

## 结胸痞满

结胸痞满之候，由伤寒误下所致，言邪在表而下之，则先虚其中。故致邪从内陷，在大论有发于阳、发于阴之别。乃后之论注者，有将阴阳二字作风寒论，谓风为阳邪，寒为阴邪。中风下早，则为结胸；伤寒下早，乃为痞气。夫风伤卫在气分，寒伤营在血分。则风寒之邪，寒重风轻；结胸痞满，结重痞轻。何症因误下，反轻者变重、重者变轻乎？有以阴阳作阴症、阳症解，谓阳邪误下，其症较重于阴邪，故阴之误但痞，而阳之误成结。然阳症未传里，下之为误，已传当下，又何误？若中邪，下之必死，岂但成痞满乎？况与发阴、发阳发字亦欠合。在仲师有此论而无详言，及遍观释注，未见有当。因思伤寒中传阴、中阴之外，复有阴经有表之阴病，此实邪发于阴经之表病，仍当开表，故少阴用麻、附、细辛，而太阴、厥阴仍用桂枝等汤者，拟此论发阴误下，以致痞满，庶为吻合。但胸为表里之界，即不因误下，而邪盛内侵，亦有渐次于胸而成痞结者。更有中虚里虚之体，或少投理气之药，或便泄气陷，而即见痞结者有之。更有因寒饮挟食，及怒逆等因而致此者，皆非误下所致也。

## 痨咳用参宜否说

咳者，肺病也，虽见于肺，恰有本经自病，别经传与之异。凡咳自外来者，必自风寒湿火等因；其内出者，必由阴火劳伤。劳伤在气分，咳则多痰而不燥；阴火在精血分，咳则焦燥而痰稠。故治劳伤之咳，当补阳以壮气；治阴虚之嗽，当清火以添精，此大法也。是以王节斋，言虚劳咳嗽，多由阴虚内火，戒服参、芪补气之药，谓肺中已挟火邪，恐补肺而火不得泄，则转以伤肺也。而后之论此症者，言火有虚实，实火固不可补，若既属虚症，则补以治虚，亦何致伤肺而不可用乎？此盖用参、芪而获效，故以节斋之言为过也。然十二经中，皆有咳候，虽同见于肺，而其咳之来，有各经虚实之异。苟非肺中挟火之虚症，原不妨用参、芪以补肺，肺气一旺，则治节流行，而咳亦自愈。况金旺生水，即属别经中阴火，水足而火亦自熄。至劳伤伤气之咳，得参、芪之补，亦随见安和。故参、芪原非咳家禁药。独是肺挟火邪，肺虽虚而此中挟实，若遽用参为治，非惟不能有益于肺，且恐增喘逆之患。故凡劳咳之脉不数急，咳不声嘶者，不妨进参、芪以为治，治且愈速。若脉情数急，息有音而不能偃卧者，此虚中挟实之候，若用参为治，非惟无益必反增其病。又当从隔一隔二之治，惟宜清肝降火，益水培脾，以图缓效之为得也。其或脉数急而咳利兼行者，又当从脉数动脾为论，即属肺中移热于肠而为利者，亦当主参、芪而加佐使者也。至于血风劳咳，乃阴虚感邪之候，或先感受而后复伤精血，或先伤精血而继感风邪，咳亦虚中挟实，其用参亦有宜否。如风客于营，而营气受伤致咳，则养营而疏达，参固可用者也；肝挟火而侮金，则或可助金制木，参亦可用；若火客肺中，痰稠涩结，便闭咽疼者，又切忌用矣。

## 暑症阴症辨

伤暑之恙，齿板燥，面垢，身热自汗，烦躁不宁，其脉数而虚。此因热伤气，故其脉数，数者热也，暑火之应也；虚者，热伤气也。其齿燥者，热甚于内也；面垢者，热甚之极，如火之烟焰也；身热自汗，由受热

医
一级
一
414

而腠理疏也。此当以清暑为治者也。至有少阴内劳之症，亦面黎如垢；其气之上逆也，亦口燥舌干而齿槁；少阴之本气，亦浮越而为热；阴伤于内，汗亦自出，亦躁扰而不宁，其脉亦虚数。此当从补阴温经之两治者也。二症之脉症，实几微之别耳，若误治之，则死生反掌，此诊视者第一难辨之症也。惟阴症之脉，其尺中必浮空倒大，其卧必蜷而向壁。若暑症，则脉虽数急，而卧则不蜷，亦不向壁，时或形扬手掷足之状，惟此为稍异耳。所以治此者，设想试水之法，言以水试之而称误者，为暑症；与水而生惊，或但漱而呕恶者，阴症也。此亦当理之想。然阴躁亦常有欲坐泥水中者，则试法亦未必甚确。但与其妄药而致误，又莫若以试水消息之，即少与而呕恶，亦不为大误，亟与温与补，犹可挽也。独是外受暑邪，内伤精气，即辨之明决，亦多凶少吉者矣。

# 脉至平人同异

经云：脉一呼，脉行三寸；一吸，脉行三寸；呼吸定息，脉行六寸。人身经脉，即以人身同身之寸定之，自手太阴起，至足厥阴终，共长十六丈二尺。故二百七十息，经脉之行已周；故日夜计一万三千五百息，脉行五十周于身，共行八百一十丈。此经脉流行定数，亦不过大略之言耳。何以言之？如脉有五至者，以为如年加闰，亦为无病平人。夫脉之至也，由气之行也，脉之缓急，亦由气之缓急而见也。言平人者，其气和，其脉无过不及，故谓之平人。若四至、五至，则其气之周流于身者，行有缓急之殊，数有多寡之异矣，而皆谓之平人，则五十周之说，不过为约略之言耳。即以四至、五至较之，则五十周者，当六十二周有奇；八百一十丈者，当千丈有奇；其万三千五百息者，当万六千七百有奇矣。一息之相去虽一至，总其数而核之，则相去悬绝矣，经文皆谓之平人，何耶？余尝调息以数息，昼夜不彻，惟饮食时则少间。然以意逆之，燃香以候之，总不及五十周之数，岂息平过缓乎？意天地南北异气，故生物各殊，人亦方隅异形，而水土各别。况人虽同处一方，而形气脏气，尚有同异，则脉象亦自不能同也。则四至、五至之同为平人者，殆亦由人生之禀质长短，性气缓急为论耳。夫脉以平和为贵，太过不及，则病生焉。但偏之微者亦无患，如四至、五至也；过此者必病，如六数、七至、八极、三迟、二败之类也。夫五十周者，乃符大衍之数①耳，小儿六至为常，亦平人也，岂仅五十周乎？故五十周之文，不过约略之言也。

## 脉有阴阳素禀不同

甚矣，脉之难言也。夫脉之治病，凭浮、沉、迟、数之四纲分别形状，测度病情，参以四时脉色生克，以辨吉凶宜否。能于此者，即可为良工。此中能得其奥者，亦甚难其人，余亦未得多观也。更可虑者，人之禀质不同，性气亦异，其脉亦有六阳六阴之素禀，与常人迥然不同。素禀阳脉者，其脉洪大而滑，指下实而有力，若以脉论病，则应见外感内热，乃痰火等症，而彼则无病常然，起居如故。有素禀阴脉者，其脉沉微细弱，指下虚而无力，若以脉言病，则应见火败中寒，泄泻食减等症，而彼全然无恙，饮食如常。及其病也，脉反失其常度。阳脉者偏见阴脉，阴脉者反形阳脉。夫诊论脉症，在辨其阴阳之宜否耳。如此之脉，将何所凭藉以别病之宜否凶吉乎？则亦惟有舍脉从症耳。然从脉从症，在较脉症之轻重，以从重为治。故外感阳病，以阳脉为顺，若见阴脉，亟当从脉为治。今阳脉之人，即病外感而反得沉弱之阴脉，则阳病见阴，病多不吉。在脉症相较，则脉重症轻，脉重症轻者，又当从脉为要，又乌敢从症为治乎？故阴脉病外感，反为阳脉者，其脉症皆顺而易为；阳脉病外感，而反见阴脉者，其脉症逆而难决。举此阴阳脉症之变而诸前哲之传，亦未有明言者，则学者何所适从哉？或曰：暴病从症，久病从脉。斯言也，似可信然，恐未必尽然也。《东垣十书》有《此事难知》一卷，余谓其所云难知者，亦未必若此事之难知也。语云：神而明之，存乎其人②。其诊之谓欤？

## 经穴针灸

人身经脉，有井、输、原、合、支、别；其上下诸穴，必藉分寸以定之。《针灸铜人图说》即以本人中指节曲纹为本身同身之寸，即用此寸

---

① 大衍之数：语出《周易·系辞上传》："衍之数五十，其用四十有九。"
② 神而明之存乎其人：语出《周易·系辞上》。

以按经求穴为治也。余因绘图分经，意欲熟习其穴，以明古人取用之法。孰知人身上中下三停不同者多，若统执此寸以量之，则一身上下非多即少，故不敢妄为试用。噫！九针之学已失其六七，其法所存无几，而专此者又各矜家秘而不外传，其经穴又非耳提面命不能用，虽有《针经》，恐终不能复明其全法矣。

## 癥积妇娠

　　凡妇人癥积之候，或因外邪息留，或因饮食结聚，或由气血凝滞，渐以成形。以无病腹中，忽参入此物，其脉则紧疾而沉着，其症或胀或痛，发作无时。经脉既有留滞，则经水渐闭而不行。其结于形层郛廓之间者，则外见肿浮，而块结可按；其结于募原伏冲之间者，每莫可按，惟卧醒未起之时，饮食未进，以手寻按之，可得其处；若结于背膂，按之亦不得。初病之时，即治以消导疏通，自然易散。无如①抱此病者，犹能食而可支，每不即治，渐至延久，延久则根深蒂固，虽用攻消补救之诸治，亦未克猝效。至于妊娠，亦于无病腹中参入一物，其脉则缠绵不绝，几如沉着，或动或代，与癥脉依希仿佛；其经候亦自不行，腹中觉有窒碍，此中辨别，亦甚几微。但使举动饮食如常，则知其妊娠无疑，即可施安保之治。若饮食减少，恶阻吐呕，神情懒怯，恐亦未能决其是否也。更有久病癥瘕，日形疲惫，少调药食，辄尔受胎，彼既腹先有形，脉先数急，经候或本自不节，腹又素多胀疼，则孕结胞宫，阻碍更甚，其癥积之气将挟胎气上攻，其病必更甚，此等症候，辨之尤难。若妄行调导，则阴损胎元；遽投安保，又恐窒碍至厥。且也，病在两歧，而病家问症，亦难于的断，倘欺其不知而妄言强覆，则问心不能无愧。所以喻氏有法律之严，而高氏有食报之戒也。噫！是症也，古人虽有各症遗法，而两者并举论治，猝未多觏也。要在考其素来痛结有无、现在病机同异，能得其机而求法以两处之，斯可问心而无愧，盖亦难乎其人矣。

---

① 无如：无奈。

## 神仙劳

神仙劳之说，并未见经文，乃方上家凭空捏造病名而欺世者也。夫劳或自外来，则劳风血风之属；或自内出，则情欲阴火之由。何尝有所谓神仙者？今则以辟谷不食，而惟果是耽，辄谓不餐烟火，惟仙辟谷，故以神仙之名加之，使病家患此，疑有仙缘，置而不理，乃竟致羸瘦成劳，良可悲也！上古之世，民不知种植，亦不知烹饪，自圣王辨别美恶，教民稼穑，使茹毛饮血之天下，变而为熟食，而后水火功宏，蒸浮利溥，始得民无夭札①。此天地生物以养民，而圣王教民以利用也。今复舍利生者而为食，安得不妨害乎？且其病之作，未尝有咳热等症也，惟见神形懒怯，言语声微，肢体清寒，步履痿弱，其后渐见羸惫痛利，则卧床不起，并果亦不食矣。此即久而憎气，夭之由也。是症多生于童稚少年，至方长之年而殒。揆其致病之由，缘父母娇养太过，恣纵成性，其初喜啖果而谷食少进，继则啖果而并绝谷食，始则犹嫌其改常，继则相安于无事，致令寒中痛利，痿废难痊，未病劳而竟神仙矣。噫！谷食乃天地中和之气，所以与人奉生者也。故谷气入胃，则分授五脏六腑，而生生之气，化精气而裕神明，百年之寿命攸赖焉。故人之有生，未有不以谷食为生者也。五果虽有充脏之功，其气偏驳而不纯，岂堪常需以养生乎？适遇此症，惟壮脾胃，除陈气，先熟其果而诱食之，潜与谷味而杂进之，但得一复谷食而病斯愈矣，抑何劳之有哉？

## 经病

妇经腹痛，其虚实，在辨其已行未行、喜按拒按为法。但真元虚者，冲脉不旺，亦满而难通，其病亦拒按，此虚中挟实之候，必需行养为治者也。其有气血壅滞，全无虚症者，则但当疏其气而破其血，滞者行而痛自已也。其有外寒及生冷内伤以致凝结不通者，此当祛其内外之寒为法。若嗜好炙煿辛辣，或多内火，以致血分燥热涩滞而为痛为胀，此又当清其内留之火也。夫经脉之病，既经感受，经脉既受伤，虽解散于一朝，而冲气

---

① 夭札：遭疫病而早死。《左传·昭公四年》："疠疾不降，民不夭札。"

未复，则遇期必复痛。此先当于经后，多服汤药，以净中冲之余气，可无已后复作之痛楚。其有妇值经期，肢体酸胀，或困倦多呕，或时作寒热，而后腹痛渐甚，甚则乃行，其行或见奔冲，或涩滞淋沥，其色浓淡紫赤不一，期后必懒倦三五日渐平。此等经病，其所因悉由不足。其始也，经气将归冲脉，因虚致滞而为酸为胀；经已归冲，则不通而为腹疼；行后经气不充，故为懒倦。若内热者，色紫赤；内寒者，色清腥。此等痛经，法惟从补，平调其寒热为治。更有素挟癥瘕，届期气阻而为痛者，又必当兼调其瘕气者也。凡此诸法，前贤悉备，《女科》已约言其概，则是固有成法可循，未尝无可宗而无可问也。乃今之论治者，但以经期之迟早定寒热两端，守为成法，无论其先痛后行，先行后痛者，概以温通为例，并不究内外虚实之所因，其挟实偏虚诸候皆置而不论。其虚寒经乱之经早与郁热燥涩之经迟，亦同用此温通之法。故尝见转医转困，而多成危剧也。嗟嗟！经滞之腹痛，其一端也，固不外寒热二者。但外寒内寒，外热内热，所当辨也。至于饮气肝气，癥瘕积气，及虚劳切痛，土败木贼诸候，一皆有痛，一有所干于身，则期前期后，未有不相牵为患者。设舍此弗治，而但用温通以治经，经通则痛已，初亦未尝不效而本病不拔，届经又必举发，久则通亦不效矣。此皆不别其因，不求其本之过也。愚故复列诸因诸法，以献诸同志，惟冀各求其因故以为治，幸弗以有可宗之经论，而等诸无可问之条也。

## 瘘男

瘘男者，其有生之初，形骸不全，其下体前阴，不男不女，及冠年，亦更齿改发，但不能生育，故曰瘘男。更有始生形骸全备，在襁褓言笑动作，一切如常，其渐长也，而色肌体丰泽，亦能步能趋；迨至十岁以上，其步日艰，其语言日涩，渐至时为跌仆；将及冠年，则瘘不能步，竟成瘘废。然其初饮食，犹如常也，其二便亦如故也，惟头面独大，色泽白而唇红，其体不长，其后渐消烁骨立，其足膝枯细，状如童稚，食渐减，见人则惶怯欲避，迨后食大减，猝为噎逆而毙。夫瘘症，本于肺热叶焦，或阴虚湿火之所致。今是症，其头面独大，阳有余之象也；其足膝枯细，三阴之不足也；则是症之痿废，将谓其湿热之咎乎？抑谓其阴气之竭乎？其症一见于海宁长安镇南之陈氏，其家二子，皆病此而殁。迩时曾载至吴门，求治于叶天士先生而不能疗。次见于仁和乔司镇之南沙某氏，再见于本城严氏。惟严氏之子，较前见为稍异，其头面虽大，足膝不枯，但溺出如膏，不能自禁，燥则莹白如脂，余症皆同，医不能疗，其症亦渐仆而殁。此症之情状，方书未见，故记此以俟有心者之审悉焉。

## 填科补叶

前古用术，不分苍、白，至陶隐君始分用。苍术之性，果雄烈于白术，诚燥脾去湿之品，后人用入汗剂甚验。又有谓其燥湿之功，能崇[①]并以填科曰者。夫术能燥湿，饮澼之候，作丸服之固宜。科曰者，乃募原宽缓，何须填补？又有谓白及能补生肺叶者，言有犯自云伤肺，用此以为补，后其犯典刑，视其肺，悉皆白及末补生者。此岂白及末之果能入肺而补之耶？夫术能燥，湿去则水湿之原已杜，而科曰自无积留。芨性黏涩，肺受伤而积垢已清，则用此敛涩，而伤者可保，是犹痈疡溃后收功之治也。凡药食悉皆入胃，其输散之精，不过气液之所至，其所谓填科曰，补肺叶者，岂药之形质能入窝囊肺叶而填之补之耶？余则未敢信也。

## 矾蜡丸

矾蜡为疡科要药，膜欲破者，丸服可护。缘蜡性黏涩，乃蜂之气液结成。蜂未酿蜜，先结其房。是蜡者，蜂之液也，冷则坚，热则化，功主生肌。矾性酸涩，且败毒。两气相投，合而为丸，则能随人之气液而达于病所，施其败毒生肌，稠黏凝涩之用而护膜，盖由其质之能化液而流行经隧也。

---

① 崇：填充，填补。

## 校注后记

### 一、作者生平考及成书

董西园，字魏如，世居武林（今杭州），生卒年月不详。幼年习举子业，后为照顾家计，弃儒经商。据王廷模序："童时读书目数行，方弱冠即绣词惊布。及长，好学精勤，用心严密，言必察理，事必求原。故辨读之余，更游艺余学，其琴学、弈学、诗学、绘画学所造皆精妙，名噪一时。厥后母老，为牵车服贾计，遂弃举业，专家政。"所以弃儒经商应在弱冠（20岁）以后。而李璿序云："其考汉斌公欲令先生习医，以为可以保身济世，而先生未冠失怙，禀性敦敏，事母至孝，后因举业发病，母令遵遗命学医，以成父之志。由是先生弃置时业，励志医道……积今三十余年，反复参订……"由此可见：①董氏父亲即有让其习医的意愿；②因父亲早逝，董氏不得不弃儒经商；③董氏因操劳过度发病后，遵母命再次改行钻研医道；④从事医道已三十余年。又据《医级·杂病》医级便读自序云："如自中年向道，苦难博采宏收，祇惟药果为缘乃得。"综上所述，董氏是在二十岁以后弃儒经商，弱冠至中年时因病成医，而且从医已三十余年。另外据《医级·伤寒篇》自序所题"乾隆四十年（1775）长至日钱塘董西园魏如谨书"，成书时间应为1775年，而董氏的出生时间应在1725年以前，主要生活于清乾隆年间。

董氏禀性敦敏，幼习儒业，受到良好教育，具有深厚的文学功底。由于清代骈文重新兴盛，至乾隆年间达到一个高峰，董氏亦受其影响。《医级》中较多采用了骈文的句式，使文章语言优美，诵读时朗朗上口，说理上气势如虹、论据充分，叙事中提纲挈领、整齐精炼，具有极强的感染力。由于骈文符合汉语读者的审美心理，使其更能为人们所接受，加强了文章的论说功能。

董氏在从医过程中，博览群书，摘录历代医著，采辑古今医家之论，并结合自身临床体会，反复参订，积三十余年，从未间断。后经友人及门人建议整理付梓，汇成一十二卷，名为《医级》。

二、版本源流

《医级》又名《医级宝鉴》，共十二卷，成书于清乾隆四十年（1775），初刊于清乾隆四十二年（1777）。据《中国中医古籍总目》记载，本书现存七个版本，分别为：清乾隆四十二年（1777）文苑堂刻本、清乾隆四十二年（1777）六顺堂刻本、清乾隆四十二年（1777）年李璿序刻本、清乾隆刻本、清嘉庆二十五年（1820）道古堂刻本、清刻本、清抄本。馆藏地点共达三十一处，其分布地点纵贯南北，较为分散，是流传较广的一本古籍。经实际查阅及反复比对，六个刻本的版式、字体一致，属同一个版本系统，其实只有文苑堂、六顺堂和道古堂三种版本。上海图书馆藏清抄本，生甫手录，无时间及地点，书名为《医级脉诀》，且不完整。

**1. 文苑堂版本**　文苑堂本印刷精良，用纸考究，字迹清晰，传世较少。仅见于南京图书馆、天一阁、上海辞书出版社三处，均有"住杭州清泰门内下板儿巷文苑堂金氏发兑"红色发行钤记，其版本源流十分清晰。以南京图书馆藏本为例，该书先由晚清四大藏书楼之一杭州丁氏的"八千卷楼"所收藏，由于时间和地理因素，丁氏收藏该书顺理成章，在其八千卷楼书目记录为"医级必自集十卷 国朝董西园撰 刊本"。光绪三十四年（1908）丁氏后人将全部藏书低价售予江南图书馆，后藏南京图书馆。

**2. 六顺堂刻本**　六顺堂印刷考究，字迹清晰，流传较文苑堂广泛。按其牌记显示与文苑堂本均为清乾隆四十二年（1777）年刊刻，版本流传情况清晰。如中国中医科学院藏本牌记上有"南满洲铁道株式会社图书印"，该书曾为日军侵略时所掠夺，抗战胜利后归入大连图书馆，后几经辗转，为中国中医科学院馆藏。

**3. 道古堂刻本**　印刷质量尚可。据牌记为清嘉庆二十五年（1820）重新刊刻，有部分版面欠清晰，字迹模糊，如卷五正文第六十一页、卷七正文第二十六页和目录卷八第五页。该版本缺王廷模序末页和卷九正文第五十三页。大部分版本流传情况清晰。如南京图书馆藏本，为范志熙木樨香馆藏书，转入江南图书馆，后藏南京图书馆。

其中文苑堂本与六顺堂本印刷时间相近，相互之间几乎一致，这也与两个刻本均为"乾隆丁酉年新镌"一致。由于作者董氏为杭州人，他的著作先在当地由杭州清泰门内板儿巷文苑堂金氏刊刻比较合理。而且文苑堂本传世极少，应该为首批小批量印刷。从其被八千卷楼和天一阁两大藏书楼所收藏，也可看出当时人们对其价值和版刻印刷质量的肯定。六顺堂版可能为第二次较大批量的印刷，故存世较多，流传范围较广，但为何换成了"六顺堂"，就不得而知了。道古堂为第三次较大规模印刷，有少量字迹因磨损或保存不当等原因已较前面两个版本模糊，这也与其牌记"嘉庆庚辰重镌"一致。另外还发现南京图书馆和北京中医药大学所藏刻本，卷九女科类方缺第五十三页（灸鬼哭穴法），而将其后第五十四页的页码改成了"五十三"，并在卷九目录中做了相应改动，其他字迹及版本情况与道古堂本一致，故应归入道古堂刻本。各版本部分比较见表1。

表1 各版本部分对比情况

| 页码 | 行 | 字 | 文苑堂 | 六顺堂 | 道古堂 |
| --- | --- | --- | --- | --- | --- |
| 卷五三十七页左框 | 5 | 10 | "术"缺笔，少上面一点 | 与文苑堂一致 | 与文苑堂一致 |
| 卷八四十五页左框 | 8 | 5 | "五"字缺笔 | 与文苑堂一致 | 与文苑堂一致 |
| 卷八四十五页左框 | 顶部边框 | | 顶部边框有缺 | 与文苑堂一致 | 与文苑堂一致 |
| 卷八五十页右框 | 末 | 倒1 | "三"字清晰 | 与文苑堂一致 | "三"字模糊 |
| 卷八六十页左框 | 3 | 倒1 | "香"字缺笔 | 与文苑堂一致 | "香"字缺笔且模糊 |
| 卷八八十六页右框 | 4 | 倒5 | 有一长方形实心黑斑 | 与文苑堂一致 | 与文苑堂一致 |
| 卷六十六页右框 | 6 | 1 | "三"字清晰 | 与文苑堂一致 | "三"字模糊不清 |
| 卷八四十四页左框 | 左上角 | | 清晰 | 与文苑堂一致 | 多处字迹模糊 |
| 卷八二十七页左框 | 9 | 1 | "滑"字清晰 | 与文苑堂一致 | "滑"字模糊 |

由上所述，《医级》版本流传的次序为：文苑堂本→六顺堂本→道古堂本。

### 三、学术思想

董西园生活于清朝乾隆年间，早年习举子业，精勤好学，为其打下坚实的文学基础。此后因病成医，"励志医道，虚怀访切，手不释卷"。遍览群书，"《灵》《素》遗文""张、李、刘、朱""越人、淳于及张氏、葛氏、喻氏、王氏、薛氏辈"等无不涉猎。同时经过三十余年的理论联系实际，"每论一证，必援笔自记，其有似是者，汇集详辨，集以成篇，逐篇之内，各分其证，各明其治，各引其方"。董氏对医理有着精深的见解，除融汇诸家学说外，亦在《医级》中提出了自身的真知灼见。

#### （一）辨治首论伤寒，师古而不泥古

董氏认为："论医求道者，必先讨论伤寒，诚以伤寒书，虽以寒命名，而春温夏暑各因，亦该于内。其中常变传化，备晰六经表里脉症。所以伤寒一通，则诸病六经所见者，亦了如指掌，故伤寒为治病之纲领也。"由此可见董氏对《伤寒论》的重视程度。

在伤寒诊治中董氏较推崇陶节庵的伤寒六法，即汗、吐、下、温、清、补。并对六法进行了细致精辟的描述。董氏认为伤寒主要由邪气侵犯所致，或由外感时邪，或由伏邪内出，在六法中又更重视汗、吐、下三法，所以专门用了《汗吐下赋》《汗吐下后条辨》两篇进行详细阐述。他在《汗吐下后条辨》中亦明确指出："大抵时感伤寒，不外乎汗、吐、下三法。节庵虽明六法，而温、清、补三者，已兼行于汗、吐、下之中。"

同时董氏认为师古不可泥古，对于经文应在理解的基础上灵活运用，如他在《伤寒篇·经义》所言："此《伤寒》经义，谓始于太阳，终于厥阴，一日一传，六日乃尽，邪衰则已之说，不过论其大概。至言治法，则曰未满三日可汗而已，已满三日可泄而已，此亦言其略，不可拘执……至于未满三日可汗已、满三日可泄者，盖为未满三日，邪在三阳，三阳在表，故可汗已；已满三日，邪在三阴，三阴在里，故可泄也。要知以三日之期，而分汗泄之治者，不过明在阴在阳之治宜然，非以之限病期统治法也。若执可汗可泄之文，而按期施治，则首尾表里急传，及三阳入腑等症岂敢再汗？三阴中脏又宁敢泄乎？……故经义虽不遂申经腑脏之文，而言五脏六腑皆受病则死，则其义亦无所不括也。是要在学者，会其始终之

意，而不泥其文，乃可为善读经者。"

董氏认为："古方今病，理虽一而法难同施；论止一隅，法可通而治难一致。"只有对伤寒杂病诸证进行细致比较，深刻理解疾病变化的本质，才能在用药上化裁自如，而不必藉准则以自拘。至于标本缓急，顺逆先后，又要圆机活法，神而明之也。

### （二）伤寒杂病并论，表病里证分治

董氏认为："人生气禀不同，阴阳强弱有异。病同质异，法难概施。况伤寒杂症，病同因异者比比。伤寒有头痛项强，杂症亦有头痛项强，伤寒有恶寒身热，杂症亦然。至于汗下呕吐，胁疼腹痛，痞结下利，厥痓发黄，水饮觖衄等症，伤寒杂症，多有雷同者。且有伤寒而兼见痼疾者；有先因内病，而复感外邪者；有本由内病痼疾，状类时感，而全非时感者。病因既杂，则症亦杂出而互见。"所以认为伤寒与杂病只有相互参较并论，才能辨明两者雷同之形证，在施治时才能"知孰者伤寒，孰者杂症，不致混淆而妄治也"。

同时董氏认为伤寒为病应重辨别表里，分别施治。如《伤寒篇·经义》按语云："盖人之感邪，有表里之分。表者，邪自外来，在阳经者也；里者，邪由内犯，或自外及内之邪，在阴腑者也。由外及内，由此及彼，即谓之传经。表症宜汗，里症宜温，或宜清宜泄……大抵伤寒之病，在阳者浅，入阴者深，其法以在阳宜汗，中阴宜温，传阴用清，入腑攻下为则。故阳经可汗，而巨明入腑者，亦可泄；传阴清泄，而中阴者，惟急温。则由表入经，由经入腑入脏，悉由邪甚不解，而后传之脏腑。"

### （三）伤寒首重虚实，外感不应忌补

董氏认为伤寒为病，之所以传变不一，主要是"邪气之微盛，经气之虚实，而为进退者也"。其经气虚者，则传邪易入，变迁不一：有如经言循经传者，间有越经传手者，有间经传者，有首尾传者，有表里传者，有传一二经而罢者，有始终只在一经者，更有直中于阴分者，有并病合病、两经三经同病者，毫无定体。并进一步指出："是知伤寒万变，虚实二字，可以尽之。"

同时董氏提出在治疗过程中尤当注意扶正。如他在《伤寒篇·伤寒

六法》所言："气实感邪者，经尽自安，无足为虑，所可虑者，惟挟虚耳。奈何庸浅之辈，见热便攻，虚而攻之，无不死者。仲景立三百九十七法，而治虚寒者，一百有奇；垂一百一十三方，而用人参桂枝者，八十有奇。即东垣、丹溪等辈，亦有补中、回阳、益元等汤，未尝不用补也。夫实者不药可愈，虚者非补不痊，能察其虚而补救，即握伤寒之要矣，又何必求之多歧哉！"

同时董氏指出："盖泄邪三法，不外清温，而惟补为养正之用，可见攻邪养正，自不可偏废。"他认为用汗下攻邪之法，应预先考察病家正气之虚实，而施以先攻后补，先补后攻，或兼补兼攻之法。如其在《伤寒篇·汗吐下条辨》所说："顾表症得汗，则外气已泄；里症得便，则内邪已通。设症不解者，即云邪盛不能尽彻，而所以不能尽彻之故，要皆正不胜邪，不能御逐而尽彻也。言念及此，舍补养又何治乎？在汗下之后，脉情躁盛不平，症候内外犹实，仍当汗下者亦有之。然此等症候，多属凶危，往往变生倏忽。若徒恃攻散之法，以治其有余，而全不虑其所不足，但恐有余未尽，不足全消，迅雷之作，掩耳所不及也。则何如以补养之法，用兼散兼清之治，以候阴阳之来复，既损其有余，又得益不足，由进退之机，逐酌其平。若正气未脱，病虽剧，亦可治也。"

**（四）察神重视脉诊，辨病因证立方**

董氏四诊中重视脉诊，认为："脉学为四诊之大要，始于轩岐，衍于越人，昭于叔和。诸家括以口诀，藉以察神形而参气运。顾气之盛衰，于此而辨；病之宜否，于此而见也。"

董氏认为天地南北异气，故生物各殊，人亦方隅异形，而水土各别。即使是同处一方，而形气脏气，尚有同异。人的禀质不同，性气亦异，则脉亦有六阳六阴之素禀，与常人迥然不同。如素禀阳脉者，其脉洪大而滑，指下实而有力，若以脉论病，则应见外感内热，乃痰火等证，而彼则无病常然，起居如故。有素禀阴脉者，其脉沉微细弱，指下虚而无力，若以脉言病，则应见火败中寒，泄泻食减等证，而彼全然无恙，饮食如常。及其病也，脉反失其常度。阳脉者，偏见阴脉；阴脉者，反形阳脉。对于此等脉证者，一是舍脉从证，二是从脉从证，较脉证之轻重，以从重为治。如外感阳病，以阳脉为顺，若见阴脉，急当从脉为治。

证必有名，病必有因，董氏认为证有内外深浅，各经各因之异，故同是一证，亦有不同之方。如《伤寒条辨·诸热篇》云："热烦渴饮，癃闭如狂，乃太阳热归本腑之候。"其辨治订方，则云："五苓、红桃、导赤，此三方皆治太阳热归本腑，而五苓散治太阳热归本腑而表未罢，导赤散治热归表罢而血未结，红桃四物治热结留瘀而如狂癃痛。虽同一腑邪，而浅深之法不同，以一症而括三方，三方解而巨腑之变澈矣。"又云："治需双解者，五苓、栀豉、冲和。五苓散，解太阳腑邪；栀豉汤，解表热内烦；冲和汤，解伏热感时。虽法同双解，而方因症异，所以有三四方汇于一症之下者。至如柴胡芒硝、桂枝大黄、防风通圣等剂，亦系双解，其因别而其法更异矣。"故"发表解肌及和筋，表有浅深之治；汗下温清同补益，药随虚实而施"。同时董氏鉴于"今之妄名混听者，习已成风，全不顾名思义，竟相安为固然"，认为辨证当识其原由，反覆推详，乃可补偏救弊。

### （五）伏风百证迭出，疟疾发随气运

夫风者，百病之长也。自皮毛而由表入经，内及脏腑，善行而数变，息伏而难明。董氏认为伏风一证，有发于外而有可指者，有伏于内而后乃见者。伏于内有浅深之分："必先舍于皮毛；留而不去，入舍于孙络；留而不去，舍于脉络；留而不去，舍于经脉。内连五脏，散于肠胃，阴阳俱感，五脏乃伤。""邪舍于皮毛，入于孙络，留而不去，闭塞不通，不得入于经，则流溢于大络，而生奇病焉。"而风既内留，则外风易召，风气通于肝，由内外之感应故也。化而外见，则变证迭出："或见六经，或生寒热，或留于卫，而散于分肉为䐜胀；或袭于营，而附于经脉为疮疡；或干于脏，而显变其症形；或流于经，而着结为痛痹。其伏而内息也：或循上而为脑风；或息窍而为目风；或犯酒而成漏风；或因沐而成首风；或客于胃而作胃风；或注于肠而为肠风；或房劳汗感而成内风；或泄血凑邪而为血风；或留伏入阴从阴气上逆而作风厥；或内息日久，深藏溪谷而显风根；或为寒中而衰饮食；或为热中而烁肌肤……"其中变迁种种，情状不一。治疗上，董氏认为应查病之浅深，因势利导，法在变通。在卫者可直从表散，用羌、葛、柴、防及苏、姜、麻、桂等剂。干营而已成痈毒，不

妨泄毒疏攻，用醉仙散、通天再造散、解毒汤、犀角散、桦皮散、泻青丸、泻黄散、二圣散之类。干脏而各显证形，当从五脏调疏而用肝风、肺风、脾风、心风、肾风等方。如流经而结成痛痹，用推痛疡、风痹之汤剂。其为脑风、目风、漏风，及首风、肠风、胃风等，各用专施之方。并认为大凡患是证者，必劳心劳力，纵情竭欲之人，病既及身，要在摄身节欲为主，再调以养血培元药食。妇人逐调经候，男子谨慎滑遗，药毋过敛，治毋亟功。秋冬天气收藏，纵用攻风之剂，亦难捷效。惟春夏气升生长之际，其气上升外达，酌补托渐次调治，则自然渐次达表而愈。

痢疾一证，董氏认为多因夏暑感蓄，邪留半表半里，少阳胆经。邪在半表半里，不能遽出，余邪复留而屡作。董氏初读《热病论》，以逐日一经详证，未敢轻信，想人身之气，未必如此其有定也。后临证历久，始见其病状确实按期不易，而知人身阴阳之气，上奉承天，递为更代，而不爽也。始知前三日在表，后三日在里之义，实天人合一之理也。疟病之作先起于毫毛伸欠，寒栗鼓颔，腰背拘痛，寒已则热，头痛呕恶，烦渴引饮。若邪逆于阴而不得出阳，则为痉为厥；邪盛于阳而不得疏泄，则妄谵狂乱，作寒作热：皆蓄伏之邪，出入并争。入与阴争，则阴实阳虚，外无阳，故生寒栗；出与阳争，则阳实阴虚，阳偏盛，故为热渴：此由阴阳相移，更虚更实之故也。

疟邪之病，邪留表里之间，发则寒极如冰，热极如火，其势甚暴。治疟之法，无汗欲其有汗，汗则邪泄也；多汗欲其少汗，过汗恐伤正也。强食者，必成痞，痞既成，另从消补之法；过攻者，致虚危，故久疟多从补养之法。邪未衰而妄截，则为肿胀泻痢。其有疟痢同行者，先治其痢，随其寒热，而用清举温升之治；若寒热交结者，两解而升降之，或寒热并进而调之；痢愈再商治疟。惟三阴痎疟，无捷效之法。其为痎疟者，以邪留募原空隙，虽连阴经，却不干脏气，往往缠绵日久，且有连年不已。然历久成虚，变病而殒命者，亦不少也。董氏治痎疟，从丹溪所论，"考三阴之疟期，待时令生旺之际，或益其水火，而调其金木；或培其中土，而化其四气；总以补托开玄，温经追疟为治，则疟必更期错乱，渐渐应手而愈，由是而益信阴阳气运之通乎人也"。

### （六）寒暑治难同法，结痞病有诸因

伤寒与伤暑，一因于寒，一因于暑，一水一火，迥然不同，但后世医家妄名混听，"今之患温暑病者，即告之以此风温也，此暑风也，若不以伤寒二字继之，似不足以明其症。且更有不介于意而不知慎者，又不得不同声附和曰：此即伤寒类也"。为此董氏特立《伤暑伤寒治难同法》一文，详析伤寒伤暑病因证候之异同。董氏认为《伤寒论》原为伤寒立说，未尝为暑火立说。后世医家，并不细心玩索，辄以春温暑火之邪，悉指为冬寒之所致，凡谓春温暑火时感，悉以伤寒二字概之。始犹为名谓之误，以六经之见证有类伤寒，继则并将伤寒法概治温暑。而刘河间三书中则为暑火，与仲景之论相互补充，"其中得理切当之论，不可泯也"。以此为据，董氏认为暑火自天而降，其邪阳气盛，从口鼻入，先干上焦心肺二经，感邪即胸闷头胀，身热烦渴而喜凉饮，或多言自汗，或面垢齿燥。邪在手经，治宜清芳凉解，不同伤寒足经汤药。且暑当化气主令，乃湿土之化，其时大雨时行，多兼湿气。暑胜湿，则上熏化燥伤阴；湿胜暑，则下流伤中洞泄。故有宜清、宜温、宜渗、宜利之异。上焦之邪，宜辛凉清解；中焦之恙，宜辛苦宣通；至若邪流下焦，当辛寒沉降，佐以温行疏泄。因此暑家之治，与伤寒六法，迥然不同。其治亦有类同者，如感风湿之候，阴暑之伤，湿胜寒中，阴邪犯脏等候，此又必需伤寒之治者也。

其中董氏又论及少阴内劳之证，与暑证，实几微之别。亦面黎如垢，气之上逆，亦口燥舌干而齿槁，少阴之本气，亦浮越而为热，阴伤于内，汗亦自出，亦躁扰而不宁，其脉亦虚数。此当从补阴温经之两治者也。稍异之处，惟阴证之脉，其尺中必浮空倒大，其卧必蜷而向壁。若暑证，则脉虽数急，而卧则不蜷，亦不向壁，时或形扬手掷足之状。于此可用试水之法，以水试之而称快者，为暑证；与水而生惊，或但漱而呕恶者，阴证也。然亦不能万全。故董氏认为此诊视者第一难辨之证也。

结胸痞满之候，经云由伤寒误下所致。言邪在表而下之，则先虚其中，故致邪从内陷，在大论有发于阳、发于阴之别。后世论注者，有将阴阳二字作风寒论，谓风为阳邪，寒为阴邪。中风下早，则为结胸；伤寒下早，乃为痞气。有以阴阳作阴证、阳证解，谓阳邪误下，其证较重于阴

邪，故阴之误但痞，而阳之误成结。而仲师于此并未详言。董氏结合自身临床体会，认为伤寒中传阴、中阴之外，复有阴经有表之阴病，此实邪发于阴经之表病，仍当开表，故少阴用麻、附、细辛，而太阴、厥阴仍用桂枝等汤者，拟此论发阴误下，以致痞满，与经论庶为吻合。同时董氏认为结胸痞满之候，非独伤寒误下所致，但胸为表里之界，即不因误下，而邪盛内侵，亦有渐次于胸而成痞结者。或有中虚里虚之体，或少投理气之药，或便泄气陷，而即见痞结者。更有因寒饮挟食，及怒逆等因而致此者，皆非误下所致也。

### （七）咳有用参宜否，脾胃非独甘温

咳者，肺病也，虽见于肺，而有本经自病，别经传与之异。十二经中，皆有咳候，其咳之来，有各经虚实之异。董氏认为既有本虚之候，不妨用参、芪以补肺，肺气一旺，则治节行，而咳亦自愈。况金旺生水，即属别经中阴火，水足而火亦自熄。至劳伤伤气之咳，得参、芪之补，亦随见安和。故参、芪原非咳家禁药。故凡劳咳之脉不数急，咳不声嘶者，不妨进参、芪以为治，治且愈速。然肺挟火邪，肺虽虚而此中挟实，若遽用参为治，非惟不能有益于肺，且恐增喘逆之患。又若脉情数急，息有音而不能偃卧者，此虚中挟实之候，若用参为治，非惟无益必反增其病。而其或脉数急而咳利兼行者，又当从脉数动脾为论，即属肺中移热于肠而为利者，亦当主参、芪而加佐使者也。至于血风劳咳，乃阴虚感邪之候，或先感受而后复伤精血，或先伤精血而继感风邪，咳亦虚中挟实，其用参亦有宜否。如风客于营，而营气受伤致咳，则养营而疏达，参固可用者也；肝挟火而侮金，则或可助金制木，参亦可用；若火客肺中，痰稠涩结，便闭咽疼者，又切忌用矣。总之，咳有虚实，当辨证就因，反复斟酌已定专攻专补，兼攻兼补之法。

夫脾胃者，中州土也。《易经》云："立天之道，曰阴与阳；立地之道，曰柔与刚。"董氏认为脾胃为地道，脾胃之治，当审气之阴阳，味之刚柔为用，要必刚柔相济，而后得和平之化焉。其中董氏尤为推崇李东垣《脾胃论》："以明有生寿命之本原皆在是，立补中、调中、益胃等汤以垂教后世，实不磨之大法也。"然"今宗东垣法者，无论病因由来虚实，但

以甘温补中为事；而病之有宜于寒凉攻泻者，视为畏途，终身不一用"。董氏觉得此等医家有违李氏原意，认为东垣虽以甘温立法，而其立方之加减等法，则苦寒攻泻之治，亦无不备也。如云火乘土位者，中之实也，其治亦施降泄，亦用芩、连、知、柏；若过虚而下流乘肾，则主温升，补中益气；若木乘土位，而为寒热呕满，则亦用宣风为法，而以羌、防、柴、升，合五苓为用；若所生受病，而咳逆上气，则以开补利气为用，而以参、术、青、陈，合桂梗施方；若水来反侮，而为寒疼涎满，则温经以泄水，亦用五苓合姜、附同施。由此可知，"夫脾胃亦不过一脏腑也，惟其为后天之母，故首重之。然病之寒热虚实，与诸脏腑非有别也"。

### （八）经病当治其本，考证严谨求实

董氏认为妇科经病当辨寒热虚实，如经滞之腹痛，其一端也，固不外寒热二者。但外寒内寒，外热内热，所当辨也。至于饮气肝气，癥瘕积气，及虚劳切痛，土败木贼诸候，一皆有痛，一有所干于身，则期前期后，未有不相牵为患者。气血壅滞，全无虚证者，当疏其气而破其血，滞者行而痛自已。有外寒及生冷内伤，以致凝结不通者，当祛其内外之寒为法。若嗜好炙煿辛辣，或多内火，以致血分燥热涩滞，而为痛为胀，又当清其内留之火。若妇值经期，肢体酸胀，或困倦多呕，或时作寒热，而后腹痛渐甚，甚则乃行，其行或见奔冲，或涩滞淋沥，其色浓淡紫赤不一，期后必懒倦三五日渐平。此等经病，其所因悉由不足。其始也，经气将归冲脉，因虚致滞而为酸为胀；经已归冲，则不通而为腹疼；行后经气不充，故为懒倦。若内热者，色紫赤；内寒者，色清腥。此等痛经，法惟从补，平调其寒热为治。更有素挟癥瘕，届期气阻而为痛者，又必当兼调其瘕气者也。由于经脉之病，既经感受，经脉既受伤，虽解散于一朝，而冲气未复，则遇期必复痛。应当于经后，多服汤药，以净中冲之余气，可无以后复作之痛楚。而当今论治者，但用温通以治经，经通则痛已，初亦未尝不效而本病不拔，届经又必举发，久则通亦不效矣。此皆不别其因，不求其本之过也。

董氏考证严谨求实，如其考大小肠之位置分别，先由自身临证体会而疑内景图"小肠列腹左，大肠位腹右"之说。于是想眼见为实，亲赴刑

场，欲访秋后正典之凌迟者。但由于场面过于血腥而未敢亲视。于是剖鼠以观，发现小肠在右，大肠在左。此后又到屠牛房等考证，亦小肠在右，大肠在左。由此乃知"左胁之痛在躯廓者，肝病也；右胁下之雷引，痛在少腹者，小肠病也；左胁下之痛引少腹者，大肠也；其有切痛于右胁躯廓者，亦肝病也"。但由于人肠未能亲见，董氏对推测之臆见犹不能释然，而将其质于后人以求斧正。

**（九）深究脏腑诸疑，详载奇难杂症**

**1. 深究脏腑诸疑** 董氏在遍览医籍，采辑诸论的过程中，将数十年中怀疑莫问，而古人又遗而不论，或纵有论者，亦乏详言之处，汇成一处。同时他对诸多疑问之处反复探究，结合临床实践，提出了自身见解。

（1）营卫 经云：清者为营，浊者为卫。对此董氏及门人提出疑问：夫卫气属阳，营气属阴。阳清而阴浊，天地之道也。何以反云清者为营，浊者为卫乎？经又云：营居脉中，卫居脉外。则凡六阴六阳之经脉，皆营卫之气所周流，而何以《伤寒论》中，但以三阳经有风伤卫、寒伤营之论，而三阴经独置不论乎？

对此董氏认为：阴阳之道，变化无极，阴阳清浊，颠倒互根。夫营卫二气，一皆出于胃气，谷入于胃，输散而上腾，则上焦开发，宣布谷气，而脏腑皆受其气。营卫之气，虽五脏之所化，同是一气之周流而异名也。惟营气出于中焦，而上接膻中清阳之宗气，故云清者为营，是正阴根于阳也；卫气出于下焦，而气由浊道，故云浊者为卫，下焦为阴，是正阳自阴生也。而经文惟举脉中、脉外之概为言，而邪之在营卫者，皆以表阳之病为言也。若邪入阴经，虽干营卫，但从经脏论，不从营卫为论矣。

（2）三焦 三焦为决渎之官，水道所出，而实则生气所出之腑，为权衡诸化之总司。古人有以三焦，分列躯廓之上中下为言，以膈上为上焦，胸下脐上为中焦，脐下为下焦，且谓三焦有名而无形。景岳则云三焦如检物弃囊等语，是直以躯廓为三焦也。而张三锡《经络考》，陈无择《三焦图说》，皆指护肾之脂膜为言，与手厥阴心胞络相为表里，而后人复非之。董氏加以汇通，认为上中下乃三焦气化之所，周流是三焦之用也。而三焦之本体，实即护肾之脂膜也。

（3）交肠 交肠一症，乃屎出前阴，溺出后孔之候。溺出后孔者，水气并入大肠，自阑不能泌别清浊，有以阑门不清为论。董氏认为若屎出前阴者，乃肠膀并破之候。非肠穿，则屎从何窦而出；膀胱不破，则屎从何窦而入？要必肠穿膀破，而后屎溺得以易位而出也。亦必其肠膀破损之处，其窦贴连，而后得出入之不爽也。若非贴连，则肠虽破穿，而屎出亦不过流于肠外募原，夹层之内，纵使膀胱亦损，而其窦不相接连，亦不得出于前阴也。而张三锡《经络考》，谓膀胱上口，即小肠下口。董氏尝治交肠四五人，皆得于险产之后，故得肠膀破损之验。而三锡之谓膀胱上口，接小肠下口者，不过裹撷筋膜之属，连募原而附于肠耳。其泌别清浊者，溢于外而渗入膀胱，是膀胱通肠之义也，非真有口以接连也。

（4）命门　董氏详考命门之说，汇诸家之论于一处以类比。《内经》之言命门者，目也。赵献可则以《内经》所言七节之旁，中有小心者是也。而越人以为肾有二，以左为肾，右为命门，是直以命门偏位于右也。董氏认为命门即小心，亦位乎七节两旁之中者也，是阴阳二气之根也。夫天地一太极也，动而生阳，静而生阴，一动静而万物化生。人物亦一太极，而化生之始，肇基于先天，故左右二肾，为元阴元阳，水火二气之所自出。则二肾但可以左为阴，为真水，右为阳，为真火，未可直以左为肾右为命门说也。所以命门者，万化之本也，二五之根，有生之始，位乎两肾之中者也，虽藏于肾中，而实无形之可指者也。

（5）阴络阳络　经文论血症，有阳络伤，则血外溢，外溢者，为吐衄；阴络伤，则血内溢，内溢者，为后血。而太阳经热流腑，为蓄血；阳明热传下痢，为脓血；丙火迫注为屎血；肠火烁阴为肠痔便血；此皆后血之条，并非阴络，一皆阳经之候也。何以阳络之伤，不为吐衄上泄乎？再如包络火淫，流火烁金，大怒血菀，少阴动血等候，皆系阴络之伤，一皆出乎口鼻，则吐衄之候，又非皆阴络之伤矣，而何以经文之必为分别耶？

董氏认为阴阳二字，有以脏腑言者，有以上下内外言者。如腑结脏结者，此以在腑在脏言也；结阳结阴，此以气分血分言也。故邪结于阳，病在气分，而症见肢肿，正以见清阳实四肢之征；邪结于阴，病在血分，故症见便血，以见浊阴归六腑之征也。至于阳络阴络之伤，此以上下左右言也。夫人一小天地，腰上象天，阳之位也。人之皮肌四肢，头面清窍，阳之所主。故凡脉络之外向，而亲乎上者，阳络也。阳络伤而溢者，必聚胸膈之中，上出清窍而为吐衄。腰以下象地，阴之位也。人之募原脏腑，前后二阴，皆阴之所主。故凡络脉之内向而亲乎下者，阴络也。阴络伤而血内溢者，必结于腹而下出乎二阴，为便血、溺血之候。至肠风、痔毒，亦皆阴络之伤而下泄也。

**2. 详载奇难杂症**　董氏除遍览医籍，采辑诸论外，在数十年中将所遇奇难杂病亦悉数收录于书中，举例如下。

（1）烂肠蟠肠痈　董氏值班舆人朱姓者，年三十余，素有血疝之疾，年发二三次，遇寒则发，服温降之药随已。其发必攻痛腹肋，其则攻胸，乃呕血三两口，此手足厥阴之候，习以为常，固无足怪。其年季冬，雨雪多寒，是症陡发，攻痛如常，而忽囊肿如石。时届岁底，服药一二剂，随归家度岁。正月初，疝痛已瘥，而囊痈竟成，随请疡科诊治，不数日痛溃，囊中流粪，大便不行。又闻肚腹左右两角，连串肿赤，复成肚角痈，三五日而溃，亦屎脓并出，一囊一腹，其连串洞穿者六。其形虽羸瘦，而语言自若，饮食如常，其所出污秽堆积，皆破絮布块等物，其色黄秽，且内有豆谷菜条之类。其腹左右洞穿者五，其母以手按之，则五孔悉皆流粪。

董氏认为腹痛流粪者，要皆肠痈之秽浊，先积于内而溃烂，复外痈而出也，辨为烂肠痈、蟠肠痈之属。方书之论肠痈者，谓肠断即死。而朱姓之流粪者，其囊痈初溃在正月七日，腹痈之溃自十二至二十，六口皆齐，其屎日出，食日食，惟人渐枯如骨立。延至三月十七，始不食，十八屎从口出，三日乃死。始知肠断即死，肠破者未即死也。

（2）神仙劳　神仙劳之说，未见经文，以辟谷不食，而惟果是耽，辄谓不餐烟火，惟仙辟谷，故以神仙之名加之。而病家患此，疑有仙缘，置而不理，乃竟致羸瘦成劳。

董氏认为上古之世，民不知种植，亦不知烹饪，自圣王辨别美恶，教民稼穑，使茹毛饮血之天下，变而为熟食，而后水火功宏，蒸浮利溥，始得民无夭札。此天地生物以养民，而圣王教民以利用也。今复舍利生者而为食，安得不妨害乎？是症多生于童稚少年，至方长之年而殒。揆其致病之由，缘父母娇养太过，恣纵成性，其初喜啖果而谷食少进，继则啖果而并绝谷食，始则犹嫌其改常，继则相安于无事，致令寒中痛利，痿废难痊，未病劳而竟神仙矣。董氏适遇此症，以壮脾胃，除陈气，先熟其果而诱食之，潜与欲味而毁进之，但得一复谷食，而病斯愈矣。

（3）痿男　痿男者，其有生之初，形骸不全，其下体前阴，不男不女，及冠年，亦更齿改发，但不能生育，故曰痿男。更有始生形骸全备，在襁褓言笑动作，一切如常，其渐长也，面色肌体丰泽，亦能步能趋；迨至十岁以上，其步日艰，其语言日涩，渐至时为跌仆；将及冠年，则痿不能步，竟成痿废。然其初饮食，犹如常也，其二便亦如故也，惟头面独大，色泽白而唇红，其体不长，其后渐消烁骨立，其足膝枯细，状如童稚，食渐减，见人则惶怯欲避，迨后食大减，猝为噎逆而毙。

董氏尝见此症，因此症之情状，方书未见，故记此而为后人审悉。一见于海宁长安镇南之陈氏，其家二子，皆病此而殁。曾载至吴门，求治于叶天士先生而不能疗。次见于仁和乔司镇之南沙某氏，再见于本城严氏。惟严氏之子，较前见为稍异，其头面虽大，足膝不枯，但溺出如膏，不能自禁，燥则莹白如脂，余症皆同，医不能疗，其症亦渐仆而殁。

董西园从医后，在临床实践的同时参阅了大量的医学书籍，并将各种医籍内容结合临床需要分门别类进行归纳，结合自身临证心得做了总结与评议。同时还对古人未有详言，或心有疑惑之处，提出自身见解并详加论证。其中许多内容直到今天仍有借鉴意义。

# 方记索引

# 《浙派中医丛书》总书目

## 原著系列

格致余论　　　　　　　　　　　规定药品考正·经验随录方
局方发挥　　　　　　　　　　　增订伪药条辨
本草衍义补遗　　　　　　　　　三因极一病证方论
丹溪先生金匮钩玄　　　　　　　察病指南
推求师意　　　　　　　　　　　读素问钞
金匮方论衍义　　　　　　　　　诊家枢要
温热经纬　　　　　　　　　　　本草纲目拾遗
随息居重订霍乱论　　　　　　　针灸资生经
王氏医案·王氏医案续编·王氏医案三编　针灸聚英
随息居饮食谱　　　　　　　　　针灸大成
时病论　　　　　　　　　　　　灸法秘传
医家四要　　　　　　　　　　　宁坤秘笈
伤寒来苏全集　　　　　　　　　宋氏女科撮要
侣山堂类辩　　　　　　　　　　宋氏女科·产后编
伤寒论集注　　　　　　　　　　树蕙编
本草乘雅半偈　　　　　　　　　医级
本草崇原　　　　　　　　　　　医林新论·恭寿堂诊集
医学真传　　　　　　　　　　　医林口谱六治秘书
医贯　　　　　　　　　　　　　医灯续焰
邯郸遗稿　　　　　　　　　　　医学纲目
重订通俗伤寒论

## 专题系列

丹溪学派　　　　　　　　　　　伤寒学派
温病学派　　　　　　　　　　　针灸学派
钱塘医派　　　　　　　　　　　乌镇医派
温补学派　　　　　　　　　　　宁波宋氏妇科
绍派伤寒　　　　　　　　　　　姚梦兰中医内科
永嘉医派　　　　　　　　　　　曲溪湾潘氏中医外科
医经学派　　　　　　　　　　　乐清瞿氏眼科
本草学派　　　　　　　　　　　富阳张氏骨科

## 品牌系列

杨继洲针灸　　　　　　　　　　王孟英
胡庆余堂　　　　　　　　　　　楼英中医药文化
方回春堂　　　　　　　　　　　朱丹溪中医药文化
浙八味　　　　　　　　　　　　桐君传统中药文化